科学出版社"十四五"普通高等教育研究生规划教材

供针灸推拿学、中医学、中西医临床医学、康复治疗学、护理学等专业用

针灸推拿学研究

主　编　倪光夏

主　审　石学敏

科 学 出 版 社

北 京

内 容 简 介

本书是科学出版社"十四五"普通高等教育研究生规划教材之一，内容包括经络研究、腧穴研究、针灸推拿技术研究、针灸推拿循证研究、针灸推拿临床应用及机制研究等。在全面系统反映针灸推拿学科的研究概况基础上，重点突出了近期（2010 年以来）本学科发展的最新研究进展，包括标志性的成果、事件及代表性人物等，既有对各部分内容理论源流的探索，更有理念、理论、技术的创新，特别是对针灸推拿临床应用及机制的深入研究，展示了我国在本学科研究的先进性、前沿性、前瞻性。

本书属于原创性教材,可供高等中医院校和高等医学院校针灸推拿学、中医学、中西医临床医学、康复治疗学、护理学等专业研究生使用，同时也可作为临床医师和广大针灸推拿科研工作者的参考用书。

图书在版编目（CIP）数据

针灸推拿学研究 / 倪光夏主编. -- 北京 ： 科学出版社，2024.
8. -- （科学出版社"十四五"普通高等教育研究生规划教材）. -- ISBN
978-7-03- 079181-8

Ⅰ. R24

中国国家版本馆 CIP 数据核字第 2024J4R896 号

责任编辑：刘 亚 / 责任校对：刘 芳
责任印制：徐晓晨 / 封面设计：陈 敬

科 学 出 版 社 出版
北京东黄城根北街 16 号
邮政编码：100717
http://www.sciencep.com

北京华宇信诺印刷有限公司印刷
科学出版社发行 各地新华书店经销

*

2024 年 9 月第 一 版 开本：787×1092 1/16
2024 年 9 月第一次印刷 印张：21 1/4
字数：568 000
定价：118.00 元
（如有印装质量问题，我社负责调换）

编 委 会

编写说明

　　针灸推拿学是我国原创的、具有自主产权的学科，是中医走向世界的排头兵，不仅临床疗效卓著、快捷，为人类健康作出了非凡贡献，而且其理论、方法、防治、作用机制等方面深层次的研究成果不断涌现，已产生了广泛和积极的国际影响。党的二十大报告提出，促进中医药传承创新发展。为适应全国高等院校教育教学改革和发展的需要，培养传统中医药文化知识扎实、创新能力强的高素质中医药专业研究生，按照全国中医药行业研究生培养目标和规律，在科学出版社组织和指导下，在全面梳理、总结针灸推拿学理论和实践研究成果基础上，首次编写了我国针灸推拿学研究普通高等教育研究生规划教材。

　　本教材强调精品意识，坚持中医思维方式和中医临床能力的培养，着力增强研究生的科研能力、实践能力、创新能力的锤炼，努力做到传承与创新相结合。

　　本教材的主要特色有：①注重研究的系统性、完整性：教材内容涵盖了经络研究、腧穴研究、针灸推拿技术研究、针灸推拿循证研究、针灸推拿临床应用及机制研究等针灸推拿学科的主体内容，尤其对各部分的理论源流进行了探索，以正本清源，内容全面、系统权威。②突出创新性和前沿性：本教材属于原创教材，没有现成教材作为基础、参考或借鉴，所以从编写提纲、体例到风格都是一种形式上的创新，同时更是内容上的创新，内容既回顾了国内外对针灸推拿学科研究的历史成就，更突出近期（2010 年之后）学科的最新研究进展，包括标志性的成果、人物等，对学科发展有全面准确把握，内容丰富、信息量极大，凝练了国内外针灸推拿学科研究的最新理论和理念、最先进技术、高质量高水平的研究论文等成果。③把思政元素融会到我国本学科高质量研究成果中：思政不是空洞的说教，而是体现在了实实在在的成果中，纵观国内外针灸推拿学研究过程和成就，我国科研工作者无论是在临床研究还是实验研究中，在坚持中医元素的前提下，始终具有前瞻性和国际视野，不断吸收国际研究新成果、不断采用国际最新研究技术，为我所用，因此研究水平始终处于国际前沿和最高层次，这些内容都体现在本教材中，建立了我国针灸推拿学从业人员特别是科研工作者的学科自信、专业自信、文化自信。

　　教材编写分工如下：全教材编写思路、提纲目录、体例及全文通稿由主编倪光夏负责，石学敏院士主审。绪论由倪光夏编写，经络研究由刘健华、邵晓梅、沈醉编写，腧穴研究由赵凌、高昕妍、洪肖娟编写，针灸推拿技术研究由王东岩、郭永明、唐巍、姚斐、吴云川、王欣君、陈波、董旭、吴生兵、黄艳、熊俊、肖彬编写，针灸推拿循证研究由郑倩华编写，针灸推拿临床应用及机制研究由倪光夏、刘存志、杜艳军、陈永君、邵晓梅、施静、陈尚杰、张猛、陈新旺、王丽琼、林栋、董国娟、马重兵、莫倩、罗本华、高卫杰、张小卿、黄思琴、黄艳、刘余、孙彦辉、王强、王荣、沈醉、朱炜楷编写（具体编写分工见教材正文）。全体副主编及秘书王欣君老师承担了部分相关内容的初审。南京中医药大学宋扬扬老师，研究生黄正、张智慧、李红蕾、刘欣雨、赵艺等参与了教材文字校对、所有参考文献查阅及复核、初稿整理等工作。

　　本教材适用于高等中医院校及医学院校针灸推拿学、中医学、中西医临床医学、康复治疗学、护理学等专业研究生使用，也便于广大高等医学及中医院校针灸推拿学专业相关教师、研究工作者、临床医生参考。

　　敬请广大教师、科研工作者、临床医务工作者和相关专业研究生在使用本教材的过程中提出宝贵意见，以便再版时进一步修正、充实、提高。

《针灸推拿学研究》编委会

2024 年 2 月

目　录

绪　论

针灸推拿学包含针灸学、推拿学两部分知识体系，是我国原创的、具有自主知识产权的学科，自古以来为我国人民健康作出了不可磨灭的贡献，其理论与方法始终是中医学特色与优势的杰出代表。不断丰富和完善其学术内涵、凝练更有效的治疗方案并探讨其科学机制，是针灸推拿学进一步发展并在更高层次走向世界的必由之路。长期以来，广大针灸推拿工作者牢记使命、刻苦攻关，已在该学科领域的研究上取得了令人瞩目的丰硕成果。

一、针灸学发展源流及研究近况

针灸疗法起源于新石器时代。战国至秦汉时期《黄帝内经》的问世，标志着针灸初步形成了独特的理论体系；魏晋时期皇甫谧所著《针灸甲乙经》，是现存最早的针灸学专著，在针灸学发展史上起到承前启后的作用；明代是针灸学发展的高潮时期，名家辈出，其中杨继洲所著《针灸大成》被认为是针灸学术上的第三次总结；清代至新中国成立前，针灸学发展进入低潮甚至停滞时期，但近代承淡安先生为振兴针灸学术作出了杰出贡献，被誉为我国针灸事业的复兴者与传播者。新中国成立后，国家对针灸学从政策上给予大力扶持，研究投入逐年增加，针灸临床水平和科研能力不断提高，我国针灸发展进入全面振兴和发展时期，尤其是 2010 年之后，针灸发展成就喜人，其主要标志有：2010 年 11 月，"中国针灸"被列入"人类非物质文化遗产代表作名录"，彰显了国际社会对中国针灸传承和保护的重视，中国针灸已成为世界针灸；2017 年，习近平主席访问世界卫生组织时将"针灸铜人模型"作为国礼赠送，这对针灸在世界的传播具有里程碑意义，极大地鼓舞了针灸工作者的专业自信、文化自信。目前，针灸已应用于全球 196 个国家和地区。

随着临床研究方法学的被重视和普及，我国高质量针灸临床研究越来越多，刘保延、刘志顺团队在 2016 年的《内科学年鉴》（*Annals of Internal Medicine*）发表"电针治疗严重性便秘随机对照临床研究"的论文，是中国大陆学者首次在国际顶级医学期刊发表针灸临床研究论文，被列入 2016 年中医药十大新闻之一。此后，我国学者又陆续在《美国医学学会杂志》（*JAMA*）、《英国医学杂志》（*BMJ*）等世界著名医学期刊发表了针灸治疗女性压力性尿失禁、偏头痛、慢性稳定型心绞痛、膝骨关节炎、餐后不适综合征、慢性自发性荨麻疹等多篇高水平学术论文。这些高质量的针灸临床研究得到国内外医学界的广泛关注和高度认可，有的甚至已被纳入现代医学临床指南的推荐方案，对推动针灸进入西方主流医学体系具有积极影响，标志着我国针灸临床研究跨入了一个新的阶段，达到国际领先水平。

在针灸基础研究方面，2021 年马秋富团队在世界顶级刊物 *Nature* 发表的《电针驱动迷走神经-肾上腺抗炎通路的神经解剖学基础》论文，为电针刺激足三里穴发挥全身抗炎效果找到了现代神经解剖学基础，充实了针刺的现代科学内涵。

经络、腧穴、针灸技术、针灸循证、针灸临床应用及实验机制研究均取得的显著成果和进展，具体介绍如下：

（一）经络研究

经络是针灸学的核心，该理论自《黄帝内经》提出至今已有 2000 多年，一直有效指导着中医临床各科的治疗。经络实质及物质基础、经络结构和功能与现代医学的已知结构和功能的关系一直是医学界研究的热点。通过大量临床及实验研究，现已科学、客观地描述了包括循经感传、循经感觉障碍、循经性皮肤病等经络现象。回顾经络实质研究，形成了如下几种比较有代表性的假说：①经络与神经-体液-免疫调节系统假说；②经络与淋巴系统相关假说；③体表内脏植物性联系系统假说；④第三平衡系统假说；⑤二重反射假说；⑥轴索反射接力联动假说等。这些假说更多的是基于经络结构的研究。长期以来，经络和神经系统的关系一直是经络实质研究的焦点，在经络研究中占据主导地位。体液学说认为经络是已知的脉管或间隙性结构，包括早期的血管论、淋巴管论、间隙组织液论以及细胞内液为介质的细胞缝隙假说。也有学者推测人体筋膜支架可能是经络和针灸效应的解剖学基础。

近年来，经络的研究已经从经络的物质基础研究转向经络的生物物理特征、生理病理相关性研究。主要以经脉生物物理学特征、体表-经脉-脏腑联系为重点内容开展研究，并借助现代科技手段从多学科、多领域的角度探究其机制，寻找经络研究的突破点。

经脉的生物物理学特征研究表明，经络具有热辐射、微循环、痛阈、电学、代谢等特征。

在经脉与脏腑特异性联系方面，在国家重点研发计划的支持下，较为系统地开展了基于心/肺经的经脉关键问题研究，显示：生理状态下干预心经或肺经，出现的循本经传导的生物学特征改变，能体现出经脉现象在"体表-体表"联系方面存在相对特异性；疾病状态下，出现的循本经反应的生物学特征改变，体现出经脉现象在"体表-内脏"联系方面存在相对特异性。不同状态下的心、肺二经"体表-体表"、"体表-内脏"特定部位之间联系规律和特点的阐明对针灸临床诊疗心、肺相关疾病有着重要的指导意义。

在经脉与体表特异性联系方面，在国家973计划项目的支持下，重点观察了合谷穴和面口部之间的特定关系，揭示了大脑感觉运动皮质手面区的可塑性变化可能是"面口合谷收"的生物学机制，表明经脉与体表存在特异性。

吴以岭院士构建的中医脉络学说重在指导微血管病变防治，在理论、临床、机制三方面取得了突破。

（二）腧穴研究

穴位对机体调控的效应规律是针灸学科的关键科学问题。近期主要对腧穴形态结构、经穴效应特异性和穴位敏化进行了研究。

穴区的组织结构是影响腧穴功能特异性的关键因素，腧穴的形态结构是阐明腧穴功能的物质基础。目前，腧穴形态结构研究在组织形态、神经传输途径、层次解剖结构、三维立体结构方面均取得了一定进展。腧穴的形态是由神经、血管及淋巴管等多种组织共同构成的一个多层次的空间结构，即"立体构筑"。神经传输途径的研究为揭示腧穴的神经支配提供了形态学基础。不同腧穴的神经传输途径存在特定的节段性或区域性联系，这可能是构成腧穴主治功能不同的神经解剖学基础。应用神经示踪技术进行腧穴与神经系统相关的形态学研究也是今后腧穴研究的方向之一，会日益受到研究者的关注。

国家973研究项目"基于临床的经穴特异性基础研究"和"经穴效应循经特异性规律及关键影响因素基础研究"均证实了经穴效应特异性的存在，并提炼出该特异性受针刺手法、介入时机不同和穴位组织结构不同的影响，且揭示了经穴特异性效应的局部启动与肥大细胞脱颗粒相关，与局部组胺、腺苷、P物质等生物活性物质的聚集、释放有关，明确了针灸效应特异性主要局部启动机制与靶向调节关键分子网络。

国家自然科学基金首个中医学领域重大项目"穴位的敏化研究"从生物学意义上揭示了穴位是动态的，这种动态变化与内脏功能的生理病理密切相关，即穴位与特定内脏器官在结构-功能上存在特异性联系；同时提示针刺施治的部位是穴位功能增强并发挥小刺激大效应和提高临床效应的载体。以膝骨关节炎、颈椎病、慢性稳定型心绞痛等疾病为载体的临床研究发现穴位敏化具有普遍性、多样性、疾病相关性、时空变化规律等特点，进一步确证了敏化穴对针灸临床诊断和治疗疾病的应用价值。

（三）针灸技术研究

针灸技术，特别是针灸手法事关临床疗效的优劣和成败。对针灸技术的研究，主要包含针法研究与灸法研究。

针法研究是在总结古代针具使用及针刺手法的基础上，对现代针刺技术的临床应用和机制进行研究。在国家中医药管理局评选出的全国首批 64 家中医学术流派传承工作室中与针灸学术流派相关的有 11 家。目前在对临床特色针法、创新特色针法、特色施术部位针法、特制针具针法进行深入研究的同时，重点对针刺手法的量效关系进行了研究，其研究主要结合了生物力学原理、计算机技术、传感技术、针刺手法仪、手法参数检测系统、电子针灸仪等现代技术对针刺手法的规范化、定量化、仿真化等进行探讨。针刺手法量学的概念已经演变成为一个包括针刺时间、频率、方向、力度、幅度、深度等众多因素在内的综合范畴。国医大师石学敏院士创新性提出针刺手法量学的概念，表明不同疾病的手法量学有不同要求，不同刺激量有不同的临床效应，针刺手法量学已成为影响临床疗效的关键环节。

近期，在灸法研究中，国家 973 计划 "基于临床的灸法作用机理研究"、"灸疗的温通温补效应规律及其科学基础" 等对灸法进行了关键科学问题研究，阐述灸疗的作用机制，较为全面地阐释了热、光、烟在艾灸临床效应中的作用及安全性。而艾灸作用的基础主要包括温热刺激、光辐射和艾燃烧生成物三个因素。艾灸通过温热刺激产生温通温补的效应，具有条件性、程度性、差异性、持续性的规律特点，并通过中枢和外周调节机制发挥镇痛效应。

热敏灸等创新灸法的出现，丰富了灸法的内容。在灸法的临床及作用机制研究中，以胃肠病、妇科病、肿瘤、炎性疾病等灸法临床有效病症为载体，阐述影响灸效的关键因素，包括灸法、灸程、灸时或壮数、灸量、灸位和灸感等，揭示艾灸作用的特点和生物学机制，促进了灸法的发展与应用。

（四）针灸循证研究

过去，由于传统中医药临床的研究对方法学重视不够，曾致针灸疗法的临床疗效在国际上未能得到良好的公信度，而循证医学的助力有望解决其瓶颈问题。

循证针灸研究主要体现在针灸随机对照试验、真实世界研究、系统评价以及临床实践指南等方面，这些研究极大地提高了针灸临床疗效的评价和科学研究水平，对循证针灸学在国内外的发展具有积极的促进作用。

针灸临床实践指南的制定，是针灸标准化的重要一环。对规范针灸行业管理、指导针灸临床实践、保障针灸治疗疗效、促进针灸标准化和现代化具有重要意义。指南数目增多，逐步实现由学会标准、国家标准到国际标准的跨越。目前，中国针灸学会发布《循证针灸临床实践指南》（标准）等团体标准 55 项；国家市场监督管理总局（曾称国家质量监督检验检疫总局）、国家标准化管理委员会发布针灸国家标准 40 项，包括穴位标准 6 项，针灸技术操作规范 28 项，器具标准 3 项，术语标准、指南通则、门诊管理标准各 1 项；此外，还发布 6 项针灸器具行业标准。同时，国外多个病种指南开始推荐针灸疗法，但推荐意见较简略，临床疾病谱较窄。

（五）针灸临床应用及机制研究

归纳针灸临床的治疗病症，总结针灸临床疾病谱，是中国医学现代史发展过程中的重要事件。1979 年，世界卫生组织发布了针灸适应病症 43 种；目前我国已总结出 532 种病症的 "针灸等级病谱"，涵盖 16 个系统，其中单用针灸有肯定疗效的病症有 68 种，有一定疗效的有 216 种，需要进一步观察疗效的有 235 种。我国学者还从循证医学角度对针灸疾病谱进行总结归纳，在 *BMJ Open* 发表相关研究成果，完善了国际上最佳的实证医疗卫生数据库（Epistemonikos 数据库）中针灸疗法的临床证据，制定了 12 个疾病领域中 77 种疾病的针灸临床证据图谱。此外，检索国际 SCI 期刊针灸临床研究文献发现，除疼痛类疾病以外，针刺治疗非疼痛类疾病的研究持续增长，涉及病种 12 种以上。现代针灸病谱研究极大地帮助了临床对针灸适宜病症及优势病种的筛选，对针灸临床应用的发展与推广具有积极作用。

以"针灸临床病谱"为基础，目前针灸在神经科、精神科、呼吸科、心血管科、消化科、泌尿生殖科、内分泌科、风湿免疫科、骨科、妇科、儿科、五官科、皮肤科等临床各科及针刺镇痛、针刺麻醉等方面均得到广泛运用并取得令人满意的疗效。此外，还广泛运用形态学、动物生理学、生物化学、生物物理学、分子生物学、细胞生物学、神经生物学等技术，从组织、细胞、分子等层次对针灸治疗的作用机制进行了深入的研究。这些成果为针灸临床进一步发展提供了深层次的科学依据。

二、推拿学发展源流及研究近况

推拿被认为是"最原始、本能的医学"，古称按摩、按蹻等。据古代殷墟甲骨文记载，推测推拿可能起源于人类本能的自我防护反应，人们为了求得自身的生存，需与自然界各种不利因素作斗争，艰巨的劳动使损伤和疾病成了人类生活的主要威胁，在实践中人们逐渐发现按摩能使疼痛减轻或消失，在此基础上人们逐渐认识了按摩对人体的治疗作用。

秦汉时期，作为最早的推拿专著——《黄帝岐伯按摩》十卷，记载了推拿防治疾病的方法；魏晋南北朝时期推拿开始用于急救；隋唐时期，推拿趋于专业化；宋金元时期，推拿的治病理论不断完善；明代，小儿推拿学术体系形成；清代，小儿推拿继续发展，同时正骨推拿形成体系；民国时期，推拿学术流派逐步形成。新中国成立后，推拿在古籍整理、学科建设、临床实践、科学研究等方面都有很大的发展，并有大量推拿专著问世。目前已形成点穴推拿、正骨推拿、自我推拿、保健推拿、内功推拿、推拿麻醉、药摩、膏摩等流派和方法。有文字记载的推拿方法达 400 多种，形成了不同推拿手法、功法、推拿器械组成的理论与实践相结合的完整医疗体系。国医大师李业甫提出"病证互参，推药同道；筋骨并举，气血双调；医禅结合，治养并重"的学术思想，对推拿学科发展具有指导意义。

我国学者聚焦骨关节病疼痛和功能障碍核心临床问题，基于筋骨失衡、"以筋为先"病机，提倡"筋骨并治"治疗原则，应用推拿手法结合中医传统功法协同干预，创立主动功法结合被动手法的骨关节病综合治疗模式，开展高质量临床研究，提供临床循证据。2022 年房敏团队在 *JAMA Network Open* 首次发表推拿学科的高质量论文《推拿配合易筋经治疗非特异性慢性颈痛的随机临床试验》，证明推拿结合易筋经对慢性非特异性颈痛患者的疗效。

津沽脏腑推拿流派秉承"学古不泥古，发展不离宗"理念，汲取古代文献的精华，经过数十年的继承发展，在将华北地区的脏腑推拿疗法系统整合、提炼的基础上，加以规范且广泛应用于临床，该流派于 2021 年入选第五批国家级非物质文化遗产代表性项目名录和国家级非物质文化遗产代表性项目名录扩展项目名录，为国内推拿领域具有代表性的推拿流派。"气能调神，神可御气"是该流派的理论内涵，为治疗神志疾患提供理论支持，也为推拿治疗功能性内科疾病提供新的思路和方法。

在推拿干预周围神经损伤的机制研究方面，发现"三法三穴"（殷门、承山和阳陵泉，点法、拨法和揉法）推拿手法能改善坐骨神经损伤大鼠后肢运动功能，且该效应是通过改变神经损伤点基因序列实现的。

长白山通经调脏手法流派是以经络脏腑相关理论为指导、以"通经络、调脏腑"为治疗原则的中医学术流派，也是国家中医药管理局首批评选的 64 个中医学术流派之一。该流派手法在治疗单纯性肥胖症、糖尿病、失眠、面瘫等代谢类疾病和神经系统疾病方面开展大量系统和深入的临床及基础研究工作。

此外围绕腰椎间盘突出症创新性提出的腰椎杠杆定位手法、脊柱推拿手法的临床解剖和生物力学研究，以及小儿推拿治疗脑瘫的临床和基础研究的系列研究均丰富了推拿研究的成果。

三、针灸推拿学研究展望

健康中国战略和非药物疗法的兴起给针灸推拿学发展带来莫大机遇。党的十八大以来，我国卫生医疗服务水平显著提高，根据国务院出台的《"健康中国2030"规划纲要》、《关于实施健康中国行动的意见》、《健康中国行动（2019—2030年）》，我国卫生事业重点从以"疾病"为中心向以"健康"为中心转变，对中医药也提出了明确要求。针灸推拿学的发展应当发挥中医的"健康医学"理念，坚持预防为主、防治结合，以改革创新为动力，中西医优势互补，以"大卫生、大健康"理念，融入健康中国的建设，为全面小康作出贡献。

目前针灸研究主要存在以下问题：针灸临床方案难以重复、割裂针灸临床特色，新拓展的优势病种的临床最佳质量方案还有待完善；国内开展的高质量针灸临床研究还不够，其证据无法和国内高达500多种针灸疾病谱相匹配；针灸真实世界研究目前还处于发展早期，研究方法还远不能满足需要；基础研究和临床实际脱节，基础研究成果难以有效指导临床；教材体系滞后于最新学术研究成果等。

和针灸研究相比，目前推拿研究在国际顶尖医学期刊发表的相关论文较少。特别是推拿手法量化、客观化不足，评价标准难以统一，制约了学科科研向更高层次发展。

随着新理论、新技术不断涌现，无论传统医学还是现代医学均需与时俱进、相互借鉴、共同提高。作为中医走向世界的名片，针灸推拿学在未来发展中，不仅要总结凝练出古人发现的临床诊疗规律，更需要厘清学科发展思路。"十四五"时期是推进中医针灸推拿传承创新发展的重要机遇期，广大针灸推拿工作者应牢固树立"传承精华，守正创新"的发展理念，构建并完善传统与现代相结合的理论体系，以针灸推拿关键科学问题为切入点，进一步探求经络本源和实质，明确穴位-靶器官效应机制；以临床需求为导向，不断创新完善针灸推拿技术，并建立符合针灸推拿临床特点的研究范式和评价方法，完善针灸推拿临床方案，创建高质量针灸推拿特色临床评价体系。同时，充分吸收和采用多学科的新理念、新技术、新方法，深入探讨针灸推拿治疗疾病特别是重大疾病的内在核心机制，为人类健康事业作出更大贡献。

（倪光夏）

第一篇　经　络　研　究

第一章 经络研究回顾

第一节 经络研究的历史沿革

经络学说是针灸学的理论核心，对针灸学的构建和发展至关重要。长期以来，经络研究一直是针灸学的重大关键科学问题，备受关注。2021 年，上海交通大学携手 *Science* 发布《125 个科学问题：探索与发现》，涉及国际前沿、全球共需、科学发展的重大科学问题。其中提出：中医经络系统有科学依据吗？（Is there a scientific basis to the Meridian System in traditional Chinese medicine），再次引发了广大科技工作者对经络研究的关注与思考。

新中国成立初期的 1956 年，经络实质的研究被列入全国自然科学发展规划的重点项目，揭开了经络研究的序幕。20 世纪 60 年代，朝鲜金凤汉宣称发现了经络的实质，并将其命名为"凤汉管"和"凤汉小体"。随后，我国科学家对该研究工作进行了验证，虽然找到了类似的组织结构，但发现其与经络并没有什么关联。70 年代，在针刺麻醉研究的推动下，以"明确经络现象"为突破口，在全国范围内广泛开展了循经感传现象的筛查工作，初步证明循经感传现象是客观存在的。80 年代，经络研究被列入国家"七五"攻关计划，其研究重点在于经脉循行路线的客观检测，发现经脉体表循行路线具有有别于非经脉循行部位的声、光、电、磁等物理学特性。90 年代，经络研究相继被列入国家"八五攀登"和"九五攀登预选"计划，其研究重点主要集中在循经感传、经脉脏腑相关和经脉理化特性三个方面，获得了一些较为明确的研究结论。例如，经（穴）-脏腑的相关规律与神经节段性分布密切相关，且脊髓上中枢参与这一过程，针灸主要通过神经-内分泌-免疫网络系统发挥效应。

进入 21 世纪，韩国苏光燮团队在国际上发表系列论文，声称在血管、淋巴管内、脑内以及各类内脏器官的表面存在原始小管（Primo-Vessels，PVs），就是所谓的"金凤汉经络系统"[1,2]，再次引起了对于经络研究的广泛关注。我国学者再次重复验证了有关 PVs 的工作，证实腹腔 PVs 的出现和腹腔炎症有关，且不参与针刺效应，从而否定了 PVs 与经络的在解剖结构和生理机能上的联系[3,4]。与此同时，我国先后启动了国家重点基础研究发展计划（973 计划）和国家重点研发计划中医药现代化研究重点专项，对经络学说的关键科学问题继续展开研究。其研究所关注的重点涉及经脉体表与体表的特定联系（如面口合谷收）以及疾病状态下经络诊察的变化和功能调控（如基于心/肺经的经脉关键问题创新研究；经络功能的研究——足厥阴肝经和生殖器官特定联系的生物学机制）。

国外同行在经络研究方面也取得了一定的成果，如日本在循经感传方面开展了大量研究；韩国尝试探索经络实质，提出了原始管道系统概念；法国最早使用红外热像技术研究经络，应用磁探测技术揭示了经脉的一些磁学特性；苏联应用偏光检测技术研究经脉光学特性；目前英国应用磁探测电阻抗成像技术创造性地对经络进行三维成像，具有广阔的研究空间和应用前景。在经络仪器研发应用方面获得很大的成功，如日本的良导络测量仪、韩国的经络诊疗仪、美国的 Bio-meridian 诊断系统等正在抢占市场。

第二节　关于经络实质的主要假说

一、经络与神经-体液-免疫调节系统相关假说

中医学认为，经络具有"行气血而营阴阳"、"决生死、处百病"的重要作用；现代医学认为，人体主要通过神经-体液-免疫调节网络调控机体的功能活动，维持机体内环境的稳态。可以看出，经络的作用与神经-体液-免疫调节系统的功能非常类似。该假说也是目前众多关于经络实质假说中认可度最高的。神经调节是指在神经系统的直接参与下所实现的生理功能调节过程，是人体最重要的调节方式，其主要方式是神经反射。研究证实，穴位处神经末梢的分布相对较为丰富，是穴位效应的解剖学基础；此外，穴位效应和某些经络现象依赖于神经系统结构和功能的完整。大量研究均观察到：损伤或者去除穴位的神经支配，针刺效应和经络现象会明显减弱甚至消失。体液调节是指细胞产生某些化学物质（激素、组胺、CO_2 等），通过体液（血浆、组织液、淋巴等）的传送对机体的功能活动进行调节，以内分泌腺的激素调节为主，其作用一般比较缓慢，广泛而持久。免疫调节是指机体识别和排除抗原性异物，维持自身生理动态平衡与相对稳定的生理功能，神经系统对免疫系统调节的一个重要解剖学基础就是几乎所有免疫器官都有神经纤维的分布。体液调节和免疫调节均受神经系统的调控，且从神经-体液-免疫调节系统较容易解释针灸的机制以及经脉（穴）-脏腑相关，这也是众多学者从神经调节的角度研究经络实质的一个重要依据，有学者甚至将经络学说称为中国古代的神经科学。

经络神经论的主要依据来自循经感传研究，循经感传现象是早期经络实质研究的出发点。循经感传是指刺激穴位所产生的酸、麻、胀、重的"得气"感可以沿着古典经脉循行路线传导的现象。循经感传是经络研究的出发点，20 世纪 70 年代，我国开展了循经感传的普查工作，发现循经感传现象的主要特征：①感传路线：循经感传的路线与古典经脉线基本吻合，在四肢的重合率较高，躯干部常有偏离，头面部变异较大。②感传性质：因刺激方式不同，感传的性质有所不同。一般而言，手针或者指压主要引起酸、胀、水流感、蚁走感，电针主要引起麻感，艾灸主要引起温热感。感觉定位有时清晰，有时模糊。③感传速度：一般约为 10cm/s，但是其在传导过程中并非匀速，经过关节部位时常减慢、停顿。④感传方向：若在经脉的中段刺激，则感传沿经脉的两端双向传导；若刺激四肢末端的井穴，则单向传导。⑤隐性感传：电刺激井穴，部分受试者不能出现循经感传，但是辅以叩诊锤叩击经脉线，则出现循经感传现象。⑥感传的可阻滞性：若在感传路线上施加机械压迫、注射液体或放置冰块均可使感传阻滞。

循经感传的机制主要有两种观点，即"外周动因激发"和"中枢兴奋扩散"，也就是外周论和中枢论。外周论认为，循经感传是针刺激发了某种循经传导的"动因"，然后依次兴奋体表的神经感受装置，其神经冲动相继传入中枢，从而使受试者主观感受循经的感觉传导，也就是"传在体表，感在中枢"。中枢论则认为，循经感传是针刺穴位产生的兴奋在中枢神经系统（尤其是大脑皮质）定向扩散所致，也就是"感在中枢，传也在中枢"。循经感传机制比较有代表性的研究主要有：①外周中枢统一论：胡翔龙等[5] 将外周论和中枢论结合在一起，提出"以外周循经过程为主导的外周中枢统一论"。其认为，外周和中枢均参与循经感传的形成，两者不可分割。由于循经感传的基本特征，如感传路线、性质、速度、方向、可阻滞性等，均以表现在外周为主，因此，外周是循经的实质过程，起决定作用，而中枢是外周在循经过程的上游反应而已。针刺诱发循经感传过程中，常伴随体表反应，如局部皮肤血流量、温度、肌电或某些理化特性的变化，以及内脏功能活动的变化，如心血管、胃肠、生殖泌尿系统等。因此，该学说得到不少学者的认可。②骨骼肌链假说：循经感传的研究都观察到感传现象与骨骼肌的活动有关，循经感传与循经的肌电反应有较高的吻合率。在此基础上，朱兵团队发现，一块骨骼肌的附着腱与紧接下一块相毗邻接续的肌肉起始腱之间存

在骨骼肌-肌筋膜的链式结构，且肌肉的兴奋收缩对其有接续关系的另一块神经-肌肉有继发性兴奋效应[6]。该假说认为，循经感传与骨骼肌兴奋时产生的总和电流引起与之有关联的神经-骨骼肌继发性兴奋形成的跨神经节段、跨关节传递机制有关，也就是说，跨神经节段传递可取道于骨骼肌-肌筋膜链形成的通路，不断兴奋这条通路上的感觉神经和运动神经，那么该感觉神经分布的区域可继发性出现感觉，该运动神经支配的肌肉可继发性兴奋收缩，从而在该通路上出现感觉和运动反应。这种连锁反应也通过骨骼肌链在关节处牵拉与之有连续附着接续的另一块骨骼肌，从而出现跨关节的感觉和运动反应。③运动神经元柱假说：谢益宽等[7]基于系列神经生理学和神经解剖学的研究发现，针刺可激活穴位深部肌肉的感受器，其传入活动一方面通过背索上行产生感觉；另一方面通过其侧支激活支配该肌肉的脊髓前角α运动神经元，以及邻近脊髓节段支配该肌肉的同经邻近穴位的α运动神经元，或者跨关节的协同肌的同经邻近穴位α运动神经元，导致其兴奋性增强，使得针刺部位及同经上下穴位的传出活动增强产生肌肉收缩反应，促使更多穴位的传入活动增强产生"得气感"，形成传入—传出—传入的正反馈环路，最终形成"得气感"循经上下传递的现象。

二、经络与淋巴系统相关假说

20世纪70年代，有学者提出淋巴系统与经络实质有关[8]。大体解剖学的研究表明，淋巴管的走行与经脉循行有相似之处，如上肢急性淋巴管炎的走行与心经、心包经循行基本一致，下肢急性淋巴管炎的走行与下肢阴经的循经基本一致，胃经下肢段的循经感传路线与淋巴管的走行有相似性。经穴部位含P物质（substance P，SP）的神经纤维与毛细淋巴管有紧密并行的组织结构特征，且存在大量的发达平滑肌的淋巴管。针刺后，经穴部位释放P物质，被淋巴管吸收，引起淋巴管平滑肌的变态反应，并增强平滑肌的节律性收缩反应，使感觉神经的敏感性升高。此外，研究还发现，循经感传的一些基本特征和淋巴系统有密切联系。如循经感传的速度与淋巴管平滑肌的传导速度（4～5mm/s）相当；由机械压迫所致循经感传的阻滞效应，可能与压迫使富含P物质的淋巴流动受阻有关。

三、体表内脏植物性联系系统假说

季钟朴提出"体表内脏植物性联系系统"假说，认为经穴和脏腑的特定联系是经络学说的核心，是现代生理学尚未注意到的一个新的生理学系统[9]，并认为，古人见到的是血管神经（血脉、经脉），今人所见的也是神经血管，并没有发现其他特殊的经络形态结构。但是，现代经络研究却发现了现代生理学所没有的新功能，即"经穴-脏腑相关"。该假说的主要依据是：①任何穴位都有神经纤维，即使血管周围也不能排除神经末梢。麻醉阻滞神经传导，所以麻醉后穴位的刺激都没有效果。②循经感传的感觉过程必然经过外周神经（也包括自主神经）到达高级中枢，否则不可能产生感觉（只能产生幻觉）。③"气至而有效"，在效应器产生功能变化（调节），是由穴位刺激经过各级中枢产生的调节反射。④体表穴位因内脏疾患产生病理性反应物，和其他病理生理变化也可以理解为反射现象。⑤到目前为止，从穴位，沿经脉线到效应器，所有的变化（生理病理变化、生物物理变化等）大都属于植物性的。⑥形态学、组织化学关于交感神经调节局部血流的研究支持上述假说，小结为：古人所说的经络就是人体的神经和循环两大系统，前者为联系系统，后者为运输系统。

四、第三平衡系统假说

1983年，孟昭威提出经络的第三平衡系统假说[10]。该假说主要基于循经感传的研究，循经感传的速度约为2.7～8cm/s，比自主神经的传导速度慢10余倍。因此，经络是不同于已知的调节系统的另一个新的人体机能调节系统。由于经络的主要作用就在于调节体表和内脏的联系，使体表和内脏的机能活动保持相对的平衡，因此经络是一个类神经的平衡系统。

该假说把控制人体机能活动的总枢纽分为四个部分：第一平衡系统——控制随意肌运动的躯体

神经系统,保持运动中的快速动态平衡,其传导速度大约 70～120m/s;第二平衡系统——控制内脏活动的自主神经系统,保持内脏活动的较慢的动态平衡,其传导速度大约 2～14m/s;第三平衡系统——控制体表内脏之间协调平衡的经络系统,传递体表刺激对内脏的影响,保持其更慢的动态平衡,其传导速度约为 2.7～8cm/s;第四平衡系统——控制全身内分泌系统以及其他一切器官组织的慢平衡,其活动速度以分钟计算。人体的正常活动是通过这四个系统的联合行动完成的。

五、二重反射假说

汪桐于 20 世纪 70 年代提出关于经络实质的二重反射假说,认为针刺一方面可以刺激中枢神经系统引起通常的反射效应(即长反射),另一方面,由于局部组织损伤产生的酶、化学物质作用于游离神经末梢,引起一系列局部短反射,通过神经丛相互作用,依次相继激发,从而引起循经出现的各种经络现象[11]。

六、轴索反射接力联动假说

20 世纪 80 年代张保真提出该假说,认为穴位的感觉神经末梢受到刺激产生兴奋,神经冲动传至该轴索分支的分叉处,然后返传逆行,沿着另一分支传向皮肤,在该分支的末梢处释放扩血管的物质或其他效应物质,使皮肤小动脉扩张,微血管的通透性升高,兴奋局部的肥大细胞。小动脉扩张形成局部潮红,微血管通透性升高形成荨麻疹,肥大细胞兴奋后脱颗粒释放化学物质,改变了局部中间物质的成分和含量。这些中间物质将信息从一个神经元的轴索终末传递到下一个神经元的轴索终末。如此循环交递,引发循经感传、循经皮肤反应(红线和皮丘带)等经络现象[12]。

参 考 文 献

[1] KIM M,OGAY B K,CHOI V,et al. Novel circulatory connection from the acupoint Zhong Wan(CV12) to pancreas [J]. J Pharmacopunct,2008,11:13-19.

[2] LEE,B C,OGAY V,KIM K W,et al. Acupuncture muscle channel in the subcutaneous layer of rat skin [J]. J Acupunct Meridian,2008,1(1):13-19.

[3] WANG X Y,SHI H,SHANG H Y,et al. Are Primo Vessels(PVs) on the surface of gastrointestine involved in regulation of gastric motility induced by stimulating acupoints ST36 or CV12 [J]. Evid Based Complementary and Alternat Med,2012:787683.

[4] WANG X Y,SHI H,CUI J J,et al. Preliminary research of relationship between acute peritonitis and celiac primo vessels [J]. Evidence Based Complementary and Alterna Med,2013:569161.

[5] 胡翔龙,吴宝华. 循经感传形成机理的一个假说——以外周循经过程为主导的外周中枢统一论 [J]. 针刺研究,1987,12(增刊):1-8.

[6] 朱兵,荣培晶,李宇清,贾卉,徐卫东,高昕妍. 循经感传和循经肌电反应 [J]. 中国科学(C 辑:生命科学),2001(5):465-470.

[7] 谢益宽,李惠清,肖文华. 经络和循经感传的神经生物学性质研究 [J]. 中国科学(B),1995,25(7):721-731.

[8] 龚启华,曹及人. 论经脉与淋巴管系的关系 [J]. 上海中医药杂志,1979(4).

[9] 季钟朴. 经络研究思路的探讨 [J]. 中西医结合杂志,1987,7(8):497-500.

[10] 孟昭威. 第三平衡系统——经络系统 [J]. 中国针灸,1983(1):25-26.

[11] 汪桐. 再论经络实质的二重反射 [J]. 上海针灸杂志,1986(2):32-34.

[12] 张保真. 经脉线的构造和功能 [M]. 西安:陕西科技出版社,1992.

(刘健华)

第二章　经络的结构研究

20世纪50年代，经络实质的研究大多围绕神经系统展开，但是现代神经科学并不能完全解释古老的经络理论。在此基础上，研究人员尝试从神经系统以外的组织结构，诸如循环系统、淋巴系统、结缔组织等，探寻经络的实质结构。

第一节　经络与神经系统

由于神经系统对机体信息的传递、储存、加工及调控作用与经络的沟通、联络功能有着类似之处，经络和神经系统的关系长期以来一直是经络实质研究的焦点，在经络研究中占据主导地位。谢益宽等[1,2]应用神经示踪技术，在大鼠手阳明大肠经、手厥阴心包经、足阳明胃经、足少阳胆经、足太阳膀胱经路径穴位上注射霍乱毒素B单位结合辣根过氧化物酶（CB-HRP），发现：①在脊髓前角，每条经均有特定的运动神经元支配。同经的运动神经元通过相互之间的树突特异性投射，形成每条经所特有的神经柱；不同经的运动神经元柱中的树突不发生投射关系。②在有脊髓交感节前神经元的胸-腰节段，标记的运动神经元发出树突束，向交感节前神经元区投射；而位于脊髓颈段无交感节前神经元结构的部位则没有此种运动神经元的树突投射。结果提示，经络在脊髓前角都有特定的运动神经元支配，同经运动神经元的树突在神经元之间特异性相互投射而形成运动神经元柱状结构；在脊髓胸-腰段，运动神经元的树突对脊髓交感节前神经元发出定向投射。该研究结果进一步验证了其前期提出的"经络的运动神经元柱"假说，即在脊髓前角，和经络相关的运动神经元之间构成一个紧密连接的神经元柱，柱间神经元的树突-树突和树突-胞体定向投射可能是循经感传反射活动的结构基础。朱兵[3]根据经络循行的特点（在四肢部分的经脉腧穴呈纵行排列，而分布于头面躯干部的经穴呈横向分布），认为经络循行和躯体发育生成的"皮节"密切相关。胚胎发育早期中胚层"体节"分化，形成真皮-骨骼-肌组织（及相关附属结构），同位外胚层神经板形成的神经嵴进一步分化成同一分节的脊神经-内脏交感神经，居间和侧板中胚层、内胚层相对应位置发育成内脏器官。这些躯体-内脏器官在同分节神经支配下构成了相对紧密联系的"结构-功能关联单位"复合体，内脏（也包括其他器官组织）病变时通过反射引发体表所牵涉的相应部位发生神经源性炎性反应，出现"牵涉性感觉过敏"，或称为"穴位敏化"现象；反之，这种与内脏器官病变相关联体表"牵涉位"或穴位的有效刺激（如针灸等）可以调节、缓解相应靶器官的病痛，从而达到治疗疾病的目的。许金森等[4]对有和无显著循经感传的健康志愿者观察，发现针刺大肠经迎香穴和肩髃穴出现循经感传后，可在支配示指桡神经浅神经分支上记录到传入神经放电，而在无循经感传的志愿者观察不到这一现象。此外，在躯体感觉皮质观察到循经感传分布和体感诱发反应分布是一致的。由此可见，外周和中枢神经均参与循经感传。

第二节　经络与循环系统

　　体液学说认为经络是已知的脉管或间隙性结构，包括早期的血管论、淋巴管论、间隙组织液论以及细胞内液为介质的细胞缝隙假说等。张维波团队[5-8]提出了"经络的间隙组织液通道学说"，认为经络存在于组织间隙之中，由于多孔介质的空隙结构，产生了低流阻、低电阻等有利于组织液流动和物质迁移的特性，形成了无管壁的间隙组织液通道，具有维持内环境稳态和协调脏腑活动等重要的生物学功能。该研究通过在小型猪的足阳明胃经、足少阳胆经和督脉循经低流阻通道注射奥美定水凝胶，阻断循经组织液压波的传导，建立经脉不通的病理模型，观察到经脉所属脏器的功能障碍以及"不通则痛"的病理现象；应用荧光照相法观察到，与非任脉部位比较，大鼠任脉低电阻点和低流阻点均具有荧光素钠循经迁移的规律和特征；活体激光共聚焦成像的结果表明，大鼠腹壁循任脉组织中存在比周围非经组织较大的组织间隙和较多的组织液。李宏义等[9-11]在人体中发现了一种长程液体传输通路，被称为"生物界面流体传输通路"，是由定向纤维结缔组织所组成。与穴位特异性连接的组织液长程流动通路分布在皮肤组织、静脉外膜组织、动脉外膜组织和神经组织中，该通路所形成的复杂液体流动网络与传统经络类似。在即将截肢的患肢昆仑穴皮下组织中注射荧光溶液，截肢手术后约60min将断肢分层解剖，发现来自昆仑穴的荧光液体染色了10cm外的四种组织液流动通路：皮肤组织液流动通路、静脉血管外膜及其周围组织液流动通路、动脉血管外膜及其周围组织液流动通路、神经组织液流动通路。此外，在完整的人体标本上也观察到这种"与穴位区相连接的组织液流动通路"。

　　经络与微循环之间的关系也受到普遍关注，但这些研究大多只能反映经络的部分功能活动。Jiang等[12]用激光多普勒观察到，艾灸肺经尺泽穴，肺经远端循行部位的微循环明显增强，而在邻近部位心经少海穴微循环无明显变化，心经远端体表微循环下降；同样艾灸心经少海穴，也出现类似的变化，邻近部位肺经尺泽穴微循环无明显变化，肺经远端体表微循环下降，提示艾灸后引起的微循环灌注提高具有经络特异性。Zheng等[13,14]也关注到，人体多条经脉体表循行部位的微循环明显强于旁开非经脉部位，针刺后沿经组织的微循环血流灌注量进一步增强。许继宗等[15]采用激光多普勒分析体感音乐低频声波（16～160Hz）对健康志愿者十二经井穴微循环的影响，发现井穴对不同频率的体感音乐声波具有选择性吸收特性，特定频率声波可引起对应经络共振。此外，该研究对健康志愿者肝胆经循经微循环的分析结果表明，肝经和胆经对不同频率的低频声波具有选择性吸收特性，特定频率声波可引起肝胆经络共振[16]。

第三节　经络与结缔组织

　　20世纪80年代研究人员发现，循经感传过程中浅刺留针均出现针下沉重感可能与肌纤维结缔组织包裹针尖有关，而非肌肉挛缩所致，从而提出经络可能与结缔组织相关。2010年美国学者Andrew C Ahn等[17]在人体和动物身上对针刺得气的机制开展了系列研究，发现经络穴位与结缔组织关系密切，是针刺得气重要的解剖学基础。采用超声技术对人体手三阳三阴经研究发现，50%的经络循行部位和80%的穴位均分布于肌间或肌内结缔组织上；进一步采用四电极法和超声技术观察到，与旁开非经脉循行部位比较，大肠经和心包经皮肤表面具有低阻抗特性，经脉循行部位富含高胶原纤维组织。原林等[18,19]采用CT、MRI影像学技术结合"中国数字虚拟人数据"对人体结缔组织断面进行三维重建，发现结缔组织的分布与传统经络循行路线存在高度相似性，推测人体筋膜支架可能是经络和针灸效应的解剖学基础。陈秋生等[20,21]利用超微电镜技术，在组织细胞水平上观测比较间质细胞Telocyte与经络实质的形态学共性，发现胶原纤维束形成的组织微通道及其与

Telocyte 和"气血通道"的一致性，认为皮肤胶原纤维束形成的组织微通道及筋膜结构是经络的组成部分。王西明[22] 根据波动学理论，通过建立提插与捻转手法能量输入模型，对两种手法的能流密度和声强级随输入频率分布进行了研究，发现行针过程输入的能流密度和声强级都较大，认为经络可能与富含弹性纤维和胶原纤维的筋膜组织有关。

第四节　经络与原始管道系统

2002 年韩国苏光燮团队在国际上相继发表了 80 余篇论文，声称找到了"金凤汉经络系统"。他们在多种动物（大鼠、小鼠、兔、猪等）体内均发现了新线形结构（novel thread-like structures，NTSs）的凤汉管和小体样结构（corpuscle-like structures，CLSs）的凤汉小体，并最终命名为原始管道系统（PVs）。其认为，PVs 是构成除血液循环、淋巴循环以外的一个独立的功能结构系统，存在于内脏表面、血管内、淋巴管内以及皮下，其主要成分是 DNA，内部存在单向的液体流动，流速较血液和淋巴慢[23,24]。在此基础上，该团队先后在大鼠督脉的腰骶点和胃经的足三里穴注射染料，在体视显微镜下，观察到皮下沿经脉循行方向出现线状的迁移带[25]；此外，在大鼠背中线长轴及腰骶点皮下肌层注射铬-苏木精和 Dil 混合染料，在光镜下，可观察到在皮肌纤维间出现 2 条与膀胱经平行的 NTSs 样结构[26]。基于上述研究，苏光燮团队认为 PVs 可能是经络的实体结构。

PVs 的研究引起了我国经络研究工作者的注意。为探明 PVs 与经络是否存在内在关系，景向红团队进行了追踪研究和验证工作：①从经络的功能入手，观察 PVs 是否参与针刺效应。研究发现，不同强度的电刺激分离的腹腔脏器与腹壁相连的 PVs 对胃运动均无明显作用；随后观察到，切除所有的胃肠与腹壁相连的 PVs，并不影响针刺中脘、足三里调控胃肠运动功能，提示腹腔内脏表面 PVs 不参与调控胃肠运动功能，也不参与针刺足三里和中脘对胃肠运动的调节[27]。②从形态学方面，分析了 PVs 的形成原因。研究发现，首先 PVs 的出现率存在显著的性别差异，在肌内麻醉注射下成年雄性出现 PVs 的比率为 0%，而雌性为 26%。其次，不同麻醉方式下 PVs 的出现率也存在差异，腹腔注射麻醉下 PVs 出现率（82%）较肌内注射麻醉出现率（11%）显著增高，提示腹腔麻醉针具未消毒可能引起腹腔炎性反应出现 PVs。另外，年龄也影响 PVs 的出现率，5 周龄大鼠 PVs 出现率为 0%，10 周龄大鼠 PVs 出现率为 11%，15 周龄大鼠 PVs 出现率为 35%，年龄越大 PVs 出现率越高。最后，采用大肠杆菌造成腹腔炎症，此时 PVs 出现率达到 100%，而无炎性造模组 PVs 出现率仅为 10%，进一步免疫荧光发现正常大鼠和腹膜炎大鼠的 PVs 中均为 CD11b 和 ICAM-1 荧光免疫阳性标记，表现为炎症反应活跃的成纤维细胞和白细胞。腹腔炎症大鼠 PVs 中 4,6-二脒基-2-苯基吲哚（DAPI）标记的多形核和细胞膜上 CD11b、ICAM-1 阳性标记的细胞膜和胞质较正常大鼠的 PVs 明显增多，提示 PVs 的出现和炎症密切相关。PVs 出现的比例和影响因素以及细胞学特征表明：它是个炎性病理产物[28]。上述研究结果从形态学证实 PVs 是炎症反应的产物，从功能上证实 PVs 和经络没有关联性。

参 考 文 献

[1] 李春艳，刘帆，方烨红，刘克，马超，谢益宽. 手阳明大肠经和手厥阴心包经相关的脊髓前角运动神经元投射支配特性 [J]. 基础医学与临床，2016，36（5）：627-632.

[2] 刘克，段婉茹，马超，谢益宽. 经络相关的脊髓前角运动神经元对交感节前神经元的树突投射 [J]. 针刺研究，2013，38（6）：447-452，458.

[3] 朱兵. 经脉循行与身体分节的对应 [J]. 针刺研究，2021，46（10）：815-820.

[4] XU J S, ZHENG S, PAN X H, et al. The existence of propagated sensation along the meridian proved by neuroelectrophysiology [J]. Neural Regen Res, 2013, 8（28）：2633-2640.

[5] ZHANG W B, XU Y H, TIAN Y Y, et al. Induction of hyperalgesia in pigs through blocking low hydraulic

resistance channels and reduction of the resistance through acupuncture：a mechanism of action of acupuncture [J]．Evid Based Complement Alternat Med，2013：654645.

［6］ZHOU W T，JIA S Y，ZHANG Y Q，et al. Pathological changes in internal organs after blocking low hydraulic resistance channels along the stomach meridian in pigs ［J］．Evid Based Complement Alternat Med，2013：935687.

［7］顾鑫，王燕平，王广军，宋晓晶，贾术永，李宏彦，叶丰瑶，熊枫，张维波.荧光照相法对大鼠任脉低流阻通道的活体显示 ［J］．针刺研究，2020，45（3）：227-232.

［8］宋晓晶，张维波，贾术永，王广军，李宏彦，叶丰瑶，顾鑫，熊枫. 应用小动物活体激光共聚焦成像系统对大鼠腹壁循经组织组织液分布的初步观察 ［J］．中国中医基础医学杂志，2020，26（4）：474-478.

［9］LI H Y，WANG F，CHEN M，et al. An acupoint-originated human interstitial fluid circulatory network[J]．Chin Med J，134（19）：2365-2369.

［10］LI H，YANG C，LU K，et al. A long-distance fluid transport pathway within fibrous connective tissues in patients with ankle edema ［J］．Clin Hemorheol Microcirc，2016，63（4）：411-421.

［11］LI H，YANG C，YIN Y，et al. An extravascular fluid transport system based on structural framework of fibrous connective tissues in human body ［J］．Cell Prolif，2019，52（5）：e12667.

［12］JIANG Y，HU H，LI X，et al. Difference in moxibustion-induced microcirculatory responses between the heart and lung meridians assessed by laser doppler flowmetry ［J］．Evid Based Complement Alternat Med，2021，6644625.

［13］ZHENG S X，PAN X H，XU J S，et al. Variations in energy metabolism along the pericardium meridian and its relationship with visceral function adjustments during electroacupuncture［J］．BMC Complement Altern Med，2014，14：323.

［14］郑淑霞，许金森，潘晓华，胡翔龙. 经脉线与非经脉线微循环血流灌注量的比较及针刺对其的影响 ［J］．针刺研究，2012，37（1）：53-58.

［15］许继宗，汤心钰，郭雁冰，李玉华，李洁，杨戈，李新艳，司英奎，刘亚峰，陈雪，张波. 体感音乐低频声波对30名健康人十二经络井穴微循环的影响 ［J］．中华中医药杂志，2015，30（2）：544-548.

［16］刘亚峰，汤心钰，郭雁冰，李玉华，李洁，杨戈，李新艳，司英奎，张波，陈雪，许继宗. 体感音乐低频声波对30例健康人肝胆经循经微循环的影响研究 ［J］．成都中医药大学学报，2014，37（4）：48-53.

［17］AHN A C，PARK M，SHAW J R，et al. Electrical impedance of acupuncture meridians：the relevance of subcutaneous collagenous bands ［J］．PLoS One，2010，5（7）：e11907.

［18］原林，白宇，黄泳，吴金鹏，王春雷，王军，杨春，戴景兴，沙鸥，姚大卫. 经络的解剖学发现与筋膜学理论 ［J］．上海针灸杂志，2011，30（1）：1-5.

［19］王军，吴金鹏，鲁朝敏，赵军，原林. 基于 MRI 图像三维重建人体上肢经络 ［J］．中国针灸，2010，30（2）：125-128.

［20］BAI X B，WU R Z，ZHANG Y，et al. Tissue micro-channels formed by collagen fibers and their internal components：cellular evidence of proposed meridian conduits in vertebrate skin[J]．Microsc Microanal，2020，26（5）：1069-1075.

［21］陈秋生.中医经络实质研究的新进展 ［J］．针刺研究，2021，46（6）：533-540.

［22］王西明. 提插与捻转手法输入能量的比较分析 ［J］．中国针灸，2011，31（1）：71-74.

［23］LEE B C，YOO J S，BAIK K Y，et al. Novel threadlike structures（Bonghan ducts） inside lymphatic vessels of rabbits visualized with a Janus Green B staining method ［J］．Anat Rec B New Anat，2005，286（1）：1-7.

［24］LEE B C，YOO J S，OGAY V，et al. Electron microscopic study of novel threadlike structures on the surfaces of mammalian organs ［J］．Microsc Res Tech，2007，70（1）：34-43.

［25］朱兵. 系统针灸学——复兴"体表医学" ［M］．北京：人民卫生出版社，2015：577.

［26］LEE B C，OGAY V，KIM K W，et al. Acupuncture muscle channel in the subcutaneous layer of rat skin ［J］．

J Acupunct Meridian Stud，2008，1（1）：13-19.

［27］WANG X Y，SHI H，SHANG H Y，et al. Are Primo Vessels（PVs） on the surface of gastrointestine involved in regulation of gastric motility induced by stimulating acupoints ST36 or CV12 ［J］. Evid Based Complementary and Alternat Med，2012：787683.

［28］WANG X Y，SHI H，CUI J J，et al. Preliminary research of relationship between acute peritionitis and celiac primo vessels ［J］. Evidence Based Complementary and Alterna Med，2013：569161.

（刘健华）

第三章　经脉的生物物理学特征

为了证实经脉和穴位的客观存在及其特性,国内外学者应用生物物理学等检测技术探测到经脉穴位具有与周围非经脉穴位处不同的特性。大量的研究结果表明经络循行线上存在多种生物物理学特征,如高温的热辐射特征、高血液灌注的微循环特征、低痛阈的生物学特征、低电阻的电学特征及高氧分压的代谢特征。经脉的生物物理学特征相关研究主要集中在经脉和非经脉的区别、生理状态与病理状态的区别以及针灸干预的现状研究。

第一节　经脉的热辐射特征

进入 21 世纪,有关经脉热辐射特性的研究数量逐渐增长,相关学者发现了经络的良导热特性。具有代表性的研究如许金森等[1]应用红外热成像技术对健康成年志愿者进行观察,发现在经脉线上的穴位处和非穴位处加热时,皮温反应可沿经双向扩展,扩展显著者几乎可以通达该经脉的全程。而在非经对照部位加热,皮温的反应仅限于局部。经线部位皮温反应沿经扩展的速度也明显高于非经部位。此外,Yang 等[2]发现自然状态下人体经络存在的红外辐射轨迹,并首次观察到红外辐射轨迹的时间相关性,即没有任何外部热源等其他影响因素干扰下,穴位或经络线上的温度并非固定,而是随时间变化的。

相关研究表明,疾病状态下相关经脉及穴位点会出现热辐射指标的异常表现。如唐宜春等[3]发现失眠组患者较健康对照组受试者督脉、膀胱经颈背部腧穴及阴跷脉腿部腧穴温度低,阳跷脉头部腧穴温度高。蔺福辉等[4]研究发现不同中医证型腰椎间盘突出症红外热成像图相关经穴皮肤温度特征具有明显差异性,如瘀血组患者在腰部相关穴位的皮肤温度与肾虚组和寒湿组患者相比显著升高,寒湿组患者腰部相关穴位的皮肤温度与健康组相比显著降低。

萨喆燕等[5]发现电针督脉穴能改善脑缺血诱发的督脉经穴温度下降的情况,提高认知障碍大鼠学习记忆能力。路雅雯[6]借助心肌缺血损伤大鼠模型,应用红外热成像术(infrared thermography,IRT)对比观察心肌处于不同状态(正常生理态、缺血损伤病理态和不同频率电针干预态)时相关经穴与非经非穴温度变化,发现电针干预后,低频电针组和高频电针组大鼠内关穴区皮肤温度较模型组均显著升高。Cai 等[7]使用 IRT 进行针灸治疗耳鸣原理的相关研究发现,接受针灸治疗后的左侧耳鸣患者较治疗前双侧耳区温度差异显著降低。

方剑乔团队[8,9]发现,疾病状态下心肺经相关穴位在热辐射特征上表现出相对特异性:慢性阻塞性肺疾病患者肺经温度与健康对照组相比显著上升;稳定型心绞痛组患者心经与健康对照组相比显著上升。体表与体表经脉之间在热辐射特征上也存在特异相关性:艾灸肺经尺泽后,循经远端部位的太渊和肺经前臂段中点温度在艾灸 5min、10min、15min 时较艾灸前显著升高,而心经神门温度与艾灸前相比,上述部位温度较治疗前差异无统计学意义。艾灸心经少海时,循经远端部位的心经前臂段中点在艾灸 5min、10min、15min 时与艾灸前相比温度显著升高,循经更远端部位的心经神门在艾灸 5min、10min 时与艾灸前相比温度显著升高。

第二节　经脉的微循环特征

经脉与非经脉在微循环特征上表现出显著差异，楼新法等[10]采用巨微解剖等技术研究发现，足三阴经、胆经、膀胱经线区的小腿体被组织血管密度明显高于其他部位，在动脉显影 X 线图像上分别形成一条明显的营养血管链，这些解剖特征与下肢膝下段的大部分经络分区有着明显的分布对应关系。穆祥等[11]发现经脉区皮内的微血管相对丰富，微血管网络的构筑具有有序性，皮内微血管舒缩具有同步性，且同一经脉不同部位的皮内微血管网络具有相同的舒缩频率，而非经脉区皮内微血管的舒缩活动无规律性。此外，刘芳等[12]发现十二经脉在正常状态下的微循环血流量显著高于经穴旁开非经穴。

研究表明机体处于病理状态下时，经脉穴位与非经脉穴位在体表微循环血流灌注量方面存在差异，且穴位的微循环变化可用以提示机体的病理变化。严明娜等[13]发现心肌缺血状态小鼠双侧内关、郄门、天泉穴区域皮肤血流量较正常生理状态下均显著降低。该团队多项对心肌缺血大鼠的研究均表明，心肌缺血状态下，以内关穴为代表的诸多心经及心包经穴区均可见皮肤血流灌注量变化。范玺胜[14]观察发现原发性痛经患者月经前悬钟血流灌注量差高于正常人，同样证实了经穴区微循环在病理状态下的特异性改变。

临床研究证实，针刺经络上特定穴位对经脉微循环血流灌注量变化具有显著影响，如郑淑霞等[15]发现电针足三里后，胃经循行线显现出更加均匀、顺畅的微循环表现；李春华等[16]发现，即刻介入电针三阴交，痛经模型大鼠毛细血管条数均明显增多，管径明显扩张，子宫血管痉挛状态和子宫微循环具有明显改善，与经络学说中三阴经循行皆过小腹，通过针刺三阴交调和三阴经气血以调控胞宫的原则相吻合；Zhuang 等[17]在分别针刺内关、列缺、手三里对急性心肌缺血模型小鼠心包经与心脏微循环灌注血流量变化的影响研究中发现，内关针刺组针刺时与针刺前相比心包经微循环灌注量和心脏微循环灌注量均明显升高，针刺结束后心脏微循环灌注量显著下降。

Jiang 等[18,19]在心肺经的经脉特异性研究工作中发现，疾病状态下的疾病相关穴位点会出现微循环指标的异常；在穴位点艾灸可以激发本经远端穴位微循环指标的变化，体现了本经穴位与穴位之间存在特异相关性。具体表现为慢性阻塞性肺疾病患者肺经太渊、尺泽微循环灌注量（PU）与健康对照组相比显著上升；慢性稳定型心绞痛组心经特定腧穴神门、少海 PU 与健康对照组相比显著上升。而艾灸尺泽 5min、10min、15min 及停止艾灸后 5min 时，循经远端的肺经前臂段中点 PU 较艾灸前显著上升。艾灸少海 5min、10min、15min 及停止艾灸 5min 时，循经远端的心经前臂段中点 PU 较艾灸前显著升高，则体现了经脉体表-体表之间在微循环特性上的特异相关性。

第三节　经脉的痛阈研究

经脉区与非经脉区、穴位区与非穴位区之间的痛阈值具有差异性，经脉区、穴位区的穴位痛阈普遍低于非经脉区、非穴位区。Lei 等[20]学者研究发现辣椒素在穴位区和非穴位区所引起的疼痛具有较大差异，在足三里和上巨虚注射辣椒素所引起的疼痛分布广、强度强、发作快，相关的穴位痛阈值明显降低。陈丽萍等[21]在生理状态下观察健康受试者腧穴的皮肤等浅层组织机械痛阈和肌肉深层组织压痛阈，发现膝关节足三阴经穴位的机械痛阈值和压痛阈值均显著低于足三阳经，不同经脉对应的穴位痛阈会有所不同，存在着循经特异性。

与生理状态相比，不同的机体状态，经脉穴位的痛阈值也会呈现不同的变化趋势。蔺伟等[22]研究发现膝骨关节炎（KOA）患者与健康受试者相比，足少阳胆经的压痛阈值相对较低，在鹤顶、梁丘、曲泉等 18 个穴位上的压痛阈均明显低于正常值，且病情严重程度较重的 KOA 患者疼痛阈值低于病情相对轻的患者[23]。在消化系统疾病与督脉的相关性研究[24]中发现，慢性胃炎的患者在督脉背段 $T_4 \sim T_8$ 棘突下的压痛反应、痛阈值下降的现象更加明显，而督脉上腰椎相关非穴点的痛阈值与健康受试者相比无明显差异。杨晗等[25]通过数据研究检索发现健康受试者的手厥阴心包经、足太阳膀胱经和手少阴心经三条经脉的痛阈值显著高于冠心病患者，这为冠心病的诊断及治疗提供了一定的理论依据。

研究表明，对穴位痛阈进行监测可以预测某些疾病的发展，机体痛阈值可随相关经脉穴位针灸治疗的进行而提高，如在肌筋膜疼痛综合征[26]的针灸治疗中，电针组选取相关穴位进行刺激，同肌电图生物反馈组相比，斜方肌、菱形肌和颈椎旁肌的压痛阈值均有所提高。戚莉等[27]对患有慢性内脏痛敏大鼠的双侧天枢、上巨虚进行温和灸，通过观察大鼠的腹部撤回反射（abdominal withdrawl reflex，AWR）来评估内脏痛敏指标，模型组大鼠的 AWR 评分高于正常组，温和灸干预后，模型组的 AWR 评分明显下降，说明对天枢和上巨虚进行温和灸的干预能有效缓解大鼠的内脏痛敏，提高患病大鼠的痛阈值。薛有平等[28]发现针刺胰腺组血清淀粉酶下降时间明显少于西药组，且镇痛维持时间长于西药组。沈岩金等[29]在大鼠分娩时研究针刺不同穴位对分娩大鼠痛阈的影响，发现同空白对照组相比，血海组、合谷组、三阴交组、合谷加三阴交组及药物组均在不同程度上提高了分娩大鼠的痛阈值。

第四节　经脉的电学特征

健康状态下，经脉的电学特征主要表现为相关穴位的低电阻性、非线性特性以及惯性特性。有关月经前后相关穴位电学特征变化的研究较多，主要表现为穴位电阻随月经进程升高，且周钰等[30]研究发现月经状态下相关穴位电阻的升高仅在特定减程扫描电流下出现，这可能与穴位电阻的非线性特性有关。

病理状态下，穴位电学特征异常变化主要体现在身体两侧同名穴位皮肤导电量失衡、疾病相关穴位电阻值升高或降低、导电量升高或降低及伏安特性曲线异常率升高。研究显示穴位电学特征的变化与部分脏腑疾病具有特异相关性，疾病状态下相关经脉穴位可呈现出异于健康状态的经脉电学特征。安贺军等[31]对慢性萎缩性胃炎患者双侧胃经厉兑、内庭、陷谷等诸穴电阻进行检测，发现胃经冲阳穴电阻显著低于其他穴位。董玉福等[32]研究发现脂肪肝患者的脾经、肝经、肾经的能量值与健康对照组有明显差异，而其余经脉的能量值与对照组相比无明显差异。

此外，穴位处皮肤电阻具有区分疼痛和无疼痛状态的标准有效性，如 Turner 等[33]检测疼痛发作状态的类风湿关节炎患者以及健康人相关穴位电阻，发现疼痛关节炎患者较健康人膀胱俞、胆俞和小肠俞皮肤电阻显著升高。She 等[34]对痛经及健康人进行相关穴位电阻检测，发现痛经组患者较健康人地机和悬钟穴左右侧皮肤电阻失衡更为显著；佘延芬等[35]研究发现原发性痛经女性三阴交的电阻失衡现象较正常人明显。

第五节　经脉的代谢特征

近年来，经脉探究中有关代谢特征的研究也逐渐开展。由于功能性近红外光谱技术（functional near infrared spectroscopy，fNIRS）安全、无创且实时检测外周循环和脑组织中的血流动力学以及氧合血红蛋白浓度变化，因此它被广泛应用于经脉代谢研究。

柴永馨[36]通过运用 fNIRS，实时检测和记录视皮质的皮质活动，明确针刺合谷、光明、太冲等穴位可以明显提高弱视患儿视皮质的氧合血红蛋白β值，从而优化视皮质的功能，改善弱视患儿视力。Litscher 等[37]采用 fNIRS 技术，发现针刺阳白、内关、气海等穴位可导致氧合血红蛋白和组织氧合指数升高，而针刺假穴则无类似效应，提示针刺可以改善大脑的氧合水平。Gerhard 等[38]

通过对新生儿和早产儿的双侧合谷穴进行激光针刺发现，针刺后，新生儿局部脑氧饱和度下降，脑组织氧提取率显著升高，且外周血氧饱和度无明显变化，同时存在后续效应。Han 等[39]利用 fNIRS 技术发现针刺后前额叶皮质区含氧血红蛋白（HbO_2）和总血红蛋白（t-Hb）的浓度明显增高，提示针刺合谷穴能激活前额叶皮质，改善大脑前额叶皮质功能。

参 考 文 献

[1] 许金森，胡翔龙，汪培清，叶蕾，杨杰. 经脉线与非经脉线相关组织导热性的比较 [J]. 中国针灸，2005（7）：477-482.

[2] YANG H Q，XIE S S，HU X L，et al. Appearance of human meridian-like structure and acupoints and its time correlation by infrared thermal imaging [J]. Am J Chin Med. 2007，35（2）：231-240.

[3] 唐宜春，郝晓东，杨翠霞，蔡兰辉. 失眠患者相关经脉腧穴的红外热像观察 [J]. 红外，2019，40（10）：42-48.

[4] 蔺福辉，何正保，计姜逊，黄廷锐，任耀龙，李晓锋，翟明玉，颜大荃，何伟兰，唐德志. 基于红外热成像技术对不同证型腰椎间盘突出症患者相关经穴皮肤温度变化的分析 [J]. 中国中医骨伤科杂志，2022，30（6）：12-15，20.

[5] 萨喆燕，黄倩茹，潘晓华，万隆，王张颖，许金森. 电针对认知障碍大鼠督脉红外温度的影响 [J]. 中国中医药现代远程教育，2018，16（17）：88-91.

[6] 路雅雯. 心肌处于不同状态对相关经穴与非经非穴反映的影响及其机制的研究 [D]. 北京：北京中医药大学，2017.

[7] CAI W，CHEN A W，DING L，et al. Thermal effects of acupuncture by the infrared thermography test in patients with tinnitus [J]. J Acupunct Meridian Stud，2019，12（4）：131-135.

[8] LI X，JIANG Y，HU H，et al. The moxibustion-induced thermal transport effect between the heart and lung meridians with infrared thermography [J]. Front Cardiovasc Med，2022，9：817901.

[9] LOU J，JIANG Y，HU H，et al. Intrarater and interrater reliability of infrared image analysis of forearm acupoints before and after moxibustion [J]. Evid Based Complement Alternat Med，2020，2020：6328756.

[10] 楼新法，梅劲，蒋松鹤，施全，张瑞峰，唐茂林. 小腿经络区体被组织的血管形态学研究 [J]. 中国针灸，2006（9）：641-643.

[11] 穆祥，段慧琴，张涛，黄会岭，索占伟，胡格. 经线区皮内微血管网络自律运动有序性的研究 [J]. 中国中医基础医学杂志，2005（1）：55-60.

[12] 刘芳，黄光英，张明敏. 针刺对经脉穴位微循环血流量的影响 [J]. 微循环学杂志，2007（1）：8-11，79，81.

[13] 严明娜，嵇波，王丹，赵国桢，白红新，孙晓敏，戴健，路雅雯，刘翼天，苏杭，葛云鹏. 高频电针刺激"内关"穴和非穴后对心肌缺血大鼠"内关""天泉"穴皮肤血流灌注量的影响 [J]. 世界中医药，2018，13（4）：924-928.

[14] 范玺胜. 足三阴经经穴体表微循环反应原发性痛经的研究 [D]. 石家庄：河北中医学院，2019.

[15] 郑淑霞，许金森，潘晓华，胡翔龙. 经脉线与非经脉线微循环血流灌注量的比较及针刺对其的影响 [J]. 针刺研究，2012，37（1）：53-58.

[16] 李春华，赵雅芳，嵇波，任晓暄，郭孟玮，丁喜艳，孙琳琳，张露芬，朱江. 电针介入对痛经模型大鼠子宫微循环的影响 [J]. 针刺研究，2011，36（1）：12-17.

[17] ZHUANG Y，ZHOU J，ZHOU Y M，et al. Influence of acupuncture on microcirculation perfusion of pericardium meridian and heart in acute myocardial ischemia model rats [J]. Chin J Integr Med，2022，28（1）：69-75.

[18] JIANG Y，HU H，HE X，et al. Specificity for the correlation between the body surface and viscera in the pathological state of COPD：A prospective，controlled，and assessor-blinded trial [J]. Front Physiol，2023，14：1051190.

[19] JIANG Y，HU H，LI X，et al. Difference in moxibustion-induced microcirculatory responses between the heart

and lung meridians assessed by laser doppler flowmetry [J]. Evid Based Complement Alternat Med, 2021, 2021: 6644625.

[20] LEI J, YE G, WU J T, et al. Role of capsaicin- and heat-sensitive afferents in stimulation of acupoint-induced pain and analgesia in humans [J]. Neuroscience, 2017, 358: 325-335.

[21] 陈丽萍, 保琼楠, 赵凌, 赵凌, 郑晖, 蔡定均, 陈姣, 周玉梅, 耿国燕, 梁繁荣. 基于健康受试者的膝关节相关腧穴痛阈量化的观察研究 [J]. 世界科学技术-中医药现代化, 2020, 22 (6): 2029-2034.

[22] 蔺伟, 罗廖君, 周玉梅, 刘晓佳, 郑晖, 赵凌, 杨春霞, 常小荣, 冀来喜, 王瑞辉, 崔瑾, 梁繁荣. 膝骨性关节炎患者穴位压痛敏化现象的多中心动态临床观察 [J]. 中华中医药杂志, 2021, 36 (11): 6859-6865.

[23] FINGLETON C, SMART K, MOLONEY N, et al. Pain sensitization in people with knee osteoarthritis: a systematic review and meta-analysis [J]. Osteoarthritis and cartilage, 2015, 23 (7): 1043-1056.

[24] 杨广印, 徐维, 陈麟, 潘晓华, 黄倩茹, 朱小香, 许金森. 基于压痛反应和压痛阈探析慢性胃炎与督脉相关穴位的特异性 [J]. 中国针灸, 2019, 39 (6): 615-618.

[25] 杨晗, 林芷羽, 李涓, 徐桂兴, 周俊, 赵凌, 梁繁荣. 冠心病穴位敏化现象与规律探讨 [J]. 世界科学技术-中医药现代化, 2021, 23 (8): 2768-2776.

[26] ESLAMIAN F, JAHANJOO F, DOLATKHAN N, et al. Relative effectiveness of electroacupuncture and biofeedback in the treatment of neck and upper back myofascial pain: A randomized clinical trial[J]. Archives of Physical Medicine and Rehabilitation, 2020, 101 (5): 770-780.

[27] 戚莉, 易韬, 张建斌, 常小荣, 杨玲, 刘慧荣, 丰晓溟, 吴焕淦. 温和灸对慢性内脏痛敏模型大鼠结肠 CRFR2 表达的影响 [J]. 世界中医药, 2016, 11 (12): 2529-2532.

[28] 薛有平, 姜礼, 黄腾辉, 高天虹. 胰腺穴对急性胰腺炎的诊断与治疗之临床研究 [J]. 中国针灸, 2002, (12): 23-25.

[29] 沈岩金, 蒋秋燕, 王美丽, 王梦莹, 李丽, 冯媛媛. 电针不同穴位对分娩大鼠痛阈及血清神经递质表达水平的影响 [J]. 时珍国医国药, 2016, 27 (9): 2287-2289.

[30] 周钰, 沈雪勇, 魏建子, 邓海平, 张海蒙, 赵玲, 毛慧娟, 应荐. 健康人月经前后太冲、太溪穴位伏安特性观察 [J]. 陕西中医, 2005 (5): 442-443.

[31] 安贺军, 朱宏, 张波, 郭雁冰, 李玉华, 王普艳, 李洁, 许继宗. 胃络瘀血型慢性萎缩性胃炎患者胃经穴位电阻测试分析 [J]. 世界中西医结合杂志, 2015, 10 (3): 366-368.

[32] 董玉福, 安艳红. 非酒精单纯性脂肪肝与经络相关性研究 [J]. 中国保健营养, 2018, 28 (18): 299.

[33] TURNER L, LINDEN W, MARSHALL C. Electrodermal activity at acupuncture points differentiates patients with current pain from pain-free controls [J]. Appl Psychophysiol Biofeedback, 2013, 38 (1): 71-80.

[34] SHE Y F, MA L X, QI C H, et al. Do changes in electrical skin resistance of acupuncture points reflect menstrual pain? A comparative study in healthy volunteers and primary dysmenorrhea patients [J]. Evid Based Complement Alternat Med, 2014, 2014: 836026.

[35] 佘延芬, 孙立虹, 李新华, 葛建军, 杨继军, 李文丽, 刘玉祁, 朱江. 原发性痛经患者三阴交穴电阻值变化规律的研究 [J]. 北京中医药大学学报, 2010, 33 (7): 496-499.

[36] 柴永馨. 基于 fNIRS 技术探讨针刺干预对弱视儿童视皮层功能影响的研究 [D]. 济南: 山东中医药大学, 2020.

[37] LITSCHER G, WANG L. Cerebral near infrared spectroscopy and acupuncture-results of a pilot study [J]. Biomedizinische Technik, 2000, 45 (45): 215-218.

[38] GERHARD L, DETLEF S. Near-infrared spectroscopy for objectifying cerebral effects of needle and laserneedle acupuncture [J]. Spectroscopy, 2002, 16 (2): 335-342.

[39] HAN Y D, YUAN B, ZHANG Y F, et al. Role of fNIRS technology in observing the effect of needling Hegu (LI 4) on the functions of prefrontal cortex in healthy volunteers [J]. J Acupunct Tuina Sci, 2017, 15 (2): 94-98.

（邵晓梅 沈 醉）

第四章 体表-经脉-脏腑联系的研究

纵观经络学说的起源、发展及形成，其理论核心在于揭示经脉体表-体表、体表-内脏之间的特定联系。《灵枢·海论》记载："夫十二经脉者，内属于府藏，外络于支节。"表明经脉的循行和体表及特定内脏之间存在重要联系。黄龙祥通过对大量经络相关古今文献研究后提出：经络学说的科学价值并不在于其循行路线本身，而在于由经脉循行图所示意的人体上下内外远隔部位间特定联系的规律。

"经脉所过，主治所及"是经络学说尤其是经脉系统理论指导针灸临床的重要理论总结，体现了人体不同部位之间存在相对特异的联系，这些联系构成了人体生理、病理及临床治疗的基础。"经脉所过，主治所及"，有赖于经脉循行中体表与内脏、体表与体表之间的固有联系，并有其内在生物学基础。

第一节 经脉-脏腑联系的研究

近年来，相关学者就经脉与脏腑特异性联系进行了富有成效的探索。方剑乔团队在国家重点研发计划"中医药现代化研究"专项的支持下，较为系统地开展了基于心/肺经的经脉关键问题创新研究。该项目立足于经络理论对临床的指导作用，系统阐明经脉循行特定部位之间的联系规律及其生物学基础，以心、肺二经为切入点，选择相应经脉特定穴，从临床入手，结合动物实验，以微循环、能量代谢、内脏形态与机能等变化为指标，采用激光多普勒、近红外光、红外热成像、多电极记录、微透析-液相-质谱、多模态影像学、分子生物学、电生理学等检测手段，系统研究经脉循经现象的生物学特征，经脉循行不同部位"体表-内脏"、"体表-体表"的联系规律和机制及其临床效应评价，阐明经脉现象的生物学特征及其外周物质基础和中枢整合机制、经脉特定部位之间的联系规律及其临床价值，并揭示这种联系的生物学机制。

在心、肺二经循经经脉现象的生物学特征研究方面，发现：①生理状态下，艾灸或电针肺经腧穴可激发本经远端循行部位微循环、代谢、热传输、电学特征的显著变化，而对心经同水平部位无明显效应；艾灸心经可激发本经远端循行部位微循环、代谢、热传输特征的显著变化，而对肺经同水平部位无明显效应。以上结果表明，生理状态下干预心经或肺经，会出现循本经传导的生物学特征改变，体现出经脉现象在"体表-体表"联系方面存在相对特异性[1,2]。②疾病状态下，体表敏化反应区与心、肺二经循行部位高度一致。肺系疾病患者可在第5颈神经至第7胸神经（$C_5 \sim T_7$）皮神经支配的颈肩部、上胸背部和上肢肺经循行处出现压痛点，这些部位基本与肺感觉传入神经的节段相符[3]；冠心病稳定型心绞痛患者可在左侧 $C_5 \sim T_5$ 脊髓节段出现压痛点和局部皮肤结构的异常改变，并多位于心经的循行部位，表明内脏疾病引起的体表反应点（区）与经典的腧穴定位存在着高度重合性[4]。以上结果表明，在心、肺二脏疾病状态下，会出现循本经反应的生物学特征改变，体现出经脉现象在"体表-内脏"联系方面存在相对特异性。心、肺二经在不同状态下"体表-体表"、"体表-内脏"特定部位之间联系规律和特点的阐明对针灸临床诊疗心、肺相关疾病有着重要的指导意义。另外研究者也制定了心、肺二经多种经络生物学特征（包括微循环、代谢、热传输）的检测方案，丰富了经脉现象客观检测的方法，可推广用于检测其他经脉对应的多种生物学特征，更好地理解经络的现象。

在心、肺经经脉循经现象的生物学机制研究方面，发现：心肌缺血模型可以引起模型大鼠同节段背根神经节（dorsal root ganglia，DRG）及皮肤的交感神经芽生现象，并与感觉神经相包绕，发生交感-感觉偶联，表明交感神经的芽生及交感-感觉偶联与机体病理状态密切相关；急性肺损伤模型可以引起大鼠 DRG 及皮肤交感神经纤维出现芽生[5]。这为揭示经络现象背后的生物学机制提供了科学基础。

第二节　经脉-体表联系的研究

"面口合谷收"是《四总穴歌》的重要内容，是经脉体表相联系和临床实践相结合的典范。古代医家很早就注意到合谷穴和面口部之间的特定联系。元代《扁鹊神应针灸玉龙经》记载："头面纵有诸样症，一针合谷效通神。"1958 年我国开展的第一例针刺麻醉手术，就是通过针刺合谷穴进行扁桃体切除。此外，我国及日本学者也有诸多关于针刺合谷穴诱发面口部感觉和运动反应的临床报道。近年来，许能贵团队在国家 973 计划项目的支持下，以灵长类动物恒河猴和人体为观察对象，较为系统地开展了"面口合谷收"的生物学机制研究，发现：①针刺合谷穴能显著提高健康受试者面部下颌区痛阈，增强恒河猴面口部额肌、颧肌和口轮匝肌的肌电活动，其效果均明显强于小肠经的后溪穴和三焦经的外关穴，具有一定的穴位特异性[6,7]；②于晓华等[8]通过轻划手掌大鱼际肌部皮肤诱发掌颏反射，对 763 例 0～85 岁的健康受试者研究发现，掌颏反射的引出率呈现出随年龄增长的"高-低-高"的"U"形曲线变化趋势，其中 0～1 岁婴儿出现率为 100%，21～36 岁的青年出现率最低（20.45%），65～85 岁的老年人出现率约 60%。上述结果表明，"面口合谷收"所蕴含的合谷穴和面口部之间特定联系的经络现象是客观存在的。

在明确经络现象的基础上，以灵长类动物（恒河猴）为研究对象，进一步探讨其内在机制，发现：①生理状况下，应用阵列电极在体多通道记录观察到，恒河猴大脑初级感觉皮质（S1）合谷穴区和面区互相毗邻，在面口部和合谷穴脑区相交界的部位可记录到少量同时对合谷穴和面口部刺激起反应的双感受野神经元，提示合谷穴和面口部穴位的传入信息可以在大脑皮质发生汇聚[9]。②病理状况下，通过结扎恒河猴正中神经和桡神经使合谷穴去感觉传入，在结扎后 24 小时及 3 个月，感觉皮质发生快速的和长期的功能重组，合谷穴脑区缩小，与其相毗邻的面区扩大，逐步扩展至原有的合谷穴脑区[9]。上述研究结果在健康志愿者和面口部疾病患者（面瘫、面肌痉挛）身上得到进一步证实：①钟嘉明等[10]应用经颅磁刺激（TMS）技术在健康志愿者身上发现，电针合谷穴能增强运动皮质手区的兴奋性，同时抑制运动皮质面区的兴奋性。②Peng 等[11]也有类似的发现，针刺外关穴增强运动皮质前臂区的兴奋性，同时抑制面区的兴奋性，但其对面区的抑制作用不如合谷穴。③病理状况下，Zeng 和 Huang 等[12,13]应用 TMS 技术均发现，面肌痉挛患者大脑运动皮质面区的兴奋性明显升高，针刺合谷穴可明显改善患者面部抽搐的程度和频率，同时增强手区的兴奋性，抑制面区的过度兴奋状况。④赵斌[14]和 Li 等[15]分别对周围性面瘫恢复期和后遗症期患者研究发现，面瘫患者运动皮质面区的兴奋性下降，手区的兴奋性明显增加；针刺面口部穴位可翻转上述手面区之间的兴奋-抑制效应，同时改善患者的临床症状。⑤Li 等[16]应用功能磁共振（fMRI）研究发现，面瘫患者的不同阶段，大脑对针刺的反应存在明显差异。面瘫早期较正常组减弱，后期较正常组增强，康复后与正常组无差异。He 等[17]进一步研究发现，面瘫患者早期和后期的 S1 的功能连接在针刺前后发生显著改变（早期减弱、后期增强、康复后逐步恢复正常），而正常组以及康复组无明显变化。综上所述，合谷穴和面口部的感觉传入在 S1 手面区的会聚可能是"面口合谷收"的生理学基础，大脑感觉运动皮质手面区的可塑性变化可能是"面口合谷收"的生物学机制。

参 考 文 献

［1］ JIANG Y，HU H，LI X，et al. Difference in moxibustion-induced microcirculatory responses between the heart and lung meridians assessed by laser doppler flowmetry ［J］. Evid Based Complement Alternat Med，2021，2021：6644625.

［2］ LI X，JIANG Y，HU H，et al. The Moxibustion-induced thermal transport effect between the heart and lung meridians with infrared thermography ［J］. Front Cardiovasc Med，2022，9：817901.

［3］ 王健，付勇，王渊，章薇，李笑雪，赵吉平，邵晓梅，徐斌，杨有为，曹乾安，鲁刚，吴媛媛，徐天成，高昕妍，朱兵. 肺系疾病和穴位敏化的关系 ［J］. 中华中医药杂志，2020，35（12）：6029-6032.

［4］ 施静，王健，王渊，刘坤，付勇，孙建华，赵吉平，邵晓梅，冯斯峰，杨有为，李杰，曹乾安，何勋，刘梅芳，陈璐，崔翔，吴江昀，吴媛媛，高昕妍，朱兵. 心绞痛牵涉痛与穴位敏化的关系 ［J］. 针刺研究，2018，43（5）：277-284.

［5］ CUI X，SUN G，CAO H，et al. Referred somatic hyperalgesia mediates cardiac regulation by the activation of sympathetic nerves in a rat model of myocardial ischemia ［J］. Neurosci Bull，2022，38（4）：386-402.

［6］ 杨慎峭，陈婷，周奇志，蔡定均，杨馨，吴菲，刘旭光. 电针合谷穴对正常人面口部痛阈影响的研究 ［J］. 中华中医药学刊，2014，32（7）：1582-1584.

［7］ 陈婷，蔡定均，周奇志，王兴丽，杨涵棋，杨露晨，刘旭光. 生理状态下针刺"合谷"穴区对恒河猴面口部肌电活动的影响 ［J］. 中国针灸，2013，33（3）：241-246.

［8］ 于晓华，杨振杰，吴富东，谭奇纹. 基于掌颏反射的"面口合谷收"的研究 ［J］. 中国针灸，2014，34（10）：1037-1039.

［9］ 刘健华，高昕妍，徐婧，秦淑钏，陈玉婷，朱玉，邓间开，胡劲文，白万柱，许能贵，朱兵. "面口合谷收"的脑机制 ［J］. 中国科学，2015，45：279-288.

［10］ 钟嘉明，黄键澎，蒋丽，刘健华. 电针合谷穴所产生的运动皮层手面区之间的可塑性 ［J］. 针刺研究，2020，45（10）：829-834.

［11］ PENG W Q，YANG T G，YUAN J W，et al. Electroacupuncture-induced plasticity between different representations in human motor cortex ［J］. Neural Plast，2020，2020：8856868.

［12］ ZENG D，YANG Y L，PINTO C B，et al. Effects of electrical stimulation on maladaptive plasticity in hemifacial spasm ［J］. Brain Stimul，2019，12（2）：126-127.

［13］ HUANG J P，LIANG Z M，ZOU Q W，et al. Electroacupuncture on hemifacial spasm and temporomandibular joint pain co-morbidity：a case report ［J］. Front Neurol，2022，13：931412.

［14］ 赵斌，杨颖婷，黄健澎，张慧，陈嬿冰，陈晓曼，邓红妹，严晓霞，游惠，彭艳辉，刘健华，许能贵. 针刺治疗周围性面瘫的大脑运动皮层功能重组研究 ［J］. 中华中医药杂志，2016，31（5）：1963-1966.

［15］ LI W T，YANG Y L，HUANG J P，et al. Electroacupuncture-induced plasticity between face and hand representations in motor cortex is associated with recovery of function after facial nerve injury ［J］. Acupunct Med，2021，39（1）：75-77.

［16］ LI C，YANG J，SUN J，et al. Brain responses to acupuncture are probably dependent on the brain functional status ［J］. Evid Based Complement Alternat Med，2013，2013：175278.

［17］ HE X，ZHU Y，LI C，et al. Acupuncture-induced changes in functional connectivity of the primary somatosensory cortex varied with pathological stages of Bell's palsy ［J］. Neuro Report，2014，25（14）：1162-1168.

（邵晓梅　沈　醉　刘健华）

第五章　中医脉络学说

　　络病理论是中医学术体系的重要组成部分，是研究络病发生发展与辨证治疗规律的应用理论。战国至秦汉时期《黄帝内经》，汉代张仲景《伤寒杂病论》和清代医家叶天士对络病概念、治疗药物等均作了散在论述，成为络病研究发展史上 3 个重要的里程碑，但始终未形成系统的理论体系。既往系统构建络病理论体系，基于广义络脉分为经（气）络和（血）脉络，形成气络学说和脉络学说两大学科分支，由于中医学发展史上重经轻络及重经轻脉现象，历史上虽有散在记载，但始终未形成系统理论，吴以岭院士结合 2 项国家 973 计划项目构建脉络学说指导血管病变防治，属重大理论原创。

　　中医脉络学说与经络学说共同构成了完整的中医学经脉理论，具有重要的学术地位和价值。该学说以"营卫承制调平"作为核心理论，主要研究"脉络-血管系统病"发生发展规律、基本病理变化、临床证候特征、辨证治疗用药，在指导心脑血管病变防治方面具有重要指导意义。

第一节　中医脉络学说的理论研究

1.《黄帝内经》奠定脉络学说形成理论基础

　　远古时期人们对"脉"已有了初步认识，据考证古"脉"字的初文是"永"或"辰"，在其演变过程中逐渐和"血"与"肉"建立了联系。《黄帝内经》明确提出"血脉"概念，如《素问·脉要精微论》曰："夫脉者，血之府也。"指出"脉"为容纳和运行血的管道，可见"脉"与现代血管作用基本相同。

2.《伤寒杂病论》奠定脉络学说临床证治基础

　　《伤寒杂病论》为汉代张仲景所著，首次提出"脉络"概念，《金匮要略·水气病脉证并治》："寸口脉浮而迟，……，沉则脉络虚。"该书将经络与血脉并列分析病机，把无形之气与有形之血结合起来讨论疾病的发生发展规律，确立了"营卫不通，血凝不流"、"血脉相传，壅塞不通"脉络病变病机，如《金匮要略·藏府经络先后病脉证》说中："一者，经络受邪，入藏府，……；二者，四肢九窍，血脉相传，壅塞不通；……以此详之，病由都尽。"《伤寒论·辨脉法》说："营卫不通，血凝不流。"

3.《脉络论》首次系统构建了中医脉络学说

　　吴以岭对络病学说进行全方位研究，形成"络病证治"体系，撰写《脉络论》，创新性地构建脉络学说，概括出"脉络-血管系统"概念，提出脉络学说的核心理论——营卫承制调平，总结出心脑血管病、心律失常、慢性心力衰竭中医病机特点与用药规律，研制出"通络三宝"——通心络胶囊、参松养心胶囊、芪苈强心胶囊，在解决心血管病方面取得了重大进展。

第二节　中医脉络学说的临床应用

脉络学说作为研究"脉络-血管病变"的主要学术理论,其主要研究内容包括卒中、胸痹、心悸、心积、肾消等内容,涉及心、脑、肾三个脏器,涵盖心脑血管病、心肌梗死、心律失常、心力衰竭、糖尿病肾病等常见的血管病变相关疾病。

1. 脉络学说在心血管疾病中的应用

多家医院协作开展随机对照临床研究评价通心络胶囊治疗冠心病心绞痛的疗效及安全性,结果发现通心络胶囊在缓解心绞痛发作情况、改善心电图和主要症状等方面总有效率明显优于对照药物,证实通心络胶囊治疗冠心病心绞痛疗效确切,且无毒副作用[1]。进一步探讨通心络胶囊对不稳定型心绞痛患者血管内皮功能的影响,发现通心络可以降低血清内皮素、血管性假血友病因子和部分细胞黏附分子水平,提高一氧化氮水平,改善血管内皮功能[2]。此外,首次揭示"孙络-微血管"病变是以微血管内皮细胞损伤为核心和启动因素,血液成分和神经体液共同参与,脏器组织细胞结构功能损伤多维时空动态演变的复杂网络病变规律,阐明通络保护微血管是治疗心脑(糖)肾临床重大疾病共性机制,通络保护微血管内皮细胞是解决微血管病变难题的核心机制[3]。

2. 脉络学说在呼吸系统传染病防治中的应用

根据"三维立体网络系统"的络脉空间分布规律,吴以岭院士提出积极干预的治疗策略,确立了卫气同治、表里双解,先证用药、截断病势,整体调节、多靶治疗的治疗原则,制定了"清瘟解毒,宣肺泄热"的治法及连花清瘟胶囊组方,在应对流感、非典型肺炎(SARS)、新型冠状病毒感染(以下简称"新冠感染")疫情中发挥了重要作用[4]。经过一系列基础和临床研究证实,连花清瘟胶囊具有广谱抗病毒、抑菌抗炎、退热止咳化痰、调节免疫、提高抗病康复能力的作用,对SARS、流感、新冠肺炎等外感温热病都具有显著疗效,已成为防治病毒类呼吸系统传染病的代表性中成药。在治疗SARS方面,可以显著抑制SARS病毒[5],是2003年SARS期间通过国家食品药品监督管理局药品快速审批通道的防治SARS中药。在治疗流感方面,连花清瘟胶囊对H1N1[6]、H3N2[7]、H7N9[8]、H9N2[9]等流感病毒均有显著抗病毒作用,对流感确诊患者的密切接触者和周围健康人群具有显著预防作用[10]。对甲型流感患者,促进核酸转阴时间与奥司他韦相当,改善发热、咳嗽、乏力临床症状疗效优于奥司他韦,明显减少了疾病的严重程度和症状的持续时间[11]。治疗新冠感染方面,对新冠病毒野生株和变异株(阿尔法、贝塔、德尔塔、奥密克戎)均具有显著抗病毒作用,明显减少被感染细胞内的病毒颗粒[12,13];有效改善新冠感染患者发热、乏力、咳嗽、咳痰、气促、胸闷、食欲减退等临床症状,缩短症状持续时间,提高肺部CT好转比例和临床治愈率,降低转重症比例[14-16]。

参 考 文 献

[1] 徐贵成, 高荣林, 吴以岭, 刘俊玲, 高学东, 李辉. 通心络胶囊治疗冠心病心绞痛的临床研究 [J]. 中国中西医结合杂志, 1997 (7): 414-416.

[2] 王洪巨, 黄元伟, 孙坚, 朱朝晖, 张磊. 通心络胶囊对不稳定型心绞痛患者血管内皮功能的影响 [J]. 中国中西医结合杂志, 2003 (8): 587-589.

[3] 贾振华, 吴以岭, 高怀林, 谷春华, 袁国强, 吴相春, 魏聪. "脉络-血管系统病"辨证诊断标准 [J]. 中医杂志, 2007 (11): 1027-1032.

[4] 贾振华, 吴以岭. 络病理论指导外感温病研究 [J]. 环球中医药, 2010, 3 (1): 26-28.

[5] 朱舜亚, 李晓英, 魏云玲, 杨佩英, 秦鄂德. 三种中药处方对 SARS 相关冠状病毒体外抑制作用的初步研究 [J]. 生物技术通讯, 2003 (5): 390-392.

［6］DUAN Z P，JIA Z H，ZHANG J，et al. Natural herbal medicine Lianhuaqingwen capsule anti-influenza A（H1N1） trial：a randomized，double blind，positive controlled clinical trial［J］. Chinese Medical Journal，2011，124（18）：2925-2933.

［7］莫红缨，柯昌文，郑劲平，钟南山. 连花清瘟胶囊体外抗甲型流感病毒的实验研究［J］. 中药新药与临床药理，2007（1）：5-9.

［8］DING Y，ZENG L，LI R，et al. The Chinese prescription lianhuaqingwen capsule exerts anti-influenza activity through the inhibition of viral propagation and impacts immune function［J］. BMC complementary and alternative medicine，2017，17（1）：130.

［9］刘晓燕. 连花清瘟胶囊对病毒抑制作用的初步研究［D］. 昆明：昆明理工大学，2015.

［10］窦颖，杨叁平. 连花清瘟胶囊：天然抗生素，广谱抗病毒［J］. 中国社区医师，2012，28（35）：9.

［11］刘更新，张艳霞，杨继清，高占全，孟予城. 连花清瘟胶囊治疗甲型 H1N1 流感随机对照临床研究［J］. 疑难病杂志，2010，9（1）：14-16.

［12］谭杜勋，石文磊，刘楠，王海燕，梁子敬，李成辉，罗建华，谭行华. 连花清瘟胶囊在新冠肺炎中早期抗病毒、抗炎的疗效观察［J］. 中国处方药，2021，19（5）：92-93.

［13］LI R F，HOU Y L，HUANG J C，et al. Lianhuaqingwen exerts anti-viral and anti-inflammatory activity against novel coronavirus（SARS-CoV-2）［J］. Pharmacological Research，2020，156：104761.

［14］HU K，GUAN W J，BI Y，et al. Efficacy and safety of Lianhua Qingwen capsules，a repurposed Chinese herb，in patients with Coronavirus disease 2019：a multicenter，prospective，randomized controlled trial［Phytomedicine 85（2021） 153242］［J］. Phytomedicine：International Journal of Phytotherapy and Phytopharmacology，2022，94：153800.

［15］吕睿冰，王文菊，李欣. 连花清瘟颗粒联合西药常规疗法治疗新型冠状病毒肺炎疑似病例 63 例临床观察［J］. 中医杂志，2020，61（8）：655-659.

［16］程德忠，李毅. 连花清瘟颗粒治疗 54 例新型冠状病毒肺炎患者临床分析及典型病例报道［J］. 世界中医药，2020，15（2）：150-154.

（邵晓梅）

第二篇 腧 穴 研 究

第一章 腧穴形态结构研究

第一节 腧穴的组织形态

近年来通过尸体解剖，并联系针感与机能进行综合性观察，从经络学说、神经学说、神经-体液学说等多种途径，运用实验形态学、组织化学、电子显微镜等新的技术手段，从宏观和微观两方面对穴位的形态结构进行了深入研究和探索。

一、腧穴组织分层

根据《灵枢》中五刺应五脏的理论，针刺深度可对应筋、脉、肉、皮与骨5个层次。《素问·皮部论》曰："皮者脉之部也。邪客于皮则腠理开……经脉满则入于腑脏也。"皮部位居人身最外之藩篱，说明皮肤具有抵抗外邪和保卫机体的作用，并且能够反映机体的病理变化。腧穴是针刺刺激的初始应答部位，针灸效应的产生与皮肤的结构和功能密不可分。

穴位的针刺效应的产生主要来自皮肤对外界机械刺激的反应。触觉是由机械感觉受体细胞所发起的，在最初进行针刺时，提插、捻转刺激会率先激活穴区的机械感受器，将针刺机械力信号转变为神经电信号传向中枢，随着提插、捻转将穴区胶原纤维、肌纤维缠绕在针身，针刺的机械力作用通过整合素-细胞骨架传递给邻近细胞，促进了免疫因子等化学物质的释放，完成物理信号向化学信号转导[1]。这些化学物质可作用于血管和神经进一步传递针刺信息。针刺过程中穴位局部可出现潮红现象，可能就与局部化学物质释放，如组胺（HA）、5-羟色胺（5-HT）等作用于周围血管引起血管扩张相关[2]。当针刺反复刺激时，可引起局部组织损伤，释放损伤相关分子、炎症因子等，直接启动化学信号。

穴区局部微环境中神经纤维的密度、血管和淋巴管的分布、免疫细胞功能的激活和相关化学物质的释放是针刺效应产生的生物学基础。有学者通过研究腧穴相关组织结构认为，腧穴区域感受器密集分布，并且有着丰富的神经末梢以及血管和淋巴管，它们的综合体是穴位效应特异性的结构基础[3,4]。其中微血管及淋巴管分布关系为接受针刺感应的局部相关组织提供了结构基础。微血管与淋巴管在穴位免疫中极为重要：当机体受到损伤后，淋巴液中会出现一些化学活性物质如炎症及血管反应介质等，这些化学介质可能在针刺效应中起着关键性作用。

研究发现，几乎所有的穴位都与神经相关，某一穴位与某一脏器的神经往往同属于一个脊髓节段[5]。这是因为在胚胎发育时期皮肤与神经细胞的同源性，神经中枢里存在各不同皮肤区域与相应脏器的投射点[6,7]。神经干和血管束相伴行者容易形成腧穴刺激点。与位于浅表的皮神经部位相比，深层的肌神经部位更容易出现酸痛，这可能是因为深层的肌神经通常有动脉和静脉相伴行，形成神经血管束，在肌门处进入肌肉。在神经形成刺激点的过程中，尽管目前血管生理功能扮演的角色并不清楚，但在疼痛发展的早期阶段，肌门附近的血管经常会导致该部位变为疼痛点。因此，神经干和血管束相伴行的深层肌神经更易形成刺激点[8]。

大脑与皮肤之间的交流是由内分泌系统中一些激素所介导的，每种激素均发挥自己的调节作用。其中肥大细胞不仅是各类激素作用的靶细胞，同时还可以释放很多炎症介质，在介导神经-免疫内分泌网络中发挥了关键的联络桥梁作用。大脑通过下丘脑-垂体-肾上腺（中央 HPA 轴）和交感神经-肾上腺髓质（SAM 轴）实现与皮肤的交流和联系；同时，皮肤的不同部位也可以分泌类似的激素，形成皮肤局部调控的微环境（外周 HPA 轴），不同途径所分泌的激素，通过与细胞表面相应的受体结合而发挥不同生理作用。这构成了针刺效应的理论前提[9]。

二、腧穴组织形态结构研究

腧穴的结构是与腧穴特点分不开的。腧穴是人体脏腑之气输注聚结于体表的所在。针刺腧穴时，通过一定的经络途径，引起各种生理效应和治疗作用。同时腧穴本身又受整体或脏腑变化的影响，当内脏或神经、体液活动改变时，表现出腧穴某些理化特性的改变或机能的改变。腧穴在组织形态上主要与神经、血管、淋巴、肌肉、肌腱、结缔组织等关系密切，但不同腧穴的组织并不完全相同，有以某种组织为主的，也有以几种组织混合为主的。不同腧穴的神经传输途径存在特定的节段性或区域性联系，这可能是构成腧穴主治功能不同的神经解剖学基础。

1. 腧穴与神经

大连医学院观察 307 个腧穴，直接刺中或距针 3mm 以内有神经干、支者 108～142 穴，与针距 4～6mm 之间有神经干、支者 72 穴，针在神经干附近者 58 穴。且对腧穴与神经节段性支配的关系进行探讨时，发现腧穴的配布形式在很大程度上同神经节段性支配的关系一致，有其相应一致的规律性，尤其是躯干的腹、背部两种形式的吻合更为典型。一些腧穴组织学研究观察表明，穴区表皮、真皮、皮下组织、肌肉层以及血管都有丰富而多样的神经末梢、神经束或神经丛；神经末梢及其类型的多少，因部位、组织层次不同而异[10]。有学者根据对人体与动物经穴部位的组织学研究结果认为腧穴的特殊性在于其表皮较薄，而其真皮的胶原纤维较少并有螺旋形血管网，在血管网的周围则有无髓鞘的胆碱能类的神经纤维网存在。有研究观察了人耳廓的神经分布以及各部位共26 个腧穴的细微结构，结果发现所有腧穴都有一定的神经供给，唯分布的数量不等，甚至相差悬殊。耳廓腧穴里的神经末梢结构简单，只见到游离神经末梢、末梢神经丛与毛囊里的感觉神经纤维丛，而没有一些体针腧穴里存在的某种毛囊感觉器，没有肌梭等深部感觉器。有学者观察了具有显著镇痛效应的足三里穴，在电刺激作用下，主要兴奋 1、2 类神经纤维，特别是 2 类粗传入神经纤维，该穴局部的传入纤维的自然组成有有髓纤维多、粗纤维多和 2 类纤维多的特征[11-13]。

2. 腧穴与血管

有学者用成人前臂骨间膜乳胶或墨汁动脉灌注的标本，观察心包经沿线动脉分布，结果发现：在穴位区血管的分布有一定的密集性。人体穴位点的微血管具有同步舒缩的特点，刺激后可提高微血管自律运动的振幅，增加穴区的血流速度，从而认为穴位实质是具有特异性舒缩频率的微循环单元。朱兵提出穴位的局部效应可以认为是腧穴特异性的一种存在形式，它表现在两个方面：局部痛阈的变化和局部感觉敏感性及微循环的改变[14]。蒋颖等[15]发现神阙穴穴区皮肤微循环血流灌注量明显高于其他腹部常用穴位，艾灸刺激可使其显著升高，提示神阙穴的微循环可能是其腧穴结构特异性的表现形式之一。

3. 腧穴形态特异性的研究

不同穴位的主治病症不同，对于某种疾病的治疗，只有部分穴位有效，另一部分无效，是因为其所含的细胞成分和化学成分不同，这可能是它们发挥不同效应的物质基础，也是穴位部位特异性的基础[16]。穴位局部组织学和解剖学上的数据，可能为不同穴位的临床疗效差异提供解释。对穴位形态的大体解剖和显微结构观察表明，穴区与非穴区比较，具有表皮薄、神经末梢丰富、感受器密集，血管及淋巴细胞丰富等特征。穴位周围的血管分布及毛细血管的数量同非穴位区相比有显著差异，穴位处的血管分布有规律性。穴位处有神经纤维的聚集、较发达的毛细血管网络、黏多糖的增多（特别是酸性黏多糖）、高密度的神经末梢、易兴奋的复合体，在一定程度上说明了穴位组织结构的特异性[17]。穴位通常被认为有明显的电特性，包括高导电量、低阻抗、高电容、高电压等。

第二节　腧穴的层次解剖结构

在针刺操作时，针灸针由浅入深地穿过皮肤、皮下组织、深筋膜和肌肉等解剖层次结构，其间还分布有大量血管、淋巴管、神经及神经末梢等结构。

一、皮肤

皮肤由表皮（基底层、棘层、颗粒层、透明层和角质层）和真皮（乳头层、网织层）构成。表皮组织具有屏障、保护、调节体温及感觉等功能，真皮组织具有支撑皮肤、提供营养、排泄废物、维持体温、保护血管等功能。

研究发现，CDH13 基因位于 16q23.3 染色体上，跨度为 1.2Mb，包含 14 个外显子，该基因编码的钙黏蛋白超家族成员 T-cad 位于细胞膜表面，广泛分布在心血管系统、神经系统、肌肉、皮肤等组织中。T-cad 在人角质形成细胞上的表达，选择性定位于皮肤基底细胞层上。皮肤表皮层是典型的角质化多层上皮，表皮细胞增殖发生在附着于基底膜的基底层。角质形成细胞从基底层向上迁移，致力于终末分化不再表达 T-cad[18]。

微小 RNAs（microRNAs，miRNAs）是一类高度保守的非编码小分子 RNA，是基因表达调控的重要分子，可通过对表皮角质形成细胞行为的调控促进皮肤创伤愈合[19]，如在小鼠创面中，miR-21-5p 是增殖阶段表达升高的 miRNAs 之一，敲减 miR-21-5p 可抑制小鼠皮肤创面再上皮化，而过表达 miR-21-5p 可促进肉芽组织形成和创面闭合。最近，一种 miR-21 的模拟物也被证明可以加速伤口闭合。这提示 miRNAs 是皮肤创伤愈合的潜在治疗靶点[20]。

微针是一种新型的经皮给药系统，由多个针长在 $100 \sim 1000 \mu m$ 的细小针头连接在基座上组成阵列。微针给药可以定向突破皮肤角质层，在皮肤内形成数百个微米级孔道，药物通过这些孔道到达病灶部位，极大提高经皮给药的递送效率，通过皮肤角质层发挥局部治疗效果或者进一步通过表皮层到达真皮层将药物递送至血液循环发挥全身治疗作用。

陈虹等[21]观察不同体表刺激方式的坐骨神经痛大鼠环跳、阳陵泉穴区局部皮肤组织相关生物学机制，显示 5-羟色胺（5-hydroxytryptamine，5-HT）、降钙素基因相关肽（calcitonin gene-related peptide，CGRP）、神经肽 Y（neuropeptide Y，NPY）参与了坐骨神经治疗，可能是针刺、艾灸、刮痧治疗坐骨神经痛的共同物质基础。

二、皮下组织

皮下组织即浅筋膜，由疏松结缔组织和脂肪组织构成，内有浅静脉、浅动脉、皮神经、淋巴管等结构。皮下组织有维持体温和保护深部结构的作用。

电针预处理荨麻疹大鼠，观察皮下疏松结缔组织中肥大细胞脱颗粒情况，结果显示：电针曲池、血海、足三里可通过调控荨麻疹大鼠肥大细胞脱颗粒，降低血管渗透性，发挥抗过敏作用，其机制可能与抑制肥大细胞 Lyn、Syk 蛋白表达有关[22]。

研究表明，肥胖受试个体脂肪组织中内质网应激标志物 PKR 样内质网激酶（proline-rich extensin-like receptor kinase，PERK）、肌醇必需酶 1α（inositol-requiring enzyme 1 alpha，IRE1α）、活化转录因子 6（activating transcription factor 6，ATF 6）及 miR-4431 的表达水平显著高于正常体重受试个体，且 miR-4431 表达水平与受试个体血糖及脂肪组织中 PERK、IRE1α、ATF6 的表达水平呈正相关，内质网应激相关转录因子参与了 miR-4431 的表达调控[23]。一种新型靶向给药系统治疗肥胖主要通过使用靶向肽与药物结合靶向脂肪组织脉管系统、磁性纳米颗粒依靠磁场作用靶向脂肪组织、微针贴剂靶向皮下脂肪组织[24]。

三、深筋膜

研究发现，穴位大多分布于肌肉之间或肌肉与骨骼之间的结缔组织层。针刺穴位时，结缔组织的扭曲可引起相应的细胞和神经末梢反应；并且针刺使针体周围结缔组织细胞外基质持续变化，该变化对组织细胞产生各种影响。在人尸体标本中足少阳胆经、足阳明胃经、手太阴肺经上 73 个穴位的位置进行了解剖学定位研究，发现胆经、胃经和肺经上的各个穴位最深处（相当于"地"部）的位置都与结缔组织结构关系密切，最相关的是筋膜，其次是骨膜，最后是关节囊，提示结缔组织可能在穴位功能的发挥中起重要作用。

四、骨骼肌

采用断面层次解剖学技术对穴位进行研究，发现人体 55%的穴位正位于肌肉群上，肌肉外包裹着深浅筋膜，针刺必须穿过筋膜到肌肉组织中。据统计占经穴总数 62.5%的穴位位于肌肉分界处，此部位有神经干支进入；还有 37.5%的穴位则位于肌肉、肌腱之中或其起止点上，符合古人认为"经脉伏行于分肉之间"的观点。近期研究表明，HIPPO 通路由上游 MST1/2、中游 LATS1/2 和下游 YAP 三个核心组件构成，可介导骨骼肌再生和蛋白质稳态调控。在维持骨骼肌再生、能量代谢稳态、骨骼肌结构和功能重塑过程中发挥重要作用[25]。

成肌细胞增殖与分化是损伤或疾病后骨骼肌发育和再生的基础，在成肌细胞分化过程中，往往伴随着一系列参与调控细胞周期及其相关信号通路的调控因子表达水平的改变，主要有生肌调节因子（myogenic regulatory factor，MRF），视网膜母细胞瘤家族（retinoblastoma，Rb），低氧诱导因子 1（hypoxia-inducible factor 1，HIF-1），细胞周期蛋白 p53、p21，以及一些信号通路，包括丝裂原活化蛋白激酶（mitogen-activated protein kinase，MAPK）、HIPPO、腺苷酸活化蛋白激酶（adenosine monophosphate-activated protein kinase，AMPK）、低氧诱导因子通路，关键调控因子与细胞周期本身的一些特异性功能蛋白及信号转导通路对成肌细胞增殖与分化的调控相互交错，彼此又可以相互作用，形成复杂的调控网络，进而调节成肌细胞增殖与分化，从而提高骨骼肌损伤的恢复质量。因此，开展成肌细胞增殖与分化的基因调控研究对于进一步深入解析骨骼肌的损伤修复具有重要的潜在应用价值[26]。

五、血管和淋巴管

全身穴位约有半数分布在大血管周围，多数穴位靠近动脉干、静脉干，十二经穴与血管密切相关。对经脉附近血管流体力学现象研究显示，人体内的毛细血管一般呈不规则分布，但在穴区附近的毛细血管却呈平行线状，而且平行于经络。研究表明，淋巴管也在炎症反应中发挥了重要的作用，淋巴结中的 B 淋巴细胞和 T 淋巴细胞也可分别产生调节淋巴管生成的促生长因子或负调控因子，且炎性因子诱导的核因子-κB（nuclear factor - kappa B，NF-κB）可促进淋巴管内皮细胞血管内皮细胞生长因子受体（vascular endothelial growth factor receptor，VEGFR-3）的表达，从而促进炎症过程的淋巴管再生，淋巴管通过吸收转运炎症引起的大量组织液与炎性细胞因子、死亡细胞的残骸及免疫细胞等，从而参与炎症反应过程[27]。研究发现，在四肢、躯干及胸腰部的穴位是微淋巴束聚集的部位[28]。

六、神经和神经末梢

多数穴位靠近神经干，十二经穴与周围神经有密切关系，经络体系与神经系统功能密不可分。最新研究发现，经皮电神经刺激的作用机制与针灸有相似之处，目前经皮穴位神经电刺激就是对二者较好的结合，在治疗痛证、神经系统疾病等方面取得了较好的疗效。近年来关于针刺的功能性磁共振成像研究也逐渐增加，这为针刺治疗对大脑结构如皮质系统以及大脑功能的影响有了更为直观的观察与认识，针刺对穴位的刺激能激发大脑的信号变化[29]。

第三节　腧穴的三维立体结构

中医称皮、脉、肉、筋、骨为"五体"，认为五体是构成人身形体的重要组织，属于狭义的形体。皮，居表，覆盖于人体表面，直接与外界接触；肉居皮下，分层交错，附着于骨；筋连接骨而聚于关节；骨居最内层，是支撑躯体、维持形体的总支架；脉贯穿内外上下，输送营血。这也反映了五体在构成人之形体时具有三维结构层次上的不同。"所言节者，神气之所游行出入也，非皮肉筋骨也"，说明腧穴不是一般形体意义上的皮肉筋骨，而是"神气游行出入"的部位，可深可浅，因而体现出其三维立体的空间特点。《灵枢》中对不同针具、针法的论述是展现腧穴三维空间特点的最好注脚。《灵枢·官针》载："九针之宜，各有所为，长短大小，各有所施也，不得其用，病弗能移。疾浅针深，内伤良肉，皮肤为痈；病深针浅，病气不泻，支为大脓。"是从针具的角度说明腧穴有深有浅。

通过三维立体结构定位，可以较为准确地确定腧穴的准确位置。《素问·刺要论》："病有浮沉，刺有浅深。"《素问·诊要经终论》云："秋刺皮肤，循理，上下同法，神变而止。"都体现了腧穴的三维立体结构性。

姜俊等[30]利用 Omega 1Dof 针灸专用力传感仪，直接获得中脘穴进针位移、速度、力度力反馈曲线不同数据，在三维数字人上的中脘穴定位时，采用标准化二维描述的腧穴三维定位方法，运用相应的腧穴定位模型在过渡坐标系中的描述，计算特定数据的三维坐标，并显示到人体三维医学图像中。刘延祥等[31]在借鉴严振国对腧穴解剖结构研究成果（如《经穴断而解剖图解·腹盆部》、《中医应用腧穴解剖学》等）的基础上，利用三维可视化平台——VOXEL-MAN 操作平台，探索环跳穴的立体位置与进针角度的深度研究：①可视化：环跳穴周围的肌肉群（如缝匠肌、阔筋膜张肌、股二头肌等）可以被清楚地分割，能够更好地暴露腧穴位置，为下一步进针操作做好前期准备。②可量化：该平台能清楚看到组织血供，清晰辨别血管、骨骼，对腧穴区深度、距离等临床相应指标进行精准量化。③可定位、可定向：对腧穴进行精准定位，判别其与周边组织间解剖关系，以期有效规避敏感器官及危险区域，降低针刺风险。同时，当代研究者通过 CT 技术探索腧穴三维立体结构，如何在杰等[32]通过针刺家兔前肢少阴经五输穴少冲、少府、神门、灵道、少海穴并进行穴区 CT 三维重建后发现家兔前肢少阴经五输穴与臂动脉及分支、臂静脉及属支、头静脉及属支、前臂内侧皮神经、正中神经和尺神经有密切关系，这可能是上述 5 个腧穴的形态学基础；李佳潞等[33]将高分辨率 CT（HRCT）技术、图像处理技术运用于针灸学，实现人体腧穴、组织、器官、结构的三维立体表达，研究发现正面观任脉、足少阴肾经、足阳明胃经、足厥阴肝经、手厥阴心包经胸部腧穴的危险程度相对较高，足太阴脾经胸部腧穴的危险程度相对较低，手太阴肺经胸部腧穴没有危险性。在 22 个胸部腧穴中，有 15 个腧穴存在必然危险性，其中天突、彧中、神藏、灵墟、神封、步廊、气舍、屋翳、膺窗、乳根、期门、天池、胸乡、天溪、食窦直刺时的安全深度分别为 24.05mm、16.57mm、18.06mm、20.44mm、20.18mm、20.32mm、24.71mm、22.88mm、23.38mm、16.39mm、15.98mm、24.27mm、32.73mm、26.71mm、17.93mm。

目前，三维重建技术已经广泛应用于腧穴的形态结构研究中。应用该技术可观察腧穴的内部结构及其毗邻组织形态，更加准确、合理、科学地进行腧穴解剖测量，该技术在实际应用中不断与其他新技术相结合，为腧穴应用研究提供了可靠的依据，比如通过三维可视化技术可以将患者腧穴的内在位置加以暴露，降低了盲目进穴的失误率，提高针刺的安全度；通过使用三维可视化技术对临床常用腧穴加以立体呈现，促进了腧穴的直观化、具象化，增强了临床操作的精准度与可控度，多层次、多角度立体显示腧穴的解剖结构和逼真模拟针刺全过程；利用三维可视化技术重建后的结果，可实现人体全三维显示，并且可显示腧穴所在部位任意脏器、脉管、骨骼，同时还能进行旋转、缩放，便于反复仔细地观察；三维可视化辅助诊疗系统可用于针灸治疗之前的量化分析，以此制定最佳的针刺角度和方向以及评估风险，进而提高针刺成功率，从而实现精准治疗。

参 考 文 献

[1] 吕伟，康丽娟，陈肖峰，林小伟，郭永明，郭义，刘阳阳.浅析针刺物理信号在穴区的启动和转导 [J].
　　上海针灸杂志，2022，41（7）：737-741.

[2] CTT.Neuroendocrinology of mast cells：Challenges and controversies [J].Experimental Dermatology，2017，
　　26（9）：751-759.

[3] 佘琛，徐东升，崔晶晶，王佳，何伟，王晓宇，景向红，白万柱.腧穴结构研究的思考 [J].针刺研究，
　　2018，43（5）：285-289.

[4] 姜劲峰，徐旺芳，俞兴根，吴晓静.基于血管生物学的神阙穴特异性解析 [J].中国针灸，2017，37（12）：
　　1304-1308.

[5] 陆凤燕，陈安莉，张雯晰，赵玉雪，刘群，辛娟娟，周晨，白万柱，高俊虹，喻晓春.针刺穴区不同组织
　　结构对得气针感及穴区肌电的影响初探 [J].针刺研究，2021，46（2）：136-144.

[6] 许文杰，崔翔，刘坤，朱兵，高昕妍.穴位的敏化特性与 C 类伤害感受器的关系及研究进展 [J].针刺
　　研究，2021，46（12）：1048-1056.

[7] 潘卫星.针灸的神经生物学机理 [J].中华中医药杂志，2018，33（10）：4281-4297.

[8] 和蕊，赵百孝.针感灸感及其感传机制的研究进展 [J].针刺研究，2019，44（4）：307-311.

[9] 杜元灏.现代科学视角下的腧穴多态性解析 [J].中华针灸电子杂志，2023，12（2）：45-49.

[10] 余安胜.“中国三维穴位人”解剖结构研究 [D].上海：上海中医药大学，2000.

[11] 王春兰，陈泽林，李桂兰.常用实验动物穴位的标准化定位方法研究 [J].天津中医药，2016，33（2）：
　　100-103.

[12] 邵水金.穴位形态结构配布的研究 [J].中国针灸，1996（5）：23-24.

[13] 端木程琳，张晓宁，何伟，宿杨帅，万红叶，王毅，曲正阳，王晓宇，景向红.电针/经皮电刺激活不同
　　传入神经纤维对肌肉炎性痛大鼠的镇痛效应研究 [J].针刺研究，2021，46（5）：404-410.

[14] 朱兵.穴位的效应特征：广谱性和特异性 [J].针刺研究，2016，41（5）：388.

[15] 蒋颖，戴文君，姜劲峰.腹部常用穴穴区微循环血流灌注量的差异及不同温度艾灸的影响 [J].南京中
　　医药大学学报，2017，33（4）：339-343.

[16] 何伟，吴美玲，景向红，白万柱，朱兵，喻晓春.穴位的本态：穴位组织细胞化学的动态变化 [J].中
　　国针灸，2015，35（11）：1181-1186.

[17] 张静莎，马坤，耿连岐，邢刚.腧穴的特异性研究进展 [J].中华中医药杂志，2018，33（11）：5045-5048.

[18] 陈翔凤，吴文娟，何黎.CDH13 在皮肤病中的作用 [J].中国皮肤性病学杂志，2022，36（1）：17-21.

[19] 马阿雪，鲁晓红，董博，王东.外泌体 miRNA 在皮肤创伤修复再生中的研究进展 [J].中国临床药理学
　　与治疗学，2022，27（8）：919-924.

[20] BRAHMBHATT H D，GUPTA R，GUPTA A，et al.Differential regulation of miR-21-5p delays wound healing
　　of melanocyte-deprived vitiligo skin by modulating the expression of tumor-suppressors PDCD4 and Maspin [J].
　　Journal of Cellular Physiology，2021，237（2）：1429-1439.

[21] 陈虹，徐东升，陈淑敏，杨金生，王莹莹.不同体表刺激对 CCI 大鼠环跳、阳陵泉穴区 5-HT、CGRP、
　　NPY 的影响 [J].中华中医药杂志，2022，37（11）：6471-6477.

[22] 张小红，马铁明，明彩荣，王列，陈怡然，潘斯滕，赵崇云.电针对荨麻疹大鼠皮下疏松结缔组织中肥大
　　细胞 Lyn、Syk 表达的影响 [J].中国针灸，2020，40（7）：765-770.

[23] 李梦环，马丁凌，唐意涵，袁成钢，王翠喆，张君.脂肪酸通过内质网应激促进脂肪细胞 miR-4431 表达
　　及释放的作用及机制研究 [J].石河子大学学报（自然科学版），2023，41（2）：237-244.

[24] 杨琨，李艺，马晓春，周新丽，周小明.靶向脂肪组织治疗肥胖的研究进展 [J].山东医药，2023，63
　　（4）：111-114.

［25］阮凌，马松，谢天，胡轩铭，王光华，李方晖. HIPPO 通路在骨骼肌再生、结构重塑及其运动干预中的研究进展［J］. 生理科学进展，2023，54（1）：69-75.

［26］程春芳，万娟，丁恺志，宋家濠，唐珊，龚妍春，姚丽华. 成肌细胞增殖与分化及其调控机制［J］. 中国组织工程研究，2023，27（14）：2200-2206.

［27］何玉龙，朱元贵，李伯良，董尔丹. 淋巴管系统相关研究现状与展望［J］. 科学通报，2017，62（10）：11.

［28］曾荣华，欧阳厚淦，周露，彭珊，汪建民，高书亮，吴慧婷，欧阳彦楚，崔田田. 经络与淋巴系统关系的研究概况［J］. 中国中医基础医学杂志，2018，24（8）：1181-1183.

［29］陈娅，方继良，张东友.针刺治疗轻度认知障碍的 fMRI 研究进展［J］. 中国中西医结合影像学杂志，2022，20（1）：28-31.

［30］姜俊，王福波，国海东，邵水金，苗鹏，张琦，郭春霞，牟芳芳，刘延祥，严振国. 中脘穴针刺的力反馈研究［J］. 上海针灸杂志，2013，32（8）：679-682.

［31］刘延祥，严振国，郭义，庄天戈，邵水金，姜俊. 环跳穴进针角度和深度的三维可视化研究［J］. 中国针灸，2012，32（10）：897-900.

［32］何在杰，罗亚非，丁辉，陈新，梁小江，彭佳佳，杨双双，卢闯，陆莹.家兔前肢少阴经五输穴穴区解剖及 CT 三维重建［J］. 针刺研究，2023，48（4）：385-391.

［33］李佳潞. 基于 HRCT 技术展示活体自然人胸部危险腧穴的三维可视化研究［D］. 银川：宁夏医科大学，2021.

（赵　凌　洪肖娟）

第二章　经穴效应特异性研究

第一节　经穴效应特异性概述

一、经穴效应特异性的表现形式

大量的研究和实践证明，与经穴相比，非穴存在一定的安慰效应，经穴则有相对特异的治疗效应，即较非穴的经穴特异性；不同经脉的经穴在主治效应上存在差别，即不同经脉经穴的特异性；而同一经脉上的不同经穴疗效上不仅有共性，同时也存在相对的效应特异性，即相同经脉不同经穴的特异性。

1. 经穴较非穴治疗效应特异性

非穴一般指偏离传统经脉循行路线或传统腧穴部位的点。《灵枢·九针十二原》将腧穴定义为"所言节者，神气之所游行出入也，非皮肉筋骨也"，即表明"神气游行出入"处为腧穴所在，不满足"神气出入"的"皮肉筋骨"即非穴点。与非穴比较，经穴具有更显著的特异性。如《灵枢·邪气脏腑病形》指出"中气穴则针染于巷，中肉节则皮肤痛""中筋则筋缓"，说明经穴较非穴在效应上具有相对特异性。国内外临床研究结果显示，经穴与非穴比较在治疗效应上有明显的差异，经穴作用大，非穴作用较小，甚至没有作用。如针刺健康人双侧肺俞及其旁开 4cm 的非穴点，结果显示针刺肺俞后用力肺活量明显增高，针刺非穴点后，各项指标改善不明显[1]。

2. 不同经脉经穴的效应特异性

研究证实，本经穴位对其相应所属脏腑、组织、器官的影响较异经穴位更加明显。如肺经的腧穴更擅长治疗呼吸系统疾病；脾经和胃经的腧穴更擅长治疗脾胃系统疾病等。针刺胃经穴位能使离体家兔胃窦平滑肌细胞产生明显的收缩效应，而针刺胆经穴位和膀胱经穴位对胃窦平滑肌细胞的长度影响不明显。

3. 相同经脉不同经穴的效应特异性

相同经脉不同经穴的特异性是指同一经脉的经穴虽然在主治效应上有共同之处，但由于各穴的分布部位不同、经气会聚特性及多少有异，其主治功能也存在一定的差异。如同为胃经腧穴，因其部位不同，髀关、伏兔、阴市善治下肢痿痹，地仓、颊车、下关则善治口㖞、齿痛，即"腧穴所在，主治所在"。因经气会聚的差异，同一经脉的特定穴与非特定穴之间、不同特定穴之间的治疗效应亦存在差异，正如"井主心下满，荥主身热，输主体重节痛，经主喘咳寒热，合主逆气而泄"所言，表明了相同经脉不同经穴的特异性效应。

二、经穴效应特异性的表现特点

1. 循经性

循经性是指经穴效应特异性具有以经脉循行为基础的表现特点，说明循经取穴尤其是循本经取穴优于非循经取穴的治疗效果。如循经取足阳明胃经的足三里穴治疗胃肠疾病、足太阴脾经的隐白穴治疗功能性子宫出血、手厥阴心包经的内关穴治疗心血管系统疾病、任脉的关元穴治疗尿潴留等均有显著疗效。

2. 相对性

相对性是指经穴效应特异性的产生只是相对的，它需要根据不同的病种选取相对特异的穴位，以期获得相对较好的疗效。从针刺治疗 720 例功能性消化不良[2] 和 480 例偏头痛[3] 临床随机对照试验（randomized controlled trial，RCT）研究中可发现，同一经穴可以治疗不同病种；不同经穴可以治疗相同病种；因病种不同，经穴特异性表现的强度不同（经穴特异性出现的时间不同），表明经穴效应特异性具有相对性。

3. 持续性

持续性指经穴特异性效应比安慰效应维持时间更长，越到后期特异性效应越为明显。经穴由针刺所激发的效应中存在时效关系，其中包含了针刺过程中的即时效应和停止针刺后继续存在的针刺后效应。针刺后效应的持续性是针刺取得疗效的关键，与即时效应相比，后效应作用更强、更广泛、更持久，并可累积。虽然针刺作用的后效应体现的持续时间长短尚缺少确切的量化界定，但大量临床和实验证据证实了针刺后效应的存在。如大样本偏头痛临床 RCT 研究结果表明[4]，经穴在头痛天数、头痛次数、VAS 评分方面均表现出与非经非穴相比，随着时间的延长差异越显著，具有持续性的特点。

4. 条件性

条件性指经穴效应特异性的产生与穴位配伍、针刺操作、穴位状态等有关。配伍是针灸处方的重要组成部分，穴位配伍的效应和规律绝非单穴效应和规律的简单叠加。合理的穴位配伍在临床可起到协同增效的作用，而不恰当的穴位配伍可能起到拮抗减效的作用；而合适的针刺操作方法是经穴在临床上发挥疗效的重要因素之一，针刺的操作主要包含针刺的深浅、强度和时间等，其构成了针刺量效关系的主要成分。在针刺深浅和刺激强度中还包含了针刺起效非常重要的环节——"得气"，经穴与非穴、不同经穴之间由于得气状态的不同，可能影响临床效应的发挥；经穴效应特异性与穴位状态相关，穴位随着内脏功能的变化可从相对"沉寂"状态向相对"激活"状态转化，从而改变其特异性表现的功能强弱和大小。

第二节　经穴效应特异性的文献评价研究

一、文献评价方法

在经穴特异性的文献评价研究实践中，主要以针灸优势病种为研究载体，开展数据挖掘、针灸临床文献质量评价两个方面的研究。一方面采用数据挖掘技术，在研究和总结古代、现代文献中针灸治疗相关疾病的临床选经用穴基础上，提取经穴效应特异性的基本规律；另一方面，采用系统评价方法，对现代临床 RCT 进行了循证评价。

1. 数据挖掘

在经穴效应规律的数据挖掘研究中，主要采用"针灸数据挖掘系统"和"针灸临床循证决策支持系统"等，通过古今针灸临床文献数据的采集和整理，以针灸处方为切入点，基于关联规则、遗传算法、贝叶斯方法等计算机数据挖掘技术，通过针灸处方数据准备、数据分析方法的建立、数据挖掘的实施、数据挖掘结果的表达和经穴特异性规律的提取几个步骤，进行经穴特异性知识和规律的发现和提取。在数据挖掘方法的建立上，针对针灸处方数据的特点，采用多维度关联规则分析的方法挖掘针灸治疗病证在文献来源、年代、出处、主治病症等不同维度下的经穴运用规律，然后通过多层关联规则分析方法寻找腧穴的分布规律以及经络、特定穴运用规律。

2. 针灸临床文献质量评价

对于针灸临床文献质量评价，主要采用梁繁荣团队创建的"循证针灸学"中针灸研究证据评价方法以及循证医学系统评价方法，将循证医学理念和方法充分与针灸学相融合，既遵循循证医学原则又融合针灸学整体观和辨证施治特点的循证针灸学基本原理，开展了一系列研究，主要包括：结合针灸学的历史和现状，根据循证针灸学证据的特点，把针灸经典古籍和名老中医经验作为高强度证据对待，制定针灸证据的分级标准；建立集针灸基本知识、病症基本数据和针灸处方数据的存储、集成和管理于一体的循证针灸数据库；结合古代和现代研究证据，制定针灸治疗急性脑梗死、中风后偏瘫、卒中后吞咽障碍、偏头痛等病种的循证针灸临床治疗决策方案，决策方案内容包括针灸取穴、刺灸方法、疗程和注意事项等；开展了针灸治疗偏头痛、功能性消化不良、心绞痛、高血压等病种随机对照试验的系统评价研究。

二、古今文献数据挖掘研究

分别以古代和现代针灸治疗偏头痛、功能性消化不良（functional dyspepsia，FD）、高血压和心绞痛的文献为研究对象，根据疾病的归经、辨证等特点分析针灸治疗的选经用穴规律，为后续开展针灸效应特异性临床评价方案的制定提供选穴依据和参考。全面收集整理古代和现代针灸治疗偏头痛、FD、高血压、心绞痛的相关文献，录入现代针灸治疗数据 945 条，古代针灸治疗数据 673 条；采用自然语言处理中的编辑距离算法对腧穴名称进行自动规范预处理，建立经穴运用规律、经络关联和特定穴关联分析模型，采用多维关联规则挖掘与多层关联规则挖掘相结合的方法，围绕针灸效应循经特异性进行腧穴运用规律、经络关联和特定穴关联分析[4]。结果发现，在腧穴运用规律方面：偏头痛常选用风池、率谷、外关、丝竹空、足临泣、悬颅、阳陵泉、角孙、颔厌、中渚等，以少阳经腧穴最多；FD 常选用足三里、中脘、内关、胃俞、天枢、太冲、脾俞、上巨虚、下巨虚、梁丘等，以胃经穴最多；高血压常选太冲、足三里、风池、百会、曲池、太溪、三阴交、内关、人迎等，以阳明经腧穴最多；心绞痛常选内关、心俞、膻中、厥阴俞、神门、足三里、三阴交、郄门等，以心包经和心经腧穴为主。

在经脉-部位关联方面：偏头痛用穴以头面部和足部、上肢部腧穴使用频次最多；FD 用穴主要以下肢部、胸腹部、背部和足部的腧穴选用位居前列；高血压用穴主要集中在足阳明胃经、足少阳胆经和足厥阴肝经，并以下肢部和头面颈部腧穴选用较多。心绞痛用穴以手厥阴心包经和膀胱经腧穴为主，取穴以上肢部为主，同时配以近部取穴，其中上肢部的用穴中近 90%分布于心包经和心经。

在特定穴关联方面：偏头痛以手足少阳经脉的交会穴选用最多，其次为五输穴、原穴、八脉交会穴和络穴；FD 以五输穴选用最多，其次为下合穴、募穴、交会穴、八会穴、背俞穴、络穴、八脉交会穴、原穴和郄穴；高血压以足阳明经和足厥阴肝经特定穴为主，主要集中在五输穴和交会穴；心绞痛以心包经、心经和膀胱经特定穴为主，主要集中在络穴、八脉交会穴、五输穴、背俞穴。

在辨证选穴规律方面：高血压临床常见证型中，肝火亢盛型常选风池、太冲、行间等，以胆经和肝经使用频次最高；痰湿壅盛型常选用丰隆、风池、足三里等，以足阳明胃经频次最高；气血两虚型常选用足三里、百会、风池、脾俞、关元等，以督脉和胃经频次最高；肾气不足型常选百会、太溪、风池、肾俞等，以督脉和肾经频次最高；阴虚阳亢型常选太冲、风池、太溪、太阳等，以膀胱经、胆经、肾经频次最高。

以上数据挖掘结果表明，偏头痛、FD、高血压和心绞痛的针灸治疗中以取特定穴治疗为主，特别是循经选取特定穴的特点最为显著；根据疾病的不同特点具体表现为：高血压针灸治疗以辨证归经取穴为主，心绞痛针灸治疗遵循辨位循经取穴的处方规律。

三、临床评价的文献回顾研究

以针灸治疗偏头痛、FD、高血压和心绞痛现代文献为研究对象，采用系统评价和 Meta 分析方法对针灸治疗的有效性进行评价，并回顾性分析针灸文献中的循经特异性规律。制定了检索策略和文献纳入、排除标准，运用 Cochrane handbook 5.1 推荐的偏倚风险评估工具对最终纳入的文献进行偏倚风险评估，然后进行文献综述，并运用 Revman5.2 软件对符合标准的 RCTs 结果进行 Meta 分析，采用 GRADE Profiler 3.6 软件对基于各结局指标证据群的质量进行评级[5-7]。

结果发现，在针灸治疗偏头痛的系统评价研究中，纳入符合纳入标准和排除标准的高质量 RCT（JADAD 评分≥3）共 9 篇。系统评价结果显示：针灸治疗偏头痛的临床疗效有待进一步证实，针灸治疗偏头痛推荐穴位：风池、太阳、悬颅、头维等，每次针刺约 20 个穴位，留针 30min。

在针灸治疗 FD 的系统评价和 Meta 分析中，共纳入 7 个研究，4 项 RCTs 比较了针刺与药物（西沙必利、多潘立酮、伊托必利），在减轻 FD 的症状评分以及发作频率上，手针、电针与药物相比没有显著差异；3 项研究比较了针刺与假针刺，描述性分析及定量分析结果均提示针刺可以改善 FD 症状评分及尼平消化不良指数表（NDI）评分等。但所有的证据级别都为低或极低，现有的证据还不能得出关于针刺治疗 FD 的有效性和安全性的有力结论。

针灸治疗高血压的系统评价和 Meta 分析中，经筛选后最终纳入研究文献 22 篇，Meta 分析显示：同安慰对照相比较，针灸治疗可有效降低原发性高血压患者的收缩压和舒张压，但对于降低收缩压存在显著异质性；与临床常用降压药相比较，针灸治疗在降低收缩压方面具有优势，但均存在显著的异质性。由于以上研究结果的 GRADE 证据等级不高，故该研究结论需谨慎对待。

针灸治疗心绞痛的系统评价和 Meta 分析中，经筛选后最终纳入研究文献 21 篇，Meta 分析显示：在防止心肌梗死的发生上，针药结合较西药基础治疗有明显优势；在改善心绞痛症状的有效率上，不仅针药结合疗效优于西药基础治疗，单用针刺治疗的疗效也优于西药基础治疗；在改善心绞痛的缓解时间上，针药结合疗效优于西药基础治疗，而单纯针刺治疗较西药基础治疗耗时长。由于以上研究结果的 GRADE 证据等级不高，故该研究结论需谨慎对待。

综上，尚无充分证据证实针灸治疗偏头痛、FD、原发性高血压和慢性稳定型心绞痛有效或无效的结论，仍需进一步大规模、多中心、高质量的 RCT 研究予以证实。

第三节　经穴效应特异性的临床研究

经穴特异性理论既是阐释经穴功能和指导针灸临床的重要理论，又是针灸临床合理选穴配方以提高疗效的关键。20 世纪末期以来"经穴效应是否存在特异性"被认为是关系针灸学科发展的关键科学问题，成为继经络研究、针刺镇痛后国际针灸学术争论的又一焦点和热点。21 世纪初国外不少学者发表论文，质疑经穴存在特异性。2005～2007 年，德国率先报道了一系列围绕经穴特异性效应开展的高质量 RCT，即著名的德国针灸临床试验（German Acupuncture Trials，GERAC），共纳入 2100 余名患者，试验中均比较了经穴针刺与非穴浅刺/最小刺激量的临床效应，结果仅慢性膝骨关节炎一个试验中，经穴的临床效应优于非经非穴；随着国际社会对针刺经穴特异性效应质疑的研究结果越来越多，深入系统地开展经穴特异性高质量临床研究证实经穴效应特异性的存在及其规律，不仅对丰富和发展针灸理论意义重大，而且对指导临床选穴、提高针灸临床疗效等也具有重要的实用价值。在此背景下，科技部 2006 年、2012 年先后启动 2 项 973 计划项目，以偏头痛、FD、慢性稳定型心绞痛、原发性高血压等为研究载体，结合针灸理论特点和临床实际，运用国际公认的多中心随机对照研究方法开展了一系列高质量临床研究，进一步证实和挖掘经穴效应特异性的存在和基本规律，为针灸临床合理选穴和国际推广运用提供科学可靠的证据。

2006 年 973 计划项目提出"经穴具有特异性，其特异性规律以经脉循行为基础，经气会聚是关键"，以典型的阳明经病证脏腑病代表 FD 及典型的少阳经病证经络病代表偏头痛为研究载体，比较本经特定穴、本经非特定穴、他经特定穴及非经非穴在临床效应上的差别。研究表明[3]，针刺治疗偏头痛疗效确切：入组 16 周时各组的头痛天数均值明显小于非经非穴组，少阳经特定穴对偏头痛患者头痛发作频次和强度改善显著优于其余各组。另一项研究证实[3]，针刺治疗消化不良疗效确切：各组的疗效均显著优于非经非穴组，其中胃经特定穴的治疗应答率显著优于其余各组。以上均系统证实了经穴效应存在特异性，为穴位与非穴位、不同经穴间疗效有无差异的国际性学术争议提供了客观证据，有力地回答了国际学术界对经穴理论的质疑。

2012 年 973 计划项目进一步证实针灸效应的循经特异性。在辨位循经针刺治疗偏头痛的循经特异性临床研究[8]中，循经取少阳经特定穴治疗偏头痛患者头痛发作频次、头痛天数、头痛强度的改善程度显著优于非穴和等待治疗组。在辨位循经针刺治疗慢性稳定型心绞痛的临床研究[9]中，循经取穴组对心绞痛发作次数、心绞痛疼痛强度的改善显著优于他经经穴、非经非穴和等待治疗组；厥阴经和少阴经特定穴在焦虑、抑郁症状的改善方面优于非经非穴和等待治疗组。另外，在辨证归经电针治疗难治性 FD 的 RCT 研究[10]中，辨证归经组对消化不良患者消化不良症状的改善优于非经非穴组；同样，在辨证归经针刺治疗原发性高血压的多中心 RCT 临床研究[11]中，辨证归经取穴组对轻度高血压患者收缩压降低优于非经非穴组和等待治疗组。以上 4 项研究，进一步确证循经性是针灸效应特异性最重要的特征，并发现针灸效应循经特异性具有条件性、持续性和疾病相关性规律，这些成果为传统针灸"宁失其穴、勿失其经"的理论内涵及针灸临床循经取穴提供了科学依据，也为针灸治疗上述疾病的临床应用推广提供了高质量循证证据。

第四节　经穴效应特异性的基础研究

一、局部启动机制

针刺穴位作为一种外部力或电刺激，必须被机体转换为生物信号，才能被识别和传递。自 20 世纪 70 年代以来，即有少量研究提示肥大细胞数量在经脉线上比非经脉线更集中，并且在穴位处较经脉非穴位区聚集更多，具有一定的特异性。这种经穴处肥大细胞的高分布结构特征，是否与经穴效应特异性相关尚不明确。其后，国家 973 计划设立项目"基于临床的经穴特异性基础研究"、"经穴效应循经特异性规律及关键影响因素基础研究"，开展了一系列研究，发现并证实经穴特异性效应的局部启动与肥大细胞脱颗粒相关，与局部组胺、腺苷、SP 等生物活性物质的聚集、释放有关，明确了针灸效应特异性主要局部启动机制与靶向调节关键分子网络。

（一）针刺对局部肥大细胞脱颗粒与经穴特异性机制

1. 经穴效应特异性启动与肥大细胞的脱颗粒现象呈正相关

通过动物实验测量针刺镇痛效应以及应用组织学方法对穴位与非穴位区的肥大细胞数量和脱颗粒率进行比较分析，发现穴位组织中肥大细胞较非穴区存在高密度现象，具有明显的穴位特异性分布。针刺后穴区肥大细胞脱颗粒现象显著增加，在色甘酸钠屏蔽穴位肥大细胞的脱颗粒功能后，针刺镇痛作用显著降低，从而初步证实穴位肥大细胞脱颗粒是针刺镇痛效应起始信号之一。在循经取穴针刺与局部肥大细胞脱颗粒相关性研究[12]中，以心肌缺血家兔模型针刺部位组织切片为研究对象，观察针刺不同部位（内关，曲池，列缺，同经非穴点 1、2 及旁开点）后发现，循经针刺可增加肥大细胞脱颗粒，其中以内关穴脱颗粒现象最为显著，说明针刺效应启动与肥大细胞脱颗粒相关且具有循经性。

2. 针刺有效信息的经穴特异性始动与肥大细胞机械敏感性相关

研究发现，肥大细胞的激活与针刺机械刺激所引发的穴区胶原纤维功能结构的改变密切相关：当在穴位处进行提插、捻转手法时，针体刺激到肌间膜和真皮致密层的结缔组织平面，引起穴区胶原纤维的形变，诱发穴区肥大细胞脱颗粒；进一步研究发现经穴效应特异性始动与肥大细胞膜机械敏感性离子通道相关：肥大细胞上有辣椒素受体（transient receptor potential vanilloid，TRPV）的蛋白表达，通过对肥大细胞内的钙离子浓度、肥大细胞全细胞电流及 DRG 神经元 Ca^{2+} 浓度进行测量，同时观察肥大细胞在切应力刺激下激活的分子基础发现，离体人体肥大细胞 HMC-1 在一定机械力刺激下，产生的电流能被 TRPV2 通道阻断剂钌红或 SKF96365 抑制，表明 TRPV2 在肥大细胞对机械刺激的脱颗粒过程中起着关键作用，机械力刺激通过促进肥大细胞内 Ca^{2+} 浓度升高，使 TRPV2 通道蛋白开放，引起肥大细胞脱颗粒；同时机械刺激引起 DRG 神经元内 Ca^{2+} 浓度升高，产生动作电位，由此发挥对内脏的调节作用[13]。

（二）经穴效应特异性局部启动与肥大细胞脱颗粒物质及脱颗粒后下游分子事件的关系

穴位局部组胺、腺苷等含量增高，是经穴效应产生的部分物质基础。穴位既是刺激的感受装置，也是效应装置，接受针刺等刺激后，穴位局部肥大细胞脱颗粒，释放组胺、腺苷等生物信息物质，局部的生物活性物质的变化，使针刺机械刺激转化为了化学刺激，是实现针刺信息的传递和启动的重要方式之一。

1. 穴区组胺与经穴效应特异性的相关研究

肥大细胞所脱颗粒中的主要成分之一是组胺，研究发现它可能对肥大细胞有潜在的正反馈作用。采用穴位皮下注射方法，用组胺对肥大细胞进行直接刺激，与直接手针针刺情况下的镇痛效应进行比较发现，足三里穴位处的组胺注射得到了与手针刺激相似的镇痛效果，但由于同时引起了肥大细胞脱颗粒，组胺作为肥大细胞的下一环节参与到了针刺镇痛的穴位机制中。穴位经过 H1 组胺受体拮抗剂预处理，针刺刺激仍能引起肥大细胞大量脱颗粒，但大鼠上并没有出现针刺镇痛的效果，再次说明组胺确实参与到了针刺镇痛的穴位局部机制中，并且很有可能是通过 H1 受体影响周围环境进一步传递针刺信号的。

2. 穴区腺苷及其受体与经穴效应特异性的相关研究

研究发现针刺穴位局部释放的腺苷及其他 ATP 代谢产物等神经递质参与了针刺有效信息的经穴特异性始动与传递过程。通过比较小鼠针刺前后邻近足三里穴的胫骨前肌和皮下组织液中腺苷的含量发现[14]，随着针刺的进行，组织液中腺苷水平逐渐升高，30min 治疗结束时平均含量提高约 24 倍，在针刺结束后 1h 内仍维持较高水平。进一步的研究还发现，针刺镇痛信息的启动和传递需要穴位局部腺苷受体的参与。在慢性神经痛模型小鼠的足三里穴局部给予腺苷 A1 受体激动剂 CCPA 或给予针刺，发现小鼠的局部痛阈显著升高，而上述处理对于腺苷 A1 受体基因敲除的小鼠没有任何作用，说明了腺苷 A1 受体对于针刺的局部镇痛作用是必需的。由此推测，这种局部镇痛作用是由于针刺刺激局部组织释放腺苷，作用于附近传入神经上的 A1 腺苷受体，阻断了传入冲动的传输所致。

3. 腺苷、组胺及其受体在针刺循经性的作用机制研究

在以急性心肌缺血家兔模型为研究对象，观察电针刺激部位的腺苷、组胺含量变化及循经特异性规律，以及腺苷 A1 受体、组胺 H1 受体在针刺循经性的作用机制研究中发现[14]，仅心包经上的内关穴及同经非穴点电针后会引起腺苷浓度的短时性升高且此效应可持续至电针后，与电针前比较具有显著性差异，说明腺苷浓度升高与穴位效应相关并存在循经特异性；局部注射腺苷 A1 受体激动剂后发现，手厥阴心包经的内关穴存在心率恢复效应，局部注射组胺 H1 受体激动剂可促进心率恢复，而注射组胺 H1 受体拮抗剂可抑制恢复心率作用，提示电针治疗效应需要依靠穴位处组胺参与。

综上，穴位与非穴位在元素含量、肥大细胞分布、胶原形态等方面存在显著差异，针刺经穴信息的启动和传递过程：针刺提插捻转或电针引起穴位处胶原纤维缠绕变形，产生的应力刺激激活肥大细胞膜上的机械敏感性通道（如 TRPV2 通道），引起胞内 Ca^{2+} 信号的动力学改变，导致腺苷和组胺等物质释放，作用于外周神经末梢的相应受体（A1、H1 受体），激活膜电流引起神经电活动，向中枢传递针刺信息，引起脊髓背根神经节动作电位变化；同时，神经末梢释放 SP，组胺和 SP 可进一步激活邻近的肥大细胞，引起组织间隙中肥大细胞中化学物质的广泛释放。这样，针刺信号激活外周感受器经外周神经传入中枢，然后通过下行机制调节效应器官的功能产生针刺效应；同时肥大细胞和神经释放物在组织间隙扩散，影响局部组织微循环，并进一步激活邻近肥大细胞，形成正反馈效应，产生诸如循经感传等外周经络现象。

（三）针刺的中枢效应及外周分子生物学机制

1. 针刺穴位组胺受体与中枢效应蛋白-脑啡肽的关联效应

复制佐剂性关节炎大鼠模型、缺氧大鼠模型，结合工具药，观察针刺作用的外周与中枢机制。研究发现[15]，组胺通过其 H1 受体参与穴位特异性机制具有明确的中枢效应机制：针刺可以引起大鼠中枢 β-内啡肽的释放，显著提高大鼠脑脊液 β-内啡肽浓度。组胺 H1 受体激动剂的穴位局部注射引起了 H1 受体组 β-内啡肽浓度的明显提高，说明组胺 H1 受体的穴位局部激活，可以引起与针刺镇痛类似的中枢系统效应。组胺 H1 受体拮抗剂的穴位局部注射抑制了针刺引起的β-内啡肽浓度升高，与针刺组相比具有明显差异，说明针刺引起的中枢镇痛效应依靠穴位局部 H1 受体的激活，即组胺 H1 受体是穴位局部启动机制的重要组成部分。

2. 针刺降低缺血缺氧性炎症因子水平

探讨针刺改善缺氧损伤的外周分子生物学机制的研究发现，电针可通过激活 DOR 信号通路，促进核因子 E2 相关因子 2（nuclear factor E2 related factor 2，Nrf2）的表达与核转移，明显改变部分 microRNA 的表达，增加抗炎性因子（如 NQO1、HO-1 和 GCLM）的表达与功能，减少 TNF-α 等炎性因子，逆转缺血引起的皮质小胶质细胞激活所致的标记物 CD11b 的表达增加，并显著减少缺氧引起的 Na^+ 内流，实现对缺血缺氧组织的保护作用。其与外周穴位启动 H1 受体的相关性揭示了 DOR 参与针刺靶向调解的作用机制。

通过对上述实验数据的整理分析，提出经穴效应循经特异性局部启动靶向调节的关键分子网络，即针刺穴位肥大细胞脱颗粒后，颗粒物中的组胺与细胞膜上的 H1 受体结合，会对周围的神经细胞，血管内皮细胞和肌肉等起到调节作用，改变穴位微环境和神经敏感性。颗粒物中的腺苷物质会引起穴位局部腺苷浓度的短时升高，而腺苷会激活神经感受器和神经细胞上的 A1 受体，改变神经敏感性。穴位信号物质的释放产生特异性外周神经信号，该信号上传可引起中枢脑啡肽的释放和 DOR 激活，这一方面在中枢产生镇痛效应，另一方面产生下传信号调节内脏器官，产生特异性的经穴效应。所以从外周的 H1 受体、A1 受体到中枢的 DOR 是针刺经穴效应的关键分子[16]。

二、靶器官响应研究

经穴效应循经特异性具有多层次、多靶点、整体综合响应的靶器官调控模式。

（一）靶向代谢组学研究

构建针灸非靶标和靶标代谢组学方法，以偏头痛、FD、慢性稳定型心绞痛、原发性高血压为研究对象对经穴效应特异性的代谢组学分子机制进行挖掘，发现本经特定穴对疾病关键代谢产物的调整效应最大、针对性最强，本经非特定穴次之，他经穴再次之，非经非穴的调整效应最弱、调整范围最窄。

1. 针刺治疗偏头痛的经穴效应特异性代谢组学研究

少阳经特定穴电针治疗对急性偏头痛大鼠血浆内小分子物质的改善作用优于少阳经非穴,无先兆偏头痛患者与健康人比较,血浆谷氨酰胺/谷氨酸盐、丙氨酸、不饱和脂肪酸、胆碱、极低密度脂蛋白/低密度脂蛋白含量升高,乳酸、葡萄糖、乙酰半胱氨酸含量降低;针刺少阳经特定穴治疗后,偏头痛患者血浆代谢物含量均向对照组靠近,显示少阳经特定穴针刺对无先兆偏头痛患者体内的物质代谢具有良性调整作用[17]。

2. 针刺治疗 PD 的经穴效应特异性代谢组学研究

一系列代谢物偏离常态是 FD 患者血浆代谢的共同特点,其中血浆磷脂酰胆碱和亮氨酸/异亮氨酸与 NDI 症状积分相关,是潜在的生物标志物;阳明经特定穴对 FD 潜在生物标志物和一系列偏离常态的关键代谢物均有调整作用,且调整效应最大,针对性最强,系列组合优势更明显[18]。

3. 针刺治疗慢性稳定型心绞痛的经穴效应循经特异性代谢组学研究

循经取穴影响的代谢分子多,代谢通路广。氨基酸代谢,特别是支链氨基酸代谢与循经取穴的代谢组学效应和临床效应关系最密切,氨基酸是循经取穴区别于其他干预方式的主要代谢物,循经取穴治疗慢性稳定型心绞痛的主要代谢组学机制可能与该代谢通路相关[19]。

4. 针刺治疗原发性高血压的经穴效应循经特异性代谢组学研究

油酸和肌醇是原发性高血压患者与健康受试者血浆中差异最显著的代谢物,并且这两种代谢物与 24 小时动态血压和血压昼夜节律明显相关;接受循经取穴针刺治疗 3 个月后,24 小时收缩压和舒张压降低,血压昼夜节律有所改善,异常的血浆油酸和肌醇也可以恢复到正常水平,其发挥临床疗效所调节的关键生物代谢通路可能为脂肪酸生物合成代谢通路和磷酸肌醇代谢通路[20]。

以上研究均证实了针刺经穴与非穴、不同经脉腧穴表现出的代谢特征不同,经穴具有相对特异性。

（二）表观遗传学研究

1. 针刺治疗慢性稳定型心绞痛的经穴效应循经特异性的表观遗传学研究

纳入慢性稳定型心绞痛患者 45 例,以健康志愿者为对照组。基于高通量测序技术平台,观察针刺内关前后临床疗效差异及外周血液中的变化基因表达水平改变。研究显示[21]:针刺治疗慢性稳定型心绞痛涉及多种与心脏功能及冠心病发展相关的基因,如免疫调节、细胞聚集、血管新生、细胞凋亡等信号通路相关基因;针刺内关能有效逆转慢性稳定型心绞痛患者外周血液中的变化基因表达水平。

2. 针刺促心肌损伤保护的经穴效应循经特异性的表观遗传学研究

在内关穴电针预处理对缺血再灌注（I/R）损伤的全基因组基因表达和心脏保护作用研究发现,内关穴电针预处理明显提高了大鼠 I/R 损伤的生存率,降低了血清肌酸激酶（CK）、肌酸激酶同工酶（CK-MB）、乳酸脱氢酶（LDH）、心肌肌钙蛋白 T（cTnT）水平,减少心律失常评分,且以上效应与非经非穴针刺预处理相比,具有一定的优势,该研究提示:针刺效应存在着经穴特异性。

（三）靶器官分子调控研究

以多种慢性心肌缺血动物模型为研究载体,通过研究发现与他经穴、非穴比较,循经取穴在改善心肌缺血和抗心肌细胞凋亡,实现缺血性心脏疾病保护中表现出经穴特异性,揭示了经穴效应循经特异性靶器官血流动力、受体、分子等多靶点响应模式[22,23]。

1. 靶器官靶组织水平

循经取穴针刺可以明显改善心脏缺血区域的血流灌注,降低心肌梗死面积,改善心肌缺血所引起的心电图异常改变，降低血清心肌缺血坏死标志物的浓度。

2. 靶器官受体响应

循经取穴针刺可有效抑制心肌缺血引起的β1-AR 和 M2 受体及信号转导通路的异常改变，并通过心肌细胞膜上代表交感和副交感神经活动交互抑制的两个靶受体的串流（cross-talk）实现对缺血心肌的保护作用；同时可显著抑制心脏腺苷 A2b 受体介导的缺血耐受通路，减轻过度代偿的无氧糖酵解过程，从而缓解心肌细胞炎症和进一步凋亡。

3. 靶器官分子响应

循经取穴可以调控多条分子代谢路径：可显著抑制心脏腺苷 A2b 受体介导的缺血耐受通路，减轻过度代偿的无氧糖酵解过程，以缓解心肌细胞炎症和进一步凋亡；可上调心肌细胞保护因子 Bcl-2 的基因和蛋白表达水平，并降低促细胞凋亡因子 Bad 的基因和蛋白表达水平，抑制心肌细胞凋亡；能够改善 Cx43 蛋白磷酸化的状态，抑制心肌组织内 Erk1/2 蛋白的过度表达，改善心肌细胞间的通信，减少心肌纤维化的发生，实现对缺血心肌的治疗效应。

三、中枢神经影像研究

功能神经影像学技术是目前针刺中枢机制研究的主流方法。随着神经影像技术的发展，正电子发射计算机体层显像（PET-CT）和功能性磁共振成像（fMRI）等多模态神经影像技术和脑连接组学分析方法被广泛用于经穴特异性研究，以健康受试者、FD 患者、偏头痛患者和慢性稳定型心绞痛患者等为研究对象，通过挖掘本经特定穴、本经非特定穴、他经穴和非经非穴针刺后的中枢响应特征的差异，发现循经取穴针刺的中枢整合具有靶向性、网络性和动态性特征，为阐释经穴效应特异性的国际学术争议提供客观、可视的影像学证据。靶向性是指具有疾病指向性，对于疾病相关脑区的靶向性调节作用更明显；网络性是指循经取穴对脑功能的调节并非局限在单一脑区，而是着重影响脑区之间功能连接网络；动态性是指经穴效应特异性的中枢整合模式并非静态不变，可随机体状态、治疗疗程以及穴位配伍的不同呈现相对的动态变化性。

（一）FD、偏头痛、慢性稳定型心绞痛中枢病理变化特征研究

采用 PET-CT、fMRI、弥散张量成像（diffusion tensor imaging，DTI）等多模态神经影像技术，从脑功能和结构变化两方面，探讨 FD、偏头痛和慢性稳定型心绞痛中枢病理变化的特征。研究发现 FD、偏头痛患者的灰质体积、脑功能和白质微结构存在进行性损害，以扣带回、脑岛、丘脑为主的边缘系统脑区的结构和功能异常是 FD 中枢病理变化的重要特征；以前扣带回（anterior cingutate cortex，ACC）、前额皮质、脑岛、基底节和脑干等与痛感受、情感和认知密切相关的脑区的结构和功能异常是偏头痛中枢病理变化的重要特征。慢性稳定型心绞痛患者存在显著的脑功能活动异常，脑岛、ACC 等功能活动异常是慢性稳定型心绞痛患者中枢功能变化的重要特征[24,25]。

（二）循经针刺效应的中枢整合机制研究

运用 ^{18}F-氟代脱氧葡萄糖正电子发射计算机体层显像（^{18}F-FDG PET-CT）技术和 fMRI 技术，观察针刺本经穴（足阳明胃经穴）、他经穴（足少阳胆经穴）与非经非穴对 FD 患者脑葡萄糖代谢和脑功能活动的影响，发现针刺胃经穴和胆经穴都能显著降低患者脑干、丘脑、ACC 和小脑异常增高的葡萄糖代谢；但内侧额叶皮质（medial frontal cortex，MFC）和眶额皮质（orbitofrontal cortex，OFC）葡萄糖代谢的降低仅见于胃经穴组，后扣带皮质（posterior cingulate cortex，PCC）葡萄糖代谢的降低仅见于胆经穴组。提示针刺本经穴对 FD 患者脑功能活动的影响具有靶向性的特点[26]；进一步研究发现与针刺 5 次相比，针刺 20 次可更为全面降低 FD 患者各个脑区异常增高的葡萄糖代谢，更显著地调节与病情相关脑区的功能活动，说明胃经穴治疗 FD 效应特异性受疗程影响。采用静息态功能连接（rsFC）分析发现针刺穴位治疗 FD 的中枢响应受患者针刺得气状态的影响，针刺得气能更显著地调节患者杏仁核局部网络功能连接[27]。

低频振幅（ALFF）分析发现，与针刺非穴位相比，针刺胆经特定穴呈现明显的疾病异常脑区调节指向性；与非经非穴、他经取穴相比，针刺本经穴对偏头痛患者脑功能的调节呈现网络性特征；针刺少阳经穴可特异性调节偏头痛患者增强的右脑岛功能网络，且进一步明确了针刺对偏头痛患者疼痛的缓解、疼痛伴随焦虑的改善与降低右脑岛-背外侧前额叶、右脑岛-颞极的脑功能连接网络密切相关[28]。针刺穴位对偏头痛患者头痛强度的改善与调节丘脑与额上回、海马体、杏仁核功能连接相关，而对头痛发作频率的改善则与调节丘脑功能网络有关[29]。

运用 fMRI 技术和分数低频振幅（fALFF）、静息态动能连接（rsFC）分析方法发现[30]，循经取穴、非循经取穴针刺对慢性稳定型心绞痛患者大脑功能活动的中枢整合模式存在差异：循经针刺组的患者全脑左侧前脑岛与内侧前额叶连接减弱，与小脑的连接度增强；非循经针刺组的患者全脑左侧前脑岛与额叶连接减弱，循经取穴针刺对慢性稳定型心绞痛患者大脑功能活动的中枢整合具有靶向性与网络性特点。以上提示，循经取穴针刺对慢性稳定型心绞痛患者大脑功能活动的中枢整合具有靶向性与网络性特点。

第五节　经穴效应特异性的影响因素研究

经穴效应特异性是临床合理用穴提高临床疗效的重要环节，但其疗效同时受到针刺得气与否、腧穴配伍、针刺手法等多因素的影响。

一、得气

自《黄帝内经》提出"得气"的概念以来，后世医家在实践经验中不断对其进行验证和补充，并且随着现代科技的发展，对得气又有新的认识和研究手段。因此，对得气理论进行梳理归纳，总结重要理论点，充分认识、掌握针刺得气的相关理论，有助于系统全面地指导临床应用和科学研究。

研究发现[31]，针刺三阴交出现得气传导及放射能获得更好的针刺后镇痛效应；同时，非焦虑的患者汉密尔顿焦虑量表评分越高越容易得气，因此认为焦虑状态是机体影响得气的心理因素之一。

为探寻得气的客观量化方法，运用诱发电位仪检测健康受试者的胫后神经短潜伏期体感诱发电位（SLSEP），发现 P60-N75 潜伏期、P30 波幅可能是反映得气的客观指标[32]。应用红外热成像技术探索针刺得气对经穴体表温度的影响，发现针刺三阴交得气可以显著升高寒凝原发性痛经患者经穴体表温度，结果认为得气对经穴体表温度的影响一定程度上可作为客观评价得气的指标。

以寒凝证类痛经模型大鼠为研究对象，以不同针刺刺激量作为诱导动物"得气"与否的干预方法开展研究[33]，结果发现针刺三阴交穴可缓解寒凝证类痛经模型大鼠的类痛经反应；不同针刺刺激量对寒凝证类痛经模型大鼠痛经反应的调节作用不同，期望得气组镇痛效应优于期望不得气组；期望得气组通过中枢和外周的调节达到缓解类痛经反应；期望不得气组仅通过外周的调节达到缓解类痛经反应；得气对寒凝证类痛经模型大鼠左右侧穴位温度失衡具有一定的调节作用，且调节需要一定的时间过程，进一步证实了得气可增强三阴交的经穴效应。

二、腧穴配伍

腧穴配伍对经穴效应特异性的影响主要表现为协同作用以及拮抗作用两个方面。

腧穴配伍可增强经穴效应特异性。研究发现[34]，腧穴配伍与单穴的降压作用存在差异，经穴与非经穴也具有差异性，以太冲为主穴的同名经配穴、原络配穴降压效应优于太冲配非穴及其单穴。

同时采用 fMRI 神经影像技术，观察不同循经配穴方法针刺对脑部功能区神经功能的影响，研究发现[35]，太冲配伍太溪穴组激活的脑区数量方面较太冲穴组、太溪穴组明显增多，太冲配伍太溪穴主要影响视觉处理和运动执行功能。太冲组主要影响视觉功能、情绪感觉功能脑区较多。太溪穴组主要影响视觉功能和联想功能脑区较多。针刺太冲配伍太溪组即刻疗程激活的脑区数量与太溪穴组相当，太冲配伍太溪穴组主要影响情感认知和联系功能，太溪穴组主要影响运动执行和视觉功能，两组均影响联系功能；表明穴位配伍可更明显地影响脑神经信号的整合从而发挥针刺的治疗作用。

以自发性高血压动物模型（SHR）为研究对象发现[36]，配穴组对 SHR 大鼠血压的调节均优于单穴组。太冲与内关配穴组针刺可持续显著地降低 SHR 大鼠收缩压、舒张压和平均动脉压，针刺对 SHR 大鼠降压呈一定的时间累积效应。经穴配伍不是单纯的 1+1=2 的叠加效应，经穴配伍效应与边缘系统（纹状体、压后皮质）、联合皮质密切相关，以上脑区参与经穴配伍效应中枢整合机制。结合蛋白组学及基因芯片等技术进一步验证发现，针刺太冲穴的降压效应中枢机制与延髓中参与能量代谢部分相关蛋白、ATP 合酶等密切相关；针刺太溪穴可导致延髓中参与影响脂类代谢部分相关蛋白 Protein LOC100911959、含缬酪肽蛋白 ATP 合酶等表达差异；针刺太冲和太溪穴可导致延髓中参与影响免疫反应部分蛋白衔接蛋白β抗体内质素等表达差异；针刺非穴对大鼠延髓蛋白表达影响的作用靶点相对来说较为简单且无明显规律性；同时穴位配伍也存在一些拮抗作用。以昆明纯种系小白鼠皮下注射阿托品制作胃肠推进功能减弱模型，发现电针内关或足三里以及电针内关+脾俞、内关+足三里、脾俞+足三里组均可明显改善小鼠胃肠推进功能，但电针脾俞以及电针内关+脾俞+足三里则无明显作用，说明内关、脾俞、足三里三穴配伍呈现拮抗效应，在腧穴配伍对正常小鼠耗氧速率的影响研究中发现，电针脾俞可明显降低正常小鼠的耗氧速率，电针内关、足三里单穴则无明显作用，电针脾俞+足三里可明显降低耗氧速率，具有协同作用，电针内关+脾俞以及内关+足三里+脾俞则耗氧速率无明显变化，说明内关+脾俞、内关+足三里+脾俞对耗氧速率呈现拮抗效应。

三、针刺手法

不同针刺手法对经穴效应特异性也具有影响。应用不同频率的捻转手法针刺高血压患者，监测 24h 动态血压，通过血压相关指标分析降压疗效，综合评价靶器官改善情况，全面分析针刺效应，结果显示[37]，高频率的捻转手法作用于足阳明经对血压指标的改善更全面且起效快，而低频率捻转手法可改善 24h 及日间收缩压和舒张压。以不同频率的捻转手法针刺大鼠不同经脉经穴或非穴，探讨针刺捻转手法影响经穴效应循经特异性的分子机制，结果发现[38]，针刺通过负反馈作用调节血压水平，不同捻转手法降压效应与高血压状态的病理机制密切相关，不同手法作用于不同经脉经穴在血压调节机制上存在不同之处，不同差异表达蛋白在同一通路的富集途径也有差异。

参 考 文 献

[1] 赵宁侠，郭瑞林，任秦有，季宝琴，李健.针刺肺俞穴及非经非穴点对肺功能影响的对照研究［J］.中国针灸，2003，23（8）：461-462.

[2] MA T T，YU S Y，LI Y，et al. Randomised clinical trial：an assessment of acupuncture on specific meridian or specific acupoint vs. sham acupuncture for treating functional dyspepsia［J］. Aliment Pharmacol Ther，2012，35（5）：552-561.

[3] LI Y，ZHENG H，WITT C M，et al. Acupuncture for migraine prophylaxis：a randomized controlled trial［J］. Canadian Medical Association Journal，2012，184（4）：401-410.

[4] 程施瑞，邵欣，梁繁荣，曾芳. 针灸治疗冠心病心绞痛的临床用穴规律分析［J］. 时珍国医国药，2014，25（4）：913-914.

[5] LAN L，ZENG F，LIU G J，et al. Acupuncture for functional dyspepsia［J］. Cochrane Database Syst Rev，2014（10）：Cd008487.

[6] YANG M，SUN M，DU T，et al. Acupuncture for hypertension［J］. Cochrane Database Syst Rev，2018，11（11）：Cd008821.

[7] YANG M，SUN M，DU T，et al. The efficacy of acupuncture for stable angina pectoris：A systematic review and

meta-analysis ［J］. Eur J Prev Cardiol，2021，28（13）：1415-1425.

［8］ ZHAO L，CHEN J，LI Y，et al. The long-term effect of acupuncture for migraine prophylaxis：a randomized clinical trial ［J］. JAMA Intern Med，2017，177（4）：508-515.

［9］ ZHAO L，LI D，ZHENG H，et al. Acupuncture as adjunctive therapy for chronic stable angina：a randomized clinical trial ［J］. JAMA Intern Med，2019，179（10）：1388-1397.

［10］ ZHENG H，XU J，SUN X，et al. Electroacupuncture for patients with refractory functional dyspepsia：A randomized controlled trial ［J］. Neurogastroenterology and Motility：The Official Journal of the European Gastrointestinal Motility Society，2018，30（7）：e13316.

［11］ ZHENG H，LI J，LI Y，et al. Acupuncture for patients with mild hypertension：A randomized controlled trial ［J］. Journal of Clinical Hypertension（Greenwich，Conn.），2019，21（3）：412–420.

［12］ ZHU H，WANG X，HUANG M，et al. Mast cell activation in the acupoint is important for the electroacupuncture effect against pituitrin-induced bradycardia in rabbits［J］. Scientific Reports，2017，7（1）：9040.

［13］ ZHANG D，SPIELMANN A，WANG L，et al. Mast-cell degranulation induced by physical stimuli involves the activation of transient-receptor-potential channel TRPV2 ［J］. Physiol Res，2012，61（1）：113-124.

［14］杜婷，任玉兰，庄艺，蔡定均，梁繁荣.基于嘌呤信号研究针灸治疗心肌缺血作用机制的现状及思路［J］.中国针灸，2016，36（6）：669-672.

［15］ HUANG M，WANG X Z，XING B B，et al. Critical roles of TRPV2 channels，histamine H1 and adenosine A1 receptors in the initiation of acupoint signals for acupuncture analgesia ［J］. Sci Rep，2018，8（1）：6523.

［16］ KONG Y，LI S，ZHANG M，et al. Acupuncture ameliorates neuronal cell death，inflammation，and ferroptosis and downregulated mir-23a-3p after intracerebral hemorrhage in rats ［J］. J Mol Neurosci，2021，71（9）：1863-1875.

［17］ GAO Z，LIU X，YU S，et al. Electroacupuncture at acupoints reverses plasma glutamate，lipid，and LDL/VLDL in an acute migraine rat model：a（1）H NMR-based metabolomic study［J］. Evidence-Based Complementary and Alternative Medicine，2014，2014：659268.

［18］ WU Q，ZOU M，YANG M，et al. Revealing potential biomarkers of functional dyspepsia by combining 1H NMR metabonomics techniques and an integrative multi-objective optimization method ［J］. Scientific Reports，2016，6：18852.

［19］WANG N，LU S F，CHEN H，et al. A protocol of histone modification-based mechanistic study of acupuncture in patients with stable angina pectoris ［J］. BMC Complementary and Alternative Medicine，2015，15：139.

［20］ YANG M，YU Z，DENG S，et al. A targeted metabolomics MRM-MS study on identifying potential hypertension biomarkers in human plasma and evaluating acupuncture effects ［J］. Scientific Reports，2016，6：25871.

［21］ HUANG Y，LU S F，HU C J，et al. Electro-acupuncture at neiguan pretreatment alters genome-wide gene expressions and protects rat myocardium against ischemia-reperfusion ［J］. Molecules，2014，19（10）：16158-16178.

［22］WANG X，FANG J，TONG H，et al，High-pitch dual-source CT coronary angiography：analysis of the impact on image quality of altered electrocardiography waves during data acquisition ［J］. International Journal of Cardiovascular Imaging，2012，28 Suppl 1（S1）：15-20.

［23］ DAI Q F，GAO J H，XIN J J，et al. The role of adenosine a2b receptor in mediating the cardioprotection of electroacupuncture pretreatment via influencing Ca^{2+} key regulators ［J］. Evid Based Complement Alternat Med，2019，2019：6721286.

［24］ ZENG F，QIN W，LIANG F，et al. Abnormal resting brain activity in patients with functional dyspepsia is related to symptom severity ［J］. Gastroenterology，2011，141（2）：499-506.

［25］ ZHOU G，QIN W，ZENG F，et al. White-matter microstructural changes in functional dyspepsia: a diffusion tensor imaging study ［J］. American Journal of Gastroenterology，2013，108（2）：260-269.

［26］ ZENG F，QIN W，MA T，et al. Influence of acupuncture treatment on cerebral activity in functional dyspepsia patients and its relationship with efficacy ［J］. American Journal of Gastroenterology，2012，107（8）：1236-1247.

［27］ SUN R，HE Z，MA P，et al. The participation of basolateral amygdala in the efficacy of acupuncture with deqi treating for functional dyspepsia ［J］. Brain Imaging and Behavior，2021，15（1）：216-230.

［28］ ZHAO L，LIU J，ZHANG F，et al. Effects of long-term acupuncture treatment on resting-state brain activity in migraine patients: a randomized controlled trial on active acupoints and inactive acupointst ［J］. PLoS One，2014，9（6）：e99538.

［29］ LI Z，ZENG F，YIN T，et al. Acupuncture modulation effect on pain processing patterns in patients with migraine without aura ［J］. Frontiers in Neuroscience，2021，15：729218.

［30］ LAN L，YIN T，TIAN Z，et al. Acupuncture modulates the spontaneous activity and functional connectivity of calcarine in patients with chronic stable angina pectoris ［J］. Front Mol Neurosci，2022，15：842674.

［31］ HU N J，MA L X，WANG P，et al. Influence of the quickness and duration of De Qi on the analgesic effect of acupuncture in primary dysmenorrhea patients with a cold and dampness stagnation pattern［J］. 中医杂志（英文版），2019，39（2）：258-266.

［32］ YUAN H W，WANG P，HU N J，A review of the methods used for subjective evaluation of De Qi ［J］. 中医杂志（英文版），2018，38（2）：309-314.

［33］ 周瑾，崔晓，齐丹丹，张梅，刘珍珍，郭孟玮，赵雅芳，任晓暄，张露芬，李晓泓，朱江. 不同针刺刺激量对寒凝证类痛经大鼠疼痛反应及中脑内 κ、μ 受体 mRNA 表达的影响 ［J］. 针灸临床杂志，2016，32（5）：78-81.

［34］ 林咸明，张江松，周慧，李蓓珍，肖双凯，焦俊玥，吴碧雯，黄超凡. 太冲不同穴位配伍针刺对原发性高血压患者 24h 动态血压的影响 ［J］. 中华中医药杂志，2017，32（9）：4188-4191.

［35］ 张继苹，曲姗姗，吴春晓，张少群，李志鹏，陈嘉荣，陈俊琦，欧阳怀亮，黄泳. 穴位配伍的脑功能成像研究现状 ［J］. 针灸临床杂志，2013，29（1）：73-76.

［36］ 张江松，肖双凯，焦俊玥，杨雅媛，陈月婷，林咸明. 以太冲为主穴不同经穴配伍针刺对自发性高血压大鼠血压调节效应的比较研究 ［J］. 浙江中西医结合杂志，2017，27（8）：646-649，658.

［37］ 张丽丽，樊小农，王舒. 针刺对高血压患者左室构型及心功能的影响［J］. 中国针灸，2019，39（8）：809-813.

［38］ 杨沙，樊小农，罗丁，张亚男，魏媛媛，张海涛，陈建飞，贺妮娜，常晓波，王舒，孟智宏，石学敏. 慢频率下不同针刺时间影响内关穴干预 MCAO 大鼠效应的实验研究 ［J］. 天津中医药，2013，30（9）：550-554.

（赵 凌 洪肖娟）

第三章　穴位敏化研究

　　明确穴位位置、大小和动态变化与机体状态的规律性联系，刺激穴位对靶器官特异性调节的途径，对于科学解读穴位理论至关重要。目前存在对穴位本质认识不足甚至悖论，如安慰针灸、穴位旁开对照、真假针刺、非穴位的选择等，直指穴位理论的核心。将穴位还原到人体的生理病理状态探讨其生物学意义，是对生命科学的原创性贡献[1,2]。

第一节　穴位敏化临床研究

　　朱兵团队[3-5]曾组织全国十余家高校附属医院或省属三甲医院，对 20 余种疾病的穴位敏化现象进行研究，完成了 12 000 多例患者不同疾病出现穴位敏化的规律总结。包含肺-支气管疾病、食管病变、冠心病稳定型心绞痛、胆囊病、肝脏病变、胰腺炎、胃十二指肠病变、肾炎、结肠疾病、溃疡性结肠炎、克罗恩病、睾丸-附睾炎、前列腺炎症、卵巢-输卵管病变、痛经的体表敏化点出现频次的统计，并对部分患者检测了敏化穴位与对照点的痛阈值。结果表明：心绞痛患者压痛部位以及皮肤局部组织结构的改变多分布在左侧胸前部、背部、肩部、上肢部；右侧也有一定数量的分布；胃炎胃十二指肠牵涉痛位置分布在左侧胸腹部、右锁骨中线至腹侧正中线的胸腹部，后中背部、左侧下肢、右下肢也有部分分布；胰腺炎患者压痛部位以及皮肤局部组织结构的改变多分布在腹部，后中背部、左肩部、双侧下肢也有一定数量分布；结肠疾病、溃疡性结肠炎及克罗恩病牵涉痛位置主要分布在腹部肚脐周围或左侧，双下肢也有一定数量分布，其中克罗恩病左下肢分布较右下肢明显；肺-气管疾病患者压痛部位以及皮肤局部组织结构的改变多分布在胸背部、双侧上肢；食管病变患者压痛部位以及皮肤局部组织结构的改变多分布在前后正中线，前至上腹部，后至 T_9 节段皮肤支配区域；肝脏及胆囊病变牵涉痛主要分布在右下腹部，右侧肩背部、右下肢也有部分分布，其中胆囊病变右上肢近端还有一定数量分布；肾病牵涉痛部位主要分布在下腹部、腰骶部及下肢；前列腺炎症牵涉痛主要分布下腹部、双下肢、后骶部。睾丸-附睾炎症患者压痛部位以及皮肤局部组织结构的改变多分布在右侧下腹部、右下肢内侧、右腰部；卵巢-输卵管病变牵涉痛主要分布于下腹部、双下肢内侧、后腰骶部；痛经患者压痛部位以及皮肤局部组织结构的改变多分布在下腹部、双下肢内侧、腰骶部。所有病变的压痛点大都出现在穴位上、穴位附近，少量在穴位以外。部分患者敏化穴位皮肤痛阈值较非敏化的对照点明显偏低。上述工作已总结发表了系列研究论文[6-11]。

　　陈日新团队[12]提出腧穴是个体动态、敏化的体表反应部位，同时也是针灸推拿疗法的刺激部位。具体是指通过悬灸腧穴寻找热敏穴位，再在该部位腧穴施灸从而提高艾灸疗效。热敏灸通过"探感定位"以传统经穴位置为参考，以艾热探查，强调施灸过程中产生愉悦和喜热，并出现透热、扩热、传热、局部不（微）热远部热、表面不（微）热深部热、非热觉等 6 种热敏灸感确定人体最佳灸疗部位，以提高临床疗效[12]。他们以膝骨关节炎、腰椎间盘突出症、支气管哮喘、功能性胃肠病症、前列腺病症、妇科及生殖疾病、脊柱关节肌肉痛症、皮肤痒症及亚健康等为研究对象，通过大样本、多中心、中央随机对照临床试验在临床加以验证[13-15]。

　　人体试验观察"敏化穴区"的探查需要注意的是，检查者应以中等强度的指压（浅压，可以依靠手掌移动性按压方式快速进行）刺激为主。压力太重的（深压）刺激可能检测出来的是"真性内脏痛"，如《备急千金要方·针灸上·灸例》记载的"人有病痛，即令捏其上"，"捏"起皮肤可以更为真实反映敏化。穴位敏化通常发生在内脏器官病变发生"牵涉痛"的部位，不发生"牵涉痛"的部位可以作为敏化穴位的对照。就四肢而言，出现"牵涉痛"的感觉敏感没有躯干部明显而处于"亚敏化"状态，通常与对侧肢体未敏化的同一部位进行比较。除了痛敏，通常还有热敏、痒敏、麻木喜按等感觉异常，均有相应的检验和量化方法[4,16,17]。

第二节 穴位敏化现象和意义

穴位出自《灵枢·经筋》篇的"以痛为输"，《灵枢·背腧》谓之"欲得而验之，按其处，应在中而痛解，乃其腧也"。可见，古人在寻找穴位时是"验之"以定位。阿是穴没有明确定位和名称，是腧穴概念发展的初始，此后逐渐演化完善到有固定位置和命名，并归属于经脉或经外奇穴[2]。《备急千金要方·针灸上·灸例》记载："人有病痛，即令捏其上，若里当其处，不问孔穴，即得便快成痛处，即云'阿是'，灸刺皆验。"穴位是针刺等施治的部位，也是疾病的反映部位。

穴位敏化现象是在疾病病理情况下，穴位局部以神经源性炎性反应为特点发生皮肤和皮下组织中的肥大细胞、免疫炎性细胞聚集、炎性介质和活性物质释放，在局部形成"敏化池"或"炎性汤"，表现为局部皮肤肌肉感觉过敏（酸、胀、痛、痒）或迟钝，温度、血流变化，或皮肤形态异常，如结节、条索、色素沉着等，与牵涉性感觉异常或"牵涉痛"、激痛点等同出一辙，有"按之快然"的特点，也被针灸临床广泛关注和应用，如"揣穴"和"以痛为腧"以确定穴位所在[3]。

朱兵、喻晓春[4,5]提出穴位敏化现象表明穴位是动态的，其形态功能随着疾病而改变，根据内脏或深部组织病变而改变其"沉寂/唤醒"状态，可以反映脏器功能和用于诊断；敏化本身触发了人体的神经生物学反应和自愈调控。另外，又提示针刺等施治的部位，是穴位功能增强并发挥小刺激大效应和提高临床效应的载体。几年来无论在临床研究和基础研究中都取得了肯定性结果。

第三节 穴位敏化实验研究

穴位敏化现象指的是体表特定区域在内脏疾病时发生的感觉异变，表现为对刺激如触觉刺激更为敏感的触诱发痛或痛敏，或神经元对刺激的响应性增加，此时穴位功能从生理的"静息态"转变为病理的"激活态"。如果以脊髓背角广动力型（wide dynamic range，WDR）神经元对针刺的反应为观察指标，反复刺激可以造成皮肤神经源性炎性反应，导致外周感受野范围明显扩大，刺激阈值下降，这说明穴位的大小和功能状态是可变的，是"活"的[4]。

一、穴位敏化反应穴位-靶器官的特异性联系

胚胎发育早期中胚层"体节"分化，外胚层神经板形成的神经嵴分化成同一体节的脊神经-内脏交感神经，这些躯体-内脏器官在同一神经支配下构成了相对紧密联系的结构-功能单位，内脏病变时通过逆向激活躯体神经引发体表牵涉部位神经源性炎性反应和感觉过敏，可以解释"穴位敏化"现象，在牵涉痛局部施予物理或化学刺激可以有效缓解和治疗相应靶器官的病痛[18]。不同内脏器官疾病的体表敏化基本都出现在与靶器官存在结构-功能特异性联系的部位，与该部位的穴位重合率较高[18,19]。比如在胃黏膜损伤大鼠体表 $T_9 \sim T_{11}$ 节段 Evans blue（EB）渗出点显著增加，与胃的神经支配节段重叠，EB 渗出点和经典穴位重叠率依次为脾俞（88.23%）、胃俞（82.35%）、脊中（58.82%）、膈俞（47.5%）、中脘（17.64%）、上脘（5.88%）等[20]。可见，穴位敏化反映了穴位与靶器官的特异性联系。

穴位与特定靶器官在原始体节的结构基础上形成紧密的功能联系,这种联系一方面反映该靶器官的病理状态,是出现穴位敏化的基础;另一方面介导了针刺对该脏器的特异性神经调控,二者有共同的联系途径。以冠心病心绞痛为例,心经/心包经分布在上肢的穴位与心之间存在节段性的特异联系,即心脏的神经支配为脊髓 $T_1 \sim T_5$ 节段,心经、心包经穴位基本都位于 $T_1 \sim T_3$ 皮节,心源性牵涉痛也常出现在这些皮节的穴区。该敏化区的传入或针灸等加强传入,可以引发躯体-交感反射而调控心脏功能,同时针刺也可通过"闸门控制"抑制心脏的痛觉传入以缓解心绞痛。因而敏化穴位的意义除了反映疾病,更重要的是提示针刺等刺激施加的部位,与非敏化穴位比较,刺激敏化穴位在刺激量相同的情况下能产生更显著的生物学效应[21]。

二、穴位敏化研究常用实验方法

在动物实验研究中观察穴位敏化现象,除了上述脊髓背角 WDR 神经元感受野和阈值外,比较直观的还有 EB 渗出实验和反应痛觉等感觉异常的行为学实验[22]。用炎性(1%芥子油)或酸性(2%冰乙酸)等刺激性物质造成不同脏器急慢性病理改变动物模型,通过尾静脉注射 EB(2%)染料,该染料与血浆蛋白结合,正常状态不会渗漏到血管外,内脏器官病理状态下由于同水平神经支配的体表部位发生牵涉性神经源性炎性反应,毛细血管壁通透性增加,蓝色染料通过增大的血管内皮间隙渗出到皮肤和皮下组织出现大小不等的蓝染区域,动物经生理盐溶液灌流洗去浮色后可以确定体表蓝色渗出点的位置和大小,可以直观反映敏化的部位和程度。其他还可以采用动物活体荧光成像、激光多普勒血流成像、红外成像等指标。也可以采用皮肤电导或阻抗检测局部电学特性。动物机械痛敏或热痛敏行为学实验可以对穴位敏化定性或定量。敏化区离体组织切片染色或荧光标记,可以观察局部活性物质的变化并探讨其分子机制。

三、穴位敏化研究进展

(一)物质基础

何伟等[23]研究表明,内脏疾病通过背根反射引起体表伤害性神经肽 SP、CGRP 等逆轴突释放,CGRP 引起血管通透性增加,SP 激活肥大细胞引起肥大细胞脱颗粒,释放 5-HT、HA 等致痛致敏物质,在皮肤局部形成敏化池导致穴位敏化。说明敏化穴区微环境发生明显改变形成敏化池,呈现"神经肽-肥大细胞-致痛致敏物质的释放"过程。陈艺元等[24]结合皮肤微生物、皮肤病与内脏病的关联研究,分析皮肤微生态改变与内脏病理状态间的相关性,提出敏化穴位作为机体自稳态失衡在体表的异常表现,敏化部位局部的物质改变可能导致微生物的变化。

(二)中枢敏化

对于内脏病穴位出现敏化现象的机制,以往认为主要是脊髓背角接收体表和内脏初级传入的中间神经元,被内脏持续病理伤害性传入敏化,表现为对体表感受野的传入发生易化反应,即中枢敏化,内脏伤害性传入与体表传入的易化可以发生在脊髓较深层Ⅳ板层会聚神经元或 WDR 神经元,也可以发生在脊髓浅层Ⅰ~Ⅱ板层的投射神经元。脊髓的内脏神经元多为躯体-内脏会聚神经元,两种传入信息整合上传,其中相互易化与疾病引起的牵涉痛有关,而相互抑制可以解释针刺治疗内脏痛。有研究者在胃扩张激活的 59 个 $T_9 \sim T_{10}$ 背角神经元中,检测到躯体-内脏会聚神经元占总数的 81%,其中 25 个被感受野钳夹和刷毛刺激同时激活脊髓背角神经元,其余的仅被钳夹刺激激活,而没有仅被非伤害性刺激激活的神经元[25]。内脏神经元基本位于脊髓背角Ⅰ、Ⅴ板层,这里也是介导肌肉和皮肤机械伤害的 Aδ、C 类纤维传入最密集部位,因而躯体-内脏神经元富集于此。在结肠炎大鼠,通过电生理记录躯体 C 纤维刺激引起的脊髓背角场电位长时程增强(long-term potentiation,LTP),反映突触效能或可塑性变化,观察到模型组大鼠 LTP 阈值较对照组大鼠显著降低,同时模型组 LTP 幅度显著增加,说明内脏疾病引起的体表敏化与 C 类伤害感受器介导的脊髓背角神经元 LTP 改变有关[26]。

背根反射是指周围神经受损或病理性激活，引起背根感觉纤维逆向激活而外周皮肤血管扩张，释放 SP、CGRP、谷氨酸等产生逆向血浆渗出反应"antidromic vasodilatation"。如果内脏传入纤维的一支被伤害性刺激或病变激活，通过脊髓抑制性中间神经元可以小幅去极化抑制外周的信号传入；而高强度或持续不断的刺激即慢性病变，会产生逆向传导的动作电位，引起皮肤的纤维末梢释放生物活性物质或炎性介质，造成神经源性炎性反应。病理激活的感觉神经元中枢端在脊髓背角产生炎性改变即敏化，波及邻近神经元，称为"二级敏化"（secondary hyperalgesia），此时 Aβ 类纤维的激活强度就引起伤害性感受器 C 纤维的活化，产生触诱发痛[27]。这种发生在内脏-体表传入纤维之间的背根反射是双向的，可以通过任何一个加强的病理传入引起穴位敏化或内脏的炎性灶，也可以发生内脏间交互敏化[28]。

（三）周围敏化

值得注意的是，DRG 是体表-内脏传入共存和有可能相互作用的第一级结构，以往由于暴露困难，尤其是在体反应神经元功能活动技术的局限性，报道较少。随着神经科学前沿技术的日新月异，人们关注到 DRG 初级感觉神经元敏化与穴位敏化直接相关，外周水平体表-内脏联系或相互作用导致穴位敏化有多种可能性，以下列举四种。

1. 轴突反射

轴突反射是指体表或内脏的伤害性刺激导致 DRG 中的神经元（伤害感受器的胞体）兴奋，动作电位不仅可以沿假单极突起顺向传导至中枢向脊髓背角投射，也可以通过外周分叉的侧支逆向传导至外周端，并在轴突末梢释放血管活性物质如 CGRP 和 SP，以及其他的生物活性物质如炎性因子；或激活皮肤局部内分泌细胞、募集体液中的免疫细胞释放活性物质，引起神经源性炎性反应和形成局部"炎性汤"。动物及人体实验研究表明，轴突反射主要与 C 类伤害感受器相关。Pierau 等[29]等用电生理细胞内记录的方法观察到大鼠 L6 DRG 28% 的纤维存在分支现象，同时被坐骨神经和阴部神经激活。方烨红等[30]在胃炎、结肠炎和膀胱炎大鼠模型中观察到 $T_7 \sim T_{11}$ 和 $L_6 \sim S_1$ DRG 中的 C 类伤害性神经元存在同时支配内脏与体表的分叉现象，同时采用大鼠在体紧密贴附式膜片钳记录 $L_6 \sim S_1$ DRG 被体表和直结肠双向示踪标记的神经元，对体表感受野刺激和对直结肠扩张的反应，他们观察到直结肠炎可以引起同一个 DRG 神经元对体表感受野刺激反应的增加，说明该神经元参与了结肠炎引起的体表穴位敏化。2013 年哥伦比亚大学两位学者发表了封面综述文章，提到了带状疱疹病毒可以通过 DRG 向内脏迁移，比如 T_9 肋间神经带状疱疹并发胃溃疡[31]。这与我们采用病毒逆向示踪验证的，同一个 DRG 神经元轴突向体表和内脏有分叉因而被双向标记同出一辙。可见，内脏疾病引起的体表或穴位敏化也分享相同的神经传导途径。然而，DRG 轴突分叉的比例非常低，不足以完全解释穴位敏化。

2. DRG 体表-内脏神经元相互作用

DRG 是体表和内脏传入的一级神经元所在，发生在 DRG 的内脏与躯体神经元之间的偶联激活（coupled activation），或称交互去极化（cross-depolarization），参与内脏痛引起的体表敏化。这种神经元间的交互作用，在病理痛情况下可以发生在支配外周的 A 类和 C 类神经元之间，并不需要来自外周冲动的电/化学偶联，与 SP、CGRP 的释放有关[32]。高昕妍等[33]采用小鼠在体 DRG 钙成像方法，大视野实时动态观察和研究内脏痛及牵涉痛的初级神经元机制。他们观察到，在正常小鼠直肠扩张和辣椒素刺激可激活 L_6 DRG 神经元，但不激活 L_4 DRG 神经元，给予 L_6 对应体表下背部机械刺激可以甄别出体表-内脏相关的神经元。在 2,4,6-三硝基苯磺酸（TNBS）结肠炎小鼠，直肠扩张激活 L_6 DRG 神经元的比例较正常动物明显增加，以中小细胞为主，说明结肠炎造成内脏痛敏；同时 L_6 DRG 神经元对下背部皮肤毛刷刺激产生的激活反应比在正常动物明显，说明结肠炎产生 L_6 DRG 神经元敏化，可以引起相同 DRG 节段对应皮肤部位的牵涉性痛敏。

内脏炎症时不仅激活了 DRG 神经元，也活化了胶质细胞，这些活化的胶质细胞通过缝隙连接（gap junction，GI）在相邻神经元之间传递兴奋。在结肠慢性结扎小鼠模型肠壁注射示踪剂 DiI，并在包绕 DRG 标记神经元周围的星形胶质细胞内注射可以穿过缝隙连接的荧光染料 Lucifer yellow，可以观察到染料仅在邻近包绕同一个神经元的胶质细胞间和毗邻神经元之间扩散，染色扩散比率高于对照节段（没有阳性标记神经元的 L_4）；同时在 L_1 和 S_1 节段 DRG 中，记录到 A 类和 C 类神经元节律性发放[34]。

3. 沉默感受器的"唤醒"

伤害感受器分布于腧穴的皮肤肌肉，主要为 Aδ 和 C 类两种亚型，传导伤害性刺激或针、灸等刺激干预信息。C 类感受器中存在一类 C-沉默感受器，具有被炎性介质或"炎性汤"微环境"唤醒"、从正常生理的"沉默"状态转变为疾病时对伤害性机械刺激响应的"唤醒"状态，参与穴位对针刺等刺激更为敏感的生物学效应。沉默型伤害感受器主要为 C 类肽能感受器，在脊髓 C_1～S_1 DRG 中有大量分布，中枢端主要投射至脊髓背角的 I 板层，这里是体表-内脏神经元会聚和易化投射的部位。如前所述，穴位-靶器官特异性联系引起内脏疾病相应穴位局部神经源性炎性反应和"炎性汤"微环境，可以作为沉默感受器被唤醒的条件。

4. 交感-感觉偶联

交感-感觉神经元偶联是慢性交感维持性病理性疼痛（sympathetically maintained pain，SMP）的重要机制，交感轴突芽生是其结构基础，即 DRG 神经元胞体周围有交感神经末梢分叉。坐骨神经结扎的动物神经病理痛模型，去甲肾上腺素能血管周围神经纤维轴突向背根节芽生形成篮状结构，包绕大直径的去轴突感觉神经元，交感神经刺激可以反复激活这类神经元[35]。电镜下超微结构显示，无髓鞘纤维呈酪氨酸羟化酶（tyrosine hydroxylase，TH）阳性，末端为生长锥，含有突触囊泡的轴突曲张体增大出现在 DRG 神经元周围间质，有一些被 DRG 神经元胞体周围的卫星细胞包裹。此类疼痛的程度与交感异常活动性二者之间也存在相关性。研究表明，一些小直径的 DRG 神经元损伤后引起α受体表达上调，吸引交感神经末梢芽生包绕并释放去甲肾上腺素。皮肤及 DRG 中交感芽生及交感-感觉偶联在心源性牵涉痛中同样存在[36]。

穴位敏化机制除上述脊髓和外周水平的敏化，还涉及上位中枢如延髓背背柱核、延髓背侧网状亚核、丘脑腹后外侧核等神经元敏化和兴奋性改变。

四、敏化穴位针刺可以放大针刺效应

崔翔等[37]在大鼠心肌冠状动脉左前降支结扎的心肌缺血（myocardial ischemia，MI）模型观察到心源性牵涉痛与皮肤和 DRG 水平交感-感觉偶联有关。造模后第 7 天尾静脉注射 EB 观察牵涉性体表神经源性炎性反应和敏化部位的痛阈值，结果显示 MI 引起大鼠心脏同或近神经节段皮肤左侧上肢及胸背部出现 EB 渗出、痛阈下降。免疫荧光标记显示模型组大鼠心脏相应节段 DRG 及牵涉性痛敏内关穴区皮肤，存在交感芽生及交感-感觉偶联现象，DRG 芽生的交感末梢主要包绕中、小直径的 DRG 神经元形成交感-感觉偶联典型的"篮状结构"，两者之间的功能联系由肾上腺素能α₂ 受体（$α_2AR$）介导。通过在体电生理记录观察到左侧颈上心神经活动及心率增加，颈迷走神经活动不变，明确了牵涉性感觉敏化的传入通过交感神经参与心功能调节，去传入能够削弱上述变化。内关穴施加针刺等伤害性刺激可以加强上述交感活动和心功能。说明左侧上肢的牵涉痛传入参与 MI 引起的交感兴奋和心功能调控，针刺敏化穴位可以加强上述效应。

李武等[38]在天枢穴局部注射芥子油模拟穴位敏化，与石蜡油对照组比较可以引起空肠运动频率和幅值更明显下降，且恢复正常的时间也长；经芥子油敏化的天枢穴施加针刺能够更加显著抑制大鼠空肠运动；另外，芥子油敏化天枢穴后电针调控肠运动的刺激阈值（由 0.7mA 到 0.4mA）和最大值（由 3mA 到 2mA）均下降。说明穴位炎性刺激模拟敏化状态本身引起肠功能改变，也可以放大针刺效应或产生小刺激大效应的反应。

　　综上，机体在病理过程中通过神经源性牵涉反应诱发体表穴位等部位产生感觉异变，称为穴位敏化现象，其生物学意义在于揭示穴位是动态的，这种动态变化与内脏功能的生理病理密切相关，即穴位与特定内脏器官在结构-功能上形成紧密联系的单位。穴位敏化不仅可以反映内脏病理变化，具有诊断作用，更重要的是提示了针灸的施治部位，为临床"以痛为腧"和"揣穴"提供了重要的参考价值。可以认为，穴位从"沉寂"的生理状态到"唤醒"的病理状态发生穴位敏化，不仅存在位置、大小及其微环境、理化特征的动态变化，也是机体自稳态调控的触发点。

参 考 文 献

[1] 朱兵. 穴位可塑性：穴位本态的重要特征 [J]. 中国针灸，2015，35（11）：1203-1208.

[2] 陈日新. 热敏灸——灸疗学的传承与创新 [J]. 中国针灸，2018，38（8）：890.

[3] 朱兵. 系统针灸学 [J]. 中国针灸，2015，35（10）：1048.

[4] 朱兵. 穴位敏化现象及其生物学意义 [J]. 中国针灸，2019，39（2）：115-121.

[5] 喻晓春，朱兵，高俊虹，付卫星，逯波，崔海峰，秦联萍. 穴位动态过程的科学基础 [J]. 中医杂志，2007（11）：971-973.

[6] 崔翔，章薇，孙建华，何勋，付勇，王健，王渊，赵吉平，周竟，徐天成，曹乾安，杨有为，李杰，吴江昀，唐远伟，施茵，朱兵. 肠道疾病相关的牵涉痛规律与穴位敏化的关系 [J]. 中国针灸，2019，39（11）：1193-1198.

[7] 王健，付勇，王渊，章薇，李笑雪，赵吉平，邵晓梅，徐斌，杨有为，曹乾安，鲁刚，吴媛媛，徐天成，高昕妍，朱兵. 肺系疾病和穴位敏化的关系 [J]. 中华中医药杂志，2020，35（12）：6029-6032.

[8] 吴强，章薇，施静，赵吉平，王渊，王健，洪霖，冯斯峰，刘梅芳，吴江昀，鲁刚，杨有为，陈艺元，唐远伟，高昕妍，刘坤，王舒娅，朱兵. 妇科相关疾病牵涉痛与穴位敏化的关系 [J]. 中医杂志，2019，60（23）：2001-2007.

[9] 施静，王健，王渊，刘坤，付勇，孙建华，赵吉平，邵晓梅，冯斯峰，杨有为，李杰，曹乾安，何勋，刘梅芳，陈璐，崔翔，吴江昀，吴媛媛，高昕妍，朱兵. 心绞痛牵涉痛与穴位敏化的关系 [J]. 针刺研究，2018，43（5）：277-284.

[10] 王渊，王健，章薇，施静，何勋，孙建华，赵吉平，吴媛媛，赵君，朱兵. 食管、胃十二指肠疾病牵涉痛与穴位敏化的研究 [J]. 上海针灸杂志，2020，39（4）：501-507.

[11] 章薇，赵吉平，徐斌，何勋，吴江昀，徐天成，韩数，朱兵. 睾丸及附睾炎性病变体表牵涉痛与穴位敏化形成的联系 [J]. 针灸临床杂志，2020，36（1）：1-4，95.

[12] 陈日新，康明非. 岐伯归来——论腧穴"敏化状态说"[J]. 中国针灸，2011，31（2）：134-138.

[13] 付勇，陈树涛，冒姣娜，潘毅，黄超，熊俊，颜纯钏，黄小冬，章海凤. 热敏灸干预膝骨性关节炎兔模型效应机制的研究 [J]. 中国针灸，2018，38（3）：291-296.

[14] 谢秀俊，陈日新，付勇，焦琳，张波，熊俊，何铝，钱海良，李君仙，罗小军. 温和灸不同状态腰阳关穴治疗腰椎间盘突出症疗效比较 [J]. 中国针灸，2014，34（11）：1077-1080.

[15] 曹乾安，章海凤，李琳慧，龚红斌，董志威，曾莉茗，陈文光，熊俊，付勇. 支气管哮喘患者力敏腧穴分布特征及其规律的临床观察 [J]. 中国针灸，2020，40（2）：169-172.

[16] 孙伟娟，刘承梅，王磊，白俊敏，段慧杰，任亚锋. 基于"穴位敏化"热敏灸治疗脊髓损伤后神经源性膀胱的临床随机对照研究 [J]. 时珍国医国药，2022，33（11）：2688-2690.

[17] 王宗佼. 基于激痛点及腧穴敏化特性应用"解锁通脉"按导法治疗原发性痛经的临床机制研究 [D]. 武汉：湖北中医药大学，2023.

[18] 朱兵. 经脉循行与身体分节的对应 [J]. 针刺研究，2021，46（10）：815-820.

[19] ESPINOSA-MEDINA I, JEVANS B, BOISMOREAU F, et al. Dual origin of enteric neurons in vagal Schwann cell precursors and the sympathetic neural crest[J]. Proc Natl Acad Sci U S A, 2017, 114(45): 11980-11985.

[20] 程斌，石宏，吉长福，李江慧，陈淑莉，景向红. 与急性胃黏膜损伤相关体表敏化穴位的动态分布观察

［J］. 针刺研究，2010，35（3）：193-197.

［21］FOX E J，MELZACK R. Transcutaneous electrical stimulation and acupuncture：comparison of treatment for low-back pain［J］. Pain，1976，2（2）：141-148.

［22］WANG S，WANG J，LIU K，et al. Signaling interaction between facial and meningeal inputs of the trigeminal system mediates peripheral neurostimulation analgesia in a rat model of migraine［J］. Neuroscience，2020，433：184-199.

［23］何伟，吴美玲，景向红，白万柱，朱兵，喻晓春. 穴位的本态：穴位组织细胞化学的动态变化［J］. 中国针灸，2015，35（11）：1181-1186.

［24］陈艺元，王舒娅，高昕妍，朱兵. 皮肤微生态与穴位敏化的关系［J］. 针刺研究，2021，46（7）：625-630.

［25］QIN C，CHEN J D，ZHANG J，et al. Duodenal afferent input converges onto T_9-T_{10} spinal neurons responding to gastric distension in rats［J］. Brain Res，2007，1186：180-187.

［26］LV P R，SU Y S，HE W，et al. Electroacupuncture alleviated referral hindpaw hyperalgesia via suppressing spinal long-term potentiation（LTP）in TNBS-induced colitis rats［J］. Neural Plast，2019，2019：2098083.

［27］GARCIA-NICAS E，LAIRD J M A，CERVERO F. Vasodilatation in hyperalgesic rat skin evoked by stimulation of afferent a beta-fibers：further evidence for a role of dorsal root reflexes in allodynia［J］. Pain，2001，94（3）：283-291.

［28］BERKLEY K J. A life of pelvic pain［J］. Physiol Behav，2005，86（3）：272-280.

［29］PIERAU F K，TAYLOR D C，ABEL W，et al. Dichotomizing peripheral fibres revealed by intracellular recording from rat sensory neurons［J］. Neurosci Lett，1982，31（2）：123-128.

［30］FANG Y，HAN S，LI X，et al. Cutaneous hypersensitivity as an indicator of visceral inflammation via C-nociceptor axon bifurcation［J］. Neurosci Bull，2021，37（1）：45-54.

［31］GERSHON A A，GERSHON M D. Pathogenesis and current approaches to control of varicella-zoster virus infections［J］. Clin Microbiol Rev，2013，26（4）：728-743.

［32］AMIR R，DEVOR M. Chemically mediated cross-excitation in rat dorsal root ganglia［J］. J Neurosci，1996，16（15）：4733-4741.

［33］GAO X，HAN S，HUANG Q，et al. Calcium imaging in population of dorsal root ganglion neurons unravels novel mechanisms of visceral pain sensitization and referred somatic hypersensitivity［J］. Pain，2021，162（4）：1068-1081.

［34］HUANG T Y，HANANI M. Morphological and electrophysiological changes in mouse dorsal root ganglia after partial colonic obstruction［J］. Am J Physiol Gastrointest Liver Physiol，2005，289（4）：670-678.

［35］MCLACHLAN E M，JÄNIG W，DEVOR M，et al. Peripheral nerve injury triggers noradrenergic sprouting within dorsal root ganglia［J］. Nature，1993，363（6429）：543-546.

［36］ZHENG Q，XIE W，LUCKEMEYER D D，et al. Synchronized cluster firing，a distinct form of sensory neuron activation，drives spontaneous pain［J］. Neuron，2022，110（2）：209-220.

［37］CUI X，SUN G，CAO H，et al. Referred somatic hyperalgesia mediates cardiac regulation by the activation of sympathetic nerves in a rat model of myocardial ischemia［J］. Neurosci Bull，2022，38（4）：386-402.

［38］李武，谢晓银，唐远伟，王舒娅，刘坤，刘允，高昕妍，崔翔，朱兵. 电针"天枢"调节大鼠空肠运动及与穴位敏化状态的关系［J］. 针刺研究，2021，46（1）：27-32.

（高昕妍）

第三篇　针灸推拿技术研究

第一章 针法研究

第一节 针法发展史研究

一、针具发展史

考古研究证明最早的针具是砭石,其产生于新石器时代。新石器时代早期的砭石呈刃形或锛形,至晚期出现了锥形砭石。金属冶炼技术的出现使得人们可以制作出更加精细的针具。初期金属针具的形制依然沿袭砭石。出土的先秦时期的铜锥有圆形、椭圆、四方、四棱、三角、三棱、长方、梯形、圆形带凹槽、矩形带凹槽等形状,大多数有尖圆刃,少数为扁刃,与砭石类似。

《黄帝内经》所记载的九针,形制多样、功用不一,标志着针刺工具体系的形成。从出土的同时期的针具,可以大致了解九针的精细程度。如广西马头元龙坡墓葬出土的西周青铜针,针头长5mm,根部略粗,呈锥状,尖端较为锋利。又如河北满城刘胜墓出土的西汉中期的金针和银针,其中有数枚被认为是九针中的鍉针、锋针、毫针。与铜锥相比,制作精细程度明显提高。

后世医家在九针的基础上创造出形制特殊的特种针具,特点是或更长或更细或更精致。明清时期针具在制作上有了更高的要求。明代杨继洲在《针灸大成》中强调制针应采用无毒的马衔铁,同时要求"于黄土中插百余下,色明方佳,以去火毒,次以铜丝缠上,其针尖要磨圆,不可用尖刃"。明代针具针身细致光滑、针尖磨圆,表现出了更高的工艺。近代传世的一组清代缠丝柄银针,针身至针尖逐渐变细,末端10mm处直径约0.7mm,相当接近现代毫针的直径。还基于九针形制制作出特种针具。如由锋针演变而来的用于刺血的三棱针,由铍针演变而来的用于喉病眼病的多种形制的针刀,由长针和大针演变而来的用于多种脑病的蟒针。更有较为特殊的,纤细柔软可缠于指的金针。

20世纪30年代初期,日本率先采用不锈钢制作针灸针。随后针灸大师承淡安先生开始在我国倡导使用不锈钢针灸针,并发起制定了尺寸规格,实现了工业标准化生产,大幅降低成本以便于临床广泛使用。

二、针法发展史

任何一种治疗方法必然产生于对疾病治疗的需求,对疾病的观察,对安全性、有效性的评估,针法也不例外。

1. 针法的起源——针对疮疡类疾病的砭石技术

新石器时代的古人主要生产生活是狩猎,容易受伤感染,发生疮疡类疾病。据《周礼·天官冢宰》记载:"疡医,掌肿疡、溃疡、金疡、折疡之祝,药、劀、杀之齐。""疡医"和"食医"、"疾医"、"兽医"并列为当时的四大科医生。疮疡类疾病长期困扰着我国古代早期的民众。

对此类疾病,古人观察到,破溃出脓的疮疡容易愈合。因此古人具有主动切开疮疡以排脓的需求,但需要使用合适工具。因此他们制作石器工具主动切开疮疡以排脓,产生了砭石治疗技术。

2. 针法体系的形成——适合于多病种的九针技术

九针是金属针具的代表，可用于内外妇儿各科疾病。如《史记·扁鹊仓公列传》记载扁鹊救治虢太子尸厥："乃使弟子子阳厉针砥石，以取外三阳五会。"说明扁鹊使用了金属针具的针法，又载"……，即为带下医；……，即为耳目痹医；……，即为小儿医"，说明针法已用于内外妇儿各科。

九针种类丰富、应用多变、适应证广，是针法体系形成的标志。九针在实践中经过了安全性和有效性的检验。从安全性的角度来看，金属制的九针足够精细，针孔极小不易感染，对非疮疡类疾病的治疗具备安全性。从有效性的角度来看，九针的广泛应用显然证明了其有效性。正如《素问·异法方宜论》所说："其病挛痹，其治宜微针。"

3. 针法体系的完善——针对特殊疾病的特种针刺技术

九针体系形成之后，后世医家在此基础上针对特殊疾病发展出了特种针刺技术，如对内脏病发展出了背胸腹部穴位深刺术。《三国志·华佗传》记载华佗弟子樊阿开创了深刺技术："阿善针术。凡医咸言背及胸藏之间不可妄针，针之不过四分，而阿针背入一二寸，巨阙胸藏针下五六寸，而病辄皆瘳。"此后深刺技术的应用越来越普遍，如皇甫谧《针灸甲乙经》中记载水道穴可刺入两寸五分，唐宋时期针刺最深者可达三四寸；另外还有唐代《外台秘要》记载的治疗白内障的金针拨障术、清代《疡科荟萃》记载的喉科针刀术、清末《蟒针赋》记载的治疗多种脑病的蟒针术等。特种针刺技术进一步发展和完善了针法体系。

4. 针法的再创新——精准化、复合化的现代针刺技术

借助现代物理化学技术，大量现代针具不断涌现，针刺技术也实现了精准化、复合化的再创新、再发展。针刺技术精准化体现在对病理目标的精准针刺上，如以"剥离松解粘连"为目标的小针刀术、小宽针术、刃针术等。近年更提倡在肌骨超声监视引导下实施操作，使针刺治疗的精准度进一步提高。

针刺技术复合化体现在对多种刺激形式的复合，如复合电刺激的电针技术、复合热刺激的银质针术及内热针术、复合光刺激的激光针技术等。

三、针法手法研究

（一）针法基本手法

砭石技术操作仅有切、割、刺等基本手法。

九针针具形制多样、功用丰富，操作手法趋于复杂，主要有"切、割、刺、按、揩摩"等。如以"切、割"为主的铍针，以"刺"为主的镵针、锋针、员利针、毫针、长针、大针，以"按"为主的鍉针，以"揩摩"为主的员针。同时对针法提出技术要求，如《素问·刺齐论》载"刺骨者无伤筋，刺筋者无伤肉，刺肉者无伤脉者，刺脉者无伤皮，刺皮者无伤肉，刺肉者无伤筋，刺筋者无伤骨"，可见当时对针刺技术的准确度有较高的要求。

九针之后虽出现了特种针具，但其操作手法仍与九针类似，不再赘述。

（二）毫针刺法研究

最早记载毫针刺法的是《黄帝内经》，载有爪、切、扪、循、推、按、弹、弩八种。新中国成立后为规范针灸操作技术，逐渐将毫针系列技术分成进针、行针、得气、补泻、留针、出针等阶段动作。此处就进针、行针、补泻三个阶段的手法进行讨论。

1. 毫针进针手法

毫针进针手法的核心要求是透皮无痛。为达到此要求，各医家均认为需要随咳进针、押手揣按、良好指力，但在进针速度上，主要存有两种手法，一种是快速进针手法，另一种是缓慢进针手法。

快速进针手法以快速将针尖刺入皮肤为动作要点，可单手亦可双手。《子午流注针经·流注指微针赋》中就提到"针入贵速"的快速进针要求。缓慢进针手法的技术特点是缓慢捻进。进针的过程中强调在针尖未接触到皮肤时要"指实"，即要捏紧针柄，针尖接触皮肤后要"指虚"，即执针手指稍放松，缓慢施加压力，小角度缓慢均匀间歇性捻转，捻时指虚，停时指实，虚实交替运用，稍加压力，逐渐把针捻进。

2. 毫针行针手法

现代的"行针"是指进针后的、以得气为目的的行针手法，分为基本手法和辅助手法两部分。

1960 年上海中医学院针灸学教研组编著的《针灸学讲义》（上海科学技术出版社）将行针作出分类：基本手法有进针、捻转、提插、留针、退针，辅助手法有循法、摄法、弹法、摇法。1964年由程莘农编著的《中国针灸学》（人民卫生出版社）中仅将提插和捻转作为两种基本手法，辅助手法扩大至循、弹、刮、摇、飞、震颤等。近年的《刺法灸法学》教材（人民卫生出版社/中国中医药出版社）将搓、按也归入辅助手法中。

3. 毫针单式补泻手法

古代文献记述完成毫针补泻过程，均是一系列技术动作的组合。如《灵枢·官能》："泻必用员，切而转之，其气乃行，疾而徐出，邪气乃出，伸而迎之，遥大其穴，气出乃疾。"又如《素问·离合真邪论》："呼尽内针，……。其气以至，适而自护，候吸引针，气不得出，各在其处，推阖其门，令神气存，大气留止，故命曰补。"现代将这一系列技术动作根据动作特点进行分类，称为单式补泻法。如以上就包含了呼吸补泻法、徐疾补泻法、提插补泻法、开阖补泻法等单式补泻法。

4. 毫针复式补泻手法

复式补泻手法源自《金针赋》"治病八法"，包括烧山火、透天凉、阳中隐阴、阴中隐阳、子午捣臼、进气之诀（龙虎交战）、留气之诀、抽添之诀，是多种单式补泻手法的综合运用。其综合运用主要表现在两点，一是采用多种单式补泻手法，这与《灵枢·官能》、《素问·离合真邪论》类似，二是某个单式补泻法被多次重复操作，操作次数被规定为补法用九阳数、泻法用六阴数。

（王欣君）

第二节　针刺手法量学研究

针刺手法的实施是针灸治疗的关键步骤。历代医家已经对针刺手法进行了朴素的定量分析，其中大多数基于主观经验，缺乏成熟和统一的客观定量标准。由于各种针刺手法从性质上来讲，均属于机械性刺激，所以无论是补法还是泻法都涉及一个刺激量，即治疗剂量的问题。石学敏院士在对古医籍深入研究的基础上，借助现代科学手段，率先提出了"针刺手法量学"[1]概念，对针刺作用力方向、大小、施术时间、两次针刺间隔时间等针刺手法的四大要素进行了科学界定，改变了历代针刺忽视计量的状态，使针刺疗法更具规范性、可重复性、可操作性。

早在《黄帝内经》中就已经有了有关针刺量的诸多描述，例如《灵枢·终始》曰："久病者，邪气入深。刺此病者，深内而久留之，间日而复刺之。"再如《灵枢·九针十二原》曰："刺诸热者，如以手探汤，刺诸寒者，如人不欲行。"将留针的时间长短作为定量标准，不同的病症要选择合适的针刺时间长短来进行治疗。《灵枢·终始》曰："病痛者阴也，痛而以手按之不得者阴也，深刺之；痒者阳也，浅刺之。"指出了要根据病情来正确把握针刺的深浅，采取恰当的针刺刺激量。

汉至南北朝时期，皇甫谧对前人的资料进行了大量的整理和总结，对每一个腧穴的针刺深度进行了具体的阐述。隋代至明代时期，各医家们进一步地丰富了针刺量化的理论，详细描述了针刺补泻手法的刺激量大小，指出大补大泻与平补平泻针刺量是不同的，要依据患者的病情来选择合适的针刺量。古代诸多医家对于针刺计量学的阐述还处于朴素阶段，并没有一个精确的、规范的概念，体现出了古代针刺萌芽状态的量学观，同时古代医家们也已经认识到了针刺量与效之间的联系，不同的针刺量会对针灸治疗效果产生不同的影响，并提出了一定的起效标准，但直至石学敏院士首次提出针刺手法量学，才使针刺治疗量的确定更加详细、客观，并确定捻转补泻手法新定义和量化操作规范，使传统针刺手法向标准化、剂量化发展。

一、针刺手法量学临床研究

（一）针刺手法量学四大要素的构成

针刺手法量学四大要素包括针刺作用力的方向、大小，手法所持续时间与两次施术间隔时间。

1. 作用力的方向

作用力的方向是决定补和泻的重要因素之一。十二经脉以任督二脉为中心，两手拇指开始捻转时作用力切线的方向为标准，医生采用面向患者的体位，规定作用力的方向向心者为补，离心者为泻。捻转补法具体操作为捻转时加作用力，倒转时自然退回，一捻一转连续不断，捻转泻法与之正相反。任督二脉腧穴则采用迎随补泻、呼吸补泻或平补平泻。

2. 作用力的大小

捻转补泻与作用力的大小有直接关系。捻转时，小幅度、高频率，其限度为 1/2 转，频率为每分钟 120 次以上为补；捻转时，大幅度、低频率，其限度为 1 转以上，频率在每分钟 50～60 次为泻。在施行补法时，术者手指轻轻地捻转，然后自然退回，形成一个有节奏的捻转频率，以达到徐徐地激发经气的作用。在施行泻法时，术者手指、腕及全臂协调用力，其作用力较大，能迅速激发经气，以达到气至病所的目的。

3. 手法所持续时间

施行捻转补泻手法所持续时间的最佳参数为每个穴位 1～3min。这一参数是经过对正经 362 穴，经外 50 余穴的逐一考察对比提出的。

4. 两次施术间隔时间

针刺治疗后其持续作用时间因病而异，为找出针刺治疗有效作用的蓄积时间，经对 50 余种病进行逐一研究，提出每个穴位在治疗不同病种中所持续时间的最佳参数。如针刺人迎穴治疗脑血管疾病，施术 3min，其脑血流图改变最为明显，施术后 6h 其脑供血开始衰减。因此，对此疾病应该 6h 蓄积一次治疗。再如，针刺治疗哮喘施捻转补法 3min 后，肺内哮鸣音减少，患者症状缓解，最佳有效治疗作用时间持续 3～4h，此后继续针刺治疗才能达到有效的蓄积作用。

临床上应根据以上四大要素来决定"计量"。当然，机体接受刺激的强度存在较大的个体差异，还应根据患者的体质、肥瘦等因素进行适当的调整，但不能因此而认为针刺手法的刺激量是不能确定的。

（二）针刺手法量学的临床应用

随着临床研究的不断深入，针刺手法量学的范围逐渐扩大，包括时间因素（介入时间、留针时间、针刺间隔时间及疗程）、针刺手法频率及进针参数（方向、深度）等因素。

1. 针刺时间

（1）针刺介入时间　人体的机能状态受着各种因素的影响，随着自然界在不断变化。古代就有子午流注针法、灵龟八法与飞腾八法等，认为气血在不同的时辰有盛有衰，且对针刺的疗效产生影响，故选择适当的针刺介入时间对针刺疗效有着十分重要的意义。杜果等[2]将160例特发性面神经麻痹患者分为发病后1～3天针刺的A组、4～7天针刺的B组、8～21天针刺的C组和未接受针刺治疗的对照D组各40例，观察比较各组治疗前后1个月、3个月的House-Brackmann面神经功能分级量表评分、瞬目反射与面神经生理评估（潜伏期、波幅），结果发病后4～7天针刺的效果更明显，差异有统计学意义，表明针刺治疗特发性面神经麻痹存在最佳介入时间。路璐[3]将120例中风急性期肢体不利患者随机分为4组，分别在发病后24h、72h、7天与9天后开始介入针刺治疗，观察比较各组治疗前后神经功能缺损评分及程度评定表以及Barthel指数法评分，结果显示发病后72h针刺治疗效果最佳。

上述研究表明针刺介入时间对针刺疗效有重要的意义，不同时间内人体状态和疾病进程的差异导致了针刺疗效的不同。

（2）留针时间　留针目的是增强针刺针感、持续刺激神经从而增强针刺疗效。《素问·离合真邪论》有"静以久留，以气至为故"的描述，又有明代杨继洲《针灸大成·席弘赋》中"下针麻重即须泻，得气之时不用留"，从古至今，对留针时间的研究从单一穴位向整体不断发展，留针时间逐渐延长。目前临床上以留针30min左右最为多见，许多研究亦以此时间为标准，对比其他不同留针时间所产生的疗效。赵燕燕[4]将90例脑卒中后复杂性区域性疼痛综合征（CRPS）患者随机分为留针30min的研究组和留针60min的对照组各45例进行评价比较，结果表明针刺对脑卒中后CRPS有明显镇痛作用，且留针30min的疗效更好。

临床中也存在长时间留针会使治疗效果更佳的研究，李丽萍等[5]通过比较不同时间头皮针留针治疗髓海不足证的无痴呆型血管性认知障碍（VCIND）患者的疗效，发现对于针刺治疗VCIND患者，头皮针留针时间10h治疗效果明显优于头皮针留针30min的治疗组以及头皮针留针1h的治疗组。

以上研究说明不同留针时间会对针刺疗效产生影响，并且留针时间的量化标准存在许多的影响因素，例如患者身体状况、疾病性质与病位深浅程度等。留针时间并非越长越好，针刺穴位后，随着时间的推移，针刺效应会经过升高-峰值-降低-消失的过程，故长时间的留针会使针感逐渐变弱。尚需要综合多方面因素总结最佳的留针时间。

（3）针刺间隔时间　是指一次针刺治疗结束和下一次治疗开始之间所经历的时间。治疗大多数疾病需要反复施加针刺刺激，才能得到显著的疗效。如钟润芬等[6]研究发现为对于治疗腰椎间盘突出症的疗效，每日1次和隔日1次的针刺治疗要优于每3日1次。从节约医疗成本方面考虑，隔日针刺更被推荐。

（4）针刺疗程　针刺存在持续性效应，会随时间的推移逐渐衰减。适当的针刺疗程是保证针刺持续性效应和巩固针刺疗效的重要环节。

针刺疗程的选择受病程的影响。张鹏翔等[7]研究发现临床上行针刺治疗肩关节疼痛应以2个疗程为最佳，依据患者实际恢复状况增减治疗时间。说明存在最佳的针刺疗程，针刺疗程并非越长越好。针刺疗程的选择受操作手法等主观因素以及病程、病位和病性等客观因素影响。目前尚缺乏疗程与疗效的相关独立性研究，对量化标准有待进一步探索。

2. 针刺手法频率

针刺手法频率与疗效的相关性已引起广泛关注。高嘉营等[8]观察比较不同频率提插手法治疗中风后肩手综合征的疗效差异，将中风后肩手综合征患者随机分为1r/s、2r/s和3r/s组，3组均以合谷、阳池与外关等穴为主穴，结果针刺3r/s组能取得更好的疗效，提示高频率针刺刺激优于低频率刺激。洪寿海等[9]观察不同频率提插针刺手法对功能性消化不良上腹痛综合征患者疗效及血清胃运动相关激素的影响，结果显示120次/分与180次/分手法针刺组对功能性消化不良上腹痛综合征患者的疗效优于其他频率治疗的疗效。

3. 针刺方向

针刺理论中有关方向的研究大致分为以下几类：一类为顺或逆着经络循行方向针刺；一类是向

病灶方向针刺，还有直刺、斜刺等。金代医家张璧的《云岐子论经络迎随补泻法》中言："凡用针，顺经而刺之，为之补；迎经而夺之，为之泻：此谓迎随补泻之法也。"《针灸大成》中言："得气以针头逆其经络之所来，动而伸之，即是迎；以针头顺其经络之所往，推而内之，即是随。"此种根据经络循行来选择针刺方向的手法在针灸治疗中有着重要的意义。何玲玲等[10]认为朝百会方向针刺四神聪可以改善睡眠质量，减少抑郁和焦虑程度；逆督脉方向针刺可以有效治疗失眠等病症；朝病灶方向透刺可使局部的针感更强。说明同一穴位不同针刺方向会产生不同的治疗效果。邱曼丽[11]将60例膝骨关节炎患者随机分成斜刺45°的治疗组（针向病所）30例与直刺的对照组30例。选取髌中、阳陵泉与血海等穴位，通过观察VAS和Lysholm膝量表进行评价，结果显示在膝关节功能评分上，治疗组高于对照组。表明斜刺法较常规直刺法更能有效地治疗膝骨关节炎，提示向病灶方向针刺与针效密切相关。

4. 针刺深度

《黄帝内经》中论述过有关针刺深度的问题，《灵枢·九针十二原》记载："针太深则邪气反沉，病益。"《灵枢·卫气失常》中言："夫病变化，浮沉深浅……病间者浅之，甚者深之。"《素问·刺要论》中记载："刺有浅深……浅深不得，反为大贼。"古籍中指出针刺的深浅是由病位深浅来决定的，针刺到一定深度是得气的前提，各个穴位均存在针刺深度范围，在此范围内寻找治疗不同疾病时每个穴位的最佳针刺深度，使针刺深度标准化、规范化，对临床针刺疗效有着十分重要的意义。黎慕夫等[12]研究表明芒针深刺较毫针针刺更能有效治疗良性前列腺增生症。李英南等[13]证实深刺地仓、颊车穴对周围性面瘫的疗效较浅刺好。

上述研究结果均显示深刺疗效要优于浅刺，考虑可能与对腧穴部位组织的刺激大小有关，针刺越深则越增加针身与组织的接触面积，能刺激不同层次的多种感受器。针对不同的疾病和针刺治疗想取得的效果，针刺深度的定量标准有所不同，需要更多科学的研究进一步探讨。

（三）"醒脑开窍针刺法"手法量学的研究

在中风病治疗上，石学敏院士创造性提出"醒脑开窍"针刺法，并明确特定的针刺手法量学标准，其主要穴位包括水沟、内关、三阴交等穴位。手法量学有特定要求[14]，具体如下：

内关穴：采用捻转和提插相结合的泻法。患者仰卧位，取双侧内关穴进针1.0～1.5寸，得气后施捻转手法，即医者面向患者，左右手分别持右侧的针柄，左手拇、示指顺时针捻转（此时拇指所施作用力方向为离心）并自然退回，右手拇、示指逆时针捻转（此时拇指所施作用力方向为离心）并自然退回。捻转角度>180°，捻转频率为50～60r/min，双侧同时行针，手法持续1min。

水沟穴：采用雀啄手法。在患者水沟穴与皮肤呈45°进针，对准鼻中隔方向进针0.3～0.5寸，顺时针单向捻转360°，使肌纤维缠住针体，然后拇指、示指紧持针体，对准鼻中隔根部做轻柔、快速提插，以患者流泪或眼球湿润为度。

三阴交穴：采用提插补法。患者仰卧，下肢伸直稍外旋，取患侧三阴交穴，医者左手轻轻地压在患肢膝部或脚面，右手持针在胫骨内侧后缘与皮肤成45°斜向后刺入，进针1～1.5寸，行重插轻提的提插补法，使针感传至足趾，以患侧下肢抽动3次为度。

除上述主穴外，对相应的配穴尺泽、极泉、委中及随症加减的腧穴如风池、完骨、翳风、天突、合谷、丘墟透照海等也作出具体的手法量学要求。

二、针刺手法量学基础研究

1. 神经生理

在神经电信息的针刺手法的作用规律与机制的研究中，刘阳阳等[15]证明了针刺手法引起的神经电信号具有混沌特性，不同手法的混沌吸引子不同，并阐释了其动力学特征，明确了不同针刺手法诱发神经电信息编码存在差异，这可能是不同针刺手法效应差异的机制之一，同时也探讨了针刺诱发神经放电的相关机制，这为从神经系统角度研究针刺作用原理提供了新的思路。

从现有的研究结果来看，仍有一些问题尚不能解释，例如在神经通路的不同节点，针刺手法电信号有着不一样的变化规律，这可能与神经元内在兴奋性相关，或者与神经网络的相互作用有关。因此，进一步鉴定对针刺有响应的神经元类别、探究信号转导方式及过程，明确不同针刺手法/频率对神经元影响的差异，以及对效应指标的影响，都将是我们今后研究的内容。这些研究将有助于揭示针刺作用原理，阐释针刺手法效应差异的科学机制。

2. 蛋白质组学

通过寻找与脑缺血相关及针刺起效的靶蛋白，从蛋白质组学层面探讨脑缺血的病理机制及不同针刺手法治疗脑缺血性损伤的作用机制。以双向电泳联合质谱技术，温景荣等[16]初步发现与脑缺血相关以及不同针刺手法治疗脑缺血的部分靶蛋白，研究表明不同针刺手法，所响应的蛋白不同，有些与细胞生长、分化、周期调控、信号转导有关，有些与氧化应激反应、能量代谢、热休克反应有关，醒脑开窍针刺法治疗缺血性中风是通过不同腧穴采用不同的针刺手法，而影响多途径、多靶点、多层次，综合调控作用的结果，可能是由多信号途径介导的。

3. 能量代谢

李平等[17]采用红外热像技术对多种捻转补泻针法是否存在不同效应以及补泻效应进行了实验研究，并从能量代谢角度揭示了捻转补泻效应差异的部分机制。研究结果证实，三种捻转补泻手法的补法和泻法操作的确产生了不同的温度效应，而且补泻效应以石氏捻转补泻手法更为明显。关卫等[18]从能量代谢相关酶活性变化的角度探讨了石氏捻转补泻手法补泻效应差异的部分机制，研究结果证实，不同补泻手法所致能量代谢水平的变化可视为针刺补泻手法温度效应的作用机制之一。

4. 电学特性

Lin等[19]以健康受试者为研究对象，使用交叉设计来比较不同操作对个体的影响。采用AgilentB1500A半导体分析仪，研究经络定向补泻操作下的电学特性。测量了不同手法下的经络电流，并比较了健康个体的补泻手法的差异（将补法定义为进针角度为45°，针尖与经络方向相同。相反，泻法定义为进针角度为45°，针尖方向与经络方向相反）。补法中的电流明显更大。在相同的操作方法中测量的电流没有显示出经络之间的统计差异。

三、针刺手法参数量化方法

1. 超声成像技术

伍晓鸣等[20]针刺过程中采用高频肌骨超声技术实时动态观察针尖到达穴位深面各解剖层面（皮肤、皮下脂肪层、浅筋膜层、肌肉层、深筋膜层、骨膜、神经、血管等）时的得气情况，实现了对针刺深度这一进针主要参数的量化。

严骄俊等[21]采用超声弹性成像技术在针刺得气时和针刺后对穴区进行检测，记录穴位以及左右参照点（同等深度旁开2mm）得气前后组织软硬度的差异，显示针刺时针尖及其运动状态和周围组织结构，以实现空间精准确定，实现对针刺深度这一参数的量化。

2. 传感器检测技术

应用电阻传感器技术采集针刺手法参数转换成电阻变化信号，通过记录可变电阻影响下的电压变化形成手法波形，对针体位移矢量（即捻转的角位移、提插的线位移）以及针刺频率进行测量，实现对提插、捻转、摇摆针刺手法各个参数的量化。如ATP-I型针刺手法参数测定仪[22]、中医针刺手法用传感针等相关针刺手法参数分析仪器都使用了电阻传感器技术。

丁光宏等[23]基于现代集成传感技术和生物力学原理，应用力传感器将采集的进行各种针刺手法操作时针体上的拉压力和扭转力矩，形成相应的手法波形及数值，实现了对提插、捻转手法在针体作用力的实时检测和量化。

3. 视频动作捕捉技术

许刘留等[24]通过运动视频分析技术从运动学和动力学角度可分析提插手法和捻转手法时手部位置和手指角度的关系。应用三维运动跟踪技术，对所采集的运动视频进行运动图像解析，可获得拇、示指各小关节在 x、y、z 三轴的运动幅度、速度、操作时程和稳定性等数据，实现对提插、捻转平补平泻手法操作时手部关节运动角度以及其他各种参数的量化。

杨鹏等[25]运用 NDI 视频动作捕捉系统对采集的运动视频进行分析，并对提插和捻转两种针刺手法手部相关关节运动角度进行精确测定，比较提插、捻转手法时关节角度变化幅度的差异从而实现对提插、捻转两种手法相关参数的量化。

4. 激光散斑成像技术

李晓梅等[26]在实施针刺手法操作时借助激光散斑血流视频监测系统对穴区局部皮肤血流灌注量进行实时监测，发现针刺不行手法、行平补平泻法或者行提插补泻手法对局部皮肤微循环血流灌注量影响不同，实现了对行不同手法针刺手法时血液灌注量这一参数的量化。

5. 肌电信号检测技术

赵钧等[27]借助肌电信号检测技术，研制了提取穴位局部肌电信号和指尖微细动脉容积脉搏波的实验装置，在针刺穴位状态下，提取出得气前后和不同手法时得气穴位局部肌电信号和容积脉搏波。对实施补法、泻法两种针刺手法时穴位局部肌电变化、指尖微动脉容积脉搏波变化这两种参数以及针刺疗效进行了量化。

6. 红外热成像技术

宋杰等[28]在针刺过程中借助红外热成像技术对穴点温度进行检测，将经络、腧穴的温度客观呈现出来，反映观测区皮温动态变化，进而反映能量状态。对针刺得气前后皮肤温度这一参数以及针刺疗效进行了量化。

7. 正电子发射体层成像技术

张贵锋等[29]利用正电子发射体层成像（positron emission tomography，PET）技术观察针刺后产生的感觉特点以及针刺时不同感觉状态下脑中枢的激活特点，发现相同脑区（BA22、BA45）的激活可能与医生针下沉紧等得气指征相关；酸麻胀重感和刺痛感所单独特异性激活的脑区可能对应性地与自我所感觉到的酸麻胀重感和刺痛感分别相关，实现了对腧穴定位的准确性这一针刺得气指标的量化。

8. 功能性磁共振成像技术

陈凤英等[30]在针刺过程中借助功能性磁共振技术行全脑功能成像，将采集的功能图像进行分析发现不同刺激方式、不同刺激强度、受试者的不同针感，脑部被激活区域有所不同，而针刺信息的传入或传出，均与高级中枢的整合作用密切相关。实现了从脑中枢的角度对针刺得气这一指标的客观量化。

9. 电压信号检测技术

张园园[31]在针刺时采用电压信号检测技术，以激磁线圈和感应线圈为传感元件，以感应电压信号的时域特征为量化参数，直接从针体的运动状态及行为轨迹角度对针刺手法进行量化，将针刺手法以波形、数值两种形式进行量化，精确地表征针刺手法的提插深度、捻转频率及操作时间等物理量。而不同针刺手法的电压上升时间、电压下降时间、电压上升时间与电压下降时间之比组间差异，可以实现不同手法的分类与识别。

（郭永明 陈 波）

第三节　现代针法研究

一、国家中医药管理局评选出的首批针灸相关学术流派传承工作室

1. 澄江针灸学派传承工作室

澄江针灸学派是以承淡安（1899～1957 年）先生为创始人，以邱茂良、程莘农、杨甲三、杨长森、杨兆民、肖少卿、夏治平等众多学术传承人为追随者，共同形成的学术共同体，对近现代针灸学术体系的构建和发展，特别是现代针灸高等教育模式的建立，发挥了开创性、示范性作用。1957年由江苏中医学校（南京中医药大学前身）编写并由江苏人民出版社出版的《针灸学》教材，被誉为新中国针灸学科的奠基之作、首创之作，也是澄江针灸学派早期在南京的骨干成员对我国现代针灸事业发展作出的突出贡献。澄江针灸学派主要学术思想可概括为：

（1）主张"守持传统、积极纳新"的中西医学汇通思想　坚持经典理论的指导性地位，重视经络研究，提出经脉循行、病候和腧穴主治间的关联，并指出临床病候是经络理论的价值和本质所在。同时援引生理学、解剖学等知识阐释传统针灸理论，为腧穴赋予形态学意义，创"三边"、"三间"体表标志取穴法，并首次以西医病名分列条目论述疾病的针灸治疗。

（2）强调临床疗效价值，针灸方药并重　开以针灸疗法调治伤寒六经病之先河。组方以辨证取穴为原则，提倡针药合用，各取所长。治疗时善取阳明，着重顾护胃气。灸治方面，对量效关系、施术种类及施术部位进行了规范，界定灸治量。

（3）注重指力与手法练习　取悬腕持针、捻钻纸垫的方法练习指力，以求捻针有数，进针有度，针到气至。主张手法可区分刺激强弱，在治疗疾病时应注意虚实之间的关系。同时用定性、定量的方式确立补泻手法操作规范，并诠释了得气、气至与守气的关系。

（4）对针灸器具进行了创新　创制了毫针制作的质量行业标准，规范了毫针的选材、外观、规格与工艺等细节。在《素问》"静以久留"的理论基础上，改良推广了皮内针在临床上的应用。在雷火神针与太乙神针的基础上研制了更为价廉效优的"念盈药艾条"。

2. 长白山通经调脏手法流派传承工作室

长白山通经调脏手法创始人是刘冠军（1930～2002 年）。主要学术思想为外通经络，内调脏腑；四诊合参，尤重脉诊；针灸取穴，顺应日时。

（1）认为经络与脏腑是维持正常生理功能的关键　经络内属脏腑，外络关节，濡润腠理，通经调脏手法以"经络-脏腑相关"理论为依据，强调经络辨证，注重疏通经络，调整脏腑，从而沟通内外，通行气血，治疗疾病。

（2）将脉象以"两纲六要"进行划分　两纲脉区分阴阳，滑、大、浮、数为阳盛之脉；涩、小、沉、迟为阴衰之脉；六要脉则是可概括为表、里、虚、实、寒、热的脉象。

（3）主张人应顺四时之气，推崇子午流注针法　简化了推演干支的运算过程，将计时法由农历改为公历，并将运算方法编写为计算机程序，加以推广。

（4）善用针灸、推拿、贴敷等外治法　规范了针挑疗法，形成了镇静安神针法、抓痧调神法、电针膀胱经五脏背俞穴、合募配穴、运腹通经法等适用于多系统疾病的治疗体系。

3. 甘肃郑氏针法学术流派传承工作室

甘肃郑氏针法学术流派的主要奠基人是郑毓琳（1896～1967 年）。学派始创于郑云祥、郑老勋，成形于郑毓琳，由郑魁山传承完善。主要学术思想为针气结合，注重补泻；重视押手，双手协作。

（1）针气结合，注重补泻　注重针刺与气感的结合，提倡从气论治，以补泻思想统领针刺治疗

全程，认为得气、行气与守气是调整人体气血以御外邪的关键。

（2）重视押手，双手协作　主张在施术前以揣穴的方式感受、催动经气，强调双手行针，重视进针、出针时押手的候气与关闭作用。

（3）形成了完善而独特的郑氏针法体系　包括以八纲辨证、治病八法为理论指导创立的"二龙戏珠"、"喜鹊登梅"、"金钩钓鱼"、"白蛇吐信"、"怪蟒翻身"、"金鸡啄米"、"老驴拉磨"、"鼠爪刺法"八种郑氏家传针法；精炼于复式补泻手法"烧山火"和"透天凉"的热补凉泻法；以及以温、通、补为特色的温通针法。

（4）重视时间针法　将纳子法、纳甲法与灵龟八法同公历日历融合，创制简单便携的袖珍式"子午流注与灵龟八法临床应用盘"。

4. 管氏特殊针法学术流派传承工作室

管氏特殊针法学术流派创始人是管家岱（1844～1912 年），主要传承人有管庆鑫、管正斋、管遵惠等。主要学术思想为重视传统针灸，遵循经络辨证，提倡时间医学，并在传承经典的基础上革新创立了许多特色针法。

（1）重视中医经典与传统针刺手法　认为针灸诊治疾病应以经络辨证为基础；总结制订了三部配穴法、俞募配穴法、九宫配穴法等 16 种配穴法，用以规范针灸临床处方。

（2）创立特色针法　以《黄帝内经》为理论依据，形成了以管氏下针十法、管氏乾坤午阴针法、管氏基础补泻手法、管氏复式补泻手法、管氏特殊补泻手法等为代表的特色针刺手法体系；并发展创新了管氏舌针、过梁针、热针、耳针、蜂针等流派特色针灸疗法。

（3）增加"同宗交错"开穴法　基于徐凤所著《针灸大全》记载的"子午流注逐日按时定穴诀"，增加了"同宗交错"开穴法，丰富了子午流注针法理论。设计了年、月、日、时干支查对表以及开穴表，简化了复杂的灵龟八法开穴程序。

5. 广西黄氏壮医针灸流派传承工作室

广西黄氏壮医针灸流派创始人是黄瑾明（1937 年生）。主要学术理论有气血均衡、三道两路、三气同步、毒虚致病理论等，临证时以"调气、解毒、补虚、祛瘀"为准则治疗疾病。

（1）气血均衡，三道两路，三气同步　认为气血是构成、润养人体的根本所在，三道两路（谷道、气道、水道、龙路、火路）通畅，三部之气（天气、地气、人气）同步谐和，是保持机体和顺条达的关键。

（2）主张百病之因，外责之毒，内本于虚　毒是致病的基础，虚是毒侵的前提。毒虚相因，阻滞三道两路，使三部之气失调，以致气血失衡，发而为病。

（3）提出"调气、解毒、补虚、祛瘀"八字治则　"调气"指激发、调畅人体之气，壮医认为"气调则道路自通，路通则气血自畅"，因此"调气"为针对气血失衡病机的总则。毒是一切致病因素的总称，凡患病者，皆有邪毒扰袭，故"解毒"乃疗病之本。"补虚"则针对气血偏衰者，旨在扶正祛邪，运用时重视食疗，多用血肉有情之品。"祛瘀"三要义为祛瘀、疏通、生新，意在祛除瘀滞，通畅道路，均衡气血，以使三部之气同调，气血化生不竭。

（4）推崇针灸药罐联合疗法治病　以壮医针刺法、壮医药线点灸疗法和壮医莲花针拔罐逐瘀疗法为核心。倡导无痛针灸，不强求针感。善用梅花穴、月亮穴、脐环穴、耳环穴等特定穴，临床用于治疗神经系统、消化系统以及皮肤科疾病等。

6. 河南邵氏针灸流派传承工作室

河南邵氏针灸流派创始人是邵经明（1911～2012 年），曾师从针灸大家承淡安。主要学术特色为辨病辨证并重，针灸药共举；重视手法，务求得气；选穴少而精，善用特定穴。

（1）诊断力求精准，讲求病证合参　除六经、脏腑、经络辨证外，尤为重视八纲辨证对临床治疗的指导意义。

（2）**主张针灸药相须为用**　特别是治疗疑难杂症时，不应拘泥于形式和手法，提倡灵活施治，针药并举，内外兼顾。

（3）**针法以得气为度**　将针刺刺激量分为强、中、弱三种，强调施行针刺手法时，不能仅以医者的手法强弱为衡量标准，还应密切留意患者的主观感受。

（4）**临证选穴少而精**　常以 3～5 穴为一组处方，强调"取穴有主次，施术有先后"，并善用特定穴。独创了"邵氏五针法"、"调卫健脑"、"五神针"等特色治法，用于治疗失眠、脑瘫、面瘫、眩晕、卒中等神经系统疾病，哮喘、过敏性鼻炎等免疫性疾病以及胃痛、溃疡性结肠炎等消化系统疾病。

7. 湖湘五经配伍针推流派传承工作室

湖湘五经配伍针推流派重要奠基人为刘开运（1918～2003 年）。学派发轫于清同治年间御医刘杰勋创立的"刘氏小儿推拿术"。主要学术思想有五经配伍，五行制助；经脏相关，归经施治等。

（1）**五经配伍，五行制助**　强调经络、腧穴与脏腑间的五行生克制化关系。认为五经（脾经、肝经、心经、肺经、肾经）应五脏，五脏应五行，并以此指导取穴与补泻。

（2）**经脏相关，归经施治**　认为"经"可纵向统率"多脏"，"脏"可横向司控"多经"，多经对多脏可纵横交叉调控。临证时"责主脏，重本经"，通过判断症状所属经脉，针对主病之脏腑确立治疗所取的五经及经穴，再以针法、灸法或推拿手法及清补原则进行调治。

（3）**创立特色诊疗技术**　吸纳湘西地区苗医技法，在推拿及针灸领域均有革新，创立了"推五经、调五脏"五经配伍推治法、三段取穴法、张力平衡针法等特色诊疗技术，对神经系统、消化系统、生殖系统及风湿免疫类疾病治疗效果显著。

8. 靳三针疗法流派传承工作室

岭南针灸新学派靳三针疗法创始人为靳瑞（1932～2010 年）。主要学术思想包括治神得气；辨证补泻；三针取穴，直指病所。

（1）**治神得气**　认为针刺获效关键在于"治神"，在针刺过程中应始终保持调神的理念，提出"定、察、安、聚、入、合、和、实、养"治神"九字诀"。

（2）**辨证补泻**　强调针刺补泻手法是获效之关键。以疾徐补泻为基本手法，将各式补泻手法归纳为大补大泻、小补小泻和导气同精等 3 种手法。

（3）**三针取穴，直指病所**　根据藏象理论、经络循行规律和穴位分布特点，结合临床经验，对选穴组方进行精心凝炼，创立了靳三针穴组。包括：局部作用三针、调心神三针、阴阳病证三针和脑病三针等。各穴组均联合 3 个穴位或者 3 组穴位，利用其协同作用，在治疗弱智、孤独症、多动症、脑瘫、中风病等脑病和过敏性鼻炎、哮喘、荨麻疹等过敏性疾病以及各类痛证、疑难杂症方面独具特色。

9. 辽宁彭氏眼针学术流派传承工作室

辽宁彭氏眼针学术流派创始人是彭静山（1909～2003 年）。彭氏眼针以五轮八廓学说为理论基础，主要学术特色为观眼识病和眼针疗法。其优势病种包括近视、白内障等眼部疾病以及神经系统、呼吸系统、循环系统疾病。对于痛证、功能性肠病等亦有良好疗效。

（1）**核心理论为"眼针八区十三穴络脑通脏腑"**　认为左眼属阳，右眼属阴，并以瞳孔为中心通过 4 条直线把眼部平分为八区，左眼穴区顺时针排列，右眼穴区逆时针排列。十三穴分别为五脏及其相表里的五腑与上、中、下三焦。

（2）**辨病治疗的关键为观眼识病**　即通过眼轮的形态、颜色变化诊察全身疾病，判断病因、病位与病势转归。

（3）**取穴方法分看眼取穴、病位取穴和循经取穴**　刺入后一般不行针，如未得气，可把针稍提出再重新刺入；补泻方法以顺行为补，逆行为泻。

10. 蒙医五疗温针流派传承工作室

蒙医五疗温针流派是古代蒙古族人民在与自然和疾病的斗争中，吸纳藏医学及中医学理论，逐渐形成的独特学术体系。基本理论有三根七素平衡理论、黑脉白脉系统等，以蒙医五疗法和温针灸法为治疗特色。

（1）**蒙医五疗法** 包括驱逐脉病、下泻病血的放血疗法，封闭脉道、阻止病邪的灸疗法，驱逐湿毒、镇风消肿的浸浴法，流通气血、舒经活络的涂治法，增强胃火、散积消聚的穿刺法。

（2）**蒙医温针灸法** 是指运用特制的银针在人体腧穴处给予针刺刺激，并将艾绒点燃固定于银针针柄，从而防治疾病的蒙医外治疗法。本法对腰椎间盘突出症、颈椎病、风湿性关节炎、失眠等疾病有显著疗效。

11. 四川李氏杵针流派传承工作室

四川李氏杵针流派由李氏先祖李尔绯习自道家，历 14 代密传，由传承人李仲愚（1920～2003年）公之于世。学术思想主要源于羲黄易学，其针具、取穴及施术手法均自成一派，独具特色。最具代表性的为三类特殊穴位、四件杵针工具及五种施术手法。

（1）**杵针疗法特殊穴位** 主要以河车路（沿任督二脉分布）、八阵穴（以八卦相应八方）以及八廓穴（五官周围分布）为代表，治疗以原络、俞募配穴及河车、八阵为主，天应为导向。

（2）**杵针** 以铜、玉石、牛角及优质硬木等材料制作，类似于九针中的鍉针，共包括 4 件，分别为用于河车路段的七曜混元杵、用于八阵穴的五星三台杵、用于肌肉丰盛处的金刚杵和用于五输穴与八廓穴的奎星笔。

（3）**杵针施术手法** 杵针持法分执笔式与直接式，行针法分寻按行杵法和指压行杵法。施术手法主要包括点叩手法、升降手法、开阖手法、运转手法与分理手法五种，总以轻且快的手法为补法，重而慢的手法为泻法。杵针治疗时无须刺破皮肤，以无菌、无创和无痛见长，兼具针砭与推拿之益，安全有效。

二、创新特色针法

（一）电针法

电针法，是在毫针针刺得气后连接电针仪，通过接近人体生物电的微量电流作用于相应部位，从而防治疾病的针刺疗法。电针将针刺与电刺激的生理效应相结合，不仅能够提高针刺疗效，扩大针刺治疗范围，还能在一定程度上替代手法运针，节约人力。

1. 仪器与操作

（1）**电针仪器** 电针是传统针灸学与现代电子技术结合的产物。目前临床使用的电针仪大多为低频脉冲式，参数包括波形、波幅（强度）、波宽、频率、节律和持续时间等。

（2）**选穴处方** 电针法的处方配穴与毫针刺法相同。治疗时选穴宜成对，多以同侧肢体的 1～3 对穴位为宜。

（3）**操作方法** 针刺得气后，将同一输出端的两根导线连于毫针的针柄或针体。接通电源，选择波形和频率，慢慢调高至所需电流强度。通电时间一般为 5～20min，用于镇痛则一般为 15～45min。治疗结束后，断开电源，取下导线，最后按毫针起针方法将针取出。

2. 临床应用

电针临床适应证广泛，对于内、外、妇、儿、五官、骨伤等各科疾病均有疗效。电针疗法在镇痛方面疗效尤为明显，对于三叉神经痛、嵌压性神经病、术后神经痛、肿瘤压迫或浸润神经、卒中后疼痛等各类神经病理性疼痛均可有效缓解。此外，电针对各类神经系统、循环系统、消化系统以及免疫类疾病均有良好疗效，如缺血再灌注损伤、脑卒中后遗症、多发性神经炎、癫痫、功能性便秘、尿潴留、风湿性关节炎、类风湿关节炎等。

3. 现代研究

电针的波形、波幅、频率和治疗时间等参数综合体现为电针治疗的刺激量，是影响疗效的重要因素。电针治疗的刺激量并非越强越好，适宜的刺激量才是疗效最大化的关键。韩济生院士认为[32]：不同频率的电针可以激活脑内不同的神经递质和神经肽。如在穴位上给予 2 Hz 的电刺激可引起脑和脊髓释放大量脑啡肽和内啡肽，而 100 Hz 的电刺激，可引起脊髓释放大量强啡肽，两者均有镇痛作用，但各有特点。另外在同样参数下，刺激时间过长也会导致镇痛作用逐渐减弱，产生"耐受"效应。

针刺镇痛的机制主要与外周敏化和中枢敏化有关，研究显示，电针可以阻断疼痛信号的传递与接收等过程，从而发挥镇痛作用。王若愚等[33]运用 fMRI 的 3DT1 结构像分析发现，电针四神聪可降低卒中相关睡眠障碍患者左侧舌回的灰质密度，通过调节皮质对视觉信号的处理水平，改善患者的睡眠情况与认知功能。闫丽萍等[34]通过切断大鼠坐骨神经及其分支建立神经病理性疼痛模型，观察到电针委中、环跳干预能通过下调脊髓环磷酸腺苷（cAMP）、蛋白激酶 A、cAMP 反应原件结合蛋白（CREB）表达起到镇痛作用。

方剑乔根据临床经验，视病种和疼痛类型的不同总结出电针镇痛参数选用规律，如在电针频率方面，急性疼痛采用变频"先高后低"，慢性疼痛首选疏密波；电针强度以阈上刺激为宜；时程以病种定长短等[35]。

此外，电针仪运用发展至今，已与药、灸、热、光、声、磁等多个领域技术相结合，诞生了许多新型电针治疗仪，如韩氏电针仪、电温针仪、内热式针灸仪、激光针灸仪、微波针灸治疗仪、远红外线针灸仪、磁效应针灸装置等。

（二）穴位埋线法

穴位埋线法，是指根据患者病情辨证取穴后，将医用羊肠线等可吸收缝线埋入皮下或肌层，以对穴位产生持续刺激作用，从而防治疾病的方法。较之于毫针刺法，穴位埋线法单次治疗时间短、治疗频率低，但作用时间长、刺激量大、疗效持久，目前在临床有广泛应用。

1. 用物与操作

（1）埋线用物　包括皮肤消毒用物、埋线针具、可吸收线、2%利多卡因、剪刀、无菌敷料等。目前使用最广泛的针具是一次性埋线针和一次性注射器针头，前者使用便捷、价格低廉，创伤及感染风险小，而后者更为锋锐，疼痛感低。

（2）选穴处方　通常根据针灸治疗的处方原则辨证取穴。宜选择肌肉较丰厚的部位，如腹部、背腰部等，每次选取 1～3 穴位，每 2～4 周治疗 1 次。

（3）操作方法　以埋线针埋线法为例。常规消毒皮肤后，以利多卡因做局部浸润麻醉，取约 1cm 长的可吸收线套于埋线针尖缺口处，两端用止血钳夹住。一手持针，一手持钳，针尖缺口向下以 15°～45°角刺入，当线完全埋入皮下后，再进针约 0.5cm 后出针。用无菌干棉球压迫止血，以无菌敷料包扎保护创口 3～5 天。

2. 临床应用

穴位埋线法临床应用广泛。治疗范围涉及内、外、妇、儿、皮肤、五官等各科疾病，对慢性病疗效更佳。本法主要优势病种有胃痛、肥胖症、癫痫、哮喘、过敏性鼻炎、面瘫、腰腿痛、失眠、腹泻、遗尿、男性功能障碍、痛经、牛皮癣、神经性皮炎以及脊髓灰质炎后遗症等。

3. 现代研究

现代医学认为，线体是产生穴位埋线效应的关键因素，可吸收线进入机体后逐渐被液化吸收，是一种异体蛋白刺激的过程，可发挥物理机械与生物化学等多种刺激作用，能够增强免疫功能、提升应激能力、影响神经递质水平、促进血管新生和血液循环、提高机体代谢。如穴位埋线还可通过调节单纯性肥胖患者血清 NPY、腺苷二磷酸（ADP）水平改善瘦素抵抗及胰岛素抵抗，起到减肥作用[36]。

（三）穴位注射法

穴位注射法，又称"水针"，是以中医理论为指导，用注射器针头替代针具，刺穴得气后在穴位内注入药液，从而治疗疾病的方法。穴位注射法结合了中医的针刺疗法和西医的封闭疗法，将针刺效应与药理作用相结合，二者协同刺激，增强疗效。

1. 用物与操作

（1）注射用物　包括皮肤消毒用物、注射器及针头、药液等。根据施术部位肌肉丰厚程度选用相应规格的注射器，常用的有 1ml、2ml、5ml 注射器。

（2）选穴处方　通常根据针灸治疗的处方原则辨证取穴。宜选择肌肉较丰厚的部位或阳性反应点、压痛点等，选穴以精为要，每次选取 1～4 个穴位。急症患者每日治疗 1～2 次，慢性病一般每日或隔日 1 次。腧穴可分组交替使用，每次疗程之间宜休息 3～7 天。

（3）操作方法　患者取适宜体位，选择合适的注射器及针头抽取治疗剂量的药液。常规消毒皮肤后，将针头迅速刺入穴位或阳性反应处皮肤，轻轻推进或上下提插，待有得气感后回抽，若无回血则将药液推入。

（4）刺入角度及深度　穴位注射刺入深度一般有皮内、皮下、肌层 3 种不同层次。皮内注射为平刺进入皮内，药液注射于表皮和真皮之间；皮下注射为斜刺入真皮与脂肪结缔组织之间；穴位肌层注射为直刺入穴，深达肌肉、经脉。一般病变在表的注射宜浅，病变在里的注射宜深。

2. 临床应用

穴位注射法适用范围很广，对于消化系统、神经系统、泌尿生殖系统、运动系统、呼吸系统、循环系统等多类病症都有良好的效果，如胃肠功能紊乱、腹泻、三叉神经痛、多发性神经炎、尿潴留、滞产、肩周炎、腰肌劳损、哮喘、过敏性鼻炎、高血压、慢性湿疹、神经性皮炎等。

3. 现代研究

穴位注射作为一种针灸学的创新治疗手段，与传统的注射方式相比，具有对腧穴、经络的机械性刺激和药液产生的化学性刺激等多重效应。研究显示，穴位皮内注射多通过神经末梢吸收，可诱导多种躯体感觉-自主神经-靶器官反射通路，引起免疫应答，发挥抗炎作用。研究发现，穴位注射可有效改善变应性鼻炎大鼠的过敏性炎性反应，其作用机制可能与抑制 TLR4/AP-1 通路的异常激活，调控 Th1/Th2 细胞平衡有关[37]。

（四）醒脑开窍针法

醒脑开窍针法，是石学敏院士基于中风病"窍闭神匿，神不导气"的病机提出的治疗原则与针刺方法。选穴以阴经和督脉的腧穴为主，强调针刺手法的量化和规范化。

1. 操作方法

（1）选穴处方　醒脑开窍针法治疗中风病的"大醒脑"主穴为内关、水沟、三阴交；"小醒脑"主穴为上星、百会、印堂、双侧内关、三阴交。辅穴为极泉、尺泽、委中。

（2）操作方法　"大醒脑"：具体见本章第二节"醒脑开窍针刺法"手法量学的研究。"小醒脑"：先刺印堂，刺入皮下后直立针身，采用轻雀啄手法，以流泪或眼球湿润为度；继之刺上星，最后刺百会，以 120～160 次/分的转速行手法 1min；余主穴操作同前。辅穴极泉采用提插泻法，以患侧上肢抽动 3 次为度；尺泽采用提插泻法，使患者前臂、手指抽动 3 次为度；委中采用提插泻法，使患侧下肢抽动 3 次为度。

2. 临床应用

醒脑开窍针法创立之初主要用于中风病及其后遗症的治疗，随着相关的基础及临床研究不断深入，目前发现醒脑开窍针法对于抑郁症、认知障碍、小儿脑瘫、运动神经元病、颈椎病、眩晕、呃逆等众多疾病也有良好疗效。

3. 现代研究

倪光夏等[38]研究发现，醒脑开窍针法可通过恢复缺血再灌注大鼠大脑皮质微丝、微管等细胞"骨架"来修复病变神经元结构，重塑神经功能。另外，此针法还可调控 ERK1/2 信号通路，抑制 MMP9 活性，降低炎性因子表达[39]；抑制星形胶质细胞相关指标胶质纤维酸性蛋白（GFAP）、水通道蛋白-4（AQP-4）的表达，进而减轻对血脑屏障的破坏[40]。张杰等[41]临床研究发现，醒脑开窍针刺法可通过调节 FGF23-αKlotho 通路活性，促进内皮损伤修复，进而改善脑小血管病患者的内皮功能，促进运动功能的恢复。

（五）贺氏三通针法

贺氏三通针法，是国医大师贺普仁在多年临床经验中总结提炼的"病多气滞"这一病机观点的基础上，创立的以"微通"、"温通"、"强通"为法的特色针灸治法治则。"微通"法以毫针刺法为主，"温通"法以火针疗法和艾灸疗法为主，"强通"法以三棱针或其他针具刺络放血为主。

1. 治则治法

（1）治法特点　"微通"法重在以毫针微调经气，从而疏通经脉，通调经络气血。"温通"法重在以火力和温热刺激，温散寒邪，通经活络，本法治疗病势急者时多使用火针，病势缓者则多使用艾灸。"强通"法重在以刺络放血之法驱邪外出，调气通脉，祛瘀生新。三通法既可单独应用，也可多法合用。

（2）进针手法　贺氏三通针法强调"针入贵速"，认为手法轻巧、无痛或少痛进针是毫针良性刺激机体、取得满意疗效的关键。同时提倡"带气进针"，要求医者进针时须运气于指尖，使气随针走，针随手入，以加强针刺治疗的效果。

（3）行针手法　运用手法行针时应做到适度、精妙，不可盲目施加补泻。贺氏三通针法认为，补法当"轻、柔、徐"，泻法则应"重、刚、疾"，行针时须留心体会针感的微妙变化，根据不同患者相应的症状、年龄、性别、体质、取穴部位以及耐受能力等条件因人施治，以使患者获得适宜的针感，提高疗效。

2. 临床应用

贺氏三通针法临床适应证广泛，对于内科、妇科、骨伤科、皮肤科等疾病均有良好疗效，如缺血再灌注损伤、脑卒中及后遗症、三叉神经痛、头痛、面瘫、面肌痉挛、失眠、肥胖症、子宫肌瘤、痛经、多囊卵巢综合征、骨关节炎、颈椎病、湿疹、带状疱疹等。

3. 现代研究

实验证实，贺氏三通针法早期介入可提高脑缺血再灌注大鼠血清及脑组织中的超氧化物歧化酶（SOD）活性和丙二醛（MDA）含量，对缺血再灌注脑组织起到保护作用[42]。该针法还可调整合并胰岛素抵抗的多囊卵巢综合征患者胰岛素抵抗指数，降低患者总胆固醇、低密度脂蛋白胆固醇及黄体生成素水平，改善代谢异常[43]。

三、特定施术部位针法

（一）头针法

头针又称头皮针，指通过针刺头部特定腧穴线区以防治疾病的针刺方法。头针法是以传统针灸理论为基础，融合了中医脏腑经络理论与解剖学、神经生理学、生物全息理论等现代研究，逐渐发展丰富的新针法。

1. 头皮针穴名国际标准化方案

（1）穴区定位 1984 年，世界卫生组织西太区针灸穴名标准化会议制定了《头针穴名国际标准化方案》。其穴区定位以经络学说结合大脑皮质功能定位为理论指导，共 14 条穴线，分别位于额区、顶区、颞区、枕区 4 个区域的头皮部。

（2）临床应用 头针疗法适应证广泛，治疗脑源性疾病效果尤为显著，最常应用于脑卒中及后遗症，如偏瘫、失语、肢体感觉异常、延髓麻痹等。此外，头针对于痴呆、脑瘫、癫痫、舞蹈病、面瘫、不寐、癔症等神经、精神科疾病，头痛、三叉神经痛、肩周炎、腰痛等痛证，以及男性功能障碍、月经不调、经前期紧张综合征、肠易激综合征等功能性疾病均有良好疗效。

（3）现代研究 头针具有调节神经递质、优化神经电生理状态、加速神经修复、促进脑功能重塑、改善脑血液循环与抑制炎症反应等作用。fMRI 分析显示，对于健康人群行头针刺激可激活特定脑区，出现特异性脑活动改变，并能改变部分脑区间的功能连接度，协调整合形成脑网络发挥疗效[44]。病理状态下，头针则可通过协同调节扣带回、楔叶、楔前叶等多个脑区发挥作用，调整边缘系统与大脑神经元网络，从而改善运动功能，提升精神与认知能力[45]。

2. 其他常用头针法

（1）焦氏头针 由焦顺发于 1971 年创建。创立之初共有 13 个穴区，主要以大脑皮质功能定位为基础，穴区根据主治功能进行命名，如运动区、感觉区等。主张"三快针刺术"，即进针快、捻针快和起针快的针刺方法。焦氏头针对于脑卒中及后遗症、脑外伤等脑源性疾病疗效显著。临床研究表明，焦氏头针视区为主结合电针治疗复视疗效确切[46]。

（2）方氏头针 由方云鹏提出，融合了经络学说、生物全息理论与大脑皮质定位理论。四大核心刺激区，"伏象"区为总运动中枢，"伏脏"区为总感觉中枢，"倒象"区为运动中枢，"倒脏"区为感觉中枢。其他机能中枢包括"思维、记忆、说话、书写、信号、听觉、嗅味、视觉、平衡、运平、呼循"。方氏头针注重手法操作，要求"飞针直刺"，直达骨膜，以"稳、准、快"为特点。研究显示，取方氏头针中"伏象"头部、"伏脏"上焦、思维、信号、记忆治疗孤独症谱系障碍患儿，可改善患儿睡眠质量、增加其睡眠时间，且无不良反应[47]。

（3）于氏头针 由于致顺提出，以"针场"理论为基础，结合大脑皮质功能定位提出于氏头穴七区划分法。针法以透刺、丛刺、长留针和间断捻转为主，适用于治疗中风、头痛、脑瘫、癫痫、多动症等多种脑源性疾病。研究显示，于氏头针可显著改善脑出血恢复期患者的吞咽功能，减少肺炎发生率，缩短拔除胃管时间，提高临床疗效[48]。

（二）眼针法

眼针法理论由彭静山于 20 世纪 70 年代首创，主要有脏腑经络学说、气血津液学说、五轮八廓学说、华佗"观眼识病"以及生物全息理论。

1. 穴区定位

眼部穴区的划分以五轮八廓学说为指导，共有"八区八穴"。以瞳孔为中心画十字交叉线，将眼部分为 4 个象限，再将每个象限两等分，形成 8 个区，八等分线即为代表八个方位的方位线。每个方位线代表一个卦位，左眼按上北下南左西右东划分，首起乾卦于西北方，依次为正北方为坎，东北为艮，正东为震，东南为巽，正南为离，西南为坤，正西为兑。右眼的眼区则以鼻为线，与左眼穴区呈轴对称排列。即左眼经穴区顺时针排列，右眼经穴区逆时针排列，体现"阳气左行，阴气右行"的原则。最后将上述 8 个象限等分为 16 个象限，以方位线为中心，其相邻的两个象限即为一个眼穴区，共计 8 个眼穴区。每区对应一脏一腑，中心线前象限为脏区，后象限为腑区。

2. 诊治原则

眼针疗法通过观察眼球脉络的粗细、颜色的改变等，判断脏腑病变与气血虚实，从而诊治疾病。

治疗取穴以看眼取穴、循经取穴和病位取穴为原则，分别为通过眼部脉络颜色形状判断病变脏腑、经络辨证确定病变经脉以及根据病位上下选择对应的穴区或针刺位置。

3. 临床应用

眼针疗法临床适应证广泛，优势病种多，对五官科疾病如近视、白内障、耳聋，神经精神类疾病如眩晕、失眠、脑卒中及后遗症，呼吸系统疾病如哮喘，循环系统疾病如心动过速，以及痛证、功能性肠病等均有良好疗效。

4. 现代研究

研究表明，眼针疗法可通过抑制 Raf/MEK/Erk 信号通路，上调 Bcl-2 蛋白的表达减少大鼠脑缺血再灌注半暗带脑组织的细胞凋亡，改善大鼠神经功能缺损评分，并可通过促进脑源性神经因子表达修复神经元，发挥神经保护作用[49,50]。

（三）耳针法

耳针法类型多样，按刺激方法的不同有耳毫针法、电针法、埋针法、压籽法、刺血法、割治法等。

1. 穴区定位

耳穴在耳廓表面的分布形似子宫中头下臀上的倒置胎儿。主要分布规律：耳垂处穴位与头面相应；耳舟处穴位与上肢相应；对耳轮体部处穴位与躯干相应；对耳轮上、下脚处穴位与下肢相应；耳甲艇处穴位腹腔脏器相应；耳甲腔处穴位与胸腔脏器相应；三角窝处穴位与盆腔脏器相应；耳轮脚周围处穴位与消化道相应等。

2. 临床应用

耳针法适用于各种痛证、炎性疾病、功能紊乱性疾病、过敏性疾病、代谢性疾病，以及戒毒、戒烟、防病保健等。

3. 现代研究

神经解剖学研究表明，耳甲是体表唯一有迷走神经分布的区域，神经示踪技术也证实了迷走神经耳支存在向孤束核投射的纤维，耳针法发挥效应可能与副交感神经的作用关系密切。受传统针灸学启发，国外学者在传统植入式迷走神经刺激术（iVNS）的基础上发展出经皮耳部迷走神经电刺激术（tVNS）。目前研究显示，tVNS 可通过与 iVNS 相似的神经通路机制对神经系统产生调控作用[51]。

（四）舌针法

舌针法是一种基于舌的解剖特性及其与脏腑、经络、气血的联系，结合生物全息理论所共同指导的针刺疗法。

1. 穴区定位

舌穴在舌背和舌下均有分布。舌背的穴位对应人体脏腑，从舌尖到舌根依次对应人体从上到下的内脏器官；舌下的穴位对应人体肢体躯干，从舌尖到舌根是一个倒置的人形，沿着舌纵轴两侧依次分布相应的下肢与上肢穴位，舌蒂部则是与脑相应的舌穴区。

2. 临床应用

舌针法适用范围有舌感觉异常、舌体歪斜、重舌、口舌糜烂等舌体本身病症，中风后肢体感觉运动功能障碍、面瘫、脑瘫、孤独症、抑郁症等神经精神系统疾病，以及胃炎、支气管炎、心血管病、高血压等其他内科疾病。

3. 现代研究

脑血流图、fMRI 及正电子发射断层扫描显示，舌针法对脑组织的血流灌注和脑葡萄糖代谢具有显著提高作用，可改善脑组织供血，激发脑功能重组，促进相应脑区功能的激活[52]。

（五）手针法

手针法是指结合解剖学理论、传统经络理论和生物全息理论对手部一些特定的部位进行针刺治疗疾病的一种方法。

1. 穴区定位

手穴定位主要以五行特性、八卦分区、经络理论及全息理论为指导。掌面穴位主要治疗脏腑疾患，手背穴位主要治疗肢体躯干疾患。手背穴位分布近似侧立的人体，桡侧对应前正中线，尺侧对应脊柱，手指对应头部，掌指关节对应颈肩部，手背对应躯干，腕背横纹对应足部。

2. 临床应用

手针法适应证较广，对于内、外、妇、儿、五官、皮肤科疾病均有良好疗效，尤其善于治疗急慢性疼痛和功能性疾病。如哮喘、便秘、头痛、呃逆、不寐、脑卒中及后遗症、面痛、颈椎病、腰腿痛、足跟痛、痛经、小儿腹泻、遗尿、牙痛、鼻衄、目赤肿痛等。

3. 现代研究

研究显示，手穴按摩疗法可促进结直肠癌术后患者排气排便，减轻腹部胀痛[53]。通过针刺手穴膝点治疗膝骨关节炎疗效良好，可有效改善患者的临床症状和生活质量[54]。

（六）腹针法

腹针法是指通过针刺腹部穴区以治疗疾病的方法，目前主要有薄氏腹针、孙氏腹针两个流派。

1. 薄氏腹针

薄氏腹针疗法是薄智云基于神阙布气理论、脏腑经络学说、八廓学说及生物全息理论提出的，针刺腹部调节经络脏腑，从而治疗全身疾病的方法。

（1）针刺手法　薄氏腹针主张穴位分天、地、人三部不同层次。临证时，浅刺法采用"神龟图"取穴法，多针对急症与头身肢体疾患；中刺法采用循经取穴法，疏通经脉、助行气血；深刺法采用八廓辨证取穴法，主治慢性病、脏腑病变等。进针强调快而准，以"先上后下，先内后外"为顺序进针，根据患者病情将针留置于相应深度。行针刺激量较小，不强求"得气"。

（2）临床应用与现代研究　薄氏腹针适应证广泛，对脑部疾病、消化系统疾病、代谢性疾病、妇科疾病、骨伤科疾病及外科术后症状等方面独有优势。静息态 fMRI 成像显示，薄氏腹针疗法能够显著改善卒中后认知功能障碍，提高患者执行能力、记忆功能及注意力，并且可通过调节患者多个脑区的神经活动，促进中枢神经系统康复[55]。

2. 孙氏腹针

孙氏腹针疗法由国医大师孙申田据脏腑经络学说、生物全息理论、腹脑理论创立，是一种通过针刺腹部穴区以调治全身疾病的创新疗法。

（1）穴区定位　孙氏腹针疗法认为，腹部存在着一个独立完整的神经系统，相当于人的第二大脑，即"腹脑"，又称肠神经系统。腹脑与颅脑相似，可看作大脑的全息影像，信息在二者之间能够进行双向传递。据此，孙氏腹针将腹脑与大脑皮质功能定位区相对应划分腹部穴区。孙氏腹针以神阙穴为中心，上界为肋弓和胸骨剑突，下界为髂嵴、腹股沟韧带、耻骨结节、耻骨嵴和耻骨联合，外侧界为腋中线。脐以上为腹一区~腹四区，分别为情感一区、自主神经调节区、锥体外系区和运动区，主要对应额叶和顶叶。肚脐以下为腹五区~腹七区，分别为感觉区、运用区和视区，对应顶叶和枕叶。脐旁为腹八区～腹十区，分别为情感二区、腹足运感区和平衡区，对应顶叶和颞叶[56]。

（2）临床应用与现代研究　孙氏腹针疗法对神经、循环、内分泌、消化、泌尿生殖等多种系统疾病均有良好疗效，尤其长于治疗各种慢性病、疑难杂症及内伤性疾病等。运用孙氏腹针治疗失眠伴焦虑状态的患者，结果显示患者睡眠质量及焦虑程度明显改善[57]。

（七）平衡针法

平衡针法由王文远创立，强调人体的自身调整功能，是一种以针灸作为刺激手段，促进自身平衡调控系统启动，使机体完成自我修复、自我平衡、自我完善，从而治愈疾病的针刺方法。

1. 穴区定位

平衡针常用腧穴共38个，其中头颈部平衡穴9个，上肢部11个，胸腹部3个，背脊部3个，下肢部12个。穴位以部位、功能、主治命名，如治疗头部病变的平衡穴位名为头痛穴，治疗腰部病变的平衡穴位名为腰痛穴等。

2. 临床应用

平衡针适应范围广泛。优势病种主要为运动系统疾病、心脑血管疾病和神经系统疾病。对腰椎间盘突出症、颈肩腰腿痛、颈椎病、肩周炎、急性腰扭伤、膝骨关节炎、脑卒中偏瘫、脑卒中后遗症、眩晕、失眠、周围性面瘫、三叉神经痛、偏头痛、痛经、盆腔炎、急性胃痛、胃炎、肾绞痛、小儿遗尿等疾病均具有良好的疗效。

3. 现代研究

平衡针法可通过作用于神经元或兴奋中枢神经系统产生大量的神经递质、神经肽、内分泌激素等，抑制脊髓、下丘脑的痛觉传导，因此可实现快速镇痛效应。fMRI成像显示，平衡针针刺能够增强与镇痛调节相关脑区如颞叶、额叶、基底节、扣带回的功能连接，发挥镇痛作用[58]。

（八）腕踝针法

腕踝针法是张心曙在电刺激法治疗神经症的经验基础上，以生物进化、胚胎发育、传统经络学说等为理论基础建立的针法体系。

1. 穴区定位

腕踝针法把人体胸腹、背腰侧分为阴阳两面，属阴的胸腹侧划为1～3区，属阳的背腰侧划为4～6区。横向则以横膈为界将人体分为上、下两部。腕踝针穴区以十二经脉及皮部的分布为规律，如手少阴经分布于上肢内侧后缘，足少阴经分布于下肢内侧后缘及胸腹部第1侧线，与腕踝针1区相合。由此绕躯体从前向后依次为厥阴、太阴、阳明、少阳、太阳，大体相当于1～6区。上1、2、3区在上肢内侧，上4、5、6区在上肢外侧，分别相当于手三阴和手三阳经的皮部。相应的，下1～6区也相当于足三阴和足三阳经的皮部。

2. 临床应用

作为一种浅刺针法，腕踝针广泛应用于临床各科，尤其善于治疗痛证。在腰腿痛、肩周炎、落枕、神经性疼痛、脑卒中及后遗症、头痛、不寐、经行腹痛、蛇串疮、焦虑症、心悸等疾病中有广泛应用。

3. 现代研究

腕踝针刺激的皮下浅表层为疏松结缔组织富集带区，含较多组织体的气化物质，是外周神经和中枢神经的感受器，传导兴奋高效、快捷，镇痛疗效显著。研究表明，针刺能够通过提高血清中β-内啡肽的水平改善腰肌劳损患者的临床症状，有效缓解疼痛[59]。腕踝针还可通过降低外周致痛化学介质SP的释放发挥止痛作用[60]。

四、特制针具针法

（一）针刀疗法

针刀，是朱汉章将古代九针中的镵针、锋针与西医手术刀融合创制的新型针具，本法兼有针刺与微创手术的双重治疗作用。针刀疗法作为一种不可视的闭合性手术，其进针方法分为定点、定向、加压分离和刺入 4 个步骤。针刀疗法的手术入路定位标志有 10 余种，如骨性标志手术入路、手法推开手术入路、闭合性截骨等；常用的手术方法，即针刀刀法，包括切开、剥离、松解、铲削等，共 20 余种。针刀疗法的治疗原则是以针刀为主、手法为辅，同时配合药物和器械辅助。

针刀疗法主要理论为闭合性手术理论，本法临床适应证广泛，对于运动系统损伤、骨关节疾病、风湿免疫疾病、神经精神疾病、消化系统疾病、肛肠科疾病等均有良好疗效，尤其善于治疗以软组织损伤为主的骨关节疾病、脊柱相关性疾病等。

实验证实，针刀治疗可有效减轻关节软骨退变，减轻韧带与周围软组织的粘连损伤，并通过调节韧带组织中转化生长因子-β_1（TGF-β_1）、胶原蛋白Ⅲ（Col-Ⅲ）和基质金属蛋白酶（MMP9）的 mRNA 与蛋白表达水平改善膝骨关节炎的症状[61]。对于神经根性疼痛，针刀疗法可通过调节 SP、CGRP、胆囊收缩素、β-内啡肽、多巴胺、5-羟色胺、去甲肾上腺素以及亮氨酸-脑啡肽等多种脑内内源性镇痛物质的释放发挥镇痛作用[62]。

（二）浮针疗法

浮针，是符仲华发明的以刺入皮下为主要治疗方式的新型针具，因其不深入肌层，仅刺于皮下结缔组织，如同浮在肌肉之上，故名浮针。使用浮针在痛处周围皮下沿浅筋膜（以皮下疏松结缔组织为主）行扫散手法从而治疗疾病的方法称浮针疗法。

浮针疗法最为显著的作用是快速缓解疼痛和改善肢体功能，在躯体运动系统的疼痛性疾病中运用最为广泛。

研究显示[63]，浮针疗法能显著降低膝骨关节炎患者关节滑液中的白细胞介素-1β（IL-1β）、白细胞介素-6（IL-6）、肿瘤坏死因子-α（TNF-α）水平，改善患者症状。浮针疗法联合中药治疗股骨头缺血性坏死，结果显示患者影像学结果和髋关节功能均有明显改善，这一结果可能与该疗法能够调节血清 TGF-β、骨形态生成蛋白（BMP）、血管内皮生长因子（VEGF）的水平有关[64]。

（三）火针疗法

火针疗法是指将特制的针具烧红加热后，于腧穴或患处速刺疾出，以祛邪治病的方法。火针疗法的操作要点为"红、准、快"。常用刺法有点刺、散刺、密刺、围刺和刺络法。

火针疗法兼具刺法和灸法的双重优势，具有温、通、升、散的特性，能够发挥温阳益气、祛寒除湿、通行气血、通利经脉、升阳举陷、散结消痈、引邪外出的作用。因此，火针疗法可适用于风、寒、湿、瘀、虚、热等因素所致的多种病症，临床适应证广泛。本法对皮肤科、骨科、风湿免疫科、神经科、妇科及周围血管科等多种疾病均有良好疗效。

研究显示，给予白癜风患者火针治疗后，患者补体 C1q 结合蛋白（gC1qR）、IL-17、可溶性细胞间黏附分子-1（sICAM-1）、TGF-β及效应 CD8$^+$T 细胞（Teff）亚群水平明显降低，火针疗法可改善白癜风患者黑素细胞抗氧化损伤，调节自身免疫系统，减少皮损面积，提升临床疗效[65]。在治疗脑卒中后肌张力增高方面，火针疗法可调节血清 TNF-α、IL-6 和超敏 C 反应蛋白（hs-CRP）水平，改善患者痉挛程度和运动功能，促进患者神经功能的恢复[66]。

（四）芒针疗法

芒针，是由沈金山在古代九针中的长针基础上改革创制的针具，因其形状细长如同麦芒，故称芒针。运用芒针深刺经络、腧穴以治疗疾病的方法称芒针疗法。

芒针疗法取穴强调少而精，临证多采用具有枢纽性作用的穴位，尤其重视前后正中线上的穴位以及对脏器、组织具有特殊治疗作用的创用穴。本法与毫针疗法适应证一致，因针体较长，针刺感应面大，刺入层次深，可加强针刺经络感传，使气直达病所，故特别适用于可以深刺的疾病和顽症痼疾。如神经系统疾病中的脑卒中后遗症、瘫痪、神经痛、神经根炎、多发性神经炎，消化系统疾病中的胃痛、胃神经官能症，风湿免疫性疾病如风湿性关节炎及类风湿关节炎，以及泌尿生殖系统疾病中的遗尿、尿潴留、前列腺炎等。

研究表明，芒针疗法可抑制急性脊髓损伤大鼠 NF-κB 信号通路的激活，从而减少脊髓组织中促炎性因子的表达和神经细胞凋亡的发生[67]。

（五）新九针疗法

新九针是师怀堂在《黄帝内经》古九针的基础上革新研制出的九种针具，既保存了原九针的特点，又做了创新式改良，各种针具都适应于现代临床。传统九针除毫针未做明显改动外，其他针具大都进行了材料、外形方面的改制。如新镵针、铍针、火针由耐高温金属制作，便于高温烧灼消毒；梅花针针柄由尼龙制成，弹性更佳；磁圆梅针的针头两端采用永久磁性材料稀土钴制作，治疗时兼有外加磁场的调节作用。圆利针与古员利针形制差别较大，改制后圆利针针体通粗，针尖为尖而圆的松针形，且针具长度更长。

1. 临床应用

新九针疗法对一些中西医难以治愈的病证疗效独特，如镵针治疗口腔黏膜白斑，火针治疗痹证、外阴白斑，梅花针治疗脑血管系统疾患，磁圆梅针治疗下肢静脉曲张，锋勾针对头痛及肩关节周围炎有特殊疗效；另外，火针浅点祛斑消痣灭瘊，开拓了针灸美容新领域，并对皮肤科疾患如牛皮癣、白癜风、神经性皮炎、带状疱疹均有独特的疗效。新九针疗法在很大程度上扩展了针灸的治疗范围，开拓了针灸外科、针灸美容，对一些中西医难以治愈的病证疗效独特[68]。

2. 现代研究

磁圆梅针叩刺督脉结合康复训练可调节中风后肢体痉挛患者血清中的 Netrin-1、脑源性神经生长因子（BDNF）、血管间细胞黏附分子-1（VCAM-1）以及 VEGF 水平，缓解血管功能损伤，有效改善患肢的痉挛程度与运动功能，促进患者神经功能恢复[69]。采用铍针治疗Ⅲ型前列腺炎患者，结果显示治疗后前列腺液中 IL-6、TNF-α、IL-10 和 VCAM-1 水平显著降低，患者疼痛、排尿不畅等临床症状均有显著改善[70]。

（王东岩　董　旭）

参 考 文 献

[1] 卞金玲，张春红. 石学敏院士针刺手法量学的概念及核心 [J]. 中国针灸，2003（5）：38-40.

[2] 杜果，曹惠敏，孙世平，许志强. 不同时间点针刺治疗特发性面神经麻痹的临床效果分析 [J]. 检验医学与临床，2021，18（7）：901-903.

[3] 路璐. 头体针在不同介入时间治疗中风急性期肢体不利的临床观察 [J]. 中国医药指南，2020，18（9）：212-213.

[4] 赵燕燕. 留针时间对脑卒中后复杂性区域性疼痛综合征疗效的影响 [J]. 现代实用医学，2020，32（4）：526-528.

[5] 李丽萍，包烨华，楚佳梅，曾友华. 不同针刺留针时间对无痴呆型血管性认知障碍同型半胱氨酸和叶酸的影响 [J]. 中华中医药杂志，2015，30（2）：561-564.

[6] 钟润芬，尹旭辉，曹玉华，张晓峰，张亚男，郭兵，肖晓玲. 不同时间间隔针刺治疗腰椎间盘突出症的疗

效对比 [J]. 中国针灸，2019，39（5）：457-461.

[7] 张鹏翔，赵宗良，赵新雨，王俊霞. 针刺不同疗程治疗肩关节疼痛效果比较分析 [J]. 内蒙古医学杂志，2019，51（4）：408-410.

[8] 高嘉营，海英. 不同频率提插手法针刺治疗中风后肩手综合征疗效观察 [J]. 长春中医药大学学报，2020，36（3）：540-543.

[9] 洪寿海，丁沙沙，方哲科，陈静子. 不同频率提插针刺手法对功能性消化不良上腹痛综合征疗效及血清胃运动相关激素影响的研究 [J]. 浙江中医药大学学报，2020，44（8）：790-797.

[10] 何玲玲，林栋. 浅谈四神聪不同针刺方向的运用体会 [J]. 天津中医药大学学报，2013，32（3）：135-136.

[11] 邱曼丽. 不同进针方向针刺治疗膝关节骨性关节炎 60 例观察 [J]. 实用中医药杂志，2016，32（7）：711-712.

[12] 黎慕夫，吕金苗，赵凌飞，牛红月. 不同针刺深度治疗良性前列腺增生症：随机对照研究 [J]. 中国针灸，2020，40（10）：1071-1075.

[13] 李英南，王健，周鸿飞，刘峻，张晓帆. 不同深度针刺地仓、颊车穴对周围性面瘫患者生活质量及面神经功能的影响 [J]. 中医杂志，2019，60（2）：142-145.

[14] 许明辉，石学敏. "醒脑开窍"针刺法及临床研究 [J]. 辽宁中医杂志，2010，37（S1）：29-32.

[15] 刘阳阳，郭义，郭永明，王江，杨华元，邓斌，韩春晓，唐文超，王舒，郭杨，王超，周涛，于海涛，郑则宝，陈雷，王然芸，洪寿海，卢文辉，章越，李晓梅，贾飞，苏冬冬，刘婷，白杨，高丽丽，胡书香，李翠艳，宋思敏，贾雅迪，陈颖源，李叶磊. 针刺手法效应规律及神经电信息机制研究 [J]. 世界中医药，2020，15（7）：976-982，989.

[16] 温景荣，赵晓峰，王舒，石学敏. "醒脑开窍"针刺法对局灶性脑缺血大鼠海马蛋白质组学影响的研究 [J]. 天津中医药，2007（6）：447-451.

[17] 李平，关卫，王舒，杜元灏，陈冰，李金波，王芳，诸凯，张占军，刘建. 捻转补泻手法针刺效应的红外热像研究 [J]. 天津中医，2002（1）：80.

[18] 关卫，王芳，李谈，李平. 石氏捻转补泻手法对健康小鼠能量代谢相关酶的影响 [J]. 天津中医，2002（5）：29-32.

[19] LIN C，TAN Y，TSENG S，et al. Meridian study on the response current affected by acupuncture needling direction [J]. Medicine，2022，101（35）：e30338.

[20] 伍晓鸣，毛翔，周熙，谢昭鹏，郑元义，徐建众，王竹行. 用肌骨超声技术探索针刺足三里穴"得气"相关的局部组织特征 [J]. 针刺研究，2017，42（5）：444-448.

[21] 严骄俊，谯朗，王政研，高俊飞，熊开玲，徐义，候键. 多模态超声成像对针刺温溜穴空间及生物力学特异度的研究 [J]. 中国超声医学杂志，2019，35（3）：275-278.

[22] 刘堂义，杨华元，顾训杰，夏锦杉. ATP-Ⅰ型针刺手法参数测定仪的研制 [J]. 中国针灸，2003（11）：39-41.

[23] 丁光宏，沈雪勇，戴建华，刘辉，姚伟，李信安. 中医针刺过程中针体受力的动态监测系统研制 [J]. 生物医学工程学杂志，2003（1）：121-124.

[24] 许刘留，王炳淦，王凡，徐刚，杨华元，唐文超. 基于三维运动跟踪技术的基本针刺手法量化评价参数体系研究 [J]. 中国针灸，2022，42（7）：827-833.

[25] 杨鹏，孙晓文，马亚坤，张春新，张文光. 基于视频动作捕捉的针灸手法量化研究 [J]. 医用生物力学，2016，31（2）：154-159.

[26] 李晓梅，李岩琪，周丹，刘阳阳，李迎红，刘建卫，郭永明，郭义. 提插补泻对健康人足三里穴皮肤微循环血流灌注量的影响 [J]. 针刺研究，2013，38（4）：297-300.

[27] 赵钧，吴爽，刘川，丁其川，李自由. 透刺治疗面神经麻痹对生物肌电信号影响及针刺作用的量化表达 [J]. 中华中医药学刊，2016，34（9）：2272-2275.

[28] 宋杰，王军龙，徐琳，韩煜，董宝强. 基于红外热成像技术评价针刺循经筋阿是穴治疗膝骨性关节炎的

临床疗效［J］．世界中西医结合杂志，2014，9（9）：948-950.

［29］张贵锋，黄泳，唐纯志，王淑侠，杨君军，单保慈．针刺得气的 PET 脑功能成像研究［J］．针刺研究，2011，36（1）：46-51.

［30］陈凤英，沈智威，关计添，肖叶玉，杜丽，吴仁华．手法针刺合谷穴得气与脑功能激活关系的探讨［J］．磁共振成像，2011，2（2）：112-117.

［31］张园园．基于电磁感应理论的针刺手法量化方法研究［D］．天津：河北工业大学，2019.

［32］韩济生．针麻镇痛研究［J］．针刺研究，2016，41（5）：377-387.

［33］王若愚，王东岩，董旭，冯丽媛，张博洋，矫梦璐，霍宏．电针治疗脑梗死相关失眠后大脑灰质改变的研究［J］．针灸临床杂志，2023，39（2）：27-33.

［34］闫丽萍，钱长鑫，马骋，王玲玲．电针对神经病理性痛大鼠脊髓环磷酸腺苷、蛋白激酶 A 以及环磷酸腺苷反应元件结合蛋白通路的影响［J］．针刺研究，2018，43（12）：788-792.

［35］梁宜，周杰，孙晶，王晨瑶，李邦伟，周传龙，林咸明．方剑乔教授电针镇痛临床运用心悟［J］．上海针灸杂志，2016，35（12）：1387-1389.

［36］罗本华，曾启峰，芮靖琳，高炜燕，吴小玲，李玉秋．调理三焦法穴位埋线对单纯性肥胖患者外周血清神经肽 Y、脂联素的影响研究［J］．针灸临床杂志，2022，38（10）：5-9.

［37］周芋伶，张倩，王钰嘉，侯珣瑞，周科安，李丽红．穴位注射通过 Toll 样受体 4/激活蛋白-1 信号通路纠正 Th1/Th2 细胞因子失衡改善变应性鼻炎大鼠炎性反应［J］．针刺研究，2023，48（4）：366-371.

［38］倪光夏，石学敏，王淑兰，王舒 王占奎．"醒脑开窍"针刺法对缺血再灌注大鼠脑皮质细胞骨架的影响［J］．中华针灸电子杂志，2012，1（1）：12-15.

［39］ZHANG X，GU Y，XU W，et al. Early electroacupurcture extends the rtPA time window to 6h in a male rat model of enbolic stroke via the Erk 1/2-MMP9 pathway neural plasticity［J］. Neural Plasticity，2020，2020：1-15.

［40］徐文韬，姜思媛，常思琦，张智慧，宋扬扬，张新昌，倪光夏．针刺抑制星形胶质细胞活化提高脑梗死超时间窗溶栓安全性的实验研究［J］．南京中医药大学学报，2021，37（5）：688-695.

［41］张杰．张雪竹．醒脑开窍针刺法调节 FGF23-αKlotho 通路改善脑小血管病患者内皮功能的研究［J］．天津中医药，2022，39（1）：53-57.

［42］程金莲，张露芬，王麟鹏，李敬道，王桂玲，王济．"贺氏三通法"不同时点针刺对脑缺血再灌注大鼠超氧化物歧化酶和丙二醛的影响［J］．安徽中医学院学报，2012，31（6）：46-48.

［43］李煜．贺氏针灸三通法干预胰岛素抵抗 PCOS 的临床研究［D］．广州：广州中医药大学，2021.

［44］CHUNG W Y，LIU S Y，GAO J C，et al. Modulatory effect of international standard scalp acupuncture on brain activation in the elderly as revealed by resting-state fMRI［J］. Neural Regen Res，2019，14（12）：2126-2131.

［45］李晓陵，王敬贤，李昂，李孟，曹丹娜，王丰，刘晓慧，姜晓旭，崔璇．基于 fMRI 任务态与静息态对头针疗法的研究进展［J］．磁共振成像，2021，12（2）：98-100，112.

［46］赵立杰，张宁，杨丽，刘聪聪，李洪秋，曹洋．头针视区结合电针治疗复视 39 例［J］．中国针灸，2018，38（6）：630.

［47］李青润，赵青，王克天，刘乃刚．方氏头针对孤独症谱系障碍患儿睡眠障碍的影响［J］．北京中医药，2022，41（6）：679-681.

［48］祝鹏宇，刘彦麟，陈东，井天依，范程欣．于氏头针结合颈项部针刺法治疗脑出血恢复期吞咽障碍［J］．现代生物医学进展，2019，19（1）：120-124.

［49］赵阳阳，张威，王哲．眼针对脑缺血再灌注大鼠半暗带脑组织中 Raf/MEK/Erk 通路调控机制的实验研究［J］．中华中医药学刊，2022，40（8）：71-75，276.

［50］徐畅，马贤德，刘昱麟，张双双，张威，王哲．眼针对急性脑缺血再灌注损伤模型大鼠 CREB 和 BDNF 蛋白表达的影响［J］．中华中医药学刊，2021，39（2）：13-16.

［51］ASSENZA G，CAMPANA C，COLICCHIO G，et al. Transcutaneous and invasive vagal nerve stimulations engage the same neural pathways: in-vivo human evidence [J]. Brain Stimulation, 2017, 10: 853-854.

[52] 孙雪然，孙介光. 舌针疗法（续 2）——正电子发射断层扫描在舌针研究中的应用 [J]. 中国针灸，2010，30（7）：599-600.

[53] 黄文英. 手穴按摩疗法促进结直肠癌术后胃肠功能恢复的随机对照研究 [D]. 成都：成都中医药大学，2017.

[54] 袁莹. 针刺手穴膝点治疗膝关节骨性关节炎的临床疗效评价 [D]. 杭州：浙江中医药大学，2019.

[55] 俞燕丽，程梦蝶，马敏，刘力. 薄氏腹针疗法对卒中后认知功能障碍患者脑静息态 fMRI 影响 [J]. 上海针灸杂志，2021，40（11）：1293-1298.

[56] 刘婷婷. 孙氏腹针区埋线对慢性失眠患者血清神经肽 Y 影响的研究 [D]. 哈尔滨：黑龙江中医药大学，2020：63.

[57] 孙颖哲，高扬，孙远征. 孙氏腹针治疗失眠伴焦虑状态临床研究 [J]. 针灸临床杂志，2020，36（12）：5-9.

[58] YE Y, LIU B. Analgesic effects of balanced acupuncture versus body acupuncture in low-back and leg pain patients with lumbar disc herniation, as assessed by resting-state functional magnetic resonance imaging [J]. Neural Regen Res, 2012, 7 (21): 1624-1629.

[59] 王宜娅，王宜娜，刘丽秀，程继伟. 腕踝针通过提高血清 β-内啡肽水平治疗腰肌劳损的研究 [J]. 中国现代医生，2017，55（3）：22-25.

[60] 陈盼碧，王甜，杨孝芳，等. 腕踝针对颈椎病患者镇痛疗效及血浆 β-EP、SP 含量影响 [J]. 上海针灸杂志，2018，37（12）：1419-1423.

[61] 李佳茹. 针刀干预对兔膝骨关节炎韧带 TGF-β1、Col-III、MMP-9 基因和蛋白表达的影响 [D]. 太原：山西中医药大学，2021.

[62] 张立，董介轩，殷志荣，石小东，李皎，许燕飞，刘维统，董玮. 针刀松解对坐骨神经痛大鼠中枢镇痛机制 [J]. 昆明医科大学学报，2019，40（8）：12-17.

[63] 冯宇，陈滨，张闽光. 浮针疗法对膝骨性关节炎患者关节滑液中炎症因子 IL-1β、IL-6 及 TNF-α 的影响 [J]. 北京中医药，2017，36（2）：156-159.

[64] 马家宾，曹玉举，王俊发，张欣凯. 浮针疗法联合中药治疗股骨头缺血性坏死的疗效观察及对髋关节功能和血清 TGF-β、BMP、VEGF 水平的影响 [J]. 上海针灸杂志，2023，42（1）：66-71.

[65] 邱洞仙，边莉，柴旭亚，师小萌，李领娥，吴娅，杨盼盼. 火针疗法对白癜风患者黑素细胞抗氧化损伤、皮损面积修复及自身免疫调节和 sICAM-1、Teff、gC1qR 的影响 [J]. 辽宁中医药大学学报，2022，24（7）：217-220.

[66] 赵悦，周鸿飞，崔宇，尹慧丝. 火针治疗脑卒中后肌张力增高临床研究 [J]. 针灸临床杂志，2020，36（12）：40-43.

[67] 全仁夫，李长明，谢尚举，杨宗保. 芒针促进急性脊髓损伤恢复的机制研究 [J]. 中国中医基础医学杂志，2016，22（7）：951-954.

[68] 靳聪妮，张天生，张夏毅，师爱玲. 师怀堂新九针疗法学术创新概要 [J]. 上海针灸杂志，2007（9）：37-39.

[69] 李为成，石挺丽，高中，樊伟，刘建浩. 磁圆梅针联合康复训练对缺血性中风后肢体痉挛患者神经及血管功能损伤的调节作用 [J]. 世界科学技术-中医药现代化，2021，23（11）：4344-4350.

[70] 马曜辉，单中杰，郭亮，张楠. 铍针治疗Ⅲ型前列腺炎对盆腔疼痛的影响 [J]. 上海针灸杂志，2021，40（12）：1412-1417.

第二章 灸法研究

第一节 灸法的发展史研究

一、灸材发展史

考古研究表明用火技术最早出现于新石器时代。古人在用火中不可避免地会出现烧伤。通过对烧伤发生发展过程的观察，古人发现，较大面积的烧伤会导致大面积疮疡，继而发热甚至威胁生命，而较小面积的烧伤导致的小疮疡，会出现缓慢愈合，反而有抵抗寒冷、促进消化等修复作用。

栖息在北方寒冷环境的人们用火较多，应对烧伤经验较为丰富。《素问·异法方宜论》记载："北方者，天地所闭藏之域也。其地高陵居，风寒冰冽，其民乐野处而乳食。脏寒生满病，其治宜灸焫。故灸焫者，亦从北方来。"《说文解字》："灸，灼也。"《康熙字典》："焫，烧也。""灸焫"即烧灼的意思。这段文字记载了居住在北方寒冷环境的古人，运用烧灼方法治疗腹部寒痛、胀满等症的情形。

初期的烧灼治疗使用各种树枝，但因木材特性的不同，燃烧中容易出现爆燃、落火等意外情况，这造成很多不必要的烧伤。《黄帝虾蟆经·辨灸火木法》指出八种木材作为灸材造成的危害："松木之火以灸，即根深难愈；柏木之火以灸，即多汁；竹木之火以灸，即伤筋，多壮筋绝；橘木之火以灸，即伤皮肌；榆木之火以灸，即伤骨，多壮即骨枯；枳木之火以灸，即陷脉，多壮即脉溃；桑木之火以灸，即伤肉；枣木之火以灸，即伤骨髓，多壮即髓消。——上八木之火以灸人，皆伤血脉、肌肉、骨髓；太上，以阳燧之火为灸上；次以石之火，常用；又槐木之火灸，为疮易差；无者，膏油之火亦佳。"显然，尽管各类木材也作为常用灸材，但并不令人满意。

艾绒原本被古人用作引火材料或火种保存材料。艾绒，质如棉花，可以做成任意大小，燃烧面积可控；燃烧稳定，不会爆燃，燃烧温度可控；可以被任意分割或接续，燃烧时程可控。因艾绒易于控制燃烧而用作良好燃烧物，成为灸法灸材的主要来源。

二、灸法技术发展史

（一）灸法操作

1. 直接灸

灸法从技术上区分，原本是指用艾火直接烧灼，即直接灸。其他的火热治法，张仲景称作"火法"。而后世对于灸法与火法的区分并不严格，标准也不统一，以至于将一些原本属于熨法、熏法、烙法、焠法等的"火法"也称作"灸法"，于是便有"隔物灸"、"艾条灸"、"灯火灸"、"黄蜡灸"、"糖灸"等不同形式的灸类。为了区别遂将真正意义上的灸法称作"明灸"、"着肤灸"（今称"瘢痕灸"、"化脓灸"）。艾炷化脓灸是古代应用最广的一种灸法。

2. 隔物灸

东晋葛洪《肘后备急方》最早记载了隔物灸，详细论述了隔蒜灸、隔盐灸、隔川椒灸、隔豆豉灸、隔雄黄灸、隔巴豆灸、隔瓦甑灸等 7 种隔物灸法。而后孙思邈增加了隔泥灸、隔薤灸、隔面灸、隔附子灸、隔葶苈子灸、隔商陆灸、隔苇管灸等新的隔物灸法。在宋金元时期，隔物灸选用的衬隔物品更加多样，主要有隔柏皮灸、隔莨菪根灸、隔葱灸、隔巴豆黄连灸、隔石榴灸、隔葱盐灸、隔泥蒜饼灸、隔苍术灸、隔皂角灸、隔蒜甘遂灸等。

专用于隔物灸的器具首见于《肘后备急方》"治卒中风诸急方"记载的"瓦甑"："若身中有掣痛不仁，不随处者，取干艾叶一纠许，丸之，纳瓦甑，下塞余孔，唯留一目。以痛处著甑目下，烧艾以熏之，一时间，愈矣。"瓦甑是古代的蒸饭用具，用陶土烧制而成，底部有孔，临床操作时，对准病痛处，进行熏灸。

明清时期出现了专业灸具。如江阴夏颧墓就曾出土过明代熏灸罐，其外形同酒瓮，高 8.3cm、腹径 8.2cm、口径 4cm。清代灸具有金冶田、雷少逸所著《灸法秘传》中的灸盏，高文晋所著《外科图说》中的灸板和灸罩等。现代用的温灸筒、温灸盒均是在此基础上发展而来。

3. 艾条灸

明代开始，灸法从用艾炷的烧灼灸法向用艾卷的温和灸法发展，《寿域神方》一书出现了艾卷灸法，后来发展为加进药物的"雷火神针"、"太乙神针"。

1954 年朱琏首先提出了"艾卷悬起灸法"，其具体操作在起兴奋或抑制作用的手法上分为两种，即温和灸法与雀啄灸法，第一次将"温和灸"和"艾条灸"组合在一起。此前"温和灸"是指"烟卷灸"。朱琏借鉴了先前"烟卷灸"中"温和灸"的概念。

太乙神针法最早见于金代刘完素的《伤寒标本心法类萃》，之后元、明时期对此法的记载颇少，直到清代康熙年间范毓的《太乙神针》进行了详细记载。明嘉靖《神农皇帝真传针灸图》首次提出"雷火针法"一名。但《古今医统大全》记载的以燃烧桃枝隔纸按于患处的一种按灸法，称为"雷火针"，可能是"雷火神针"的起源。

4. 温针灸

温针之名首见于《伤寒论》，但其方法不详。南宋《针灸资生经·卷一》记载了用温针治疗冷痹："予冬月当风市处多冷痹。……。偶缪刺以温针。遂愈。"《针灸资生经·卷三》又记载以温针治疗脚气："予旧有脚气疾。……。以温针微刺之。翌日肿消。"

明代温针灸兴盛，《针灸大成·卷四》载："其法针穴上，以香白芷作圆饼，套针上，以艾灸之，多以取效……夫针而加灸，灸而且针，此后人俗法。此法行于山野贫贱之人，经络受风寒致病者，或有效。"

（二）灸法临床发展史

1. 灸法补泻

古文献中所论灸法补泻，均针对艾炷直接灸而言，艾条灸、隔物灸、天灸等未论及补泻。

灸法补泻首见于《灵枢·背俞》："以火补者，毋吹其火，须自灭也；以火泻者，疾吹其火，传其艾，须其火灭也。"这是以燃烧速度区分补泻。

《针灸大成》在《灵枢·背俞》的基础上，增加穴位开阖区分补泻："以火补者，毋吹其火，须待自灭，即按其穴；以火泻者，速吹其火，开其穴也。"

《丹溪心法·拾遗杂论》提出以烧灼深度区分补泻："灸法有补泻火者，若补火，灸焫至肉；若泻火，不要至肉便扫除之，用口吹之，风主散故也。"

《类经图翼》认为区分补泻的关键在于是否"灸疮溃发"："凡用火补者，勿吹其火，须待其从容彻底自灭，灸毕即可用膏贴之，以养其气，若欲报者，直待报毕贴之可也；用火泻者，可吹其火，传其艾，易于迅速，待灸疮溃发，然复贴膏。此补泻之法也。"

2. 热证可灸

马王堆汉墓出土的《古灸经》最早记载了灸法治疗热证。《素问·骨空论》记载有"寒热病二十九灸"，明确寒证、热证均可灸。

张仲景《伤寒论》中，针对熨法、熏法、烁法、焠法等多种"火法"在临床应用过程中因不当应用而出现的"火逆"、"火害"予以警示，提出"热证慎用火"。这被后人误解为"热证禁灸"。实际张仲景并不反对火疗的运用，并有用火疗的记录，如："二阳并病……阳气怫郁在表，当解之，熏之。"

金元时期温病、热性病盛行，刘完素提出"六气皆从火化"，认为疾病多因火热之性起，故火热之性的灸法不可用于热证。张从正更是提出："热证用灸是两热相搏，犹投贼以刃，以热投热，毋乃太热。"这是对灸法的片面认识导致的误解。同时期朱丹溪在《丹溪心法·拾遗杂论》中指出："灸火有补火泻火……若泻火，不要至肉，便扫除之。"显然灸法可泻火，也就可用于热证。

灸法用于热证的典型应用是对外科阳热痈疽疮疡的治疗。如《肘后备急方》："诸痈疽发背及乳方，必灸其上百壮。"隋唐时期，《骨蒸病灸方》、《小儿明堂灸经》、《黄帝明堂灸经》、《外台秘要》和《诸病源候论》中均记载了灸法治疗小儿热病，如："小儿热毒风盛，眼睛疼痛，灸手中指本节头，三壮。"《备急千金要方》和《千金翼方》记载灸法治疗"心实热、不能食、胸中满膈上逆气闷热"、"腰肿、胫骨肿、痈疽节肿、风游热肿"。《备急灸法》记载骑竹马灸治疗痈疽发背等。

"热证用灸"作用机制的概括以叶广祚《采艾编》所论为佳："以热引热，同气相求，引邪外出，开辟门户，消瘀散结，温通行散，助元阳，阴生阳长，热因热用，回阳救急。"

近现代医家如魏稼、王雪苔、高镇五等也认为热证可灸。周楣声在《灸绳》一书更是提出"热症贵灸"。

（王欣君）

第二节　灸法的基础研究

一、艾灸理化特性的生物学效应机制

艾灸的理化特性研究已被广泛关注，相关研究成果为进一步阐明灸疗的作用机制提供了思路和方法，部分研究成果为仿灸治疗仪的研制提供了理论依据，对进一步推广应用灸疗及提高灸疗疗效具有积极的作用。艾灸热、光、烟等特性的生物学效应机制研究如下。

1. 热效应

艾灸热刺激信号被机体识别并引起一系列的生理效应称为艾灸热效应。张帆等[1]得出热效应对全层皮肤切除伤大鼠创面愈合均具有促进作用，其机制可能与抑制炎性反应，促进胶原纤维、肉芽组织和毛细血管的生成有关。另有研究证实艾灸温热刺激能影响穴位局部微环境，激活温度感受器，使温度升高、血运加速，促进机体物质能量代谢，刺热激信号及其后续效应传递至靶器官，引起全身免疫调节作用，促进脏腑功能恢复[2]。

2. 光辐射效应

艾灸辐射能量被机体吸收并转化为内能，调节机体生理过程和代谢状态的生物效应称为艾灸的光辐射效应。光辐射效应也是艾灸起效的重要因素，高强度的红外光辐射能激活一系列光热生物效应，调整机体免疫、内分泌和自主神经功能。

既往研究者们应用各种现代仪器设备对艾灸辐射光谱范围进行了检测，显示波长主要集中在 $0.6 \sim 15.5 \mu m$，研究表明艾条燃烧的光谱以红外线为主，含有少量的可见光。近年来研究者们开展了艾灸光效应的更深入研究。康良等[3]发现艾灸燃烧光谱中存在着太赫兹波段，且艾灸太赫兹光谱相对强度与燃着艾灸的直径、年份和灸材相关。王小平等[4]从不同参数艾条温和灸红外辐射光谱特性的角度研究得出，从红外物理角度看，艾绒存储年限以3～5年为佳，5:1叶绒比艾绒已可满足临床需要，无须过分追求太高的叶绒比。梁凤霞等[5]比较了 ZrO_2/石墨烯高温发射光谱与艾灸燃烧发射光谱，结果显示将 Mg-ZrO_2/石墨烯块体作为发射光源关键材料用于智能电子艾灸仪中，可实现对艾灸燃烧发射光谱的精准模拟。韦佳燕等[6]利用艾灸光效应的原理研制了基于光谱仿真技术的电子仿艾热敏灸治疗仪。

3. 艾烟效应

临床中艾灸后艾烟往往被认为污染诊室、对医患身体健康有一定的副作用，但由于艾烟中存在萜类、苯甲酸及苯丙酸类等挥发性芳香族物质，以及微量苯酚、二甲苯、3-甲基丁酸等成分，其具有抗菌杀毒、抗炎、提高免疫功能等作用。

二、灸疗的温通温补效应规律及其科学基础

以适宜的温热刺激作用于人体特定部位，针对机体气血不畅、经络不通的病理环节和病证性质，艾灸可以产生调和气血、宣通经络的作用和临床效应，即艾灸的温通效应；针对机体阳气虚弱、阴血不足的病理环节和病证性质，艾灸可以产生扶阳补气、阳生阴长的作用和临床效应，即艾灸的温补效应。

1. 灸疗温通温补效应规律

吴焕淦等[7]通过整理历代医家有关灸疗的学术思想以及灸法现代研究进展，结合在循证医学指导下的艾灸临床研究，总结出艾灸温通温补效应规律具有通补性、特殊性、条件性、程度性、差异性和持续性。

2. 灸疗温通效应的作用机制

艾灸的温通效应作用机制研究，目前大多关注温热刺激及其由此而引发血液流变学改善[8]、血液组分改变[9]，如血清 β-EP、SP 含量及脑干 IL-1β、COX-2 蛋白表达变化，记忆功能相关血清蛋白标志物、促肾上腺皮质激素释放激素及促肾上腺皮质激素含量，血脂及血清 ox-LDL、NO 变化，有利血管舒缩功能调节[10]、炎性因子调节[11,12]。

3. 灸疗温补效应的作用机制

研究艾灸的温补效应作用机制，重点在于关注温热刺激及其引发的机体保护和修复、脏器功能恢复等相关效应之间的关系。如艾灸预处理可以减少卵巢颗粒细胞凋亡，有效保护早发型原发性卵巢功能不全（POI）大鼠的卵巢功能，提高生育力[13]；艾灸足三里可改善过敏性鼻炎（AR）大鼠行为学评分及鼻黏膜组织病理情况，降低嗜酸性粒细胞数，并能下调鼻黏膜分泌型免疫球蛋白 A（sIgA）、CD4+、CD8+表达，这可能是其治疗 AR 的机制之一[14]；艾灸"相对穴"神阙与命门、阳陵泉与阴陵泉可以改善脊髓损伤大鼠后肢运动能力以及肠道菌群构成[15]。

三、艾灸镇痛效应及其机制研究

艾灸镇痛方面的独特疗效已得到大量临床验证，且具有疗效显著持久、作用广泛、经济、易操作等优点。艾灸镇痛作用机制研究主要体现在艾灸刺激可降低下丘脑异常增高的促肾上腺皮质素释放激素（CRH）mRNA 的表达，而且还能够增加脊髓相应节段的内源性阿片肽含量，从而发挥镇痛效应。另外，艾灸对穴位分子响应、瞬时受体电位（transient receptor potential，TRP）、嘌呤信号（purine signaling）、热休克蛋白 70（HSP70）等亦有影响，从而起到镇痛作用。

1. 艾灸镇痛中枢机制

艾灸足三里对小鼠炎性疼痛有显著镇痛效应；下丘脑内可能有多种潜在的疼痛相关信号分子参与艾灸镇痛，CCL12、CCR2、IL-1α等可能是参与艾灸镇痛新的关键分子靶点[16]。艾灸通过对类风湿关节炎大鼠下丘脑-垂体-肾上腺轴昼夜节律的影响，起到控制炎性反应的作用[17]。在艾灸治疗炎症疼痛过程中，P2X3受体可能通过降低SP调节的兴奋性突触传递，参与外周到脊髓的信息传递[18]。

2. 艾灸镇痛外周机制

不同温度艾灸改善内脏高敏感模型大鼠的痛阈，这种镇痛效应与激活穴区辣椒素受体和热休克蛋白 70 表达有关[19]。艾灸增强了常规西药对类风湿关节炎患者抗炎镇痛的作用，可能与影响了NIK/NF-κB/VEGF通路有关[20]。艾灸干预改善肠易激综合征大鼠内脏高敏感性可能与下调miR-24表达，促进5-羟色胺转运体（SERT）对5-HT的重摄取，降低5-HT水平有关[21]。艾灸下调p38 MAPK信号通路抑制NLRP3炎性小体介导的软骨细胞焦亡，有效降低软骨细胞外基质的降解，发挥保护软骨作用[22]。

（唐巍　吴生兵）

第三节　灸法的临床研究

一、艾灸治疗胃肠疾病

胃肠疾病主要包括胃食管反流病、胃炎、消化性溃疡、功能性胃肠病、炎症性肠病及胃肠肿瘤等累及食管、胃、小肠、结肠及直肠的消化道疾病。炎症性肠病为一种肠道非特异性炎症性疾病，包括溃疡性结肠炎和克罗恩病。肠易激综合征是一组持续或间歇发作，而缺乏胃肠道结构和生化异常的肠道功能紊乱性疾病，我国以腹泻型多见。

吴焕淦团队继承与发展了元代罗天益"灸补脾胃"、陆瘦燕"重胃气"之学术思想，率先提出"艾灸温养脾胃"治疗胃肠病的学术观点，构建了灸法治疗胃肠病症理论体系。近年完成了艾灸结合针刺治疗克罗恩病、艾灸治疗溃疡性结肠炎、艾灸治疗腹泻型肠易激综合征等临床研究，为灸法在慢病防治中的应用提供了循证证据。

（一）灸法治疗炎症性肠病

1. 克罗恩病

高质量的临床RCT表明，艾灸结合针刺对克罗恩病患者的临床缓解率和临床响应率明显高于假针灸组，可缓解轻、中度患者临床症状，控制肠道炎症[23]。此外，艾灸还可改善缓解期克罗恩病患者的抑郁和焦虑等精神障碍，降低活动期克罗恩病患者疾病活动指数，抑制肠道炎性反应，提高患者的生活质量[24-26]。

另有研究表明，隔药灸、电针均能逆转克罗恩病患者多个脑区的异常局部一致性（ReHo）水平，隔药灸则更偏向内侧前额叶和后扣带回，以增强双侧海马和默认模式网络功能连接为主；电针侧重调控丘脑、前扣带回、脑岛和海马，以调节脑部内稳态传入加工网络为主[27,28]。克罗恩病相关精神障碍的肠-脑轴色氨酸-犬尿氨酸通路代谢异常[29]，艾灸结合针刺能改善轻、中度活动期克罗恩病患者焦虑和抑郁，可能与调节血浆Trp-Kyn代谢通路有关。

2. 溃疡性结肠炎

艾灸在改善溃疡性结肠炎患者临床症状、控制病情活动、维持症状缓解、延长复发时间等方面具有较好的疗效,有调节免疫、改善肠道炎症的作用。艾灸加中药可有效改善结肠黏膜病变,使黏蛋白的比例恢复到接近正常的水平[30]。艾灸能显著改善结肠形态学表现,降低 Mayo 评分,改善患者的焦虑、抑郁情绪,提高生活质量[31,32]。

隔药灸能影响溃疡性结肠炎结肠的基因表达谱,能调节患者结肠黏膜 TLR4 信号通路下游 MyD88、IL-12、IRAK、TRAF6 以及 NF-κBp65、维生素 D 受体的表达,减轻患者结肠炎症[31-33],明显抑制结肠组织 IL-8、ICAM-1、TNF-α 的表达,减少环氧合酶-2(COX-2)的产生[34-36],能抑制和消除肠上皮细胞 HLA-DR 抗原表达,调整 T 淋巴细胞亚群间的比例[37],从结肠黏膜免疫学角度阐释了艾灸治疗溃疡性结肠炎患者的效应机制。

综上,主要从肠外神经调节机制、肠道免疫、肠上皮屏障和肠道菌群等方面,阐明了灸法治疗炎症性肠病临床方面的效应及其机制。

（二）灸法治疗肠易激综合征

艾灸治疗肠易激综合征临床疗效确切,温和灸组总有效率 59.13%[37],艾灸能改善患者疾病严重度、焦虑及抑郁情绪,提高生活质量,能影响患者脑岛-感觉运动网络和脑岛-默认模式网络静息态功能的连接度[38,39]。温针灸结合电针可显著改善女性患者的生命质量、焦虑抑郁,能调节血清丙二醛、总抗氧化水平。

艾灸在治疗肠病等慢病循证研究方面取得了系列原创性研究成果,推动了艾灸治疗肠病等慢性病的规范化建设。

二、艾灸治疗妇科疾病

艾灸在临床上可广泛用于妇科疾病的治疗。灸法呈多样化发展趋势,热敏灸、脐灸、药饼灸、隔物灸等多种灸法的应用,在治疗其他妇科疾病中也具有肯定疗效,有着广阔的发展前景。

现代医学研究认为,原发性痛经与月经周期性生理变化、内分泌因素、子宫内膜、子宫肌细胞、子宫平滑肌和子宫壁螺旋动脉等病理改变相关。研究表明艾灸可以降低经期外周血前列腺素 $F_{2\alpha}$（$PGF_{2\alpha}$）含量,升高前列腺素 E_2（PGE_2）含量,提高 β-内啡肽（β-EP）水平,调节 NO 与内皮素-1（ET-1）的失衡,有效抑制子宫平滑肌收缩,增加子宫血流量,缓解缺血状态,发挥止痛作用[40-42]。艾灸关元穴可以引起多个与疼痛相关脑区的低频振荡振幅（ALFF）值改变,能够有效缓解原发性痛经患者的疼痛症状,其机制可能是通过对疼痛相关脑区的功能调节起作用[43]。

中医认为,慢性盆腔炎多为邪热余毒残留,与冲任之气血相搏结,凝聚不去,耗伤气血,常起病缓慢、病情反复、缠绵难愈。现代医学认为,慢性盆腔炎是因盆腔炎性疾病未得到及时正确的诊断或治疗引起。陈玉飞等[44]研究发现,隔药饼灸治疗慢性盆腔炎,可以改善机体的血流动力学指标,促进盆腔积液吸收,降低血浆血栓素 B_2（TXB_2）、6-Keto-$PGF_{1\alpha}$含量,改善盆腔局部血液循环和组织营养状态,起到促使炎症消退和炎性粘连松解的作用,最终改善患者的临床症状。

何璐等[45]将 60 例围绝经期综合征患者随机分为艾灸组和艾油组。选穴均取双侧三阴交和关元穴,结果显示:艾灸组患者血清雌二醇（E_2）含量显著升高;卵泡刺激素（FSH）、黄体生成素（LH）显著降低。提示艾灸三阴交、关元对围绝经期综合征患者性激素水平具有较好的调整作用。

三、艾灸治疗肿瘤

如何治疗恶性肿瘤与缓解治疗中带来的副作用,是当今医学上一大重要问题。艾灸作为中医学的一个重要外治手段,对肿瘤疾病的治疗与缓解也有着一定的效果。

1. 缓解疼痛作用

恶性肿瘤、肿瘤相关病变及抗癌治疗所导致的疼痛,是肿瘤患者最主要的症状之一,从初期到晚期都可伴随有疼痛症状。张国清等[46]研究发现在口服吗啡缓释片基础上,取耳穴神门、交感、压痛点，施用王不留行籽胶布贴压，再加以大椎、关元等穴的艾条温和灸法，其有效率高于单纯口服吗啡缓释片，表明耳穴压豆联合穴位灸法治疗可有效缓解疼痛，并且治疗简单方便，适用性高。李爽等[47]研究显示艾灸关元、神阙、气海、涌泉穴等穴位配合复方苦参注射液治疗直肠癌晚期癌性疼痛的效果要优于单独接受西药止痛治疗，患者接受度更好。

2. 对免疫功能的影响

涂铭珊等[48]对 98 例中晚期肺癌患者，选取主穴内关、合谷、三阴交等进行温针灸治疗，并根据患者的临床症状进行加减配穴，可以提高肿瘤患者的 NK 细胞、IL-2 的含量，降低 IL-2 受体水平，说明温针灸治疗可以提高患者免疫因子调控能力，改善患者病情，提高生活质量。魏伟珍等[49]将 60 例肿瘤化疗患者随机分为温和灸组、隔姜灸组、温针灸组，分别在化疗结束后第 1 天开始接受不同的灸法。试验发现，3 组免疫细胞水平均较干预前升高，温针灸组最为明显，说明温针灸善于提高免疫功能；艾灸能显著减轻肿瘤化疗患者的不良反应，其中隔姜灸尤善于减轻胃肠道反应。

3. 减轻治疗过程的不良反应

房文瑞[50]将盆腔肿瘤放疗后肠道反应患者 85 例随机分为两组，观察组 43 例在与对照组相同治疗的基础上，取关元、中脘等穴行悬起温和灸法，再应用黄芪、生地榆、仙鹤草等煎取汁液，静置至 38~39℃后灌肠，整个疗程共 7 天。研究发现治疗后观察组总有效率高于对照组，艾灸联合中药保留灌肠治疗能够提高疗效且不会增加不良反应，安全系数高。陈露等[51]将接受化疗的 60 例恶性肿瘤患者随机分为两组，对照组 30 人服用西药鲨肝醇、利血生；观察组 30 人取膈俞、大椎、肾俞等穴，先进行热敏灸，最后温和灸 10min。对比研究发现，观察组总有效率为 76.67%且高于对照组。说明对恶性肿瘤患者加施艾灸治疗，可有效防治化疗导致的骨髓抑制，且效果显著优于传统药物治疗。

四、艾灸治疗其他常见疾病的研究

艾灸治疗强直性脊柱炎、膝骨关节炎、类风湿关节炎及带状疱疹等病症，疗效确切，现概述如下。

1. 强直性脊柱炎

强直性脊柱炎属中医学"痹病"范畴，其发病多与肾督亏虚、风寒湿之邪侵袭有关。艾灸在本病治疗中广泛应用，常用艾灸方法有督脉灸、麦粒灸、灸盒灸和电子灸等。

董甜甜等[52]研究发现督脉灸组改善患者临床症状和疼痛程度优于西药组。潘小梅等[53]研究结果显示督脉灸结合甘草附子汤组明显降低患者的炎症指标。李丽等[54]发现电子灸辅助药物治疗，能改善患者腰背僵痛的症状。

2. 膝骨关节炎

膝骨关节炎是一种以关节软骨变性、丢失及关节边缘和软骨下骨骨质增生为特征的慢性关节炎性疾病。艾灸治疗本病有其独特的临床疗效。

黄丽强等[55]将 30 例患者分塞来昔布组和雷火灸组，雷火灸组取内膝眼、外膝眼、阿是穴灸治，结果显示雷火灸组 VAS、WOMAC 评估均低于塞来昔布组。吴凯丽等[56]将 60 例患者分为观察组和对照组，对照组加用热敏灸，结果显示治疗后观察组 WOMAC 评分、IL-1β以及 TNF-α均低于对照组、KSS 评分及总有效率高于对照组，表明热敏灸辅助坐位调膝法治疗膝骨关节炎有效，能提高临床疗效。

3. 类风湿关节炎

类风湿关节炎是一种以关节痛、肿、强（强直）、变（变形）为主要临床表现的慢性全身性自身免疫性疾病，其中最主要的症状为关节疼痛且多为对称性。本病属中医学"痹证"范畴。艾灸具有通络止痛的作用，对于本病治疗也有一定效果。

陈碧霞等[57]将患者分为西药治疗组（对照组）、悬灸疗法组（观察组），结果显示观察组治疗效果显著高于对照组，证明悬灸对患者治疗效果佳，有临床应用价值。王景红等[58]对比观察隔姜灸治疗前后患者的临床症状、体征、实验室指标的变化，结果表明隔姜灸能改善患者关节症状，减轻病情。旦正才旦等[59]等将患者随机分为药物治疗组（对照组）和藏医火灸组（实验组）进行对照试验，结果显示实验组患者有效率为96.67%，对照组患者有效率为73.33%，说明火灸疗法对本病治疗有效。

4. 带状疱疹

带状疱疹是以皮肤突发簇集状疱疹，呈带状分布，并伴强烈痛感为主症的病证。艾灸之泻法可泻毒散瘀，对于带状疱疹的治疗也有一定疗效。

梁波[60]采用回旋灸治疗带状疱疹，结果表明回旋灸治疗带状疱疹疗程短、疗效好。王见良等[61]取60例带状疱疹患者，分艾炷灸组（治疗组）和西药组进行对照试验。艾炷灸组先后在"蛇头"、"蛇眼"、"蛇尾"进行灸治，每处连灸3壮；西药组口服阿昔洛韦胶囊。结果显示治疗组的治愈率、有效率均优于对照组，说明艾炷灸治疗带状疱疹效果佳。

五、艾灸"治未病"研究

现今艾灸治未病已广泛应用于各种疾病的预防保健中，也称为"艾灸预处理"，以达到预防疾病的目的。艾灸相较于中医治未病的其他方法，具有价格低廉、操作方便、安全无痛苦、适应证广、适合社区及居家保健等优势，在中医治未病领域有着举足轻重的地位。

1. 脑血管疾病

明代《针灸大成》提出了艾灸防治中风的方法，即"急灸三里、绝骨四处，各三壮"。现代研究证实，艾灸可以控制血压，调节脂质代谢，防止脂质积聚，抑制动脉粥样硬化病变的进展，改善血液流变学，有效降低中风发生率及复发率[62,63]。艾灸亦可显著缓解和改善椎-基底动脉供血不足而导致的眩晕等中风先兆症状，延缓甚或阻止病情发展，对降低中风发病率有积极意义[64]。

2. 心血管疾病

艾灸对心肌缺血再灌注损伤具有延时保护作用。艾灸预处理内关穴能达到与缺血预适应相似的保护效应，其机制与改变非特异性应激反应的程度，抑制心肌细胞自噬有关[65]。黄河等[66]研究发现，艾灸预处理可降低心肌缺血再灌注损伤（MIRI）大鼠心肌细胞中低氧诱导因子-1α、天冬氨酸特异性半胱氨酸蛋白酶-3的含量，增加细胞淋巴瘤2家族蛋白（Bcl-2）含量，从而实现对心肌的保护作用。白桦等[67]发现，麦粒灸预处理内关穴能促进缺血期自噬发生、抑制再灌注期自噬相关蛋白Beclin 1过表达，从而有效降低MIRI大鼠心肌梗死面积。谭成富等[68]研究发现，艾灸预处理MIRI兔内关穴后24h对心肌的保护作用高于电针预处理，这可能与艾灸增强了心肌组织热休克蛋白70、热休克蛋白27的表达有关。艾灸预处理通过调动心肌内源性保护机制发挥心肌预保护作用，安全无副作用，具有很高的研究价值，但其作用机制尚未完全阐明。

3. 消化系统疾病

艾灸预处理能够上调溃疡性结肠炎大鼠肠黏膜屏障中关键紧密连接蛋白Occludin、连接附着分子1、闭锁小带蛋白1和构成肠黏膜屏障最重要的黏蛋白2的表达[69]，从而保护肠黏膜。艾灸预处理也能通过下调Toll样受体4（toll-like receptor 4，TLR4）/β干扰素TIR结构域衔接蛋白信号通路相关分子的蛋白表达，减轻炎症反应，改善结肠的病理状态，达到预防溃疡性结肠炎的目的[70]。从转录组学的角度看，艾灸预处理天枢穴能够影响结肠组织的差异表达基因，进而调节机体免疫功能，发挥对肠黏膜的保护作用，实现艾灸"治未病"的目的[71]。

4. 妇科疾病

艾灸在月经来潮前 3～7 天开始干预，可有效防治痛经，达到以温促通的目的，且可改善痛经患者微循环血流量。吕思颖等[72]对阳虚质原发性痛经患者采用三伏灸进行预防性治疗，总有效率为 83.9%，并能改善阳虚体质。李柱等[73]发现，艾灸预处理可显著降低原发性痛经患者血浆 $PGE_{2\alpha}$ 和 β-EP 水平，升高 PGE_2 含量，通过调节患者神经-内分泌-免疫系统达到预防痛经的目的。

（唐 巍 黄 艳 吴生兵）

第四节　灸效影响因素研究

灸效影响因素包括灸法、灸程、灸时或壮数、灸量、灸位和灸感等，现概述如下。

1. 灸法

艾灸方法种类较多，不同的灸法产生的治疗效果也有所差异。应坚等[74]等通过观察悬灸、隔物灸对足三里穴位局部温度曲线变化的影响，发现悬灸温度曲线潜伏期较短、波动较小，而隔物灸温度曲线则存在较长潜伏期，并出现波浪式递增的变化。Nattanant[75]对肿瘤化疗患者使用不同灸法，发现麦粒灸在降低白细胞和粒细胞抑制的发生率上优于清艾条灸和药艾条灸，而药艾条灸和麦粒灸在减轻化疗后胃肠道不良反应上疗效较优，提示不同施灸方法可对机体产生不同调节作用。

2. 灸程

灸法的疗程是艾灸治疗疾病时对机体所产生相应刺激量的时间总和。疗程要根据不同病程、病种、患者体质、艾灸后效应及艾灸耐受性来确定。临床上大多数疾病尤其是慢性疾病需要一段时间的多次艾灸治疗，以积累和维持艾灸效应，逐渐恢复病变。人类是典型的自组织系统，自主调理是其固有属性和功能，是机体防病祛病的内在动力和机制，艾灸治病其实就是调动或促进这一进程。

3. 灸时或壮数

灸时一方面指选择艾灸治疗的时间点，针对疾病和人体阴阳特点选择合适的节气施灸，可以顺应天地阴阳之变化以调整人体，达到扶正祛邪的目的。陈有国[76]观察秋分节气期间艾灸神阙预防胃肠病临床效果，发现治疗组总有效率 44.4%，明显优于非节气期间对照组有效率的 18.4%。灸时另一方面是指施灸的时间长短。陈仲杰等[77]观察不同时程施灸对高血脂患者血脂水平的影响，发现 30min 艾灸组血脂下降程度明显优于 10min 组，说明艾灸时程的长短可以影响艾灸作用的效果。

4. 灸量

艾灸的治疗时长是决定灸量的直接因素，无论是古代还是现代临床均被医家认为是控制灸量的基本方法。汪军等[78]比较不同艾灸时长对原发性痛经的疗效区别，发现相较于 10min、20 min 艾灸时长，30 min 艾灸时长可有效调控血清 PGE_2、$PGF_{2\alpha}$、β-EP 含量。贾翠娜等[79]总结灸量对机体免疫调节不同作用的相关文献，发现灸量在临床治疗中并非越多越好，且灸量如控制不当则会对机体产生副作用。

5. 灸位

定位施灸是指根据腧穴、经络、脏腑主治功能，使用各种灸法在腧穴、经络的体表循行线以及治疗面施灸的方法。陈日新等[80]提出的"热敏穴"指出穴位的准确定位方法应遵循粗定位与细定位的统一，即在穴位大致的解剖学定位的基础上，根据患者对穴位刺激的反应来准确定位，并提出根据灸感来定位，从而提高灸效。

6. 灸感

"灸感"是指施灸过程中人体出现的特殊感知和反应，包括局部及全身性的感觉。除此之外，还包括施灸后可以被肉眼观察到的变化，如红晕、出汗、肌肉跳动等。由于灸感与灸效密切相关，又能给施灸过程中及时调整灸量带来参考信息，因而在临床上有很大的实用性。特殊灸感可归纳为 6 类[81]，治疗过程中出现这类现象可归纳为穴位的热敏状态，据穴位的热敏状态，还可以在寻找病位、指导预后、寻找最佳刺激穴位、判断适应证等方面起到一定作用。使用改进的灸具持续、恒温施灸，由于"累积效应"，灸感在不同的时间段发生感传现象，称为显性感传，是灸法"气至病所"的表现[82]。

（唐　巍　吴生兵）

第五节　艾灸的创新研究

随着艾灸研究工作不断深入，艾灸取得很多创新的研究成果，包括：灸具创新、灸法创新和研究手段创新等，现概述如下。

一、灸具创新

根据艾灸器械的作用，灸具可分为两类：一是治疗性艾灸器械，用于临床治疗，形成温灸器灸法，如吹灸疗法、脐腹灸、按摩灸、足灸、头颈灸、肢体灸、通脉温阳灸等温灸器灸法的器械；二是辅助性艾灸器械，如处理艾烟的通脉温阳灸排烟系统、通脉温阳灸聚烟罩，艾条点火炉。

二、灸法创新

随着灸法的不断发展，逐渐衍生出多种新型灸法，例如三伏灸、百笑灸、动力灸、鳖甲灸、十字灸、督灸、脐灸、麦粒灸、壮医药线点灸、雷火灸、热敏灸等，扩大了灸法的适用范围，为灸法研究提供新方向、新思路。其中热敏灸是在继承传统艾灸疗法的基础上创新的一种灸法，影响广泛、研究成果丰硕，介绍如下：

热敏灸是一种以出现热敏现象为得气标准的新灸法。该法的理论认为，机体在疾病或亚健康状态下，与疾病相关的腧穴对艾热刺激会出现特异性的艾灸反应，如热度扩散、热量循经向深部或者远部传导、非热感觉等，并把这些出现热敏现象的腧穴叫作热敏腧穴[83,84]。

（一）热敏灸理论研究

陈日新团队基于临床，源于经典，探索灸疗热敏现象的出现规律，创新性地提出"腧穴敏化""灸之要，气至而有效"和"辨敏施灸"三大灸疗新概念，构建了热敏灸理论体系，创立了热敏化腧穴悬灸新疗法，丰富了灸法理论内涵。

1. 腧穴敏化

"腧穴敏化"强调了腧穴具有敏化态与静息态两种不同功能状态，且敏化态的腧穴会随着疾病的发展而产生不同的热敏灸感。这种热敏灸感是腧穴对艾热刺激产生的一个强度与空间的放大反应。经过深入研究发现，热敏现象具有普遍性，且热敏态腧穴的灸效优于非热敏态腧穴，是提高灸疗疗效的突破口。

2. 灸之要，气至而有效

"灸之要，气至而有效"揭示了艾灸热敏腧穴能够有效激发《黄帝内经》原始定义的"气至"

活动——激发经气，气至病所，其完善和发展了"刺之要，气至而有效"的针灸理论。机体出现热敏灸感是悬灸得气的重要指征，也是人体内源性调节功能被激活的标志，直接影响悬灸疗效。

3. 辨敏施灸

"辨敏施灸"表明了艾灸疗法不仅重视"辨证选穴"，更强调"择敏施灸"，这是对传统辨证施灸的继承与创新，有效地解决了长期以来灸疗临床悬灸过程中穴位如何准确定位，灸量如何个体化定量的关键技术难题。"辨敏施灸"根据热敏灸感出现的部位来精准定位施灸。临床研究发现，穴位热敏位置与传统经穴位置不完全重合，不同病症腧穴热敏高发区有其不同分布。

（二）热敏灸操作技术

热敏灸以"灸位"与"灸量"为核心要素，将其技术分为"探感定位，辨敏施灸，量因人异、敏消量足"四步[85]，具体操作如下。

1. 探感定位

热敏灸以传统腧穴定位为中心，在其上下左右范围内施以循经、回旋、雀啄、温和组合手法进行悬灸探查，热感强度适中而无灼痛，被灸者出现6类热敏灸感中的1类或1类以上的部位，即为热敏腧穴，不拘是否在传统腧穴的标准位置上。

2. 辨敏施灸

辨敏施灸通过辨别热敏腧穴的灸感特点，选取最优热敏腧穴施灸。选优原则按下列顺序：以出现非热觉的热敏腧穴为首选热敏腧穴；以出现热敏灸感指向或到达病所的热敏腧穴为首选热敏腧穴；以出现较强的热敏灸感的热敏腧穴为首选热敏腧穴。

3. 量因人异

热敏灸时，每穴每次施灸时间以热敏灸感消失为度，因病因人因穴而异，平均施灸时间约为40 min，这是热敏腧穴的最佳个体化每次施灸时间量。

4. 敏消量足

只要与疾病相关的热敏腧穴存在，就需要进行施灸，直至所有与该病症相关的热敏腧穴消敏，这是治疗该病症充足的灸量。

（三）热敏灸临床研究

热敏灸因灸感舒适及疗效独特而被广泛应用于临床，其主要应用在脊柱骨关节病、过敏性疾病、消化系统疾病。

1. 脊柱骨关节病

热敏灸通过艾热刺激加速病变部位血液循环及代谢废物排出，从而达到治疗疼痛的目的。熊俊等[86]研究表明，艾灸热敏态内膝眼、外膝眼、鹤顶穴，治疗结束后，临床疗效改善，且较普通艾灸改善明显。付勇等[87]研究表明，艾灸热敏态大肠俞-腰俞-对侧大肠俞区域内，以腰痛评分表为临床疗效评价指标，结果显示，热敏灸治疗腰椎间盘突出症的临床疗效显著高于普通艾灸。

2. 过敏性疾病

热敏灸干预治疗过敏性疾病可能是通过调节机体内各种免疫应答，减少炎性物质释放而起到治疗疾病的作用。赵兰风等[88]研究表明，热敏灸治疗哮喘慢性持续期患者，在肺通气功能、临床症状单项评分及总分评定中较常规西药改善明显，热敏灸治疗哮喘慢性持续期在改善肺通气功能、临床症状观察评分、临床疗效方面均优于西药舒利迭（沙美特罗替卡松气雾剂）。

3. 消化系统疾病

热敏灸在治疗消化系统疾病中可发挥重要作用,特别是改善功能症状方面疗效显著。卞彩茹[89]研究表明,热敏灸治疗肠易激综合征,在改善大便次数、食欲不振及远期疗效方面都取得较好疗效,且明显优于电针组;汪振荣等[90]研究表明,热敏灸治疗120例消化性溃疡患者,在上腹部疼痛及总疗效上能取得较好疗效,且优于西药雷贝拉唑。

(四)热敏灸机制研究

热敏灸艾绒燃烧时产生的远、近两种波段的红外线光谱,既可为能量缺乏的病态细胞提供活化能,也能为机体细胞代谢活动、免疫功能提供必要能量,同时又可借助反馈调节机制,纠正病理状态下紊乱的能量信息,调控机体免疫功能。

热敏灸技术在作用机制方面有着广泛研究,主要涉及病种有消化系统疾病、免疫系统疾病及软组织疼痛等。研究发现,艾灸肠易激综合征大鼠热敏态命门穴,可降低促肾上腺皮质激素释放激素、促肾上腺皮质激素、皮质醇水平,从而有效改善肠易激综合征模型大鼠全身状况,降低内脏敏感性而起治疗作用,且明显优于非热敏腧穴组[91]。热敏灸大鼠肺俞、肾俞等穴可降低过敏性鼻炎大鼠血清中免疫球蛋白E(IgE)、白细胞介素-4(IL-4)含量,减轻鼻黏膜变应性炎症,且较普通艾灸及西替利嗪片作用更明显[92];还有研究显示[93],热敏灸哮喘大鼠大椎穴,可降低血清中神经生长因子(NGF)、P物质(SP)、降钙素基因相关肽(CGRP)、神经激肽A(NKA)、神经激肽B(NKB)、磷酸化细胞外信号调节激酶(pERK)含量从而降低神经源性炎症,降低哮喘炎症反应,且热敏灸疗效显著优于普通悬灸。

三、研究手段创新

程攀[94]采用红外热断层扫描技术,探索颈椎病(神经根型)迟发型热敏化腧穴的红外特征,研究发现热断层扫描成像技术在一定程度上能够客观检测迟发型热敏化腧穴,可作为辅助检测手段。廖斐斐等[95]采用高密度脑电结合神经计算技术,初步探索慢性腰背痛患者腰阳关穴热敏现象的中枢神经生物学机制,研究发现艾灸热敏现象伴随广泛脑电信号改变,脑电可能成为艾灸热敏现象的相对客观指标。翟道荡等[96]采用先进的核磁共振谱分析新技术,在完整的器官水平测定肝细胞能量代谢状况,研究发现艾灸关元穴可以明显提高肝细胞内的ATP分子水平,显著增加肝细胞的热力学储备和磷酸化潜力,以增强肝细胞的功能活动,从而从能量代谢的角度阐述了艾灸抗肿瘤的机制。

(熊　俊　唐　巍　吴生兵)

参 考 文 献

[1] 张帆,吴立斌,刘磊,王敏君,吴子建,胡玲.艾灸烟热效应促进大鼠外伤创面愈合及组织修复的研究[J].针刺研究,2021,46(7):575-579,585.

[2] 张建斌,王玲玲,吴焕淦,胡玲,常小荣,宋小鸽,马晓芃.艾灸温通温补概念的内涵分析[J].中国针灸,2012,32(11):1000-1003.

[3] 康良,严强,李暾宇,尹海燕,许雪梅,周逊,余曙光.艾灸太赫兹光谱分析[J].成都中医药大学学报,2022,45(4):1-5.

[4] 王小平,沈雪勇,魏建子.不同参数艾条温和灸红外辐射光谱特性研究[J].上海针灸杂志,2021,40(3):358-361.

[5] 梁凤霞,双爽,陈义祥,赵宏伟,韩丽,赵百孝,李江涛.ZrO2/石墨烯高温发射光谱与艾灸燃烧发射光谱比较研究[J].中华中医药杂志,2022,37(8):4737-4739.

[6] 韦佳燕，康明非，熊俊，蒋永萍. 基于光谱仿真技术的电子仿艾热敏灸治疗仪的研制 [J]. 光明中医，2022，37（21）：4006-4008.

[7] 吴焕淦，马晓芃，周次利，包春晖，窦传字.灸法研究现状与战略思考 [J]. 世界中医药，2013，8（8）：845-851.

[8] 常小荣，刘密，严洁，易受乡，岳增辉. 艾灸温通温补效应的作用机制及其规律研究 [J]. 世界中医药，2013，8（8）：875-879.

[9] 冯卫星，杜筱筱，贺佳妮，张慧，熊雪，王强，王豆. 艾灸对偏头痛大鼠血清β-EP、SP 含量及脑干 IL-1β、COX-2 蛋白表达的影响 [J]. 中国针灸，2023，43（2）：186-190，202.

[10] 李婧婷，关翰宇，马佳佳，付晨露，邵一轩，王旒靖，薛婷，吴颖琦，马惠芳. 艾灸对应激性胃溃疡大鼠血清及脑中促肾上腺皮质激素释放激素及促肾上腺皮质激素含量的影响 [J]. 针刺研究，2019，44（5）：347-351.

[11] 陈瑜，王锐卿，刘敬萱，吴生兵，朱才丰，蔡圣朝，周美启. 艾灸对膝骨关节炎患者炎性因子及氧化应激因子的影响：随机对照研究 [J]. 中国针灸，2020，40（9）：913-917.

[12] 李梅，陈雷，王耀帅. 艾灸神阙穴调节高脂血症小鼠相关炎性因子的效应研究[J]. 浙江中医杂志，2020，55（2）：95-96.

[13] 沈洁，李红晓，卢鸽，尹尧丽，程洁，夏有兵，沈梅红. 艾灸预处理对早发性卵巢功能不全大鼠的卵巢保护作用 [J]. 针刺研究，2023，48（3）：267-273.

[14] 胡蓉，刘样，曾斯琴，李新宇，王晶. 艾灸足三里对变应性鼻炎大鼠鼻黏膜免疫功能的影响 [J]. 湖南中医杂志，2023，39（5）：149-153.

[15] 王天雨，魏炜，杨志新，孟鑫，张超. 艾灸"相对穴"对脊髓损伤大鼠运动能力和其肠道菌群的影响 [J]. 中国微生态学杂志，2022，34（11）：1283-1288.

[16] 尹海燕，罗钦，侯帅，陈莎莎，余曙光. 艾灸镇痛下丘脑疼痛相关信号分子的 PCR Array 筛选研究 [J]. 成都中医药大学学报，2020，43（3）：8-13.

[17] 马文彬，刘旭光，周海燕. 择时艾灸对类风湿性关节炎大鼠下丘脑-垂体-肾上腺轴昼夜节律的影响 [J]. 针刺研究，2016，41（2）：100-107.

[18] 田晓宁. 艾灸"足三里"镇痛与脊髓 P2X3 受体及 P 物质表达的相关性研究 [D]. 成都：成都中医药大学，2014.

[19] 李雨薇，赵继梦，陈柳，商海霞，吴璐一，包春晖，窦传字，吴焕淦，施茵. 电针与艾灸对内脏高敏感大鼠穴区辣椒素受体和热休克蛋白 70 表达的影响及镇痛效应 [J]. 针刺研究，2016，41（4）：291-297.

[20] 唐玉芝，白玉，王越月，罗云，余泽芸，王颖旎，武平. 艾灸影响 RA 患者的 NIK/NF-κB/VEGF 通路及抗炎镇痛作用的机制研究 [J]. 时珍国医国药，2019，30（9）：2187-2189.

[21] 廖路敏，王娇娇，储浩然，李奎武，邹玲，阮静茹，祝姗姗，陈进雨，丁义侠，王婧吉，何雨霞. 艾灸干预腹泻型肠易激综合征大鼠 miR-24/SERT/5-HT 通路改善内脏高敏感状态实验观察 [J]. 安徽中医药大学学报，2022，41（5）：59-66.

[22] 王甜甜. 艾灸下调 p38 MAPK 信号通路抑制软骨细胞焦亡改善大鼠膝骨关节炎的机制 [D]. 衡阳：南华大学，2020.

[23] BAO C, WU L, WANG D, et al. Acupuncture improves the symptoms, intestinal microbiota, and inflammation of patients with mild to moderate Crohn's disease: a randomized controlled trial[J]. e Clinical Medicine, 2022, 45: 101300.

[24] 包春晖，钟捷，刘慧荣，顾于蓓，吴妣，顾侃，汪迪，翁志军，施茵，吴焕淦. 针灸对活动期克罗恩病患者负性情绪及血浆色氨酸代谢的影响 [J]. 中国针灸，2021，41（1）：17-22.

[25] 包春辉，吴璐一，吴焕淦，刘慧荣，赵继梦，曾晓清，马丽黎，李璟，赵琛，王思瑶. 针灸治疗活动期克罗恩病：随机对照研究 [J]. 中国针灸，2016，36（7）：683-688.

[26] BAO C H, ZHAO J M, LIU H R, et al. Randomized controlled trial: moxibustion and acupuncture for the

treatment of Crohn's disease［J］. World Journal of Gastroenterology，2014，20（31）：11000-11011.

［27］LIU P，LI R，BAO C，et al. Altered topological patterns of brain functional networks in Crohn's disease［J］. Brain Imaging Behav，2018，12（5）：1466-1478.

［28］BAO C，LIU P，LIU H，et al. Different brain responses to electro-acupuncture and moxibustion treatment in patients with Crohn's disease［J］. Sci Rep，2016，6：36636.

［29］CHEN L M，BAO C H，WU Y，et al. Tryptophan-kynurenine metabolism: a link between the gut and brain for depression in inflammatory bowel disease［J］. J Neuroinflammation，2021，18（1）：135.

［30］WU H G，ZHOU L B，SHI D R，et al. Morphological study on colonic pathology in ulcerative colitis treated by moxibustion［J］. World J Gastroenterol，2000，6（6）：861-865.

［31］QI Q，HYOYOUN I，LI K，et al. Influence of herb-partitioned moxibustion at Qihai（CV6） and bilat-eral Tianshu（ST25） and Shangjuxu（ST37） acupoints on toll-like receptors 4 signaling pathways in patients with ulcerative colitis［J］. Journal of Traditional Chinese Medicine，2021，41（3）：478-484.

［32］林晓映，王文佳，祁琴，李琪，吴梦蝶，吴焕淦，刘雅楠，黄艳，朱毅，郑寒丹，吴璐一. 艾灸治疗溃疡性结肠炎临床疗效及对维生素 D 受体的影响［J］. 针灸推拿医学（英文版），2023，21（1）：40-50.

［33］ZHOU E H，LIU H R，WU H G，et al. Down-regulation of protein and mRNA expression of IL-8 and ICAM-1 in colon tissue of ulcerative colitis patients by partition-herb moxibustion［J］. Dig Dis Sci，2009，54（10）：2198-2206.

［34］刘慧荣，张卫，谢建群，吴焕淦，黄建锋，刘敏，张琳珊. 大鼠溃疡性结肠炎相关基因表达谱研究［J］. 复旦学报（医学版），2004（6）：570-581，666.

［35］施征，张卫，吴焕淦，朱毅，刘慧荣，周爽. 艾灸对溃疡性结肠炎结肠黏膜 IL-8 ICAM-1 及其 mRNA 表达的影响［J］. 中医药学刊，2004（6）：1011-1014.

［36］刘慧荣，施达仁，吴焕淦，钟芸诗，李双. 隔药灸对溃疡性结肠炎患者结肠黏膜 COX-2 TNF-α表达的影响［J］. 中医药学刊，2005（6）：989-992.

［37］吴焕淦，王景辉，陈汉平，张琳珊，施征. 隔药灸治疗慢性溃疡性结肠炎的疗效与结肠黏膜免疫学研究［J］. 针灸临床杂志，1995（8）：20-23.

［38］WANG Z，XU M，SHI Z，et al. Mild moxibustion for irritable bowel syndrome with diarrhea（IBS-D）: a randomized controlled trial［J］. J Ethnopharmacol，2022，289：115064.

［39］BAO C，WU L，SHI Y，et al. Long-term effect of moxibustion on irritable bowel syndrome with diarrhea: a randomized clinical trial［J］. Therap Adv Gastroenterol，2022，15：17562848221075131.

［40］姬乐，陈日兰，邓鹏冀，周丽君，杜氏春草，朱英. 隔药灸治疗寒凝型痛经的疗效及对 $PGF_{2\alpha}$、PGE_2 影响［J］. 上海针灸杂志，2012，31（12）：882-884.

［41］佘延芬，孙立虹，杨继军，葛建军，李新华，卢永建. 隔物灸对寒湿凝滞型原发性痛经患者经期血浆β-EP 含量的影响［J］. 中国针灸，2008，28（10）：719-721.

［42］杨继军，孙立虹，佘延芬，葛建军，李新华. 隔物灸对寒凝湿滞型原发性痛经患者内皮素和一氧化氮含量的影响［J］. 针刺研究，2008，33（6）：409-410.

［43］宋云娥，徐放明，唐成林，陈日新，易洋，李腊梅，罗天友. 原发性痛经患者关元穴艾灸前后的静息态功能磁共振研究［J］. 重庆医科大学学报，2012，37（9）：753-757.

［44］陈玉飞，王慧敏，杨婷，陈然. 隔药饼灸治疗气滞血瘀型慢性盆腔炎临床观察［J］. 上海针灸杂志，2013，32（10）：833-836.

［45］何璐，胡玲，周军，蔡荣林，胡克翠. 艾灸三阴交和关元对围绝经期综合征性激素水平的影响［J］. 云南中医学院学报，2014，37（3）：36-37.

［46］张国清，赵江花. 耳穴压豆联合穴位灸法治疗晚期癌症疼痛 64 例［J］. 中国中医药科技，2012，19（3）：250.

［47］李爽，李晶，薛晴，于海波，于海涛. 艾灸配合复方苦参注射液对直肠癌晚期患者癌性疼痛的临床研究［J］. 黑龙江医药科学，2021，44（3）：45-47.

[48] 涂铭珊，田菲. 温针灸对肺癌患者免疫功能的影响 [J]. 四川中医，2013，31（8）：151-152.

[49] 魏伟珍，林玉敏. 三种灸法对肿瘤患者化疗后胃肠反应及免疫功能的影响 [J]. 新中医，2019，51（11）：233-236.

[50] 房文瑞. 艾灸联合中药保留灌肠在盆腔肿瘤患者放疗后肠道反应的效果观察 [J]. 西藏医药，2020，41（1）：151-152.

[51] 陈露，姚丽鸽，孔天东，王留晏，段方方，张克克. 艾灸防治恶性肿瘤化疗所致骨髓抑制的临床观察 [J]. 中国继续医学教育，2016，8（10）：174-175.

[52] 董甜甜，庞亚铮，李金玲，孙春全，杨继国. 督灸治疗强直性脊柱炎改善疼痛症状的疗效观察及对热像图的影响 [J]. 四川中医，2017，35（8）：199-202.

[53] 潘小梅，李红. 督灸结合甘草附子汤对强直性脊柱炎活动期炎症指标的影响 [J]. 中西医结合心血管病电子杂志，2019，7（10）：152-153.

[54] 李丽，王元红. 电子灸调护强直性脊柱炎腰背僵痛的效果观察 [J]. 中医临床研究，2019，11（28）：18-21.

[55] 黄丽强，季蓉. 雷火灸对膝关节骨性关节炎患者 VAS、WOMAC 评分影响的临床研究 [J]. 江苏中医药，2017，49（8）：57-58.

[56] 吴凯丽，刘敏，史丹辉. 腧穴热敏化艾灸结合坐位调膝法治疗膝关节骨性关节炎临床观察 [J]. 实用中医药杂志，2022，38（1）：106-108.

[57] 陈碧霞，谢祖艺，陈优群，李婷婷. 改良温和悬灸疗法治疗类风湿关节炎疗效及护理效果分析 [J]. 现代医学与健康研究电子杂志，2019，3（6）：91-92.

[58] 王景红，吴生元. 隔姜灸治疗尪痹风寒湿痹证 37 例临床观察 [J]. 光明中医，2017，32（7）：1006-1008.

[59] 旦正才旦，徐晓珊. 探究藏医火灸治疗类风湿性关节炎疼痛的临床安全性观察 [J]. 世界最新医学信息文摘，2015，15（14）：144.

[60] 梁波. 回旋灸法治疗带状疱疹 120 例 [J]. 陕西中医，1988（5）：214.

[61] 王见良，求晓恩. 艾炷灸治疗带状疱疹临床疗效观察 [J]. 浙江中医药大学学报，2010，34（3）：402，404.

[62] SHIN K M，PARK J E，YOOK T H，et al. Moxibustion for prehypertension and stage I hypertension：a pilot randomized controlled trial [J]. Integr Med Res，2019，8（1）：1-7.

[63] CUI Y X，LIU J T，HUANG C，et al. Moxibustion at CV4 alleviates atherosclerotic lesions through activation of the LXRα/ABCA1 pathway in apolipoprotein-E-deficient mice [J]. Acupunct Med，2019，37（4）：237-243.

[64] 邱石源，雷龙鸣，胡跃强，伦轼芳. 基于中医"治未病"理论的艾灸疗法干预中风高危状态临床观察 [J]. 中华中医药学刊，2016，34（9）：2061-2063.

[65] 杜琳，谭成富，王超，章薇，唐雅妮，陈美琳，刘薇薇，李姣兰. 电针、艾灸预处理对心肌缺血大鼠心肌细胞凋亡和自噬的影响 [J]. 针刺研究，2019，44（1）：31-36.

[66] 黄河，王晶，方园，刘密，常小荣，冯芳. 基于艾灸温通理论探讨艾灸内关穴预处理对大鼠 MIRI 保护机制的研究 [J]. 湖南中医药大学学报，2020，40（9）：1049-1053.

[67] 白桦，卢圣锋，陈婉莹，仲泽昊，顾一煌. 麦粒灸预处理对大鼠心肌缺血再灌注损伤不同时期保护效应及 Beclin1 表达的影响 [J]. 针刺研究，2017，42（6）：471-476.

[68] 谭成富，严洁，王超，常小荣，谢文娟，阳晶晶，刘密，林海波，贺香嫦. 针灸预处理对心肌缺血再灌注损伤兔不同时间热休克蛋白 27、70、90 表达的影响 [J]. 针刺研究，2017，42（1）：31-38.

[69] 马喆，方臻臻，吴焕淦，顾沐恩，杨玲，祁琴，汪迪，李昆珊，刘慧荣，黄艳，陆嫄. 艾灸预处理"天枢"穴对溃疡性结肠炎大鼠肠黏膜屏障保护的机制研究 [J]. 世界科学技术-中医药现代化，2018，20（9）：1555-1563.

[70] 杨玲，黄艳，黄任佳，马晓芃，马喆，刘雅楠，郑寒丹，朱毅，刘慧荣，王照钦，吴璐一. 艾灸预处理天枢穴对溃疡性结肠炎大鼠结肠 TLR4/TRIF 信号通路调节作用的研究 [J]. 上海针灸杂志，2019，38（8）：819-826.

[71] 黄艳，顾沐恩，翁志军，张建斌，施茵，马喆，窦传字，刘慧荣，吴焕淦，王晓梅，李璟. 逆灸"天枢"

穴干预大鼠结肠组织基因表达谱的实验研究［J］.世界中医药，2016，11（12）：2553-2557.

[72] 吕思颖，陈霞，王丽华，黄蓓，黄伟，周仲瑜.温肾暖宫三伏灸治疗阳虚质原发性痛经 56 例［J］.中国针灸，2022，42（3）：343-344.

[73] 李柱，吕麟亚，吕壮，张田野，王海健，胡滨，王蕴哲，孙旭.逆灸法治疗女兵原发性痛经疗效观察及对 PGE、β-EP 水平的调节作用［J］.空军医学杂志，2018，34（6）：378-380.

[74] 应坚，王家平，余曙光，尹海燕，唐勇，邱敏，范亚鹏，田晓宁，张相薇.不同施灸方法对健康人足三里穴位局部温度的影响［J］.南京中医药大学学报，2015，31（4）：317-319.

[75] NATTANANT N.不同艾灸方法对肿瘤化疗毒副反应的临床研究［D］.南京：南京中医药大学，2016.

[76] 陈有国.秋分节气期间艾灸神阙穴预防肠胃病的临床研究［J］.上海针灸杂志，2014，33（11）：2.

[77] 陈仲杰，李彩芬.不同艾灸时程对高脂血症调脂效应影响的研究［J］.中国针灸 2012，32（11）：995-999.

[78] 汪军，毛珍，阿力木•玉努斯.不同艾灸时程对原发性痛经的临床研究［J］.针灸临床杂志，2017，33（1）：1-4.

[79] 贾翠娜，田岳凤.不同灸量对机体免疫调节作用影响的研究分析［J］.世界中西医结合杂志，2016，11（11）：1602-1606.

[80] 陈日新，康明非.《内经》腧穴概念在热敏灸中的重要指导作用［J］.江西中医学院学报，2010，22（3）：36-38.

[81] 陈日新，康明非.岐伯归来——论腧穴"敏化状态说"［J］.中国针灸，2011，31（2）：134-138.

[82] 贺成功，龙红慧，蔡圣朝，徐天馥，袁卫华，朱才丰，费爱华.周楣声教授灸法治疗经验［J］.中医外治杂志，2013（4）：3.

[83] 陈日新，康明非.热敏灸实用读本［M］.北京：人民卫生出版社，2009.

[84] 陈日新.热敏灸：中医灸法的传承、创新与发展［J］.中国针灸，2023，43（4）：483-488.

[85] 谢秀俊，姜伟强，陈日新.热敏灸疗法研究现状及展望［J］.浙江中西医结合杂志，2021，31（8）：785-788.

[86] 熊俊，焦琳，谢丁一，迟振海，张波，付勇，陈日新.基于倾向性评分热敏灸干预膝骨性关节炎（肿胀型）前瞻性队列研究［J］.中华中医药杂志，2016，31（6）：2295-2298.

[87] 付勇，章海凤，熊俊，张伟，周小平，徐涵斌.热敏灸治疗腰椎间盘突出症临床研究［J］.南京中医药大学学报，2014，30（2）：120-123.

[88] 赵兰凤，马洪举，林国华，徐振华.腧穴热敏灸治疗哮喘慢性持续期的临床观察［J］.世界中医药，2019，14（8）：2137-2140.

[89] 卞彩茹.热敏灸疗法治疗腹泻型肠易激综合征的临床研究［J］.中医临床研究，2017，9（29）：53-54.

[90] 汪振荣，田宁，郭玉青，刘芳.热敏灸治疗消化性溃疡的临床研究［J］.中医临床研究，2011，24（12）：1158-1159.

[91] 付勇，宣逸尘，黄辉，邓威，康明非，许金水，章海凤.热敏灸对肠易激综合征模型大鼠 CRH、ACTH 及 CORT 的影响［J］.中华中医药学刊，2019，37（9）：2055-2058.

[92] 陈盼碧，宣锦，史林威，李俊君，程聪，康弼泽，林子钰，杨孝芳.热敏灸对过敏性鼻炎大鼠血清 IgE、IL-4 含量的影响［J］.中国现代医学杂志，2017，27（4）：17-21.

[93] 张伟，熊俊.热敏灸大椎穴对哮喘大鼠神经源性炎症的影响［J］.时珍国医国药，2015，26（3）：749-751.

[94] 程攀.颈椎病（神经根型）迟发型热敏化腧穴的红外特征研究［D］.南昌：江西中医药大学，2021.

[95] 廖斐斐，张潇，边志杰，谢丁一，康明非，李小俚，万有，陈日新，伊鸣.慢性腰背痛患者艾灸热敏现象的脑电机制初探［J］.中国疼痛医学杂志，2013，19（12）：719-726.

[96] 翟道荡，蔡德亨，丁邦友，王瑞珍，陈汉平.艾灸调节荷癌小鼠肝脏细胞能量代谢的 31P-核磁共振观察［J］.针刺研究，1995（2）：36-39.

第三章　推拿技术研究

第一节　推拿手法技术研究

一、成人推拿手法技术研究

（一）推拿手法文献研究

有关推拿手法的文献，多历史悠久，早在殷商时期的甲骨文中就有关于推拿手法的记载。推拿古代文献多散失，最著名的当属《黄帝岐伯按摩》，而现存的古代推拿文献多出自明清时期，且多以小儿推拿专著为主。

在古代文献中，对推拿手法的描述都较为简单，尚未形成系统。

《素问·异法方宜论》："其民食杂而不劳，故其病多痿厥寒热。其治导引按跷，故导引按跷者，亦从中央出也。"描述了推拿疗法的适应证和源头。

《灵枢·官能》："缓节柔筋而心和调者，可使导引行气；……爪苦手毒，为事善伤者，可使按积抑痹。"提出了古时对推拿和导引施术者的身心要求。

《素问·举痛论》："寒气客于肠胃之间，膜原之下。血不得散，小络急引，故痛。按之则血气散，故按之痛止。……寒气客于背俞之脉则脉泣，脉泣则血虚，血虚则痛，其俞注于心，故相引而痛。按之则热气至，热气至则痛止矣。"详细描述了古代按法的功效主治，主要针对痛症。

唐·释慧琳《一切经音义》："凡人自摩自捏，伸缩手足，除劳去烦，名为导引。若使别人握搦身体，或摩或捏，即名按摩也。"提出了古代导引按摩的具体学科名称。

《华佗神医秘传·华佗按摩神术》："凡斯诸疾，当未成时，当导而宣之，使内体巩固，外邪无自而入。迨既感受，宜相其机关，循其腠理，用手术按摩疏散之，其奏效视汤液圆散神速。"提出了推拿导引治病干预的时机。

《华佗神医秘传·论各种治法宜因病而施》："导引则可以逐客邪于关节；按摩则可以驱浮淫于肌肉；……宜导引而不导引，则使人邪侵关节，固结难通；宜按摩而不按摩，则使人淫随肌肉，久留未消；……不当导引而导引，则使人真气劳败，邪气妄行。不当按摩而按摩，则使人肌肉膜胀，筋骨舒张；……内无客邪勿导引，外无淫气勿按摩；……顺此者生，逆此者死耳。"提出了导引和推拿的主治和注意事项。

（二）推拿手法技术及量效研究

1. 推拿手法量化研究的历史发展及近况

我国的山顶洞人时期（距今 1.8 万年）就有使用推拿手法治疗疾病的记载，隋唐时期，推拿手法就被列入专科，新中国成立后，中医及推拿疗法受到国家的重视，医院和教学科研单位广泛吸纳全国推拿名医，并着手研究推拿生物力学机制。到目前为止，国内外学者主要利用数学模型、接触式压力传感器、位移传感器和摄影等技术，检测相关的动力学参数（力、动量、冲量、功）和运动学参数，其中运动学参数又分为三个方面：时间参数（时刻、时间、频率）、空间参数（位移、路程、角位移）和时空参数（速度、加速度、角速度等）。

2. 推拿手法参数采集设备

（1）数学模型　推拿手法数学模型主要包括有限元模型、血液动力学及微循环模型。

有限元模型：罗建[1]通过利用 Nastran、Geomagic 和 Patran 等软件建立了健康者和与腰椎间盘突出症患者的腰椎三维有限元模型，论证了踩跷法治疗腰椎间盘突出症的循证依据。胡华[2]利用 CT 和 Mimics 建立了"腰椎-骨盆-股骨上端"模型，模拟腰椎定点坐位旋转手法，探索该手法的作用机制和安全性。

血液动力学和微循环模型：①缓变狭窄幅度径向振荡血液动力学模型：Suga 等[3]利用血液动力学模型分析了血流动力参数对血管的影响，许世雄等[4]通过 Navier-Stokes 方程建立缓变狭窄幅度径向振荡血液动力学模型，研究讨论了㨰法操作时作用力的不同水平渗透系数、狭窄度和频率对血液流量的影响。②正弦式㨰法模型：李华兵等[5]利用晶格玻尔兹曼方法（lattice Boltzmann method，LBM）对血流进行初步研究，探索流体对边界作用力的精确计算方法，其后将血液看作不可压缩的牛顿流体，建立正弦式㨰法模型，进一步研究推拿手法活血化瘀的作用机制。吕晓阳[6]用 LBM 对血流系统的弹性动脉内血流流动性质及其血管壁运动产生的反作用进行初步探索。

（2）视频技术和三维运动分析　张成全[7]利用数字摄像机和计算机三维测力台采集了㨰法、点法、揉法、拍法和振法五种推拿手法的数据，通过三维力学分析软件分析力值大小、时间、频率等力学参数。严晓慧等[8]运用三维运动解析系统，结合 C#（注：C#，别称 C SHARP，是微软公司发布的一种面向对象的、运行于 NET Framework 之上的高级程序设计语言）和 MATLAB 开发的数据分析软件对不同动作形态的手法进行垂向力和频率分析，获取了更具体的频率和力值参数。Ngan 等[9]利用 120Hz 操作的四相机运动分析系统测量了颈部旋转手术的体内运动学参数（包括 C_5/C_6 轴向旋转、头部角位移、侧屈角度等）。

（3）传感器　随着研究技术的进步，各式各样的压力、位移传感器面世，研究者们开始利用接触式传感器电阻片研发推拿手法测定仪，1982 年，山东中医药大学与山东工学院共同研制了我国第一台推拿手法测定仪——TDL-1 型推拿手法测定仪，可用于测量手法在垂、纵、横三个方向的力值大小和频率等力学参数，随后山东中医药大学研制出 TDZ-1 型推拿动态测定仪，成功记录了我国名老中医部分推拿手法操作的动态曲线[10]。1996 年，上海中医药大学和复旦大学力学系共同研发了 FZ-1 型推拿手法分析仪，实现了计算机实时显示、定量化和作用力三维分析的功能，可用于测量分析摆动类㨰法的几何轨迹。21 世纪上海中医药大学研发的 TPA-II 型推拿手法测定仪还可识别操作者上下、左右、前后三维方向力的变化，检测操作者推拿手法的三维空间作用力，充分发现力的向量特征。

3. 各推拿手法参数研究概况

推拿有六大类手法——摩擦类、挤压类、摆动类、振动类、叩击类、运动关节类，但由于技术限制，目前研究主要以按法、扳法、㨰法、振法、旋提法和推法这六种手法为主。

（1）手法要领及形态特点的研究　方磊等[11]用美国 Motion 三维运动解析系统分析了一指禅推法"沉肩"、"垂肘"、"悬腕"技术要领的运动数据量化。发现专家组与初学组"垂肘"的运动学数据存在显著差异，"沉肩"、"悬腕"的运动学数据无显著性差异。结论：手法运动学数据变异系数可客观评价一指禅推法"沉肩"的要求；"垂肘"要求肘关节标记点低于腕关节标记点 3～4cm；"悬腕"时腕关节自然屈曲的角度应该为 50°～60°。

耿楠等[12]对颈椎定位旋转扳法操作特征进行了初步量化、客观化研究，对各力学参数进行数字化描述。施行第 2 颈椎定位旋转扳法操作。测得受试者在扳动相中旋转角度均值为 10.20°，前屈角度均值为 3.73°，侧屈角度均值为 0.50°，瞬间扳动时间约 0.1016s。此试验为颈椎扳法操作提供了量化、数字化的参考。

（2）手法操作频率的研究 郑娟娟等[13]对振法参数进行了理论探讨和临床应用研究，发现临床应用频率最低为 120～300 次/分，最高可达 500～1000 次/分。从定义来看，要求其产生密集的振颤，他们认为频率应该较快，至少 300 次/分，而且通过实验结果得知，振法的频率最好在 500 次/分以上。

杜春晓等[14]采用 Movel Pliance Mobile System 软件收集一指禅推法熟练者（应用该手法 20 年以上）及初学者（学习 1 年）的手法操作信息，测得熟练者一指禅推法频率为 78 次/分；初学者频率都在 110 次/分以下。并且熟练者将此手法广泛应用于头面、颈项、关节、四肢等疾病的治疗。故提出一般认为的频率 120～160 次/分需要商榷。

手法频率在一定范围内能影响血流速度和黏度，通过滚法、振法对患者体表施加周期性作用力，毛细血管周围组织压必然发生周期性的动态变化[15]。黄忠辉[16]建立滚法的格子 Boltzmann 模型对滚法的参数进行了研究，认为并非手法频率越快、力度越大效果越好，而是在特定的频率范围内才能达到最佳效果；研究表明，滚法频率在 168 次/分推拿效果达到最好，超过此值血流量反而会降低，力度过大也会造成血管组织的损伤。

（3）手法用力大小和方向的研究 从力学的角度研究推拿手法的生物力学特征，发现推拿手法用力的大小与接触面积和作用时间有直接关系。魏戌[17]选用国家专利产品——旋转手法操作力学测量仪对旋提手法进行在体监测，初步确立了不同体重指数等级的旋提手法预加载力、最大加载力及扳动力的参考数值。

吕杰等[18]对一指禅推法垂直作用力的均匀性进行了量化研究。实测专家、熟练者及初学者一指禅垂直作用力信号，测得一指禅推法作用力周期和波形的均匀性。比较各组间波形均匀性都存在差异，得出结论：波形均匀性可能更适合作为评价一指禅推法垂直作用力的均匀性参考指标，均匀性差异的参考值为 0.927。

刘小红等[19]对胸椎掌按压法施力变化对呼吸运动的影响进行了研究。通过压力检测系统检测双掌按压法分别于受试者的吸气末和呼气末进行操作时的压力。以咔哒声响作为胸椎掌按压法成功的标志。结果：于呼气末作用于胸椎的按压力为 265.900±9.7331N，吸气末的按压力为 245.120±6.8958N。结论：呼气末进行按压时的按压力明显大于吸气末。

李义凯等[20]对施术者行定点旋转手法时拇指作用于患者颈、腰椎棘突的最大推扳力进行了研究。以出现咔哒声响作为颈、腰椎旋转手法成功的标志。利用压力传感器检测系统来记录出现咔哒声响时施术者的最大推扳力。发现颈、腰椎咔哒声响的发生与拇指推扳力的大小无直接关系。

（4）手法的深透作用 李征宇等[21]认为手法深透作用与生物共振效应有关。熟练的手法更容易使其频率与施治部位的组织固有频率接近，有助于发生生物共振效应，使力的作用更加深透。施术中所用到的巧力具有节律性，这是发生共振效应必备的条件。训练有素的推拿师更容易具备这一素质。

（5）手法操作时间的研究 推拿手法操作时间和疗效存在一定的相关性，操作时间要适当，具体时间要随症加减，治疗时间过长或过短均不利于疾病的康复[22]。

（三）推拿手法机制研究

1. 运动系统

推拿时应用的调整手法，可直接调整脊柱小关节。推拿治疗在放松手法之后，常常会应用运动关节类手法，施以巧力寸劲使关节间产生小位移，将偏歪的骨摆正。研究发现，扳法可以纠正腰椎间盘突出症患者的棘突侧偏，并平衡两侧关节突关节[23]。同时，还可以改善骨盆倾斜，调整骨盆与脊柱的相对关系。同时推拿能够降低骨骼肌组织炎症反应，减缓纤维化，进而促进骨骼肌损伤修复[24]。

2. 心血管系统

以往的学者对推拿降压，主要关注刺激颈动脉窦压力感受器。该压力感受器对机械压力敏感，感受压力刺激，并产生电信号传入延髓及下丘脑的心血管神经元，抑制交感神经，兴奋迷走神经，继而降低心率，扩张血管，调节血压下降。上述研究表明，推拿能通过按法、推法等刺激颈动脉窦，对内脏神经产生影响，从而降低血压[25]。

3. 神经系统

张磊等[26]的研究表明，按压环跳穴可提高坐骨神经慢性压迫损伤（CCI）模型大鼠的痛阈值，提升导水管周围灰质、延髓头端腹内侧核群内γ-氨基丁酸（GABA）和γ-氨基丁酸 A 受体（$GABA_{AR}$）活性，提示推拿可提高 GABA 和 $GABA_A$R 含量，达到镇痛效应。

4. 消化系统

海兴华等[27]研究腹部推拿对大鼠乙醇性胃黏膜损伤的修复作用及机制，采用酶联免疫吸附（ELISA）法测定胃黏膜组织中肿瘤坏死因子-α（TNF-α）、白细胞介素-6（IL-6）和表皮生长因子（EGF）的含量，经腹部推拿干预后胃黏膜损伤明显减轻，炎性因子均有所下降，EGF 显著升高。腹部推拿可明显缓解肠易激综合征的临床症状[28]，腹部推拿可通过调控降钙素基因相关肽（CGRP）、P 物质（SP）、胆囊收缩素（CCK）等脑肠肽的表达，进而调控脑-肠轴的作用。

5. 免疫系统

林坚等[29]采用免疫荧光染色技术和蛋白质印迹法检测坐骨神经 CCI 模型大鼠的背根神经节，发现 IL-23 含量显著上调，而推拿按法可以降低背根神经节 IL-23 含量。马驰等[30]应用免疫组化法检测发现坐骨神经 CCI 模型大鼠 $L_3 \sim L_5$ 脊髓 IL-6 的含量明显上升，细胞因子信号转导抑制因子 3（suppressor of cytokine signaling 3，SOCS3）表达升高；给予拨法推拿后，IL-6 含量明显降低，SOCS3 表达升高，而 SOCS3 可负向调节 IL-6 信号通路传导。

二、小儿推拿手法技术研究

（一）小儿推拿穴位标准化研究

作为中医推拿的重要组成部分，小儿推拿是在中医理论指导下，运用各种手法作用于特定的部位或穴位，起到治疗或保健作用的治疗方法。小儿推拿的穴位经历了由古代简单到复杂的发展过程，最初记载小儿推拿的《五十二病方》中，没有具体的小儿推拿治疗部位，也没有穴位的名称，以疾病的病位为施术部位为主。之后随着经络腧穴理论的出现和发展，到隋唐时期，小儿推拿逐渐出现了较为明确的定位，如"小儿虽无病，早起常以膏摩囟上及手足，甚避风寒"。明代是小儿推拿正式形成的朝代，《小儿按摩经》、《小儿推拿秘旨》和《小儿推拿秘诀》等书籍均标志着小儿推拿体系的建立。

1. 穴位分布

明清以前小儿推拿穴位的分布，以头颈部和胸腹部为多，上肢部、下肢部最少。明清时期，小儿推拿的取穴，越来越趋向于身体的暴露部分或比较容易操作的部位，而胸腹部和腰背部的穴位，均排在最后，选择这两个部位的穴位最少。由此可见，小儿推拿穴位逐渐集中在上下肢和头部，更加有利于操作。

2. 穴位特点

穴位以面积较大的面状穴如腹、背等为主，点状穴、线状穴较少，这主要与当时的按摩手法有关，因为明清之前小儿推拿主要以膏摩为主，摩法的操作面积较大，因而面状穴较多，其他手法如掐法、推法等应用较少，因此，点状穴、线状穴较少。

3. 穴位归经

明清以前小儿推拿的穴位共 17 个，其中有 3 个穴位属于十四经穴，占总穴的 17.65%，其余 14 个属于特定穴，占总穴的 82.35%。这说明小儿推拿治疗从一开始发展，即没有像针灸那样按照经络系统来选穴取穴。分析这可能与按摩的手法面积较大，操作部位多是面状或线状，与针灸操作的点状部位有所不同有关。

小儿推拿的穴位急须标准化，一是名称的问题，小儿推拿穴位存在着同一个穴位名称不同的情况，同时也有同一个名称而穴位不同的情况。因此须综合各时代各流派小儿推拿的特色，进行穴位名称的标准化。另外就是小儿推拿穴位定位的标准化问题。某些穴位有不同的定位，造成了小儿推拿临床的穴位应用混乱，因此小儿推拿穴位定位应与成人经络腧穴类似，建立统一标注的代码体系。

（二）小儿推拿技术及量化研究

尤卓等[31]观察对比推拿手法频率快慢为补泻的治疗方法对小儿便秘临床疗效的影响，带有频率补泻手法的小儿推拿治疗便秘，效果优于传统常规小儿推拿治疗便秘。汤琛等[32]观察小儿推拿治疗小儿伤食泻的临床疗效。对照组接受保和丸口服治疗，观察组在对照组基础上联合小儿推拿治疗。比较两组患儿治疗前后中医症状积分、症状消失时间（大便好转时间、退热时间、止泻时间）及治疗天数，评估两组患儿临床疗效及不良反应发生情况。两组患儿腹痛、大便性状、大便次数积分均低于治疗前，且观察组均低于对照组。观察组大便好转时间、退热时间、止泻时间及治疗天数均短于对照组。

（三）小儿推拿手法机制研究

田福玲等[33]运用小儿推拿手法对 100 例慢性哮喘缓解期患儿进行治疗，通过观察外周静脉血中肥大细胞、中性粒细胞、巨噬细胞 Toll 样受体 1、Toll 样受体 2、Toll 样受体 4 表达的变化，发现小儿推拿能够加强免疫应答，激活众多炎性细胞因子，控制慢性感染，有效控制哮喘中固有免疫应答。

魏理珍等[34]采用清天河水手法对内毒素发热幼兔进行干预，研究发现清天河水退热的机制可能与调节下丘脑中正调节介质前列腺素 E_2（prostaglandin E_2，PGE_2）、环磷腺苷（cyclic adenosine monophosphate，cAMP）的含量有关。王之虹等[35]通过检测家兔血清免疫物质改变，认为背部推拿手法能够使血清 $CD3^+$、$CD4^+$辅助性 T 细胞和自然杀伤细胞（natural killer cell，NK）细胞数量增加，同时使 $CD8^+$细胞毒性 T 细胞数量降低，外周血免疫球蛋白 M（immunoglobulin M，IgM）、免疫球蛋白 G（immunoglobulin G，IgG）水平增加，从而调节机体免疫功能。

（姚 斐 肖 彬）

第二节　推拿功法技术研究

一、推拿功法文献研究

（一）推拿功法相关文献典籍

推拿功法在历史发展过程中，受武、医、道、佛、儒的影响最为明显，以流派为纲，梳理流派中具有代表性的古典推拿功法文献典籍。

1. 武术推拿功法文献

武术推拿功法文献是将传统武术引入到推拿功法，注重调身的武术功法专著，在明代渐成气候。《易筋经》和《洗髓经》是武术功法的代表作。《易筋经》介绍了 12 个动式，配有 12 张图，并附歌诀加以阐释。《洗髓经》是《易筋经》的续篇，主讲内练精、气、神，以禅学静功为主，配以导引服气之法。构建现代推拿体系的三大流派的功法——易筋经、少林内功均属于武术推拿功法，点穴推拿流派和正骨推拿流派的基本功法也属于武术推拿功法。

2. 医家推拿功法文献

医家推拿功法起源于古代的导引术，多见于养生类古典医籍中。《黄帝内经》中多段关于导引的论述，为推拿功法的发展奠定了理论与方法基础。《马王堆导引图》是现存最早的一张导引养生图谱，展现了多种古代导引法，如仿生导引、呼吸导引、辨证施功等。南北朝时梁代陶弘景的《养性延命录》首载华佗所创编的五禽戏，使功法从单个式演化为套路形式，其中服气篇中的六字气诀养生法则是陶氏将脏腑理论与发音呼吸法相结合所首创的功法。隋代巢元方所著《诸病源候论》是使用功法进行防治疾病的古典医籍，其中辑录"养生方导引法"289 条，用来治疗 110 种病候，体现了功法辨证论治的原则，该书所录功法数量之多、方法之全、实用性之强，为功法发展史上罕见。《备急千金要方》由唐代孙思邈编纂，在"按摩法"一节中记述了天竺国按摩法和老子按摩法两种导引法。1771 年徐文弼撰写的《寿世传真》经他人改编成《内功图说》，专论动功，载有八段锦等多种功法，成为近代具有代表性的医家功法专著。医家功法流派为后世推拿医生为患者开具功法运动处方提供了丰富的文献依据。

3. 道家练功法文献

道家功法古籍最多，以春秋时期老子的《道德经》为代表，详细阐述了道家功法理论和修炼方法，成为我国传统功法的理论基础之一。内丹术是道家功法的代表，东汉魏伯阳的《周易参同契》被后世推崇为"万古丹经王"，是一部道家功法的经典著作。《太平经》在功法修炼方法上提出存想、守一、内视等调心之法，在理论上阐述了精气神的相互转化及其效用。晋代《黄庭经》是道家功法的经典古籍，提出了"黄庭三宫"与"三丹田"的概念，为内丹"守窍"术奠定了基础。晋代葛洪作《抱朴子》，书中收集了较多行之有效的动功功法，并丰富了仿生功法。

4. 儒家练功法文献

儒家功法始于先秦，常为其他各家所借鉴，关于其论述散见于各种儒学著作中。《论语》提倡精神内守的修养方法，《孟子》记录了一些养生之道，《大学》主要论述涵养道德和精神调摄的学问，《中庸》讲究宁静和谐的自然之道。《荀子》吸收了老庄学派的养生思想，提倡深入静观以养神的"虚壹而静"的养生方法。《管子》中关于功法方面的论述集中在《心术》（上、下）、《白心》和《内业》等四篇中。

5. 佛家练功法文献

佛家功法以调心为主，注重调心与调息的结合，形式上以静为多，如"禅定"、"因是子静坐法"等。东汉末安世高译出的《安般守意经》专论禅定修持，其中的"六妙法"和"呼吸四相"等禅定法，至今仍有重要参考价值。陈隋时期的僧人智颢法师对佛家功法贡献甚大，其与其弟子撰写了四部专论止观的著作，为《修习止观坐禅法要》、《六妙法门》、《释禅波罗蜜次第法门》与《摩诃止观》。

（二）推拿功法源流考证

推拿功法起源于古人的生产与生活技能，古人发现简单的肢体活动可以起到良好的放松和减少疼痛的作用，然后有意识使用到疾病防治中，逐步形成了不同的功法练习方式。每一推拿功法的产生和发展都有其特殊的渊源，对于功法的源流考证也是推拿功法文献研究的重要内容之一。

1. 易筋经

关于《易筋经》的作者，主流观点有两种，一为南北朝时的天竺僧达摩所创，一为明代天启年间天台紫凝道人宗衡假托达摩之名所作。《易筋经》序言其为少林达摩所传。对此，武术史学家唐豪曾作了详细考证并断定《易筋经》是道士或修道者所作的伪书，众多学者以及《中国大百科书·体育卷》等书的考证认为，《易筋经》系明天启四年（1624 年）天台紫凝道人托名达摩所作，但也有学者对此存疑。目前已知最早《易筋经》版本，是清道光年间来章氏《少林易筋经》，其中有紫凝道人的《易筋经义》跋语。一指禅推拿名家朱春霆认为练习易筋经能够"使气得以运转周身，宣达经络，骨壮筋柔，体强身健"。易筋经也就成为一指禅推拿流派和滚法推拿流派的基本功法[36]。

2. 少林内功

少林内功是推拿中重要的功法练习部分，在 1960 年被首次纳入上海中医学院附属推拿学校主编出版的《推拿学》，因少林内功冠以"少林"二字，故常被认为该功法出自河南嵩山少林武功。但在众多的少林武术专著中，并没有发现有少林内功的相关内容。内功推拿流派现今可追溯到的最早代表人物李树嘉，为山东济宁人，被内功推拿流派尊为创始人，李树嘉为"李氏查拳"主要传人，"李氏查拳"功夫分为三乘进阶的功法练习方式与少林内功中的裆势锻炼要求力从脚下起，讲求"霸力"是一致的，并且与李氏查拳的站桩活气功和打桩增力功的练习要求高度吻合。陆萍等考证认为少林内功与"李氏查拳"有密切联系，认为少林内功很可能源自"李氏查拳"。少林内功，通过下肢裆势与上肢动作结合，发力缓慢持续，上虚下实，通过以力带气，以外力导引气在体内的运行，讲求"练气不见气，以力带气，气贯四肢"达到通调气血、外荣四肢、内灌五脏、扶正固本的目的。内功推拿流派，历经百余年的发展，成为我国推拿功法中一枝独秀的存在，是武医结合的典型代表[37]。

3. 运动处方

运动处方这一概念在 1954 年由美国运动生理学家卡尔波维奇（Karpovich）提出，它的提出是建立在自然体育发展与运动康复治疗基础之上的。在 1969 年 WHO 正式采纳运动处方后，运动处方这一概念逐渐被国际研究者所认可，运动处方也开始迈入快速发展阶段。国外研究起步较早，理论和实践较为成熟，对运动处方的概念、运动处方的量效关系研究较为深入和规范，并且重视信息技术在运动处方中的合理运用，但主要以特定病例运动恢复方案指导为主，在大众健身运动处方的推荐方面还有很大改进空间。

中医的运动处方在疾病治疗中的应用最早可以追溯到 4000 多年前的唐尧时期。《吕氏春秋·古乐》记载："昔陶唐氏之始，阴多滞伏而湛积，水道壅塞，不行其原，民气郁阏而滞著，筋骨瑟缩不达，故作为舞以宣导之。"其后，百家争鸣的春秋战国时期，将功法干预疾病的形式称为"导引"。在《黄帝内经》中已经出现基本符合现代运动处方要求的处方雏形，如《素问·刺法论》中记载："肾有久病者，可以寅时面向南，净神不乱思，闭气不息七遍，以引颈咽气顺之，如咽甚硬物，如此七遍后，饵舌下津令无数。"其中虽然缺少关于运动进程方面的说明，但却包含时间与空间方位的描述，总体来说，作为中医运动处方的雏形已经相当完善。在隋代的《诸病源候论》中不同疾病的 110 个证候群，大多附有具体的导引方法，总共 278 种，包括肢体运动、自我按摩和调息方法，"凡人常觉脊强，不问时节，缩咽膊内，似回膊内，仰面努膊并向上也。头左右两向挪之，左右三七，一住，待血行气动定，然始更用，初缓后急，不得先急后缓。若无病人，常欲得旦起、午时、日没三辰如用，辰别三七。除寒热，脊、腰、颈痛"，在这个治疗腰痛的运动处方中，包含了具体的运动动作，并以动作次数作为运动量，以缓急说明运动强度，描述了运动的频率、运动"先缓后急"的运动进程，标明常人与病人的区别，以及注意事项等详尽信息。

近年来，随着"体医融合"的提出，各种政策层面的支持，国内中医院校和体育院校逐渐开展基于中医传统功法的运动处方的研究和挖掘工作。推拿功法运动处方是在中医基本理论指导下，根据患者的年龄、性别、中医四诊、一般医学检查、康复评定检查等结果，将推拿功法的功法动作按中医辨证施功处方的形式制订出适合患者或者体育健身者的运动方法，以达到科学地、有计划地进行健身养生和病症预防康复目的[38]。其内容包括运动内容、运动强度、运动时间、频率以及注意事项等。

二、推拿功法技术及量效研究

（一）推拿功法技术规范

推拿功法技术规范的研究与制定，需要严格按照国家标准制定的具体要求，采用文献分析、专家论证以及临床调研相结合的方式，明确标准的范围、术语和定义、操作步骤与要求、注意事项与禁忌，以及相关附录等方面内容，最终完成标准文本报批稿。目前推拿功法的相关技术规范研究和其他技术相比还不够丰富，主要见于中医治未病实践指南和中医适宜技术的相关指南和标准中，还有诸如国家非遗项目"古本易筋经十二势导引法"的技术标准等内容。如上海中医药大学等单位在联合起草的《中医治未病实践指南·六字诀养生功干预慢性阻塞性肺疾病》（标准编号 T/CACM 1119—2018）中通过对相关文献进行综合分析，并结合专家意见，对于六字诀养生功干预慢性阻塞性肺疾病过程中的施治方法、疗程、运动强度、干预时机等给予了推荐建议[39]。

（二）推拿功法量效关系研究

"因人而异，量力而行"是功法练习中所推崇的原则，推拿功法的量效关系不管是在临床和实验研究，还是在推拿功法的规范化研究中都是一个亟待解决的问题。练功中的运动量包括动作的高低，用力的大小，呼吸的频率、深浅，意念的轻重、强弱，练习的时间、次数等，这些都存在强度和量的问题。不同的刺激参数都通过影响推拿功法的力学和生物学效应而产生不同的临床效果，而现在推拿功法锻炼并没有一个明确的量化标准，是推拿功法研究摆脱单纯经验化模式的关键问题。

日常功法锻炼中，人们对运动量的掌握主要以本体感觉为准，即运动后不觉疲劳，精神愉快，脉搏稳定，血压正常，食欲及睡眠良好，表明运动量是适宜的，反之则表明运动量过大，应及时进行调整。然而，这种对运动量的控制过于主观，缺乏更科学的评判标准和临床指导，不利于推拿功法临床应用的实行与推广。但国内学者对于推拿功法的量效关系研究方法处于不断的探索和完善当中，利用现代评估方法和太赫兹波仪、红外热成像仪、脉搏波检测仪、脑电波检测仪等现代科学仪器设备对推拿功法的临床效应进行检测和量效关系分析。

有研究证实易筋经功法训练治疗慢性失眠症具有量效关系，通过对训练前后匹兹堡睡眠质量指数量表、汉密尔顿焦虑量表、汉密尔顿抑郁量表的评定和比较，发现在校大学生每次练习"韦驮献杵势"、"掌托天门势"、"倒拽九牛尾势"、"三盘落地势"四个易筋经招势组合的最佳时间为45～60min[40]。通过现代科学仪器设备可系统性地监测八段锦每一式动作对不同脏腑的效应，研究发现每一式发挥最大效应的习练次数各不相同，习练第一式"两手托天理三焦"6遍时，最能发挥该单式功法的效应；习练第二式"左右开弓似射雕"9遍时，最能发挥该单式功法的效应。通过对比易筋经单式功法3遍、6遍、9遍后的太赫兹波、红外、脉搏波数据，分析并验证其单式功法对人体相应脏腑的效应，找出最能发挥易筋经单式效果的量效关系，有研究证实，卧虎扑食势检测任脉的神阙穴，太赫兹波数据显示习练6遍时具有统计学意义。八段锦与2型糖尿病在治疗效果上也存在一定的量效关系，其中每天进行3次八段锦的锻炼，其治疗效果最为优异[41]。推拿功法量效关系是推拿功法运动处方中的重要内容和临床应用的关键所在，推拿功法要想走上科学发展的道路就必须以达到最佳的临床疗效和量化操作为目标。量效关系规律的研究会在推拿功法的科研、临床、教学和社会推广中发挥巨大作用。

三、推拿功法机制研究

推拿功法锻炼对身体有着整体的影响，近年来，通过应用现代科学技术和研究方法对推拿功法的作用效果及机制进行系统的研究，表明推拿功法可对机体运动、循环、呼吸、消化、神经、免疫、代谢和内分泌系统产生有益的影响。

1. 运动系统

现代科学研究证明，推拿功法对肌肉和骨骼系统的作用是切实有效的。通过研究发现，练功有明显提高肌力的作用，有研究对比了 18 周的八段锦锻炼和健步走锻炼对中老年女性肌力的影响发现，八段锦组伸肩、伸髋、伸膝、伸踝、屈膝和屈踝肌群峰力矩与对照组比较具有显著性差异，说明八段锦锻炼对中老年女性上下肢肌力的改善效果显著，并且优于健步走的锻炼方法[42]。

多项研究表明推拿功法练习可以减少骨骼肌减少症的发生，提高整体活动能力和体力，改善膝骨关节炎，增加膝关节伸肌肌群肌力和稳定性、下肢骨骼肌的耐力等。少林内功、易筋经等推拿功法以静力性训练为核心运动形式。有研究发现静力性训练大鼠模型在静力训练后能够通过影响过氧化物酶体增殖物激活受体γ辅激活因子 1α（PGC-1α）调节骨骼肌的线粒体数量和质量，从而治疗和预防肌肉萎缩[43]。

此外，有研究通过对骨质疏松患者练习易筋经 6 个月后的疗效观察发现，推拿功法易筋经锻炼能够明显改善骨质疏松患者的骨密度水平，降低疼痛评分。这说明了推拿功法还可以改善骨密度和骨代谢水平，有效防治骨质疏松症[44]。

2. 循环系统

推拿功法对循环系统的影响是多方面的。多项研究表明，推拿功法锻炼能够明显改善心脏功能。有研究发现，少林内功、易筋经等推拿功法练习可以显著降低练习者的心率，提示功法训练可以增加心输出量[45]。

推拿功法锻炼可改善血管系统中的血流动力学、动脉血压等。研究发现，八段锦锻炼能够显著改善急性心肌梗死患者的心肺运动试验（CPET）相关指标，提示八段锦能够改善患者心肺功能，降低不良心血管事件的发生率[46]。

3. 呼吸系统

"调息"即呼吸锻炼，是功法练习的重要环节之一。研究发现，经过 3 个月的八段锦练习，老年慢性阻塞性肺疾病患者肺功能指标如用力肺活量（FVC）、第 1 秒用力呼气容积（FEV_1）等改善情况优于对照组，提示八段锦能够有效改善老年慢性阻塞性肺疾病稳定期患者的肺功能，提高运动耐力[47]。六字诀通过发"嘘、呵、呼、呬、吹、嘻"六种音来进行呼吸训练，同时配合导引动作，融合了呼吸肌和骨骼肌运动的特点，有研究显示大学生六字诀锻炼后运动耐力和心肺功能得到改善，心血管、呼吸和骨骼肌肉运动系统工作效率提高，这可能与六字诀调节气机运动、改善经络脏腑气血运行有关[48]。

4. 消化系统

推拿功法可以调节胃肠运动。研究发现，八段锦作为一种有效的运动方式，可以对患者胃肠起到积极的刺激作用。推拿功法对肠道菌群有调节作用。研究显示推拿功法练习可以显著改善老年人群肠道菌群多样性和稳定性，塑造或促进健康的肠道微生态[49]。但因肠道细菌受饮食、环境等多方面的影响，因此，八段锦运动是否可调节人体肠道中双歧杆菌、肠球菌和肠杆菌水平还需进一步研究证明。

5. 神经系统

推拿功法可以通过对神经递质、自主神经及大脑功能等的调节改善机体整体的功能状况。学者们在脑卒中和抑郁上开展了相关研究。有学者通过研究发现，改良易筋经训练3周后，脑卒中抑郁患者4个频段的全局效率（GE）和局部效率（LE）在多个稀疏度下均提高，提示易筋经可以提高不同脑区间信息传播效率以及信息整合能力，为易筋经改善情绪障碍提供了一定的理论基础[50]。

6. 免疫系统

近年来，大量的科学实验和临床实践都表明，推拿功法能够有效提高练功者的机体免疫力，增强身体素质，从而达到防病治病的目的。多项研究报道了推拿功法对体液免疫的影响，有研究表明，五禽戏、易筋经、八段锦锻炼可以提高免疫指标 $CD3^+$、$CD4^+$、$CD8^+$、NK 细胞水平[51]。

7. 代谢和内分泌系统

内分泌系统是由机体内分泌腺和散布于全身的内分泌细胞组成的信息传递系统，与神经系统一同调节全身各系统的功能，维持内环境的相对稳定。多囊卵巢综合征是发病呈多因性、临床表现呈多态性的内分泌紊乱综合征，研究者选取30例多囊卵巢综合征患者，进行八段锦运动锻炼，发现患者锻炼后的黄体生成素（LH）和睾酮（T）的水平降低，提示八段锦可以调节内分泌紊乱，从而达到促进排卵的功效[52]。

推拿功法还可以调节糖脂代谢。研究表明，易筋经、八段锦等功法锻炼能够降低血糖、胰岛素抵抗及糖化血红蛋白，提高胰岛素敏感指数[53]。多项动物实验能够证实，推拿功法静力性训练可以使糖尿病大鼠或小鼠的空腹血糖、糖化血红蛋白及胰岛素抵抗指数较糖尿病模型组有显著下降，能够改善糖尿病鼠的血糖调节能力，提高胰岛素敏感性。进一步研究发现静力性训练后的大鼠骨骼肌组织内葡萄糖转运蛋白（GLUT4）含量显著升高，提示静力性训练可以通过上调 GLUT4 的表达来改善血糖调节功能[54]。以上研究结果和临床试验中的结果一致，推拿功法在防治代谢综合征等方面具有重要作用。

总体而言，目前推拿功法的现代研究取得一定进展，但是研究的方向和技术应用均须进一步拓展和丰富。今后应多学科交叉，密切结合应用运动学、生物力学、生物化学以及分子生物学等学科的理论和技术，进行多角度、多层次的推拿功法基础与应用研究。

（吴云川）

参 考 文 献

[1] 罗建，金龙，徐俍，李庆兵，段道法，罗才贵. 基于三维有限元的踩跷法对腰椎神经根应力应变影响研究 [J]. 四川中医，2017，35（8）：180-182.

[2] 胡华. "腰-盆-髋"模型模拟腰椎定点坐位旋转手法的有限元分析 [D]. 武汉：湖北中医药大学，2013.

[3] SUGA H. Theoretical analysis of a left-ventricular pumping model based on the systolic time-varying pressure-volume ratio [J]. IEEE Transactions on Biomedical Engineering，1971，BME-18（1）：47-55.

[4] 许世雄，邸娜，吕岚，计琳. 局部狭窄幅度振荡弹性管内脉动流阻抗分析 [J]. 医用生物力学，2000（3）：157-161.

[5] 李华兵. 晶格玻尔兹曼方法对血液流的初步研究 [D]. 上海：复旦大学，2004.

[6] 吕晓阳. 用晶格玻尔兹曼方法研究血液在弹性管中的流动 [D]. 上海：复旦大学，2006.

[7] 张成全. 五种推拿手法的生物力学分析 [D]. 北京：中国中医科学院，2009.

[8] 严晓慧，严隽陶，龚利，姜淑云. 推拿手法操作参数的规范化研究 [J]. 世界科学技术-中医药现代化，2015，17（12）：2443-2450.

[9] NGAN J M，CHOW D H，HOLMES A D，et al. In-vitro kinematic testing of porcine cervical spine: a rotational manipulation model [J]. Prosthetics & Orthotics International，2009，33（1）：89.

[10] 孟力. TDL-1 型推拿手法动态力测定器研制成功 [J]. 山东中医学院学报，1982（3）：37.

[11] 方磊，严隽陶. 一指禅推法技术要领的运动学分析 [J]. 上海中医药大学学报，2013，27（2）：58-60，70.

[12] 耿楠, 于天源, 刘卉, 鲁梦倩, 冼思彤, 于跃, 姚斌彬. 颈椎定位旋转扳法操作特征的运动生物力学参数分析 [J]. 长春中医药大学学报, 2015, 31 (3): 607-610.

[13] 郑娟娟, 赵毅. 振法参数的理论探讨及临床应用研究 [J]. 中国中医药信息杂志, 2008, 15 (7): 104-106.

[14] 杜春晓, 林松, 李义凯. 一指禅推法频率、有效做功时间比研究 [J]. 医用生物力学, 2013, 28 (3): 297-299.

[15] 许世雄, 刘玉峰, CHEW Y T, LOW H T, 周祖巍, 严隽陶, 沈国权, 孙武权, 徐俊, 房敏. 组织压动态变化对毛细血管-组织交换的影响 [J]. 医用生物力学, 2001, 16 (3): 129-134.

[16] 黄忠辉. 用格子 Boltzmann 方法研究中医㨰法推拿对血液流的影响 [D]. 南宁: 广西师范大学, 2012.

[17] 魏戌. 旋提手法操作特征及影响因素的生物力学研究 [D]. 北京: 中国中医科学院, 2010.

[18] 吕杰, 曹金凤, 马龙龙, 许世雄. 中医推拿一指禅手法垂直作用力均匀性的量化研究 [J]. 医用生物力学, 2012, 27 (4): 456-459, 474.

[19] 刘小红, 叶淦湖, 李义凯, 张晓刚, 彭昌贵. 呼吸对胸椎掌按压法施力的影响 [J]. 中国中医骨伤科杂志, 2005, 13 (4): 20-22.

[20] 李义凯, 徐海涛, 王国林, 邱桂春. 颈椎定点旋转手法所致咔哒声响与最大推扳力的量效关系研究 [J]. 中国康复医学杂志, 2004, 19 (9): 644-646.

[21] 李征宇, 严隽陶. 手法深透作用的数学物理基础初探 [J]. 按摩与导引, 1998 (1): 7-8.

[22] 沈银飞. 神经根型颈椎病推拿治疗时间差异性的临床观察 [D]. 哈尔滨: 黑龙江中医药大学, 2013.

[23] 吕立江, 谢云兴, 陈涯峰, 王玮婳, 李景虎, 韩笑, 刘鼎. 杠杆定位手法治疗腰椎间盘突出症疗效与骨盆参数影响的研究 [J]. 浙江中医药大学学报, 2019, 43 (7): 640-644.

[24] 刘再高, 秦艳霞, 周亚, 李创国, 郑志鸿. 推拿结合髂腰肌牵伸法治疗骶髂关节错缝症的临床研究 [J]. 湖北中医杂志, 2020 (7): 3.

[25] 段正庭, 叶森林, 陈东男, 冯跃. 推拿治疗原发性高血压的机制研究 [J]. 亚太传统医药, 2022, 18 (3): 204-207.

[26] 张磊, 李征宇, 俞仲毅. "以痛为腧" 推拿按压法对神经痛大鼠脑内镇痛回路 GABA 与 $GABA_{AR}$ 的影响 [J]. 上海中医药大学学报, 2014, 28 (3): 50-53.

[27] 海兴华, 刘芳, 骆雄飞, 李华南, 张玮, 王海腾, 孙庆. 腹部推拿对大鼠乙醇性胃黏膜损伤的修复作用及机制研究 [J]. 天津中医药, 2021, 38 (7): 917-920.

[28] 王金贵, 王艳国, 骆雄飞, 孙庆, 卢燚. 摩腹法对肠易激综合征白兔模型不同脑区激活特征的影响 [J]. 天津中医药, 2008, 25 (5): 377-379.

[29] 林坚, 江煜, 陈水金, 陈乐春, 陈进城, 张幻真, 林志刚. 推拿按法对腰椎间盘突出症大鼠步态及背根神经节白细胞介素-23 及其受体蛋白表达的影响 [J]. 中国中医药信息杂志, 2021, 28 (7): 66-70.

[30] 马驰, 姚斌彬, 于天源, 陶艳红, 鲁梦倩, 贾文端, 张林峰, 郭鑫. 拨法对 CCI 大鼠脊髓中 IL-6 及 SOCS3 的影响 [J]. 南京中医药大学学报, 2017, 33 (4): 399-402.

[31] 尤卓, 关睿谦, 塔娜, 周泉宇, 崔健昆. 小儿推拿手法中频率快慢补泻对小儿便秘的临床观察 [J]. 中医药信息, 2016, 33 (1): 85-87.

[32] 汤琛, 熊茜, 于甜甜, 刘秋织, 张鑫. 小儿推拿治疗小儿伤食泻的临床观察 [J]. 中国民间疗法, 2022, 30 (23): 66-69.

[33] 田福玲, 李旗, 崔建美, 马树祥, 王洪彬, 李雪青. 推拿对小儿哮喘慢性缓解期炎性细胞 TLRs 表达变化影响 [J]. 中国妇幼保健, 2014, 29 (21): 3512-3514.

[34] 魏理珍, 许丽. 清天河水手法对幼兔内毒素发热的中枢抑制作用及其临床应用的相关探讨 [J]. 新中医, 2020, 52 (8): 148-151.

[35] 王之虹, 杨寄禹, 刘明军, 卓越, 杨寄渝, 于明超, 尚坤, 张欣. 背部推拿手法对亚急性衰老并免疫功能低下家兔血清免疫细胞与免疫球蛋白的影响研究 [J]. 中国中医基础医学杂志, 2020, 26 (5): 622-624.

[36] 荆达, 李华荣. 《易筋经》成书及版本考略 [J]. 中医学报, 2021, 36 (2): 450-452.

［37］王聪，赵毅，安光辉，赵吉忠，金道鹏，陆萍. 推拿功法少林内功之考述［J］. 中医药文化，2018，13（3）：71-75.

［38］《运动处方中国专家共识（2023）》专家组. 运动处方中国专家共识（2023）［J］. 中国运动医学杂志，2023，42（1）：3-13.

［39］中华中医药学会. 中医治未病实践指南·六字诀养生功干预慢性阻塞性肺疾病［S/OL］.（2018-09-17）［2024-02-01］. https://www.nssi.org.cn/nssi/front/113101876.html.

［40］高丽君. 探讨不同强度易筋经招势组合训练对大学生慢性失眠症的影响［D］. 广州：广州中医药大学，2021.

［41］吴云川，韦庆波，任建青. 八段锦对糖尿病前期生理心理调节的机制探讨及量效关系研究［J］. 辽宁中医杂志，2016，43（10）：2031-2034.

［42］成子己，管翀，谢芳芳，姚斐. 从骨骼肌角度分析八段锦功法功理［J］. 中医药导报，2020，26（15）：137-139，146.

［43］李振瑞，方磊，吴文斌，黄杰. 基于PGC-1α信号通路RNA干扰研究功法静力性训练对老年大鼠上肢运动能力的影响［J］. 时珍国医国药，2019，30（1）：247-249.

［44］郑衍庆，郑黎勤. 推拿功法易筋经结合药物治疗原发性骨质疏松症的疗效及对患者BMD水平的影响［J］. 中医外治杂志，2019，28（2）：36-38.

［45］姚斐，王琼，殷萱，田健材，纪清，房敏. 推拿功法少林内功对大学生心率和睡眠质量的影响［J］. 中国运动医学杂志，2018，37（7）：570-572.

［46］史璐斯，苏立硕，赵林丹，王贤良，王帅，苏全，李晨钰，赵志强，毛静远. 八段锦对急性心肌梗死患者心肺功能影响的随机对照研究［J］. 中国中西医结合杂志，2023，43（8）：922-929.

［47］马利英，张淑环，赵春燕. 八段锦运动联合肺康复训练对老年COPD稳定期患者肺功能、运动耐力和血气分析指标的影响［J］. 中国卫生工程学，2022，21（5）：840-842.

［48］徐雅钰，张泓，何可，邹莹洁，唐鑫，陈婕，谢海花，谭洁. 基于心肺运动试验分析六字诀对大学生有氧运动能力的影响［J］. 中医药导报，2023，29（1）：90-95.

［49］都文渊，苏书贞，赵玉斌，郭新娥，张哲，姚建景，王淑玲. 八段锦改善老年人平衡能力和肠道菌群效果评价［J］. 预防医学，2020，32（4）：425-428.

［50］孙萍萍，方磊，齐瑞，陈霄，严隽陶. 改良易筋经对卒中后轻度抑郁患者的临床疗效及脑网络机制研究［J］. 中国康复医学杂志，2022，37（11）：1506-1510.

［51］梁利苹. 多种传统保健体育项目对中老年人心理情绪及免疫功能的影响［J］. 中国老年学杂志，2018，38（2）：418-420.

［52］李琰，刘芳，彭晓玲，刘梨，贺涟漪. 八段锦对多囊卵巢综合征患者体征、性激素及卵巢超声的影响［J］. 湖南中医药大学学报，2018，38（2）：169-172.

［53］WU Y C，GU R J，HAO F，et al. Influence of traditional Chinese Baduanjin Qigong（Eight trigrams boxing）on blood glucose and blood lipid levels in patients with type 2 diabetes mellitus［J］. Basic & Clinical Pharmacology & Toxicology，2019，125（s7）：34-37.

［54］桑佳佳，陈莉莉，王贤娇，方朝晖，吴云川. 静力运动对2型糖尿病大鼠胰岛素抵抗的影响［J］. 中国中医基础医学杂志，2019，25（9）：1222-1224.

第四篇　针灸推拿循证研究

第一章 随机对照试验

随机对照试验（randomized controlled trial，RCT）作为传统临床研究方法的代表和循证证据的基石，一直被视为评价医学干预措施的金标准，随着循证医学与针灸推拿领域结合的不断深入，国内外针灸推拿相关的 RCT 研究报道不断增多，尤其是近 10 年来国内外开展了大量的针灸推拿的RCT 研究。

第一节 国内发展现状

一、RCT 研究数量与病种增加

近 10 年针灸推拿国内 RCT 研究的数量、病种类型呈现明显的上升趋势。国内仅中国知网（CNKI）数据库内与针灸推拿相关的 RCT 文章就有 6540 篇，其中针灸 5747 篇，推拿 793 篇。脑卒中、腰椎间盘突出症、神经根型颈椎病为研究最多的病种。但与之前相比，近十年研究的病种更加多样化，涉及多个系统的疾病，除去传统的头痛、痛经、三叉神经痛等疼痛性疾病与脑卒中、周围性面瘫等神经功能障碍疾病外，针灸 RCT 有向精神认知情感、免疫内分泌、妇科泌尿生殖发展的趋势[1]；推拿 RCT 更关注小儿厌食症、小儿腹泻、产后缺乳、过敏性鼻炎等病种，尤其是儿科疾病[2]。

二、干预方式多样化且以联合干预为主

针灸推拿 RCT 干预方式呈现出更加多样化发展趋势。除了常规的手针、电针外，眼针、火针、耳针、拔罐、灸法、热敏灸、腕踝针、皮肤针、割治、针刀、穴位注射等作为干预方式的研究数量亦有增加。目前，国内针灸推拿 RCT 研究多联合不同针灸疗法，或将针灸、推拿联合中药、西药、现代康复手段等作为干预方式，更符合在临床实际应用。而随着现代科学技术的发展，一些新型的设备和技术也被引入，如重复经颅磁刺激（repetitive transcranial magnetic stimulation，rTMS）[3]、低温等离子射频消融术[4]或超声乳化[5]等。

三、研究类型以优效性研究为主

国内针灸推拿 RCT 主要采用优效性设计，探讨不同针灸推拿方案之间或与其他治疗方法的疗效差异，以明确对疾病的最佳治疗方案，为临床决策提供参考。岗卫娟等[6]对 2015～2020 年国内发表的针刺 RCT 进行系统梳理，结果显示样本量大于 100 且对照组不包含中医药治疗的研究共 524 篇，阳性率高达 97.14%。编者发现近 5 年推拿 RCT 研究中也有近 98% 的阳性率。由此说明国内发表的研究报告绝大多数仍为阳性结果，极有可能存在发表偏倚的现象，这可能是试验设计不明确、误用统计方法导致统计结果错误、研究方法学质量较低等因素造成的。李心怡、尹翎嘉等报道[7,8]近 10 年国内针灸推拿 RCT 研究方法学质量在不断提高，但仍存在一些普遍问题，如：随机分组方法不明确；盲法操作不规范；分配隐藏、数据完整性、意向性分析等报告不充分；缺乏合适的对照

组设计；结局指标选择缺乏客观性；临床实施过程中缺乏有效的质量控制等。这些问题影响了 RCT 的内部有效性和外部适用性，限制了针灸推拿临床证据的发展和利用。

第二节　国外发展现状

一、中国学者开始连续在国际著名期刊发表高质量论文

近 10 年，针灸推拿临床研究的国际发文量逐年增加，其中 2015～2019 年，SCI 收录针灸相关研究发文量年均超 1000 篇[9]，推拿相关研究发文量年均 158 篇[10]。中国学者在国际期刊发表的针灸临床研究显现出明显增多的趋势，其中部分结果先后被 *JAMA*、*BMJ*、*J Clin Oncol*、*JAMA Intern Med*、*Am J Gastroenterol* 等国际顶级期刊报道。仅 2021～2023 年，在发表的影响因子＞10 的 19 篇文章中，中国学者就发表了 12 篇，其中 6 篇均发表在 *JAMA Network Open* 上，说明随着循证方法学在针灸学领域的更好应用，国内针灸临床研究的质量得到了国际肯定，中国针灸学者已从之前"跟跑"西方的状态逐渐转为与其并驱争先。相比之下，推拿 RCT 发表的高质量研究较少，近 10 年仅 2 篇发表于影响因子＞10 的期刊[11,12]。

而研究涉及病种更加多样，在腰痛、膝骨关节炎、中风病等传统优势病种领域的基础上，针灸还对围手术期、肿瘤、盆底疾病、泌尿生殖系统疾病、胃肠疾病等领域[13-15]开展研究，推拿也向分娩疼痛、焦虑抑郁状态、新生儿护理、睡眠障碍、老年性便秘、疼痛类疾病等[16-18]方向探索。不仅体现了针灸推拿疗法在临床实践中应用的广泛性，也表明针灸推拿临床研究有从传统优势病种向西医难治性疾病发展的趋势。

二、多以安慰对照为主

国际发表的针灸 RCT 研究的干预措施主要为经皮电刺激、电针、手针、耳针等；推拿 RCT 研究中涉及腹部推拿、瑞典推拿、芳香疗法等干预手段。由于对安全性与有效性的关注，国外研究多以安慰对照为主，且安慰对照方式多样，如假经皮电刺激[19]、模拟激光[20]等，不仅能施盲受试者，也可施盲操作者。而在推拿 RCT 研究中如何设置安慰对照尚是难题[21]，目前国际研究中部分涉及了安慰对照的设置，为推拿特异性效应提供了更高质量的证据。Reychler 等[22]采用轻揉或仅触摸皮肤，不施加压力的方式作为安慰对照[23]。然而如何设立一个更为公认，施盲患者成功率更高的安慰对照仍需进一步研究。

三、以解释性研究为主

近 10 年国际针灸推拿 RCT 研究均以解释性研究为主，对随机、盲法的要求高，条件控制严格，具有样本量大、可信区间窄、随机序列产生及分配隐藏充分、盲法实施成功率高、退出与失访率低等优点。而针灸推拿为复杂干预，因此解释性 RCT 在评价与安慰剂疗效差异时效果十分有限，结局也不甚理想。岗卫娟等[6]梳理国际发表的研究 79 篇，发现阳性率为 62.03%，并指出影响试验结果的主要因素包括研究设计、选穴方案、治疗频次和治疗时间等针刺治疗方案及对照针刺方案。在推拿与安慰剂或者其他治疗比较的 65 篇研究中，阳性结果占 76.92%。刘存志[24]提供，在临床研究中采用的治疗方案大多与临床实践相差较大，且无法兼顾不同医师的诊疗习惯，难以证明在真实医疗环境中的有效性，在临床的推广性较低。因此，在未来国际针灸推拿 RCT 研究中应该将实用性 RCT 方法与解释性 RCT 方法进行综合分析，以提供更有说服力和适应力的证据支持针灸推拿疗法在全球范围内推广应用。

四、国内外研究比较

国内外针灸推拿 RCT 研究存在明显差异，主要体现在研究目的、方法学质量、干预措施和结果评价等方面。国际针灸研究更关注特异性疗效，方法学较严谨，遵循盲法和随机化原则，针灸方案多基于教材和文献，对照组常用安慰对照；国内针刺研究更关注总体疗效，方法学质量较低，缺乏统计学支持，针灸方案多基于临床知识和经验，对照组常用不同针法或治疗方案对照。国外推拿 RCT 以肌肉骨骼系统和精神心理系统为主要领域，样本量较大，关注净治疗效应，对照组常用安慰对照，重视质量控制和 CONSORT 标准；国内推拿 RCT 以神经系统、骨科、儿科、妇产科等为主要领域，样本量偏小，注重比较不同干预方式以确立临床优选方案。缺乏规范化设计和报告，随机化方法不明确或不合理，整体方法学质量较低。因国内外针灸推拿研究的需求和起点不同，直接影响了其发表针刺 RCT 的研究目的和解读方式，最终导致了研究结果差异。

第二章　真实世界研究

真实世界研究（real world study，RWS），是一种在真实世界环境下，收集与研究对象有关的真实世界数据（real world data，RWD），通过统计分析，获得干预措施的有效性和安全性的真实世界证据的一种研究类型[25]。RWS 在临床研究领域中正在得到广泛的应用，与常规 RCT 相比，其实施更贴近临床实际，研究结果更具有外推性，与针灸推拿临床研究更加契合。近年来诸多学者呼吁应将 RWS 作为 RCT 的补充引入到针灸的临床研究中，针灸真实世界研究在近 10 年来高速发展[26]。

第一节　国内发展现状

一、以观察性研究为主

目前，国内共发表 144 项针灸 RWS，国内 CNKI 数据库和中国临床试验注册中心（Chinese Clinical Trial Registry，ChiCTR）分别注册 68 项和 76 项。RWS 包括观察性研究和干预性研究，国内针灸 RWS 类型以观察性研究为主，共 117 项，占比 81%左右，涵盖了队列研究、病例注册登记研究、横断面研究、数据挖掘、病例对照研究等类别。研究涉及疾病丰富，包括各种疼痛、脑卒中、面瘫、膝骨关节炎等针灸优势病种，以及抑郁、肥胖、卵巢功能不全等内科疾病。而推拿 RWS 目前仅仅在 2019 年和 2022 年分别发表了 1 项干预性研究[27,28]，分别为推拿手法治疗髋股关节病和慢性下腰痛。总体而言，针灸 RWS 发展已处于起步阶段，发文量逐年上升，近 5 年更是发展迅速，具有良好的科研与应用前景，而推拿相关研究尚处于萌芽阶段。

二、研究方法趋向规范

刘保延[29]于 2013 年首次提出 RWS 的中医科研范式，即以人为中心，以数据为导向，以问题为驱动，医疗实践与科学计算交替，从临床中来到临床中去的临床科研一体化的科研范式，为针灸 RWS 提供方法学思路。RWS 具有数据来源多样化、数据平台的跨地域、研究问题和目的多样性等特点，数据质量与研究质量问题都更加复杂，规范的研究方法有利于研究质量的控制[30]。2021 年中国针灸学会发布关于征求《真实世界针灸临床研究数据质量评估规范》等 4 项针灸团体标准意见的通知，为针灸 RWS 规范化、系统化做准备。而目前推拿相关规范尚未有报道。各种医疗数据平台的建立是 RWS 顺利开展的重要条件，所以构建针灸真实世界研究数据平台同时合理利用数据成为未来针灸 RWS 的重要任务之一。当然，推拿 RWS 未来发展的关键任务就是在于如何呼吁更多的推拿专家利用 RWS 的优势开展推拿相关研究。

三、注重 RWD 收集与转化

通过 RWS 收集 RWD 进行疗效分析、安全性分析、预后相关性分析、患者依从性控制分析，并在生存质量相关性研究及名老中医治疗经验数据挖掘等方法下转化为其他临床证据。2002～2015 年，由中国中医科学院牵头，先后开发了中医临床科研信息共享系统、中医传承辅助系统及古今医案云平台三大数字化平台，以解决名老中医经验总结研究中的数据使用问题。2020 年田少磊[31]借助上述中医传承辅助系统平台，从诊断、针刺治疗方面深入揭示了吴中朝针刺治疗痹证的经验，为名老中医针灸诊疗经验 RWS 的开展和结果应用提供方法学参考。

此外，病例注册登记研究作为一种更符合针灸学个体化治疗和复杂化干预性临床需求的 RWS 观察性研究方法，因其能够更全面地收集用于评估患者转归所需要的数据并且充分利用，在近年来受到广大针灸学者的关注并且发展迅速。刘保延团队于 2016 年首次在 ChiCTR 注册登记了针刺治疗慢性腰痛的研究。2017 年该团队[32]通过文献研究，探索针灸病例注册登记方法学的基本要素，同时建立了首个"国际针灸病例注册登记研究平台"，该平台主要开展有针灸特色的病例注册登记研究，目前已有 13 个项目在进行中，包括病例 3400 余例[33,34]。国际针灸注册登记研究平台的建立和应用进一步推动了针灸 RWD 的共享和以及 RWS 的开展。

第二节　国外发展现状

一、研究数量不断增加

目前，RWS 研究数量不断增加，研究病种不断丰富，以观察性研究为主，但质量有待提升。国际针灸 RWS 从 2013 年至今共发表 65 项，PubMed 数据库和美国临床试验注册中心（ClinicalTrials.gov）分别为 26 项和 39 项，其中仍以观察性研究为主导，共 58 项占比 89.2%，干预性研究 7 项仅占 10.8%左右。就研究涉及国家及地区而言，中美韩三国发表及注册的研究数量最多，分别为 24 项（36.9%）、15 项（23.1%）和 11 项（16.9%）。而国际推拿 RWS 仅在 2017 年至 2020 年发表了 3 项，分别来自中国、美国和土耳其。近 5 年国际针灸 RWS 发文量增长迅速，但与其他临床研究类型相比，国际针灸 RWS 占比较仍较少，发文质量良莠不齐，总体较低，而国际推拿 RWS 的发展处于起步阶段，需要进一步发展。目前国际针灸 RWS 仍以多种痛症为研究核心，占所有疾病的 41.5%左右，包括慢性腰痛、坐骨神经痛、偏头痛、膝关节疼痛、肩关节疼痛、肌肉疼痛、癌性疼痛等疾病，同时研究相关病种也在不断丰富，神经性疾病、胃肠道病症、内分泌疾病等病症也有所涉及。国际推拿 RWS 对腹痛、睑板腺功能障碍以及运动后疲劳有所关注。

二、国内外研究比较

目前国内外针灸推拿 RWS 均处于起步阶段，但就针灸推拿 RWS 的发表数量来说，国内 146 项是国外 67 项的两倍多，同时增长速度也远超国外；国内针灸 RWS 所涉及病种也在痛症以外纳入了更多的针灸优势病种。所以，就目前而言，国内针灸推拿 RWS 的研究关注度、发文数量、疾病谱范围以及发展速度都较国外有明显优势。但国内外针灸推拿 RWS 的规范性和研究质量都还需进一步提高[26]，相信随着方法学和数据收集管理技术的日渐完善和成熟，研究设计更加科学、实施方案更加严谨，RWS 定会提供高质量的针灸推拿临床证据，使针灸推拿学科在科学研究中焕发新的生机活力。

第三章 系 统 评 价

高质量系统综述（systematic review，SR）和基于随机对照试验的 Meta 分析（Meta-analyse，MA）被认为是循证证据金字塔的顶尖，能够为临床治疗的合理实施提供可靠的循证参考和决策依据。近年来，随着循证医学方法在针灸、推拿临床研究领域的应用，国内外针灸、推拿 SR 和 MA 发展十分迅速。

第一节 国内发展现状

一、系统评价数量持续上升

近 10 年来，中国知网数据库收录了针灸和推拿的 SR 和 MA 共 2877 篇，其中针灸 2612 篇，推拿 265 篇。针灸 SR 和 MA 从 2013 年的 63 篇/年到 2022 年的 194 篇/年，数量呈明显上升的趋势。研究病种多集中于肿瘤、神经系统疾病、消化系统疾病、肌肉骨骼系统和结缔组织的疾病等领域。而推拿 SR 和 MA 发文量偏少，数量最多的 2022 年也仅有 41 篇，但总体呈上升趋势，其病种主要涉及中风病、腰椎间盘突出症、神经根型颈椎病、膝骨关节炎、肩周炎等病种。近年来，国内学者在关注针灸推拿疗效和安全性的同时，亦关注疗效影响因素的研究，如比较在不同时间介入或采用不同刺激量干预疾病的疗效。与此同时，对于腧穴特种疗法的 SR 和 MA 研究也不断丰富，针灸干预方式涉及蜂针、浮针、揿针、梅花针、杵针、穴位埋线等腧穴特殊疗法，推拿干预方式涉及小儿推拿、指压推拿、足部推拿、气功推拿以及禅揉推拿等不同方法。其中既有对单一干预手段的评价，也有对针灸或推拿联合其他疗法的整体干预评价。

近年来，随着方法学的发展，多种类型的 MA 方法被不断应用于针灸推拿领域，如常规配对 MA、累积 MA、网状 MA、序贯 MA、剂量-反应 MA、诊断性 MA、前瞻性 MA 等。其中，推拿的 MA 多为常规配对 MA 及网状 MA，而针灸 MA 的类型较推拿更为多样。多种类型的 MA 方法，丰富了针灸推拿评价的方式，极大地促进了针灸推拿评价的发展。

二、疗效评价阳性率高

据编者统计，2013 年至今，中国知网数据库发表的 2877 篇针灸推拿 SR 和 MA 文献，报告阳性率超过 90%。这可能与原始研究阳性率高、报道偏倚等因素有关。该结果在一定程度上肯定了针灸推拿的疗效，但也反映出国内针灸推拿研究存在的质量问题。目前国内大部分 SR 和 MA 没有高质量的证据支持其结果，这可能与原始研究质量较低、针灸推拿 RCT 研究自身的方法学缺陷以及报告撰写质量较低等多方面因素有关。

三、方法学和报告质量仍待提高

透明完整的 SR 和 MA 报告既是满足报告质量评价的需求，也能加强对其方法学质量的可靠性评价，从而改善研究的整体质量。近年来，随着方法学和报告质量被针灸推拿学者进一步掌握，检索方法、检索全面性、纳排标准的制定、偏倚控制、报告内容等方面质量明显提高。但多个研究指出部分针灸推拿 SR 和 MA 存在检索不够全面、未进行敏感性分析等问题。此外在报告质量方面，部分文献存在前期研究方案和注册信息报告缺失的问题，并且超过一半的文献未报告详细检索策略，且缺失相应纳排标准、诊断标准、具体针刺类型、结局指标的测量标准以及发表偏倚评价方法和其他分析方法的报告等[35]。

第二节　国外发展现状

一、国际高质量的针灸系统评价数量明显上升

近 10 年，PubMed 和 Cochrane 数据库收录针灸和推拿的 SR 和 MA 共 2006 篇，其中针灸 1514 篇，推拿 492 篇，其数量总体呈明显上升趋势。据编者统计，国际高质量的针灸推拿的 MA（影响因子＞5）的文章总计 62 篇，其中针灸 58 篇，推拿 4 篇。就病种而言，针灸主要涉及 55 种疾病，包括癌症及其相关症状、脑卒中及后遗症、抑郁、焦虑、周围及中枢神经病变、膝骨关节炎、睡眠障碍、肥胖、肌肉筋膜疼痛等疾病以及针灸在辅助生殖技术、戒断综合征等方面的应用。相比之下，推拿或者穴位按摩等治疗方式的文章数量较少，其涉及的病种类型较为局限，主要以糖尿病周围神经病变、小儿遗尿、小儿腹胀、学龄前儿童注意力障碍、中风后抑郁症等为主。

二、证据等级及方法学质量有待提高

国际上越来越多的 SR 和 MA 指出：针灸和推拿作为一种治疗手段，对多种疾病具有良好的疗效。据编者统计，约 70% 的针灸 SR 和 MA 显示，针灸在紧张性头痛、偏头痛、脑卒中康复、脑卒中后吞咽困难、慢性腰痛、引产、分娩痛、慢性盆腔疼痛综合征、子宫内膜异位症疼痛、癌症相关症状等方面的疗效确切；约 60% 的推拿 SR 和 MA 显示，有证据支持推拿在小儿遗尿、小儿腹泻、学龄儿童注意力障碍、中风后恢复期、颈椎病等方面有较好疗效。但大部分针灸推拿 SR 和 MA 缺乏高质量证据支撑其结果，这可能与针灸推拿 RCT 研究设计自身的方法学缺陷以及纳入的原始研究质量较低有关。所以国际发表的针灸推拿的 SR 和 MA 总体证据质量较低，尚有待进一步提高。自 1993 年起 Cochrane 协作网要求研究者提供 SR 和 MA 平台注册号和相关的计划书，这种模式推动了研究质量和报告规范的较大提升，被越来越多的期刊采纳，并沿用至今。但国外针灸推拿 SR 和 MA 在方法学与报告质量方面仍然存在不足，这可能与针灸推拿 RCT 设计的特殊性有关，如对针灸以及推拿手法等干预细节的报告尚不完善，不能完全提取对临床有指导意义的信息[35]。

三、国内外对比

（一）近期中国学者在国外杂志表现突出

在研究数量方面，2013 年前，中国学者在 PubMed 和 Cochrane 数据库上发表针灸推拿 SR 和 MA 文献数量，明显落后于外国学者；但在 2013 年后，中国学者发文数量逐渐领先世界各国，成为国外针灸推拿 SR 和 MA 发表的主力。在成果质量方面，近 10 年，发表在影响因子＞5 的期刊上的此类文章共 50 篇，其中外国学者发表 26 篇，中国学者发表 24 篇。虽然中国学者在高水平期刊上的发文数量稍稍落后于外国学者，但随着针灸推拿高质量 RCT 的增长以及对 MA 方法的灵活运用，中国学者发表在高水平期刊上的该类文章数量正逐渐增多。如 2020 年由 He 等[36]在 *JAMA Oncology* 杂志（影响因子=28.4）发表的针灸治疗癌症疼痛的 SR/MA 文献，展示了中国学者在针灸 SR 和 MA 质量上的巨大提升，切实提升了针灸在国际医学界的影响力。

（二）英文文献在方法学与质量报告方面总体优于中文文献

投稿国外期刊需要提交平台注册号和研究方案，这在一定程度上保证了英文 SR 和 MA 的质量。大量的针灸推拿系统评价再评价研究显示中文系统评价的方法学质量明显低于英文文献，以致其结论的科学性、真实性和可靠性也低于英文文献。相关研究表明：英文 SR 和 MA 对针刺理论和研究基础、完整的检索策略以及针刺推拿手法感应信息等质量报告，优于中文 SR 和 MA[35]。综上，中文 SR 和 MA 在方法学与质量报告方面与英文文献相比，还有很大的进步空间。

（三）中西方在 SR 和 MA 结论方面存在差异

中西方对于针灸疗效的结论，存在较大差异，其原因与纳入的原始研究有关。具体而言，国内针灸 RCT 多为优效性研究，重视治疗的总体疗效，故阳性结果多；而国外 RCT 重在验证针灸的特异性，旨在研究针灸与假针灸或安慰针灸的疗效差异。由于双方在针灸 RCT 设计目标上存在显著差异，以致双方在研究目的和解读方式方面存在明显不同，从而在一定程度上影响了相关针灸 SR 和 MA 的结果[36]。

第四章 临床实践指南

临床实践指南（clinical practice guideline，CPG），是基于系统评价证据和评估不同干预措施的利弊而形成的为患者提供最佳保健服务的推荐意见[37]。针灸临床实践指南被认为是促进针灸在世界范围内安全、有效使用的有力工具之一[38]。目前，全球范围内制定的高质量针灸临床实践指南有 27 部[39]，围绕针灸诊疗目标人群、诊疗细节，对疾病分期、诊断、鉴别和针灸操作进行了详细描述，为临床实践的可操作性和标准化提供借鉴[7]。目前，推拿临床实践指南仅检索到 3 部，尚无国际指南。

第一节 国内发展现状

一、以针灸为主的指南数量增多并向国际标准发展

目前我国共发布了 35 部《循证针灸临床实践指南》（中国针灸学会标准），内容涉及疾病、病症、技术操作 3 个部分，包括带状疱疹、贝尔面瘫、抑郁症、脑卒中后假性球麻痹、偏头痛、神经根型颈椎病、慢性便秘、腰痛、原发性痛经、坐骨神经痛、失眠、成人支气管哮喘、肩周炎、膝骨关节炎、慢性萎缩性胃炎、过敏性鼻炎、突发性耳聋、原发性三叉神经痛、糖尿病周围神经病变、单纯性肥胖等 20 种疾病；3 部推拿临床实践指南，目前仅涉及了小儿推拿领域的急性腹泻、厌食症和小儿脾虚质，内容涉及病症、穴位选取、技术操作 3 个部分。在国家标准方面，已组织研制包括《针灸技术操作规范》系列国家标准在内的针灸国家标准共 28 项，其中 23 项已正式发布。2019年，国家重点研发计划"国际针灸临床实践指南、技术操作规范和服务标准的研制"项目启动，国家首次将针灸国际标准研制列入重点研发计划，旨在以国内现有的针灸标准为基础，通过与相关国际组织合作的方式，研制一批促进针灸安全、有效使用的国际针灸临床实践指南、技术操作规范及国际针灸服务标准，以发挥我国针灸在国内外的主导作用。

二、指南推荐方案更具有客观性与科学性

近年来，随着针灸临床领域高质量的 RCT 不断增加，针灸临床实践指南的证据评估标准和方法从单纯以 Cochrane、Jadad 量表评价工具进行评价，到提出应在充分结合针灸特色前提下，以GRADE 系统为证据评估工具，以古代典籍、医家经验为补充构建针灸临床证据评价体系[40]，从多维度、多角度，形成收集证据、辨别证据、评价证据、合成证据的方法[41]。自《循证针灸临床实践指南》文献质量评价标准公开发表[42]以来，针灸临床实践指南制定中证据的评估方法不断丰富并更新。2018 年，有学者提出了"分层证据评分法"[43]，形成了对古代文献、现代文献和古代、现代名医经验证据分别评价的分层评价指标体系，使针灸临床实践指南推荐方案更具有客观性与科学性。随着指南评价量表和工具的运用，《循证针灸临床实践指南》不断运用更为科学的国际标准和更加严谨的评价体系进行自评、总结和修订，在打磨和实践的过程中丰富了指南的内容，提高了指南质量。

三、现有指南质量及制定方法仍需提升完善

2019 年，为进一步提高针灸临床实践指南的适用性，推动针灸国际标准化进程，中国针灸学会发布针灸团体标准《针灸临床实践指南制定及其评估规范》（以下简称《规范》），并召集了 35 部指南起草人对已发布指南进行评估，发现现有针灸临床实践指南"临床问题"、"目标人群"确定过程还需清晰，"推荐意见内容"和"推荐意见的表达形式"尚需完善，且存在"临床问题不明确"和"推荐意见无法判断预后结局"等问题。对此，《规范》建议在针灸临床实践指南的制定过程中，制定方法应加强方法学严谨性，在结合针灸疗法特点的基础上实现多专业相结合；证据评价应重视古籍和近现代医家经验，规范和制定此类证据的评价标准及流程；指南推荐建议仍需丰富，指南架构也仍待完善[44]。此外，应严格遵循指南制定流程，注重调研数据、专家汇总等原始文件的记录与保存，加强监管力度，与具体临床问题充分结合，秉承规范科学的态度，促进指南制定流程的透明化、公开化，进而增强指南的客观性和严谨性，助力针灸国际标准化进程。

第二节　国外发展现状

一、部分国家针灸指南疾病谱较窄

通过检索，目前国外针灸临床实践指南共 7 部[39]，其中韩国 4 部，英国、澳大利亚、马来西亚各 1 部。推拿目前无相关指南。国外的治疗指南和临床实践指南推荐使用针灸疗法治疗的病种达 26 种[45]，相对之前总结的国外针灸临床疾病谱所涉及的 130 种病症而言疾病谱较窄[46]。韩国针灸临床操作指南涉及脑卒中后痉挛、脑卒中后尿潴留、急性踝关节扭伤、肩痛，重在分析临床问题的文献报告、讨论指南制定过程及局限性；澳大利亚的针灸指南阐释针灸只能作为神经性厌食症的辅助治疗，侧重除针灸技术外针灸从业者所应具备的道德品质，上述两国的指南对针刺操作描述较简略且粗糙；英国针灸临床指南的主要目标人群是癌症患者，未讨论疾病诊治，以科普为主，内容较为基础；马来西亚针灸实践指南中未提出临床问题，内容偏向于针灸的大众科普和针灸师的操作要求。综合而言，国外的针灸指南数量较少，推荐使用针灸的疾病以疼痛类疾病为主[47]，且内容较基础，更多偏重科普，缺乏针灸对疾病的诊治和具体操作，专业性不足，对针灸临床的指导意义不大。

二、对针灸推荐意见存异

由于当前高质量的针灸临床数据和研究报告的缺乏，针灸多作为替代医学疗法出现，且现有临床指南对针灸的推荐意见均较为保守。此外，由于制定过程中缺乏相关方法学的指导，不同国家和机构制定的指南建议出现不相同甚至截然相反的情况。例如，美国国家指南库中关于慢性腰痛的治疗中，关于针灸的推荐意见为强推荐，而英国国家临床优化研究所指南则因针刺不比假针刺有效，不推荐针灸作为腰痛的治疗手段[48]。国外指南推荐意见的不同，也正反映了目前国外针灸临床研究尚不完善，大量的针灸适宜病症尚未得到系统的临床研究。

三、国内外指南对比

通过对比国内外针灸临床实践指南，发现中国针灸临床实践指南数量最多，指南涉及病种较多，内容也相对全面，结构和制定过程也更加客观严谨。而国外针灸临床指南较少，已有的针灸指南缺乏对疾病的具体阐释，多以科普为主。目前，国内外针灸临床实践指南对"针灸"的定义存在较大差异，国外指南中仅涉及针刺疗法，而在国内针灸指南推荐意见中，包括了刺法灸法学中的多种刺灸技术疗法。"针灸"定义和范围的明确是制定临床实践指南的基础，中国作为针灸的起源国，有

责任对"针灸"的内涵和外延作出明确规定[39]。

参 考 文 献

[1] 刘炜宏，陈超，王芳，郭盛楠，郝洋，李述东. 关于针灸优势病种的思考 [J]. 科技导报，2019，37（15）：55-62.

[2] 商强强，姚俊杰，王宇峰，栗嘉徽，刘畅，庞婷婷，丛德毓. 基于核心期刊传统中医推拿研究热点趋势及展望的 CiteSpace 可视化分析 [J]. 实用临床医药杂志，2023，27（1）：9-15.

[3] 陈丽萍，韩棉梅，傅思媚. 电针联合重复经颅磁刺激治疗脑卒中后抑郁伴失眠的临床研究 [J]. 广州医药，2021，52（2）：6-10，27.

[4] 徐锋，刘清华，杨天红. 牵引、推拿联合低温等离子射频消融术治疗腰椎间盘突出症临床研究 [J]. 新中医，2023，55（1）：174-177.

[5] 吴爱民，周雪维，糜玲珑，程博，才晓. 针刺推拿联合超声乳化治疗白内障合并青光眼临床研究 [J]. 中国针灸，2019，39（2）：156-159.

[6] 岗卫娟，巩昌镇，景向红. 中西方针刺随机对照试验的比较研究 [J]. 中国针灸，2022，42（1）：3-7，22.

[7] 李心怡，杨基举，贺珂，胡烨胤，张帆，卫晓红，商洪才，田贵华. 循证医学在针灸学领域的应用与展望 [J]. 中华中医药杂志，2022，37（9）：5047-5050.

[8] 尹翎嘉，蔡坚雄，路桃影，王立新，吴大嵘. 从循证视角观小儿推拿的机遇与挑战 [J]. 中国循证医学杂志，2018，18（11）：1173-1179.

[9] 薛冰，张敏，刘子娇，任玉兰. 2015—2019 年针灸研究现状、热点与趋势——基于 Web of Science 的知识图谱可视化分析 [J]. 时珍国医国药，2020，31（10）：2533-2537.

[10] 马亮亮，杨惠然，王建业，穆思思，杨涛. 基于 Web of Science 核心合集推拿研究的文献计量及可视化分析 [J]. 中医药导报，2022，28（2）：131-138.

[11] KUMAR A，MISHRA S，SINGH S，et al. Effect of sunflower seed oil emollient therapy on newborn infant survival in Uttar Pradesh, India: a community-based, cluster randomized, open-label controlled trial[J]. PLoS Med，2021，18（9）：e1003680.

[12] GALLO R，SANTANA L，MARCOLIN A，et al. Sequential application of non-pharmacological interventions reduces the severity of labour pain，delays use of pharmacological analgesia，and improves some obstetric outcomes：a randomised trial [J]. J Physiother，2018，64（1）：33-40.

[13] LI W，GAO C，AN L，et al. Perioperative transcutaneous electrical acupoint stimulation for improving postoperative gastrointestinal function: a randomized controlled trial[J]. J Integr Med，2021，19（3）：211-218.

[14] ZHAI Z，LIU J，LEI L，et al. Effects of transcutaneous electrical acupoint stimulation on ovarian responses and pregnancy outcomes in patients undergoing IVF-ET：a randomized controlled trial [J]. Chin J Integr Med，2022，28（5）：434-439.

[15] WANG W，LIU Y，YANG X，et al. Effects of electroacupuncture for opioid-induced constipation in patients with cancer in china：a randomized clinical trial [J]. JAMA Netw Open，2023，6（2）：e230310.

[16] BALJON K，ROMLI M，ISMAIL A，et al. Effectiveness of breathing exercises，foot reflexology and massage （BRM） on maternal and newborn outcomes among primigravidae in saudi arabia：a randomized controlled trial [J]. Int J Womens Health，2022，14：279-295.

[17] FONTANA C，MENIS C，PESENTI N，et al. Effects of early intervention on feeding behavior in preterm infants：a randomized controlled trial [J]. Early Hum Dev，2018，121：15-20.

[18] LÄMÅS K，LINDHOLM L，STENLUND H，et al. Effects of abdominal massage in management of constipation--a randomized controlled trial [J]. Int J Nurs Stud，2009，46（6）：759-767.

[19] WANG L，ZHANG J，GUO C，et al. The efficacy and safety of transcutaneous auricular vagus nerve

stimulation in patients with mild cognitive impairment：a double blinded randomized clinical trial［J］. Brain Stimul，2022，15（6）：1405-1414.

［20］MEYER-HAMME G，FRIEDEMANN T，GRETEN J，et al. Electrophysiologically verified effects of acupuncture on diabetic peripheral neuropathy in type 2 diabetes：the randomized，partially double-blinded，controlled ACUDIN trial［J］. J Diabetes，2021，13（6）：469-481.

［21］李美玲，路桃影，王立新，刘建平，吴大嵘. 小儿推拿临床研究设计的方法学思考［J］. 中医杂志，2018，59（17）：1474-1479.

［22］REYCHLER G，CATY G，ARCQ A, et al. Effects of massage therapy on anxiety，depression，hyperventilation and quality of life in HIV infected patients：a randomized controlled trial［J］. Complement Ther Med，2017，32：109-114.

［23］KREKOUKIAS G，SAKELLARI V，ANASTASIADI E，et al. Gait kinetic and kinematic changes in chronic low back pain patients and the effect of manual therapy：a randomized controlled trial［J］. J Clin Med，2021，10（16）：3593.

［24］刘存志. 针灸临床研究证据可靠性的现状与思考［J］. 北京中医药大学学报，2022，45（10）：1018-1023.

［25］WU J，WANG C，TOH S，et al. Use of real-world evidence in regulatory decisions for rare diseases in the United States-Current status and future directions［J］. Pharmacoepidemiol Drug Saf，2020，29：1213-1218.

［26］陈晨，陆丽明. 针灸真实世界研究方法与实践［J］. 中山大学学报（医学科学版），2023，44（1）：4-9.

［27］张欢，吴建萍，严振，陈晨. 基于真实世界的坐位调膝法治疗髌股关节病临床观察［J］. 贵州医药，2019，43（9）：1452-1454.

［28］章健秋. 李氏"筋骨并举"推拿结合肢体活动保健功法治疗慢性下腰痛的真实世界研究［D］. 合肥：安徽中医药大学，2022.

［29］刘保延. 真实世界的中医临床科研范式［J］. 中医杂志，2013，54（6）：451-455.

［30］王诗淳，李红艳，马文昊，阎思宇，黄桥. 基于中国临床试验注册中心的真实世界研究现况分析［J］. 中国循证医学杂志，2023，23（1）：75-79.

［31］田少磊. 吴中朝教授痹证诊疗经验真实世界研究［D］. 北京：中国中医科学院，2020.

［32］杨星月. 针灸病例注册登记的方法和关键技术研究［D］. 北京：北京中医药大学，2018.

［33］何丽云，赵天易，刘佳，王超，刘保延. 中医药真实世界的病例注册登记研究进展［J］. 世界中医药，2022，17（5）：595-601.

［34］宋蕊好，吴林纳，李桂平. 针灸及中风相关病例注册登记平台的应用及研究现状［J］. 神经病学与神经康复学杂志，2021，17（4）：156-163.

［35］王小琴. 针刺系统评价与Meta分析报告指南的循证研究［D］. 兰州：兰州大学，2019.

［36］HE Y，GUO X，MAY B，et al. Clinical evidence for association of acupuncture and acupressure with improved cancer pain：a systematic review and meta-analysis［J］. JAMA Oncology，2019，6（2）：271-278.

［37］Institute of Medicine. Clinical practice guidelines we can trust［M］. Washington DC：the National Academies Press，2011.

［38］王行环. 循证临床实践指南的研发与评价［M］. 北京：中国协和医科大学出版社，2016.

［39］武晓冬，袁静云，赵楠琦，刘清国，董国锋. 国内外针灸临床实践指南的现状调查与内容分析［J］. 中国针灸，2021，41（8）：923-927，932.

［40］陈昊，徐文韬，徐斌. 从GRADE系统方法学看针灸临床证据体系的构建［C］//中国针灸学会针灸临床分会，中国针灸学会学术流派研究与传承专业委员会，河南省针灸学会针灸临床分会. 第二十二届全国针灸临床学术研讨会暨第二届全国针灸学术流派交流研讨会暨河南省针灸学会针灸临床分会2016年年会暨河南省针灸临床应用及特色技术学术交流会会议学习资料参会代表论文集. 洛阳：中国针灸学会，2016：5.

［41］吕中茜，张姝媛，郭义，陈波，赵天易，陈泽林. 针灸临床实践指南推荐方案的方法学研究——多证合

一，辩证举荐［C］//中国针灸学会. 2017 世界针灸学术大会暨 2017 中国针灸学会年会论文集. 北京：中国针灸学会，2017：2.

［42］刘志顺，彭唯娜，毛湄，邓艳华，王晶，刘保延. 《循证针灸临床实践指南》文献质量评价标准［J］. 中国针灸，2009，29（1）：81-83.

［43］吕中茜，郭义，陈泽林，赵天易，张姝媗. 针灸临床实践指南制订中证据体的评估方法探索——分层证据评分法［J］. 中国针灸，2018，38（10）：1115-1118.

［44］赵楠琦，袁静云，郭丽花，董国锋，王昕，武晓东. 国内针灸临床实践指南制定中存在问题的思考［J］. 中国针灸，2021，41（4）：445-448.

［45］陈超，刘炜宏，王宏才，郝洋. 国外临床实践指南相关针灸内容的调查与分析［J］. 中国针灸，2018，38（4）：425-429.

［46］杜元灏，黄卫，熊俊，黎波，石磊，樊小农. 国外针灸病谱的初步研究［J］. 中国针灸，2009，29（1）：53-55.

［47］张允芝，陈波，李梦丹，陈泽林，郭义. 英美针灸临床实践指南收录与推荐情况分析［J］. 中国针灸，2019，39（4）：423-427.

［48］WISE J. NICE recommends exercise and not acupuncture for low back pain［J］. BMJ，2016，352：i1765.

（郑倩华）

第五篇 针灸推拿临床应用及机制研究

第一章 神经科疾病

第一节 脑 卒 中

脑卒中（cerebral stroke，CS）又称为"脑血管意外"、"脑血管病"，可分为缺血性脑卒中和出血性脑卒中，缺血性脑卒中又称为脑梗死，包括脑血栓形成、脑栓塞等，出血性脑卒中包括脑出血、蛛网膜下腔出血等，其中脑梗死占脑卒中的70%～80%。本病以半身不遂、口眼歪斜、语言不利，甚或突然昏仆、不省人事为主要临床表现，起病急、变化快，好发于中老年人。

现代医学认为：脑梗死发病，是多种因素诱导下的脑血管闭塞引起的脑部供血障碍，导致局部脑组织缺氧、缺血性坏死，出现继发性神经功能障碍。脑出血的发病，是因多种因素诱导脑血管破裂，引起原发性脑损伤的同时，脑出血后的血肿可引发颅内高压、脑疝等继发性脑损伤，最终导致大脑神经功能受损。

脑卒中属于祖国医学"中风"范畴，本病病位在脑，与心、肝、脾、肾密切相关。其发病与内伤劳损、饮食失调、情志不调、外邪侵袭等因素有关。病机概而论之，涉及风、火（热）、痰、瘀、虚五端。五端相互作用，或痰热中阻、损伤脑络，神机失用；或内风旋动、气血逆乱，直冲犯脑，上扰清窍；或因虚致瘀、脑脉瘀滞；或风痰入络，血随气逆，瘀阻脑脉，皆可发为中风。

一、针灸推拿治疗脑卒中的临床研究

（一）针灸治疗

1. 传统经典针灸疗法

宗《灵枢·根结》"治痿独取阳明"之旨，传统经典针灸疗法取穴以阳明经穴为主，太阳少阳为辅。选穴处方：上肢取肩髃、曲池、手三里、外关、合谷；下肢取环跳、风市、足三里、阳陵泉、绝骨、丘墟、昆仑、太冲。对症随证取穴。

杨明辉等[1]将90例中风偏瘫患者随机分为对照组和治疗组，对照组予常规治疗，治疗组在对照组的基础上加用"治痿独取阳明"为原则的针刺治疗，结果治疗组的总有效率（93.33%）显著高于对照组（82.22%），且治疗组在改善患者的运动功能和日常生活能力方面优于对照组。

2. 醒脑开窍针刺法

石学敏院士团队[2]通过多中心、单盲、随机对照方法研究发现，醒脑开窍针刺组可降低脑梗死急性期患者的NIHSS评分和CSS评分，即能够有效改善脑梗死急性期神经功能缺损，改善预后，且醒脑开窍组针刺效应明显优于非经非穴组，证实了经穴特异性效应的存在。

董华等[3]给予急性前循环和后循环脑梗死患者醒脑开窍针刺法治疗，主穴：水沟、内关（双侧）、百会、三阴交（患侧）、风池（双侧）、完骨（双侧）、天柱（双侧）。配穴：构音或吞咽障碍者加廉泉、金津、玉液点刺放血；共济失调加哑门、颈夹脊（双侧）等。每日1次，留针30～35min，1周为1个疗程，疗程间隔2天，连续治疗4个疗程。结果发现，醒脑开窍针刺法可有效改善前、

后循环脑梗死患者的神经功能,提高其日常生活能力,且对前循环脑梗死的疗效优于后循环脑梗死。

苗志凯等[4]予脑出血行微创血肿清除术患者醒脑开窍针刺法治疗,发现该法可有效改善患者神经功能、肢体运动功能和日常生活能力。

3. 头针疗法

郎奕等[5]给予脑梗死偏瘫患者右侧顶颞前斜线——自前神聪穴到悬厘穴针刺治疗,在前神聪、悬厘穴及顶颞前斜线的三等分点进针,沿头皮分段接力平刺(与头皮成 15°角)。得气后予平补平泻法,200 次/分,匀速捻转 2min,留针 8min,重复操作 2 次,留针 30min,每周 5 次,连续治疗2 周。证实该法可有效促进患者脑神经功能恢复。

4. 颞三针疗法

颞三针疗法由靳瑞所创,穴位为偏瘫对侧颞部,第 1 针在耳尖直上入发际 2 寸处,第 1 针同水平向前、后各移 1 寸处为第 2、3 针。

崔韶阳等[6]将脑梗死偏瘫患者随机分为治疗组(37 例)和对照组(37 例)。治疗组在对照组的基础上加用靳三针疗法,治疗 4 周后,发现靳三针可有效促进偏瘫侧肢体运动功能恢复,改善日常生活能力。

5. 腹针疗法

王叶青等[7]予非急性期脑卒中患者薄氏腹针治疗,1 次/天,30min/次,1 个疗程 7 天,治疗 2个疗程,疗程之间间隔 1 天,发现该法可提高患者简易智力状况检查法(MMSE)评分,有效改善患者智能。

6. 贺氏"三通法"

刘璐等[8]将 60 例脑卒中后吞咽障碍患者随机分为常规治疗组(30 例)及贺氏三通法组(30例),发现贺氏三通法对比常规治疗,临床疗效更为显著,并且可增加吞咽相关肌群收缩能力,提高舌骨肌群最大波幅值。

7. 刺络放血法

刺络放血疗法用于中风急性期的治疗,常用 3 组穴位为双侧手十二井穴、十宣穴、耳尖和耳背静脉,采用三棱针放血 2～3 滴。

邱娟娟等[9]采用耳尖针刺放血治疗急性期脑梗死,每日治疗 1 次,每周 6 次,共治疗 2 周,发现该法可有效调节脑梗死患者肢体肌力,减轻神经功能缺损程度,改善运动功能。

8. 针药结合法

西药或中药联合针灸可减轻脑卒中患者的运动和非运动系统损伤,促进神经功能恢复,提高日常生活能力,而且疗效优于单纯针灸或者单纯药物治疗。此外,针刺在提高脑梗死溶栓安全性方面能发挥重要作用。

谢东明等[10]采用针刺联合益心通脉汤治疗能有效提高老年脑卒中恢复期患者的运动能力,并改善患者血管内皮功能,且优于单纯针刺治疗。

宋扬扬等[11]的临床研究表明:醒脑开窍针刺法联合重组组织型纤溶酶原激活剂(rt-PA)静脉溶栓治疗,可有效提高溶栓的临床疗效,降低症状性颅内出血及不良反应发生率。

此外,还有手针疗法、眼针疗法、督脉十三针方、耳针疗法、电针疗法、立体网状针刺法等,在脑卒中的临床应用中均取得了较好的疗效。

许能贵团队[12]2022 年在世界著名医学杂志 *BMJ* 发表题为"Evidence on acupuncture therapies is underused in clinical practice and health policy"的论文,通过高质量系统评价证实,相对于现有的最佳疗法,针灸在中风后失语症的功能沟通方面提供了重要改善。

（二）推拿治疗

顾云龙等[13]对脑梗死后上肢痉挛性偏瘫患者在康复训练措施基础上，加用推拿点穴疗法。推拿手法主要是在患侧上肢施法；于上肢痉挛优势侧的肌腹部或肌肉丰厚处，拿揉上肢肌肉；自下而上掌擦痉挛劣势侧，以肌肤发热为度；再在颈、背部沿督脉及膀胱经施按揉法以及拿法，提拿肩井；从上至下拍击痉挛上下肢劣势侧。在此基础上采用点穴疗法：对患手井穴施点按法，然后点按上肢的肩、肘、腕、手的经筋结点；点按风池、心俞、肝俞、脾俞、肾俞穴，按揉风府、天宗、大椎、筋缩、脊中、悬枢、命门等穴；最后点按十二井穴及肩髎、尺泽、内关、合谷，证实推拿点穴疗法可有效改善患者肢体痉挛状态、促进神经功能恢复。

尤阳[14]对脑梗死后肩手综合征患者采用推拿治疗，取肩髃、合谷、曲池、手三里和外关穴位应用点法，患肢手指应用捻法，患肢外侧至手背应用滚法，推拿中辅助肘、肩、指、掌等关节被动活动，结果显示：上述推拿方法可有效缓解患者肩关节疼痛及痉挛状况，促进上肢运动恢复，提升生活质量。

潘广喜等[15]在基础治疗上加用全掌、侧掌擦患者的双侧上肢、下肢和背腰部，继而加快中风偏瘫患者的神经功能恢复。

邸鸿雁等[16]认为，脏腑互为表里，脑卒中后阴阳失衡，对脑卒中上肢偏瘫患者进行表里两经推拿治疗，手三阴经用泻法，手三阳经用补法，结果发现表里两经推拿法治疗脑卒中后上肢偏瘫患者痉挛状态与常规康复治疗相比疗效更为显著。

周宏杰等[17]证实对脑卒中患者使用平衡调筋解痉推拿法，可有效平衡屈肌和伸肌的力量，缓解痉挛，提高下肢运动功能和生活自理能力。

二、针灸推拿治疗脑卒中的机制研究

（一）抑制炎症反应

脑缺血或脑出血后脑组织均释放大量炎性因子，继而破坏血脑屏障；另外，白细胞浸润导致炎症反应发生，加重脑组织损伤。

蔡筝韵等[18]研究显示：针刺水沟、内关可通过调控缺氧诱导因子 1α（HIF-1α）/Nod 样受体蛋白 3（NLRP3）信号通路，抑制炎性反应，减轻脑缺血再灌注损伤。

刘昊等[19]予脑出血大鼠针刺百会透患侧曲鬓穴干预，采用 HE 染色法观察大鼠出血半暗带区脑组织形态学变化，免疫组织化学法检测大鼠脑组织 NLRP3 炎性小体的表达，蛋白质印迹法检测 NLRP3、IL-1β、IL-18 蛋白的表达，结果发现针刺可减少脑组织神经细胞坏死和炎症细胞的浸润，可抑制炎性小体 NLRP3、IL-1β、IL-18 蛋白的表达，发挥针刺在脑出血中的抗炎作用，进而促进大鼠神经功能恢复。

（二）抗氧化应激

氧化应激是机体氧化和抗氧化作用失衡的一种病理状态，其核心机制是活性氧（ROS）的产生。氧化应激被视为脑缺血再灌注及脑出血后脑损伤开始的重要因素。

孙洁等[20]研究显示：在脑缺血再灌注早期介入"醒脑开窍"针刺法可不同程度调节血清和脑组织超氧化物歧化酶（SOD）活性水平，增强氧自由基代谢，有效减轻脑梗死引起的缺血性损伤。

肖爱娇等[21]选用大椎穴热敏灸，可提高脑缺血再灌注大鼠血清和大脑皮质 SOD 活性，降低丙二醛（MDA）含量，表明热敏灸可通过抗氧化反应减轻缺血性脑损伤。

戴晓红等[22]通过研究针刺对大鼠急性脑出血后转录调节因子 2/抗氧化元件（Nrf2/ARE）信号通路的影响，发现针刺可激活 Nrf2/ARE 通路，即上调 Nrf2、血红素加氧酶 1（HO-1）和醌氧化还原酶 1（NQO1）蛋白的表达，从而减轻脑出血后氧化应激。

（三）抑制兴奋性氨基酸毒性

脑缺血及脑出血引起的周围脑组织继发性缺血缺氧，均可导致神经元兴奋性毒性损伤甚或死亡。

Zhang 等[23]研究发现：电针通过抑制谷氨酸（Glu）的神经毒性，下调 Glu 受体（NMDAR2B）的表达，降低细胞内 Ca^{2+}的浓度，减小大鼠的脑梗死体积，继而促进脑缺血再灌注后的认知恢复。

王林林等[24]给予脑缺血大鼠艾灸百会干预，采用 RT-qPCR 法检测海马组织 GLT-1 mRNA 表达，发现艾灸可显著上调谷氨酸转运体-1（GLT-1）mRNA 表达与蛋白含量，显著减少脑缺血导致的谷氨酸外流，减轻缺血性脑损伤。

郑笑男等[25]研究显示：针刺可扭转脑出血后血肿占位所导致的脑组织内兴奋性氨基酸（EAA）含量增多，抑制性氨基酸（IAA）含量减少及 Glu/GABA 比值升高，从而在脑出血急性期起到改善病理变化和保护脑组织的作用。

（四）拮抗 Ca^{2+}超载

Ca^{2+}超载被认为是神经细胞死亡的最后共同途径。脑缺血、脑出血引起 Ca^{2+}向细胞内流动，细胞内 Ca^{2+}增加，继而引发细胞内 Ca^{2+}级联反应，导致脑细胞的不可逆性损伤。

杨沙等[26]采用激光扫描共聚焦显微技术动态观察局灶性脑缺血（MCAO）模型脑组织海马 CA1 区锥体细胞 $[Ca^{2+}]$i 在不同时间点的变化，发现 MCAO 大鼠海马神经细胞 $[Ca^{2+}]$i 随缺血时间的延长而持续升高，而醒脑开窍针刺法可有效调节缺血区的 $[Ca^{2+}]$i，且在缺血后针刺治疗效果越早越好。

郑笑男等[27]研究发现：在脑出血急性期，电针内关、水沟穴可降低血肿周围脑细胞内 Ca^{2+}浓度，进而起到保护脑细胞的作用。

（五）调控细胞程序性死亡

细胞程序性死亡是脑梗死和脑出血发生后脑细胞死亡的重要形式，表现为细胞凋亡、细胞自噬、铁死亡、细胞焦亡。大量的研究发现针刺、推拿可有效调控细胞程序性死亡以减轻脑损伤。

1. 抑制细胞凋亡

细胞凋亡是 I 型细胞程序性死亡过程。脑梗死、脑出血发生后，线粒体内外膜通透性及膜间电位改变，线粒体内的 Cyt c、Caspase 家族激活因子、ADP 核糖聚合酶-1（PARP1）/凋亡诱导因子（AIF）通路和核酸内切酶 G（Endo-G）等释放入胞质，通过 Caspase 依赖和 Caspase 非依赖途径参与细胞凋亡进程，引起染色质浓缩，DNA 断裂，最终导致神经细胞凋亡，加重脑组织损伤。

顾亚会等[28]研究发现：醒脑开窍针刺法减轻缺血性脑损伤的机制，可能与下调大鼠缺血脑组织中多聚 PARP1-1、AIF 和 Endo-G、Caspase 3 的表达，进而抑制细胞凋亡有关。

Li 等[29]明确了电针可通过调节凋亡因子 BCL-2、BAX mRNA 的表达，对急性脑出血血肿周围脑组织发挥神经保护作用，且电针干预越早，疗效越好。

蒙蒙等[30]研究发现：点按百会、神庭、足三里等推拿手法，可减少缺血再灌注大鼠脑组织细胞凋亡数目，发挥脑保护作用。

2. 调控细胞自噬

自噬是 II 型细胞程序性死亡过程。自噬在脑梗死或再灌注损伤过程中对细胞死亡具有双向调节作用。脑缺血、脑出血发生后，自噬的适度激活有助于维护细胞内环境稳态，而过度激活导致细胞程序性死亡。

张智慧[31]研究显示：针刺可通过调控自噬相关标志物，减轻脑梗死后损伤，其机制与针刺增加 LC3-II、Beclin-1 表达，促进 LC3-I 向 LC3-II 转化，降低 p62 表达有关。

刘芙蓉等[32]研究表明：针刺治疗可使大鼠脑缺血后脑梗死体积缩小，神经功能损伤改善，其效应可能与调控大鼠缺血脑组织中 Beclin1、p62 表达和 LC3-Ⅱ/LC3-Ⅰ，从而改善自噬流有关。

Wang 等[33]研究证实：电针可有改善硝基/氧化应激诱导的线粒体功能损伤，通过 Pink1/parkin 介导的线粒体自噬清除途径减少受损的线粒体累积，从而减轻脑缺血再灌注引起的神经元损伤。

刘昊等[34]研究表明：针刺能上调脑出血大鼠脑组织 LC3-Ⅱ/Ⅰ、Beclin-1 蛋白表达，下调 p62 蛋白表达，并抑制 mTOR 信号通路中 p-mTOR、p-S6K1 蛋白含量的表达，良性激活自噬水平，发挥保护神经元作用，进而改善神经功能损伤。

蒙蒙等[30]研究发现：推拿手法可显著增加缺血再灌注损伤大鼠脑内 Beclin 1 蛋白及 mRNA 含量的表达，改善大鼠神经功能，发挥脑保护作用。

3. 抑制铁死亡

铁死亡是一种铁依赖性的、新型的细胞程序性死亡方式。脑缺血或脑出血后，神经细胞内铁代谢、脂质代谢表达异常、氨基酸抗氧化系统失衡，引发铁死亡。

GPX4-GSH-半胱氨酸轴是铁死亡级联的中心节点，Li 等[35]发现电针可抑制脑缺血再灌注模型大鼠的氧化应激反应，调控铁相关蛋白（Tf、TfR1、FTH1、GPX4）的表达水平，进而抑制铁死亡，发挥神经保护作用。

李明月等[36]对比针刺和铁螯合剂对大鼠脑出血模型神经细胞的影响，采用透射电镜观察大鼠脑组织神经细胞线粒体形态，免疫组化检测神经元特异性核蛋白（NeuN）表达，结果发现针刺可减轻神经细胞铁死亡相关的线粒体形态损伤，增加 NeuN 阳性细胞数即减轻神经元铁死亡发生，提出针刺可通过抑制铁死亡，改善线粒体的形态和功能，促进脑出血大鼠的神经功能修复。

4. 减少细胞焦亡

细胞焦亡是由 NLRs 炎症小体介导的依赖于 Caspase 家族的促炎性细胞程序性死亡方式，它广泛参与脑梗死的病理生理进程。

欧阳昕等[37]研究表明：针刺减轻脑缺血再灌注损伤的机制与降低大鼠大脑皮质 NLRP3、Caspase-1、IL-1β蛋白表达，减少大脑皮质的细胞焦亡有关。

（六）促进细胞骨架修复

脑卒中后神经功能缺损的改善不仅取决于血管病变的恢复，还在于脑组织神经功能的可塑性。其中，细胞骨架对维持神经元的形态特征，保证神经系统的正常活动至关重要。

倪光夏等[38]电镜检测结果显示：醒脑开窍针刺法可通过恢复缺血再灌注大鼠大脑皮质微丝、微管等细胞的"骨架"来修复病变的神经元结构，从而达到重塑其神经功能的作用，而且这种作用随时间的延长而渐趋增强。

程莹莹等[39]研究显示：醒脑开窍针刺法可显著上调缺血再灌注大鼠海马区细胞骨架蛋白 MAP-2 和神经丝主要成分 NF-L，恢复神经元中的微丝微管蛋白，从而稳定细胞骨架，提升神经元可塑性，改善神经功能的缺损状态。

（七）促进神经再生

脑卒中发生后，中枢神经系统会启动自我修复机制，部分神经干细胞被激活增殖，迁移到病变区域修复损伤，神经能否再生与预后直接相关。

Zhang 等[40]研究发现：针刺可通过调节微核糖核酸-146b（miR-146b）来增强神经干细胞的增殖分化与迁移，进而减轻大鼠脑缺血后的神经功能缺损，减少脑损伤。

高蕙兰等[41]采用免疫荧光检测脑缺血再灌注大鼠 BrdU 和 DCX 共表达的情况，发现电针可上调 BrdU 和 DCX 阳性细胞个数，且 BrdU 和 DCX 在神经元中同时表达，对脑神经元的再生有保护作用。

（八）改善脑循环及血流动力学

脑缺血、脑出血后，脑循环及血流动力学发生异常，而促进脑血流恢复是保护脑组织以防止疾病进一步恶化和提高预后质量的重要方法。

徐畅等[42]利用激光多普勒血流仪连续检测缺血再灌注大鼠脑血流量、血流速度和血细胞浓度曲线，发现针刺可提升大脑皮质的血流量，并减轻再灌注损伤。此外，常思琦等[43]研究发现针刺可通过上调作用于血管内皮细胞的 VEGF，恢复神经功能。

黄馨仪等[44]研究证实：针刺内关、水沟穴可抑制脑出血大鼠基质金属蛋白酶 2/基质金属蛋白酶 9（MMP2/MMP9）阳性细胞表达，增加 VEGF 阳性表达，促进血管新生，以达到保护脑神经系统的目的。

庞军等[45]研究发现：枢经推拿可增加脑梗死患者患侧大脑中动脉的平均血流速度，促进血液供应，改善血流动力学。

（九）针灸延长脑梗死溶栓时间窗机制研究

目前临床推荐脑梗死超早期的 3～4.5h 时间窗内进行溶栓治疗，以有效促进脑缺血区域的血管再通，进而挽救缺血性半暗带组织。如超出时间窗溶栓极易发生颅内出血性转化等并发症，限制了该疗法的广泛应用。因此，探寻有效延长脑梗死溶栓时间窗、提高溶栓安全性的方法，将使更多脑梗死患者获益。

倪光夏团队围绕"针刺延长脑梗死溶栓时间窗"课题开展了一系列相关机制研究。研究采用自体血栓栓塞性脑梗死大鼠模型，观察针刺在脑缺血后 2h 后介入对溶栓后脑梗死体积、水肿及出血性转化等症状的影响，结果表明早期针刺介入可有效改善上述症状，并将溶栓安全时间由 3～4.5h 延长至 6h[28]。相关机制有：针刺可通过负向调节 ERK1/2 信号通路，抑制 MMP9 活性，降低炎性因子表达[46]，可调节血管再生相关因子 VEGF、碱性成纤维细胞生长因子（bFGF）、内皮抑素（ES）的表达[43]，可抑制星形胶质细胞相关指标胶质纤维酸性蛋白（GFAP）、水通道蛋白-4（AQP-4）的表达，进而减轻对血脑屏障的破坏[47]，提高溶栓安全性，以达到延长脑梗死溶栓时间窗的目的。

按语

针灸治疗脑卒中在临床已形成多种成熟的学术流派和方法，对急性期、稳定期、后遗症期均有介入，其中对醒脑开窍针刺法的应用与研究更为系统，不仅对患者运动功能、感觉功能障碍疗效显著，对脑卒中后失语、吞咽功能障碍等均取得令人满意的疗效。推拿目前以稳定期、后遗症期介入为主。

对针灸治疗本病机制的研究成果丰硕，已应用国际最先进的技术深入到细胞、分子水平，特别是临床中 fMRI、PET-CT 的使用、动物实验中基因组学、蛋白质组学、代谢组学技术的使用，在针灸调节脑卒中后细胞凋亡、细胞焦亡、自噬、铁死亡等机制方面进展显著，且大量研究结果表明，针灸治疗脑卒中越早介入，疗效越好，对脑梗死更是如此。

对超早期、早期的治疗，要结合现代医学的方法和技术，尤其要应用针药结合综合救治。稳定期、后遗症期针灸推拿可发挥治疗主体作用，对患者康复十分有益。

参 考 文 献

[1] 杨明辉，程伟，付梅，刘言言，李鹏辉，李茹，赵继，巩利."治痿独取阳明"针刺法应用于中风偏瘫的疗效观察 [J]. 时珍国医国药，2020，31（8）：1923-1924.

[2] 倪丽伟，申鹏飞，张智龙，郭家奎，熊杰，石学敏."醒脑开窍"与非经非穴针刺对脑梗塞急性期神经功能影响的多中心随机对照研究 [J]. 中华中医药杂志，2011，26（5）：894-897.

[3] 董华，倪光夏. 醒脑开窍针刺法联合西药治疗急性前循环和后循环脑梗死疗效比较研究 [J]. 中医杂志，

2018，59（23）：2031-2033.

［4］苗志凯，王艳，夏清岫. 醒脑开窍针刺法对急性脑出血患者微创血肿清除术后神经功能、MMPS 及 Cysc 的影响［J］.中国中医急症，2020，29（7）：1172-1175.

［5］郎奕，李匡时，杨嘉颐，崔方圆，白文，梁楚西. 针刺顶颞前斜线对脑梗死偏瘫患者脑灰质重塑的影响［J］.针刺研究，2020，45（2）：141-147.

［6］崔韶阳，许明珠，王曙辉，唐纯志，赖新生，季鹏东，钟非. 针刺配合镜像疗法对脑梗死偏瘫患者下肢功能障碍的影响［J］.上海针灸杂志，2017，36（1）：9-13.

［7］王叶青，洪敏，张凯娜，幸冰峰，范穗强. 观察薄氏腹针对脑卒中患者 MMSE 评分及血清 D-乳酸、二胺氧化酶的影响［J］.辽宁中医杂志，2019，46（9）：1958-1960.

［8］刘璐，吕天丽，聂利敏，田伟，赵洛鹏，李彬. 通过表面肌电图技术观察贺氏三通法治疗脑卒中后吞咽障碍的临床疗效［J］.针刺研究，2022，47（3）：256-261.

［9］邱娟娟，邱松玲. 耳尖针刺放血治疗急性期脑梗死临床研究［J］.中医学报，2017，32（9）：1786-1788.

［10］谢东明，罗巧，黄小燕. 益心通脉汤联合针刺疗法对老年脑卒中患者运动功能和血管内皮功能的影响［J］.中国老年学杂志，2021，41（22）：4899-4901.

［11］宋扬扬，张新昌，张加英，王淑兰，柏亚妹，徐炳国，陆敏，倪光夏. 醒脑开窍针刺法对脑梗死患者 rt-PA 静脉溶栓安全性的影响：随机对照试验［J］.中国针灸，2022，42（9）：961-965.

［12］LU L，ZHANG Y，TANG X，et al. Evidence on acupuncture therapies is underused in clinical practice and health policy［J］.BMJ，2022，376：e067475.

［13］顾云龙，施婕妤，孙萍萍，齐瑞. 推拿点穴疗法治疗脑梗死后上肢痉挛性偏瘫的临床疗效观察［J］.上海中医药杂志，2018，52（6）：50-52.

［14］尤阳. 针刺推拿康复结合中药泡洗治疗脑梗塞后肩手综合征的临床疗效及对患者生活质量的影响［J］.针灸临床杂志，2018，34（8）：4-7.

［15］潘广喜，雷龙鸣，张建福，梁雪峰，黄永. 以擦法为主的推拿疗法在中风偏瘫康复中的应用效果观察［J］.按摩与康复医学，2019，10（11）：28-29.

［16］邸鸿雁，韩淑凯. 表里两经推拿治疗脑卒中后上肢偏瘫痉挛状态［J］.针灸推拿医学：英文版，2017，15（1）：27-30.

［17］周宏杰，张艺，赵波. 平衡调筋解痉推拿法配合康复训练治疗脑卒中后下肢痉挛的临床观察［J］.江苏中医药，2018，50（2）：60-62.

［18］蔡筝韵，张新昌，刘芙蓉，黄正，杨梦凝，黄珮妍，张智慧，倪光夏. 针刺对脑缺血再灌注损伤大鼠 HIF-1α/NLRP3 炎性信号的影响［J］.中国针灸，2023，43（9）：1056-1061.

［19］刘昊，张羣，杜嘉，冯培培，阮晨，张伟波，朱仲华，周驰，李新伟. 针刺对脑出血大鼠 NLRP3 炎性小体的影响［J］.中国针灸，2020，40（7）：757-763.

［20］孙洁，闫明茹，郑宇，任晓暄，李滢，周登芳，张露芬. "醒脑开窍"针刺法早期介入对脑缺血再灌注大鼠 SOD 及 MDA 的影响［J］.中华中医药杂志，2012，27（5）：1397-1400.

［21］肖爱娇，陈日新，康明非，张毫. 热敏灸对脑缺血再灌注损伤大鼠 SOD、MDA 的影响［J］.天津医药，2014，42（1）：51-53.

［22］戴晓红，于学平，匡炳霖，滕伟，于薇薇，马慧慧，陈秋欣，邹伟. 针刺对急性脑出血大鼠 Nrf2/ARE 信号通路关键因子表达的影响［J］.针灸临床杂志，2021，37（9）：64-69.

［23］ZHANG Y，MAO X，LIN R，et al. Electroacupuncture ameliorates cognitive impairment through inhibition of Ca^{2+}-mediated neurotoxicity in a rat model of cerebral ischaemia-reperfusion injury［J］. Acupuncture Med，2018，36（6）：401-407.

［24］王林林，陈岚榕，吴加勇，苏莹莹，刘呈艳. 艾灸疗法对脑缺血大鼠胶质谷氨酸转运体-1 表达影响［J］.辽宁中医药大学学报，2021，23（1）：23-26.

［25］郑笑男. 基于脑保护机制的针刺治疗实验性脑血肿时效关系的研究［D］.天津：天津中医药大学，2015.

［26］杨沙，沈燕，孙云浩，王舒. 针刺对局灶性脑缺血大鼠海马神经元细胞［Ca^{2+}］i 的影响［J］. 天津中医药，2012，29（2）：140-144.

［27］郑笑男，张铎，李平. 针刺对脑出血急性期血肿周围脑细胞内 Ca^{2+} 浓度影响的时效关系的实验研究［J］. 内蒙古中医药，2017，36（Z2）：174-176.

［28］顾亚会，张新昌，徐文韬，张奥，张智慧，姜思媛，常思琦，倪光夏. 基于神经细胞凋亡信号通路探讨针刺延长脑梗死的溶栓时间窗效应［J］. 针刺研究，2020，45（3）：209-214，226.

［29］LI Z，ZHENG X，LI P，et al. Effects of acupuncture on mRNA levels of apoptotic factors in perihematomal brain tissue during the acute phase of cerebral hemorrhage［J］. Med Sci Monit，2017，23：1522-1532.

［30］蒙蒙，胡冠宇，娄惠娟，张予心，王宇峰，丛德毓. 推拿手法对缺血再灌注大鼠脑神经及自噬相关蛋白 Beclin 1 表达的影响［J］. 吉林中医药，2022，42（1）：72-75.

［31］张智慧. 针刺调控神经细胞自噬与凋亡以延长脑梗死溶栓时间窗的研究［D］. 南京：南京中医药大学，2021.

［32］刘芙蓉，张新昌，蔡筝韵，倪光夏. 针刺调控自噬流拮抗大鼠脑缺血损伤［J］. 针刺研究，2022，47（11）：999-1004.

［33］WANG H，CHEN S，ZHANG Y，et al. Electroacupuncture ameliorates neuronal injury by Pink1/Parkin-mediated mitophagy clearance in cerebral ischemia-reperfusion［J］. Nitric Oxide，2019，91：23-34.

［34］刘昊，张拳，李新伟，冯培培，杜嘉，楼柯浪，阮晨，周驰，孙晓楠. 针刺对出血性中风大鼠脑组织自噬相关蛋白表达的影响［J］. 针刺研究，2019，44（9）：637-642.

［35］LI G，LI X，DONG J，et al. Electroacupuncture ameliorates cerebral ischemic injury by inhibiting ferroptosis［J］. Front Neurol，2021，12：619043.

［36］李明月，戴晓红，匡炳霖，于学平，滕伟，于薇薇，马慧慧，陈秋欣，曹洪涛，温鑫，邹伟. 针刺对脑出血大鼠脑组织神经细胞铁死亡的影响［J］. 中医药学报，2021，49（11）：61-67.

［37］欧阳昕，廖可欣，宋渺渺，肖移生，肖爱娇. 针刺对脑缺血再灌注损伤大鼠大脑皮质细胞焦亡的影响［J］. 世界科学技术-中医药现代化，2022，24（3）：946-952.

［38］倪光夏，石学敏，王淑兰，王舒，王占奎. "醒脑开窍"针刺法对缺血再灌注大鼠脑皮质细胞骨架的影响［J］. 中华针灸电子杂志，2012，1（1）：12-15.

［39］程莹莹，倪光夏，徐文韬. 醒脑开窍针刺法对脑缺血再灌注大鼠海马细胞骨架相关蛋白 MAP-2、NF-L 的影响［J］. 中华中医药杂志，2014，29（9）：2999-3002.

［40］ZHANG S，JIN T，WANG L，et al. Electro-acupuncture promotes the differentiation of endogenous neural stem cells via exosomal microRNA 146b after ischemic stroke［J］. Front Cell Neurosci，2020，14：223.

［41］高蕙兰，张小卿. 针刺对脑缺血再灌注大鼠肢体运动的影响及对神经细胞再生的保护作用［J］. 中华中医药学刊，2019，37（1）：242-245，265.

［42］徐畅，邰东梅，马贤德，潘茜，王莹，高原，于丹，井欢，王守岩，赵金茹，王哲. 眼针和体针对 24h 脑缺血再灌注损伤模型大鼠脑血流和脑源性神经营养因子表达的影响［J］. 中华中医药学刊，2019，37（9）：2178-2181.

［43］常思琦，张新昌，张奥，宋扬扬，姜思媛，张智慧，蔡筝韵，刘芙蓉，倪光夏. 针刺促进血管新生延长脑梗死溶栓时间窗的研究［J］. 针刺研究，2021，46（9）：751-756.

［44］黄馨仪，杨卓霖，麻秋雷，周庆璋，孙小苗. 针刺对脑出血模型大鼠 MMP-2/9、VEGF 表达的影响［J］. 康复学报，2018，28（4）：32-36.

［45］庞军，胡庆，唐宏亮，王开龙，傅剑萍，莫巧明. 枢经推拿法对脑梗塞患者脑血流动力学影响的临床研究［J］. 辽宁中医杂志，2017，44（1）：132-134.

［46］ZHANG X，GU Y，XU W，et al. Early electroacupuncture extends the rtPA Time window to 6h in a male rat model of embolic stroke via the ERK1/2-MMP9 pathway［J］. Neural Plasticity，2020，2020：1-15.

［47］徐文韬，姜思媛，常思琦，张智慧，宋扬扬，张新昌，倪光夏. 针刺抑制星形胶质细胞活化提高脑梗死

超时间窗溶栓安全性的实验研究［J］.南京中医药大学学报，2021，37（5）：688-695.

（倪光夏）

第二节　痴　呆

痴呆（dementia）是一种以智能损害为主要特征的慢性神经退行性疾病，包括阿尔茨海默病（Alzheimer's disease，AD）、血管性痴呆、路易体痴呆、额颞叶痴呆、混合性痴呆等，其中阿尔茨海默病和血管性痴呆是最常见的痴呆类型。临床表现多为记忆力短期或长期丧失、语言能力下降、执行功能减退、生活能力下降等。

现代医学认为，痴呆发病与遗传、神经递质、免疫和环境等多种因素有关。虽有神经元变性、淀粉样蛋白沉积、Tau 蛋白磷酸化、神经递质紊乱、炎性反应、氧化应激等多种病理学说，但目前认为任何单一学说都不足以完全解释痴呆的发病及发展机制，仍待继续探究。

传统医学虽无痴呆病名，但据症可涉及"呆痴"、"痴证"、"善忘"、"健忘"、"痴愚"、"愚笨"、"呆病"等。本病病位在脑，虽与心、肝、脾、肾功能失调密切相关，但其本在肾。基本病机为髓减脑消，神机失用。

一、针灸推拿治疗痴呆的临床应用

（一）针灸治疗

1. 传统针灸疗法

历代医家素有"病变在脑，首取督脉"之说，传统针灸疗法治疗痴呆取穴多以百会、神庭、印堂等督脉穴为主，随证配以内关、太溪、四神聪等穴。

谷巍等[1]将 141 例阿尔茨海默病患者随机分成针刺组（72 例）和药物组（69 例）。针刺组以神庭、百会、风池、完骨、膻中、中脘、气海、血海、足三里为主穴，并循证加减配穴。治疗 4 周后显示患者 MMSE、ADAS-cog、ADL 等量表评分均有改善，且优于西药。

2. 三焦针法

三焦针法又名"益气调血、扶本培元"针法，是韩景献基于"三焦气化失常-衰老"学术思想所创立，以膻中、中脘、气海、足三里、血海和外关等为主穴。在具体操作上有严格的行针手法和留针时间要求，以求调畅三焦气机、恢复脑窍之疗效。

贾玉洁等[2]施以痴呆患者三焦针法，主穴同上。配穴：肝阳上亢加太冲，肾精亏虚加绝骨，痰浊阻窍加丰隆等，每周 3 次，治疗 12 周。结果发现，该法显著改善轻中度痴呆患者的认知障碍，提高其日常生活能力，且具有较好的安全性。

3. 温通针法

温通针法是郑魁山基于"血气者，喜温而畏寒，寒则涩不能流，温则消而去之"理论而创立。其操作以两次捻转补法和一次提插补法相结合，进针后拇指连续向前捻按 9 次，至针下沉紧，针尖拉着有感应的部位连续小幅度重插轻提 9 次，拇指再向前连续捻按 9 次，针尖顶着有感应的部位推弩守气，押手采用关闭法，使经气向病所传导，并产生热感。

关姝明等[3]在西药治疗基础上，给予气虚血瘀型血管性痴呆患者温通针法，以水沟、百会、大椎、风池、足三里为主穴，5 天为 1 个疗程，连续 8 个疗程，结果显示患者神经功能缺损程度、运动功能和日常生活能力得到明显改善。

4. 嗅三针法

刘智斌等[4]基于"感知一体，嗅脑同治"的学术思想，提出了治疗血管性痴呆的"嗅三针"疗法。前两针在双侧迎香穴进针向内上方透刺至上迎香穴，第三针从两阳白穴连线中点透印堂至鼻根，并配合电针刺激嗅觉通路以改善痴呆患者认知功能。通过随机对照研究方法研究显示，嗅三针法可提高阿尔茨海默病患者长谷川痴呆量表（HDS）、MMSE 评分，降低患者社会功能活动问卷（FAQ）评分，对痴呆患者认知功能有确切效果。

5. 头针疗法

王斓等[5]给予早期痴呆患者头针治疗，在康复训练基础上，选用百会、四神聪穴，并以额中线、顶中线、顶颞前斜线为治疗区，快速捻转针柄，200 次/分左右。每日 1 次，每周 5 次，4 周为 1 个疗程。疗程间隔 2 天，连续 3 个疗程。结果显示头针配合综合康复训练可有效改善早期痴呆患者的认知功能和痴呆症状，减轻神经过氧化损伤，提高生活自理能力。

陈晓军等[6]给予血管性痴呆患者从前发际至枕骨粗隆之间的督脉、膀胱经头部三线排刺法治疗，每日 1 次，每周 5 次，治疗 8 周。结果显示该法明显改善血管性痴呆患者的认知功能。

6. 腹针埋线法

腹针埋线法是将腹针疗法与穴位埋植法相结合的一种治疗方法，二者结合，既调节全身系统，又调节脏腑功能，同时产生速效且持久的作用。

杨淑荃等[7]在口服西药的基础上，选取"引气归元"（中脘、下脘、气海、关元）、"腹四关"（双侧滑肉门、外陵）、坤廓、天枢、大横，使用 3-0 号可吸收性外科缝线进行埋线，每 10 天埋线 1 次，共治疗 2 个月，结果证实腹针埋线疗法联合盐酸多奈哌齐片可改善轻中度痴呆患者的认知功能、日常生活自理能力及精神行为状态，并降低血清中淀粉样前体蛋白（APP）、$A\beta_{1-42}$ 水平，临床疗效优于单纯口服盐酸多奈哌齐片。

7. 灸法

程红亮等[8]给予血管性认知障碍患者在常规药物治疗的基础上，于神庭、百会、大椎、涌泉进行化瘀通络灸治疗，每周 6 次，连续 5 周。结果证实化瘀通络灸可有效改善血管性认知障碍患者的生活质量和认知功能，且血清中胰岛素样生长因子-1（IGF-1）水平较治疗前显著升高。

8. 针药结合法

王飞等[9]采用五神针结合肾气汤加减治疗肾精亏虚型血管性痴呆，结果发现针药结合组各项评分均高于单纯用药和针刺组，各组治疗后血清 SOD、CGRP 水平均明显升高，脂质过氧化物（LPO）水平明显降低，而针药结合改善效果更为显著，证实针药结合治疗肾精亏虚型血管性痴呆疗效优于单纯五神针或肾气汤加减治疗。

此外，还有音乐电针疗法、火针疗法、芒针透刺疗法、梅花针疗法、穴位注射、温针灸等，在对痴呆的临床应用中均取得了较好的疗效。

最近发表在 *BMJ* 上的一篇针灸治疗 77 种疾病的系统评价显示，针灸显著降低了血管性痴呆症状的严重程度，同时提出了针灸治疗其他类型痴呆的潜力，为针灸治疗痴呆提供循证医学依据[10]。

（二）推拿治疗

推拿是中医外治的重要手段，治疗老年痴呆的手法多以点、揉、按、推、擦为主，辅以腹部推拿、搓八髎、活动四肢关节等手法。

王超[11]对老年期痴呆患者的正面、背面、侧面及头面部经络分别施以中医传统手法治疗。具体手法主要为：①正面经络：以调理任脉、胃经、肺经、小肠经等为主，自上而下拿、揉、推、点、掐各经主要经穴，辅以关节活动度训练、推揉腹部、牵拉关节等。②背面经络：以调理督脉和膀胱经为主，双手拇指掌侧面，自上而下点揉各经主要经穴 3 遍，辅以擦法、拍法及掌搓八髎穴等。③侧面经络：调理胆经为主，拿揉胆经自腋下向足尖 3 遍，辅以掌推法。④头面部经络：以点揉四神聪、天柱、玉枕等穴，双手拇指指腹梳理面部经穴 5 遍，双手拇指点压百会穴，其余四指合力点揉双侧颞部、枕部经穴为主要手法。每次治疗 40min，每周 3 次，隔天 1 次，周期为 6 个月。结果证实中医传统推拿手法可有效提高患者 MMSE、日常生活活动能力（ADL）评分，降低神经精神科问卷（NPI）评分，能显著改善老年期痴呆患者认知功能，特别显著提高患者的定向力、记忆力、回忆能力和语言能力。

二、针灸治疗痴呆的机制研究

（一）调控病理关键蛋白

杜艳军等[12,13]基于"益肾调督"原则，选用电针或针灸百会、肾俞穴以干预不同痴呆模型大鼠，发现均可明显改善模型大鼠学习记忆能力，其机制一是通过上调血清和脑内β淀粉样蛋白（Aβ）相关清除酶表达，促进 Aβ 降解，减少 Aβ 过度沉积；一是调节海马内 Gli1 及 Tau 蛋白的表达，调控海马组织中 GSK-3β 信号通路相关蛋白的表达，降低 Tau 蛋白过度磷酸化水平，抑制 Tau 蛋白向神经原纤维缠结（NFT）转变进程，并有效保护神经细胞以改善其认知功能。

（二）抑制炎症反应

徐盼等[14]研究发现三焦针法有效改善血管性痴呆模型大鼠认知功能障碍，降低脑内神经炎性反应水平，同时调控外周血 Th1/Th2 细胞平衡、减轻外周炎性反应。王芸等[15]研究发现，"益肾调督"法电针可降低痴呆大鼠血清和脑内促炎性因子 IL-1β、TNF-α 的表达，并促进抗炎性因子 IL-4、IL-10 的表达，以调节抗炎、促炎因子的失衡状态，改善脑内持续性炎症反应。

（三）抗氧化应激

关莹等[16]研究显示，在跑台训练的基础上，头穴艾灸可显著提高血管性痴呆大鼠海马组织中超氧化物歧化酶（SOD）、谷胱甘肽（GSH）和谷胱甘肽过氧化物还原酶（GSH-Px）水平，即改善抗氧化功能，同时降低大鼠海马组织丙二醛（MDA）的含量，调控氧化应激水平。

（四）促进神经元新生和血管再生

多种类型的痴呆与脑组织急性或慢性缺血、缺氧导致大量神经细胞损伤有关，而促进病灶周围神经再生和血管新生，改善脑微循环和脑灌注，修复受损神经元和血管内皮细胞也是防治痴呆的主要策略。刘欣媛等[17]研究针灸对痴呆模型小鼠海马齿状回区神经元新生障碍的影响，结果发现，针灸肾俞、百会、神门穴可上调与神经元新生密切相关的 Shh 信号通路及其相关 Shh、Smo、Gli1 蛋白含量，进而改善学习记忆能力。高音来等[18]研究发现调心通督针刺法可上调血管性痴呆大鼠海马组织 VEGF、和 Ang-1 蛋白表达水平，从而诱导血管新生。

（五）调节突触可塑性

突触缺失和功能障碍是痴呆的一个关键特征，与认知损伤呈正相关。调节突触形态结构、突触强度及功能传递可干预痴呆的发生发展。

Kan 等[19]基于痴呆模型脑组织中的树突萎缩和突触缺失与认知损伤呈正相关，通过定量高尔基体染色分析海马 CA1 区锥体细胞的树突状变化，结果显示三焦针法可增加 SAMP8 小鼠顶端和基底树突分支的数量以及顶端和基底树突的总长度，进而调节突触的可塑性。

（六）调控疾病相关神经环路

神经环路是感觉、运动、平衡及认知等高级功能之间相互协调的结构基础，是神经发育、重塑和康复的功能单元。

Li 等[20]采用化学遗传学技术观察电针百会和神庭穴对 5×FAD 模型小鼠基底前脑-海马（MS/VDB-DG）胆碱能神经环路影响，结果显示电针可激活 MS/VDB-DG 胆碱能神经环路，减少神经元损失，并改善早期的空间识别记忆和模式分离障碍。

Lin 等[21]应用弥散张量成像（DTI）跟踪技术，发现电针干预 3×Tg-AD 小鼠可显著增加海马体和内嗅皮质之间的功能连接，并且海马体和内嗅皮质之间的神经纤维连接数量随着电针治疗而增加，不仅改善神经元活动且减轻网络连接相关的对象识别记忆缺陷。

（七）调节能量代谢和脑血流量

脑组织能量代谢障碍和脑血流量减少与痴呆密切相关。

Liu 等[22]采用 ^{18}F-FDG PET 研究观察电针百会穴对 APP/PS1 转基因小鼠特定脑区葡萄糖代谢的影响，结果显示电针显著增加 APP/PS1 小鼠皮质和海马的葡萄糖代谢。

Mei 等[23]采用亚细胞器蛋白质组学技术检测针刺对阿尔茨海默病小鼠海马线粒体蛋白质组表达的影响，结果显示针灸能良性调节线粒体结构和功能差异蛋白的异常表达，进而改善对痴呆小鼠脑组织的能量代谢。

按语

针灸对不同类型的痴呆均有应用，在改善患者的认知功能、日常生活能力及社会行为能力方面取得较满意疗效，其中对阿尔茨海默病和血管性痴呆的研究相对较广且更为系统，已形成多种学术流派和方法，处于不断发展的阶段。在机制研究方面，利用现代科学技术，通过多靶点、多通路探讨，具有一定的广度和深度，为针灸治疗痴呆提供较为充分、科学的理论依据。

推拿防治痴呆的机制研究较少，需要在未来充实和提高。

参 考 文 献

[1] 谷巍，金晓仙，张燕军，栗振杰，孔阳. 针刺治疗阿尔茨海默病临床观察 [J]. 中国针灸，2014，34（12）：1156-1160.

[2] 贾玉洁，孟丹，孙梦鹿，石江伟，刘小溪，于涛，于建春，张雪竹. 三焦针法治疗轻中度阿尔茨海默病的随机对照临床研究 [J]. 辽宁中医杂志，2017，44（9）：1911-1914.

[3] 关姝明，杨晓波. 温通针法联合西药治疗气虚血瘀型血管性痴呆随机平行对照研究 [J]. 实用中医内科杂志，2015，29（1）：136-138.

[4] 李书晓，刘智斌，姜孝德，孙涛. 嗅三针改善老年性痴呆患者学习记忆功能的临床研究 [J]. 陕西中医学院学报，2012，35（2）：51-52.

[5] 王斓，陈浙丽，徐亮，徐小明. 头针配合综合康复训练对早期阿尔兹海默症患者认知功能的影响 [J]. 辽宁中医杂志，2022，49（3）：178-181.

[6] 陈晓军，陈利芳，陈勤，方针. 督脉、膀胱经头部三线排刺对血管性痴呆患者认知功能的影响 [J]. 中国针灸，2012，32（4）：289-292.

[7] 杨淑荃，范德辉，袁智先，苏美意，张振宁，林颖，林湖广. 基于"脑肠相通"的腹针埋线疗法治疗轻中度阿尔茨海默病及对血清 APP、Aβ_{1-42} 的影响 [J]. 中国针灸，2021，41（11）：1231-1235.

[8] 程红亮，钱发才，胡培佳，张闻东，殷恒斌，耿飞. 化瘀通络灸治疗血管性认知障碍的临床疗效观察 [J]. 针刺研究，2018，43（8）：526-530.

[9] 王飞，王民集. 五神针结合肾气汤加减治疗肾精亏虚型血管性痴呆临床观察 [J]. 中国针灸，2018，38

（2）：127-131.

[10] LU L，ZHANG Y，TANG X，et al. Evidence on acupuncture therapies is underused in clinical practice and health policy [J]. BMJ，2022，376：e067475.

[11] 王超. 中医传统手法治疗老年期痴呆临床疗效研究 [D]. 武汉：武汉体育学院，2018.

[12] 杜艳军，汤双红，肖佳欢，王芸，田青，孙国杰. 电针益肾调督法对 Aβ_{1-42} 诱导的阿尔兹海默病模型大鼠海马 Aβ 相关清除酶的影响（英文）[J]. World Journal of Acupuncture-Moxibustion，2018，28（3）：185-190，232-233.

[13] 汤双红，杜艳军，肖佳欢，王芸，沈峰，孙国杰. 针灸上调血清 Aβ 内化酶对阿尔茨海默病大鼠学习记忆能力和β淀粉样蛋白沉积的影响 [J]. 针刺研究，2018，43（11）：692-697.

[14] 徐盼，张雪竹. 针刺调控外周血 Th1/Th2 细胞平衡改善血管性痴呆大鼠脑内神经炎性反应 [J]. 中国针灸，2022，42（4）：407-412.

[15] 王芸，陶一鸣，孙国杰，肖佳欢，杜艳军. 益肾调督法电针对β-淀粉样蛋白 1～42 诱导的阿尔茨海默病大鼠血清和脑内炎性因子的调节作用 [J]. 中国老年学杂志，2019，39（8）：1921-1927.

[16] 关莹，于国强，唐祎周，辛贵乐，李季，王璐，张立，张春艳. 头穴艾灸联合跑台训练对血管性痴呆大鼠学习记忆和氧化应激的效果 [J]. 中国康复理论与实践，2022，28（8）：927-933.

[17] 刘欣媛，杜艳军，孙国杰，王丽，陈江敏，李蔚娴，吴文辉. 基于 Shh 信号通路在海马及肾组织的变化探讨益肾调督针灸对 SAMP8 小鼠海马 DG 区神经元新生障碍的影响 [J]. 中华中医药杂志，2022，37（12）：7027-7032.

[18] 高音来，田浩梅，陈楚淘，陈芯仪，何灝龙，郑慧娥，朱钰，谭涛. "调心通督"针刺法对血管性痴呆大鼠学习记忆能力及海马组织 VEGF、Ang-1 蛋白表达的影响[J]. 中国针灸，2020，40（10）：1108-1112.

[19] KAN B H，YU J C，ZHAO L，et al. Acupuncture improves dendritic structure and spatial learning and memory ability of Alzheimer's disease mice [J]. Neural Regen Res，2018，13（8）：1390-1395.

[20] LI L，LI J，DAI Y，et al. Electro-acupuncture improve the early pattern separation in Alzheimer's disease mice via basal forebrain-hippocampus cholinergic neural circuit [J]. Front Aging Neurosci，2022，13：770948.

[21] LIN B，ZHANG L，YIN X，et al. Modulation of entorhinal cortex-hippocampus connectivity and recognition memory following electroacupuncture on 3×Tg-AD model：evidence from multimodal MRI and electrophysiological recordings [J]. Front Neurosci，2022，16：968767.

[22] LIU W，ZHUO P，LI L，et al. Activation of brain glucose metabolism ameliorating cognitive impairment in APP/PS1 transgenic mice by electroacupuncture [J]. Free Radic Biol Med，2017，112：174-190.

[23] MEI L，GUANG L，HONG Z，et al. Effect of acupuncture on hippocampal mitochondrial proteome expression in SAMP8 mouse model with Alzheimer disease [J]. Journal of Acupuncture and Tuina Science，2018，16（2），67-79.

（杜艳军）

第三节　急性脊髓炎

急性脊髓炎（acute myelitis，ATM）是脊髓的一种非特异性炎性病变，常累及几个脊髓节段的灰白质及其周围的脊膜，从而产生横贯性脊髓损害的一系列症状。急性脊髓炎临床表现为起病急，在患处水平以下发生运动障碍或感觉障碍及自主神经功能障碍等，存在明确的感觉平面。大多有前驱感染史，脑脊液检查可发现白细胞中度升高［（5～10）×10^4/L］，蛋白轻度升高，无或短暂出现寡克隆带，可伴有 IgG 指数升高；发病 4h 至 21 天内达高峰；脑脊液检查及脊髓 MRI 证实有脊髓炎症性反应，并排除脊髓压迫性、血管性或放射性等病因。多见于 20～40 岁的中青年人群，发病率约为 1～4/万，虽然发病率较低，但一般发病较急且病情较为严重。西医在急性脊髓炎早期一般采用激素疗法，如甲泼尼龙、类固醇激素、类固醇皮质激素等来抗炎、改善神经功能。

急性脊髓炎属中医学"痿证"范畴。《素问·生气通天论》曰："因于湿，首如裹，湿热不攘，大筋缓短，小筋弛长，缓短为拘，弛长为痿。"《素问·阴阳别论》曰："三阳三阴发病，为偏枯痿易，四肢不举。"均指出痿证病因病机主要为肺热伤津、湿热侵淫、脾胃虚弱、肝肾亏虚致五脏内虚、肢体失养。临床上，可见挟痰、挟瘀、挟积，与肺、胃、肝、肾关系密切。

一、针灸推拿治疗急性脊髓炎的临床应用

目前，针灸治疗急性脊髓炎在临床已取得较好疗效，但推拿的临床应用还鲜见报道。

1. 传统经典针灸疗法

中医临床上治疗痿证多采用"治痿独取阳明"治疗原则。传统针灸治疗急性脊髓炎多采用毫针针刺，使用频率由大到小的腧穴依次为足三里、三阴交、伏兔[1]。

2. 华佗夹脊穴盘龙针法

盘龙针法是以"华佗夹脊穴"为基础的一种针刺操作方法。即从上至下沿脊柱两侧左右交替针刺相应华佗夹脊穴，因其犹如一条长龙盘踞于背部，故名"盘龙针法"。选取 1.5～2 寸的针灸针，针刺华佗夹脊穴约 1.5 寸，当患者有触电、酸、胀等得气感，术者感到手下沉紧时，勿再深入。研究证实，应用盘龙针法对相关的华佗夹脊穴进行一定程度的刺激，能使周围的脊神经根通过脊髓内传导通路传导至中枢系统，从而起到调节作用[2,3]。

3. 电针疗法

Qin 等[4]研究表明，电针刺激夹脊穴能疏通督脉及膀胱经经脉，并能直接刺激脊神经后支，改善脊髓神经功能并促进脊髓神经再生。马洋[5]在上肢取大椎、肩俞、曲池、外关、颈 5～7 夹脊穴；下肢取命门、阳陵泉、委中、腰 1～5 夹脊穴等腧穴并使用电针，治疗结束后采取肌电图、血常规、影像学及中医证候等评价指标，显示患者肌力提高，二便障碍得以好转。证实电针能有效地改善急性脊髓炎所导致的二便障碍及运动障碍。

4. 芒针疗法

刘龙彪等[6]取大椎透长强、肩髃透曲池、足三里透悬钟，数据统计显示观察组较对照组疗效明显，证实芒针治疗对急性脊髓炎是一种切实有效的方法。

5. 温针灸法

袁淑芬等[7]在脊髓炎患者足三里与三阴交穴使用温针，同时在病变节段上下两侧夹脊穴、八髎穴结合电针疗法，2 个疗程后，患者四肢麻木感减轻，双下肢肌力明显好转。

6. 调神通阳针刺法

调神通阳针刺法主要通过针刺督脉、足三阳经穴位以调神醒脑、通达阴阳气血，培补真阳，疏通经气。杜云鹏等[8]对 3 名脊髓炎患者选取百会、四神聪、水沟、风池（双侧）、天柱（双侧）、足三里（双侧）、阳陵泉（双侧），治疗 4 周后，患者自述双下肢麻木不明显，肢体力量明显增强。证实调神通阳针刺法对治疗脊髓炎患者有一定作用。

7. 针药结合

吴林峰等[9]运用针刺提托法，即直刺得气后滞针，以针下沉紧为度，同时针柄向上提拉 3～5 次，结合补中益气汤加减治疗急性脊髓炎后遗症期，治疗 5 周后，患者肌力较前明显好转，小便能部分自控。伊秋悦等[10]运用电针疏通经络，结合补阳还五汤补气活血通络，五苓散温阳化气，下瘀汤加减攻逐瘀血。二诊时患者肢体麻木、乏力较前稍缓解，行走较前便利。针药合用提高了患者

的治愈好转率。

8. 其他疗法

张瑾等[11]在常规康复治疗的基础上，采用针刺会阴穴及腹部任脉铺姜灸，3次铺姜灸后，患者诉肌力较前提高。梁世鹏[12]研究表明，使用维生素B_1、维生素B_{12}注射足三里、承山、委中等穴可控制小儿急性脊髓炎的病情进展，改善脊髓神经功能。

二、针灸治疗急性脊髓炎的机制研究

1. 抑制炎症反应

刘玉梅等[13]将免疫大鼠随机分为完全弗氏佐剂免疫组（CFA组）及$MBPB_{68-86B}$多肽与完全弗氏佐剂免疫组（EAE组）。结果显示电针刺激足三里可以纠正体内Th细胞的失衡，抑制炎症细胞因子的产生，促进抑炎细胞因子的形成，达到治疗作用。赵萍等[14]将实验性自身免疫性脑脊髓炎小鼠模型进行足三里穴的针灸治疗，结果显示针灸治疗后HE检测显示针灸组的脊髓炎症细胞浸润较少；同时上调调节性T细胞（Treg）的比例。证实针灸足三里穴可通过纠正T细胞亚群的失衡，调节细胞因子的表达，缓解脊髓炎症状。

2. 调控神经元生长

王志杰[15]研究发现miR-92b表达改变影响了DRG神经元轴突的生长；同时，其在儿童急性横贯性脊髓炎的研究中发现miR-182-5p通过调节其靶基因CREB从而进一步影响神经元轴突的生长。

按语

针灸常应用于急性脊髓炎的恢复期，为加强临床疗效通常采用针刺、灸法、电针等多种疗法的联合使用。而推拿治疗鲜见报道。

但近年来，临床研究样本数量相对较少，以个案报道为主，研究多以疗效为主要关注点，且仅从单一机制入手，与现代系统生物学技术等的结合较少，导致机制研究相对不够深入，无法为结论提供更多的支持，因而结果缺乏一定的说服力。

因此，在未来的研究中，要充分利用现代系统生物学技术，从各机制之间的内在联系出发，揭示针灸作用途径及其长期疗效，为临床治疗开辟更多思路及方向。同时开展严谨、科学的临床RCT研究，达成临床指南或临床专家共识，以优化治疗方案，达到最佳的治疗效果。

参 考 文 献

[1] 李旗, 邢雪连, 田福玲, 崔建美, 马树祥, 王洪彬, 李雪青, 高晓珊. 针灸治疗急性脊髓炎临床选穴规律探讨[J]. 贵阳中医学院学报, 2014, 36（5）: 10-12.

[2] 肖玺琪. "盘龙针法"针刺华佗夹脊穴的临床应用[J]. 针灸临床杂志, 2011, 27（7）: 78-81.

[3] 李雪梅, 任奎羽, 陈兆恒, 周甜甜, 蓝欣茹, 黄爱玲, 熊凡捷, 张虹. 张虹通督调神盘龙针法介绍[J]. 中华中医药杂志, 2021, 36（4）: 2104-2108.

[4] QIN Y, YANG L, ZHANG M, et al. Efficacy evaluation and mechanism study of electroacupuncture intervention in acute phase of IFP: study protocol for a randomized controlled trial[J]. Trials, 2021, 22（1）: 663.

[5] 马洋. 电针治疗脊髓炎患者对运动功能和二便障碍的影响[J]. 四川中医, 2017, （9）: 167-170.

[6] 刘龙彪, 王干, 李翔. 芒针治疗急性脊髓炎临床疗效观察[J]. 中国针灸, 1997, 17（6）: 360-361.

[7] 袁淑芬, 梅麟凤, 叶菁. 针刺配合温针治疗急性脊髓炎恢复期38例[J]. 浙江中医杂志, 2010（11）: 826-826.

[8] 杜云鹏，邹伟. 邹伟运用调神通阳针刺法治疗脊髓炎验案 [J]. 中国民间疗法，2022，30（1）：110-113.

[9] 吴林峰，王敏. 针药结合治疗急性脊髓炎后遗症 1 例 [J]. 山西中医，2019，35（8）：45-46.

[10] 伊秋悦，陈劼. 针药结合治疗脊髓炎后遗症验案一则 [J]. 国际中医中药杂志，2018，40（12）：1203-1204.

[11] 张瑾，沈鲁希，苏敏芝，谭双，王聪. 针刺会阴穴结合铺姜灸治疗脊髓炎病例报告 1 例 [J]. 按摩与康复医学，2021，12（11）：40-41.

[12] 梁世鹏. VitB$_1$ 与 VitB$_{12}$ 穴位注射治疗小儿急性脊髓炎疗效观察 [J]. 中国现代医药杂志，2008（6）：64.

[13] 刘玉梅，白莎莎，刘希君，孔庆飞，王丹丹，王广友，李呼伦. 电针治疗对实验性自身免疫性脑脊髓炎大鼠体内产生细胞因子的影响 [J]. 国际免疫学杂志，2012，35（6）：470-473.

[14] 赵萍，王静，刘玉梅，孙博，李呼伦. 针灸 ST36 对实验性自身免疫性脑脊髓炎小鼠外周免疫细胞及细胞因子的影响 [J]. 国际免疫学杂志，2022，45（3）：217-224.

[15] 王志杰，王天仪，刘丽娜，虞妹，李波，刘霞，张铮，周搏，王新，郭晓玲. 微小 RNA-92b 在儿童急性横贯性脊髓炎发生机制中的作用 [J]. 中华实用儿科临床杂志，2018，33（24）：1859-1863.

（施　静）

第四节　吉兰-巴雷综合征

吉兰-巴雷综合征（Guillain-Barre syndrome，GBS）是一种自身免疫介导的急性多发性周围神经病，又称格林-巴利综合征。是以周围神经和神经根脱髓鞘及小血管周围淋巴细胞及巨噬细胞的炎症反应为病理特点的自身免疫性疾病。大多数患者急性或亚急性起病，病前 1～3 周常有感染史，首发症状多为肢体对称性无力，自远端渐向近端发展或自近端向远端加重，常由双下肢开始逐渐累及躯干肌、脑神经。多累及周围神经和脊神经根，也常累及脑神经及自主神经。多数于数日到 2 周达到高峰，严重病例可累及肋间肌和膈肌，导致呼吸麻痹。

吉兰-巴雷综合征属于中医学"痿证"范畴。多因外感湿热毒邪、饮食不节、久病体虚造成的经络阻滞、筋脉功能失调，筋肉失于气血津液的濡养而所致。《素问·痿论》曰："有所失亡，所求不得……发为痿躄……悲哀太甚……传为脉痿。思想无穷，所愿不得……发为筋痿……有渐于湿，以水为事……发为肉痿……远行劳倦，逢大热而渴……发为骨痿。"历代医家对于痿证的病因病机，总体概括而言不离虚实，虚多责之于元气不足、脾胃亏虚、肾精亏损，髓枯筋痿；实多责之于毒滞经络、气血瘀阻。

一、针灸推拿治疗吉兰-巴雷综合征的临床应用

（一）针灸治疗

1. 传统经典针灸疗法

《针灸逢源·卷五》曰："痿躄，环跳、中渎、足三里；足不能行，三里、三阴交、复溜、行间。"《标幽赋》曰："悬钟、环跳、华佗刺躄足而立行。"故传统针灸疗法以手足阳明经、足太阳经、足太阴经经穴和相应夹脊穴为主；重灸神阙、中脘、关元、气海、足三里。

2. 电针治疗

刘夏菲等[1]采用五脏俞为主电针治疗 2 例吉兰-巴雷综合征肌萎缩患儿，取双侧肺俞、心俞、脾俞、肝俞、肾俞等五脏俞为主穴，配以左侧合谷、中渚、外关、手三里、曲池、臂臑、肩贞；右侧肩髃、肩井等穴位，分别以小幅度捻转泻法、小幅度捻转补法、直刺法、平补平泻法施针后，患

者病情好转。

3. 针刺结合康复疗法

梁广志等[2]研究发现，在针灸和运动治疗后给予作业疗法可以明显改善患者的日常生活活动能力。

刘家裕等[3]发现，针灸配合运动疗法治疗吉兰-巴雷综合征后遗症，在改善患者肢体运动功能障碍及肌肉萎缩方面，效果较为理想。

4. 针药结合

郑爱华等[4]通过电针加中药及康复治疗儿童吉兰-巴雷综合征 30 例，结果表明，治疗组对患者肌力功能、神经功能、日常生活能力均有较好的恢复作用。黄建福等[5]证实针刺疗法能够明显提高西药、中药治疗吉兰-巴雷综合征的临床疗效，改善患者肌力、神经功能及临床症状。

（二）推拿疗法

杨祖群等[6]研究发现，推拿结合超声中频或高压氧是治疗吉兰-巴雷综合征的有效手段之一。在推拿治疗的同时还需根据痿证的病变部位、虚实顺逆进行辨证论治。吕喜峰[7]研究发现，采用一指禅推印堂、阳白等穴，配合㨰法、拿法治疗肢体无力的吉兰-巴雷综合征有较好的疗效。

二、针灸治疗吉兰-巴雷综合征的机制研究

目前，对针灸治疗吉兰-巴雷综合征的作用机制已有涉及，但对推拿治疗的作用机制研究还鲜见报道。针灸的作用机制主要如下：

1. 抑制炎症反应

张淑岩等[8]予吉兰-巴雷综合征模型家兔电针双侧肺俞、膈俞、脾俞、肾俞、身柱、神道、筋缩及命门治疗。结果表明，电针膀胱经、督脉腧穴在吉兰-巴雷综合征早期治疗中有重要作用，并认为其作用是通过减少 IL-6 的分泌，抑制 IL-6、TNF-α 和其他一些炎性细胞因子的功能和生成，从而促进神经脱髓鞘的修复。

2. 改善神经的运动传导速度，降低异常神经电活动的发生

王洪峰等[9]予 p2 免疫兔模型。电针五脏俞即心俞、肝俞、脾俞、肺俞、肾俞治疗，采用疏密波，频率为 2Hz/30Hz，电压 2V；每日 1 次，14 天为 1 个疗程，结果显示电针治疗 14 天后，坐骨神经运动传导速度显著升高，坐骨神经异常 F 波发生率显著降低。

3. 保护机体正常免疫功能和抗异常免疫损伤

董勤等[10]研究发现针刺可显著下调脑脊液及血免疫球蛋白含量，即针刺治疗具有保护机体正常免疫功能和抗异常免疫损伤的双重效应，可从整体上实现免疫调控。

按语

针灸推拿对改善吉兰-巴雷综合征的肢体功能障碍有较好疗效，但临床研究资料相对较少、高质量循证医学证据不足。且当前研究多以临床疗效为主，作用机制研究不够深入，且主要集中在针刺的作用机制研究方面。在今后的研究中，亟须加快更深层次基础及临床研究的开展，以获取更多、更有力的证据，为针灸推拿防治吉兰-巴雷综合征开辟更多思路及方向。

参 考 文 献

[1] 刘夏菲，鲍春龄，东贵荣. 五脏俞为主电针治疗格林巴利综合征肌萎缩 2 例 [J]. 上海针灸杂志，2013，32（12）：1054-1055.

[2] 梁广志，王海山，王辉，王倩. 作业疗法对吉兰-巴雷综合征日常生活活动能力的影响 [J]. 中国康复理论与实践，2009，15（5）：481.

[3] 刘家裕，陈文生，陶明佳. 针灸配合运动疗法治疗格林-巴利综合征后遗症疗效观察 [J]. 按摩与康复医学，2013（7）：86-87.

[4] 郑爱华，李飞燕，黄义平，洪赋怡. 电针加中药内服结合康复训练治疗格林巴利综合征疗效观察及对功能恢复的影响 [J]，四川中医，2017，35（3）：174-176.

[5] 黄建福，刘建浩，王波，王天磊，徐琼. 针刺疗法辅助治疗格林-巴利综合征的临床研究 [J]. 南京中医药大学学报，2022，38（8）：696-702.

[6] 杨祖群，程敏. 3 种康复手段治疗格林巴利综合征患儿肌力恢复的疗效比较 [J]. 护理实践与研究，2005，2（5）：8-9.

[7] 吕喜峰. 探讨推拿手法治疗痿证脾胃虚弱证 2 例 [J]. 内蒙古中医药，2016，35（11）：124.

[8] 张淑岩，徐先伟，孙忠人. 电针膀胱经、督脉腧穴对格林-巴利综合征（GBS）家兔血清中 TNF-a、IL-6 的影响[C]//中国针灸学会临床分会. 中国针灸学会临床分会第十七届全国针灸临床学术研讨会论文集. 哈尔滨：黑龙江中医药大学，2009：3.

[9] 王洪峰，东贵荣. 电针五脏俞对格林-巴利综合征模型兔坐骨神经电生理功能的影响 [J]. 中国针灸，2008（6）：433-435.

[10] 董勤，王萍，仲远明，顾萍，韩燕，徐兰凤. 针刺治疗格林-巴利综合征的临床观察及对免疫球蛋白含量的影响 [J]. 中国针灸，2003，23（12）：705-708.

（施　静）

第五节　癫　痫

癫痫（epilepsy）是诸多原因导致的以大脑神经元异常放电为主要特征的中枢神经功能失常综合征，可按病因分为特发性癫痫、症状性癫痫和隐源性癫痫。以发作性神情恍惚，甚则突然仆倒，昏不知人，口吐涎沫，两目上视，肢体抽搐，或口中怪叫，移时苏醒，一如常人为主要临床表现，发作前可伴眩晕、胸闷等先兆，发作后常有疲倦乏力等症状。

癫痫在祖国医学中又称为"痫病"、"痫证"，俗称"羊痫风"。病位在脑，与心、肝、脾、肾等脏密切相关。其发病与先天禀赋不足或禀赋异常、情志失调、饮食不节、跌仆外伤或患他病致脑窍损伤等先后天因素有关，可造成脏腑功能失调，风、火、痰、瘀闭塞清窍，积痰内伏，偶遇诱因触动则脏气不平，阴阳失衡而致气机逆乱，元神失控而发病。

现代医学认为，癫痫是一种由大脑神经元过度兴奋或异常同步放电引起脑部功能障碍的慢性神经疾病。多种因素可引起癫痫发作，例如脑结构异常、遗传突变、病原感染、代谢异常和免疫调节紊乱等。

一、针灸推拿治疗癫痫的临床应用

（一）针灸治疗

1. 单纯针刺法

痫病发作期治疗选穴以督脉、手足厥阴经为主，以开窍醒神、息风止痉；间歇期以督脉、任脉及手足厥阴经穴为主，以化痰通络。

Oliveira 等[1]评估颞叶癫痫伴海马硬化症成人患者在针灸治疗 10 周前后的癫痫发作频率和生活质量，结果发现针灸显著减少了干预组的癫痫发作次数，所有患者的生活质量均有改善，干预组的改善更为明显。

2. 穴位埋线法

王勇等[2]发现穴位埋线联合丙戊酸钠治疗全身强直-阵挛发作型癫痫患者疗效显著,可显著改善患者生活质量,且安全性良好。韩红艳等[3]采用穴位埋线法(纯中药制剂浸泡羊肠线穴位埋藏)在发作静止期治疗癫痫患者,取大椎、丰隆为主穴,治愈率22%,总有效率88%,年龄越小治疗效果越好。

3. 头针疗法

张艳等[4]发现针刺治疗能显著改善癫痫患者发作间期全脑区的α1、α2及β2绝对功率,降低θ和δ功率值,并且定向针刺组(脑电图引导头皮针配合体针治疗)较体针对照组改善脑电功率谱的作用更显著。

4. 电针疗法

Shen等[5]研究发现耳电针治疗癫痫的总临床疗效显著高于对照(非电针)组。耳电针组无癫痫发作患者比例显著大于对照组,迷走神经通过耳电针显著降低了晚期创伤后癫痫的癫痫发作频率。

5. 针药结合法

肖飞等[6]证实针药结合对原发性癫痫患者血清雌二醇(E_2)、孕酮(P)的水平有明显改善,并同时可明显改善癫痫患者的临床症状。汪渝等[7]研究显示,止痫汤联合针刺治疗痫证患者可有效改善患者认知功能和癫痫发作症状,提高脑电基本频率,增强机体抗氧化应激能力。

(二)推拿治疗

孙东津等[8]研究结果显示手法按摩的实验组控制发作后停药的癫痫大发作患者的复发率为17%;不给予手法按摩的对照组的复发率为33%,证明手法按摩对控制发作后停药的癫痫大发作能够明显地减少复发率,提高生存质量。

二、针灸治疗癫痫的机制研究

目前针灸推拿治疗癫痫的机制研究主要集中在针灸方面,罕见推拿的相关作用机制研究,而针灸的主要作用机制如下:

1. 抑制炎症反应

张艳晓等[9]通过实验观察到癫痫模型组大鼠血清中TNF-α含量远高于空白组,而经治疗后艾灸组血清中TNF-α含量明显低于模型组,说明艾灸关元、足三里治疗癫痫的机制与调节体内TNF-α含量有密切的关系。倪文杰等[10]研究认为针灸可以通过抑制癫痫大鼠海马神经细胞NF-κB的表达,减轻了NF-κB作为转录因子参与的急性炎症。Liao等[11]研究发现:2Hz或15Hz耳部电针刺激通过调节TLR4信号通路成功控制了癫痫发作,耳部电针治疗使得癫痫大鼠前额叶皮质,海马体和大脑皮质中炎症TLR4表达的减少,实验数据有力地证明了耳部电针在癫痫大鼠中的抗炎作用。

2. 促进神经元修复

海马神经元损伤既是癫痫发作的病理结果,又是进一步导致癫痫反复发作的重要原因,因此如何减轻癫痫发作后神经元损伤,防治癫痫进展与控制癫痫发作同样重要。杨春晓等[12]研究证实电针"百会"及"大椎"穴可以明显改善急性癫痫所诱发的海马CA3区神经元超微结构的损伤。

Lin等[13]研究发现癫痫大鼠经过耳穴电针或体针治疗后因癫痫产生的神经元过度兴奋均能被逆转,其治疗效果与减少海马TRPA1、PKCe、PKCa和pERK1/2信号通路的过度活动有关。Gao等[14]研究发现颞叶癫痫大鼠接受电针治疗后BrdU/NeuN信号升高,并且电针刺激显著增加了锥体细胞数量,使神经元顶端树突重排,胞质内尼氏小体增多。结果表明电针刺激改善了颞叶癫痫大鼠的海马神经元损伤。

3. 神经保护作用

郭振宇等[15]研究发现长时间电针督脉可以有效改善海人酸（红藻氨酸）诱导的癫痫持续状态继发脑损伤，调节胆固醇代谢酶 CYP46 的表达，并抑制海人酸诱导的 CYP46 mRNA 升高。证明电针督脉可以通过影响胆固醇代谢途径对癫痫后的脑损伤发挥神经保护作用。

4. 影响脑电生理活动

大量神经元反复发作的异常同步放电是癫痫细胞水平的基本特点之一。癫痫的发作期均存在脑电图的改变，因此脑电图对癫痫的诊断、指导用药和预后评价都有着重要作用。何伟等[16]研究发现电针耳甲电刺激皮质下、神门、枕、脑等耳穴，可以抑制皮质的癫痫皮质脑电图，改善行为学表现。

按语

针灸推拿治疗癫痫方法较多，涉及毫针针刺、头针、耳针、穴位埋线、针药结合、推拿等，因其不良反应较少、疗效确切等优势越来越被患者接受。

针灸治疗癫痫的机制研究主要从抑制炎症反应、脑电生理活动等方面展开。今后，应充分开展更高质量的研究，以期探寻更深层次的作用机制。

参 考 文 献

[1] OLIVEIRA G A, TEDRUS G, NUCCI L B. Acupuncture, seizure frequency, and quality of life in temporal lobe epilepsy [J]. Epilepsy Behav, 2021, 122: 108213.

[2] 王勇, 肖玉. 穴位埋线联合丙戊酸钠治疗全身强直-阵挛发作型癫痫疗效及安全性观察 [J]. 上海针灸杂志, 2020, 39（8）: 979-982.

[3] 韩红艳. 穴位埋线治疗癫痫 60 例 [J]. 中国针灸, 2010, 30（11）: 907-908.

[4] 张艳, 何金玲, 罗慧珊, 曾鉴源, 柯玲玲, 石云, 黄礼华. 定向针刺对癫痫发作间期脑电功率的影响[J]. 中国中医急症, 2017, 26（10）: 1840-1843.

[5] SHEN C C, JIANG J F. Auricular electroacupuncture for late posttraumatic epilepsy after severe brain injury: a retrospective study [J]. Evid Based Complement Alternat Med, 2019, 2019: 5798912.

[6] 肖飞, 蔡宏宇, 张旭, 李璟怡, 焦志勤. 针药结合对间歇期原发性癫痫患者血清孕酮及雌二醇水平的影响 [J]. 中医药学报, 2015, 43（3）: 100-102.

[7] 汪渝. 针药并举对痫证患者事件相关电位 P300、脑电图和临床症状的影响 [J]. 辽宁中医杂志, 2019, 46（9）: 1872-1875.

[8] 孙东津, 尚仁香, 于华, 辛梅霞, 尚仁香. 手法按摩对癫痫大发作患者复发率及生存质量的影响 [J]. 中国实用护理杂志, 2013, 29（36）: 12-14.

[9] 张艳晓, 张余山, 黄静波, 程为平. 艾灸关元和足三里穴对癫痫大鼠细胞因子 TNF-α的影响 [J]. 针灸临床杂志, 2013, 29（6）: 70-72.

[10] 倪文杰, 赵立新, 段淑琴, 贾希瑞, 李新华, 赵婷婷. 大针手法针刺督脉对癫痫大鼠海马神经细胞核转录因子-κB 表达的影响 [J]. 中西医结合心脑血管病杂志, 2014, 12（4）: 471-474.

[11] LIAO E T, LIN Y W, HUANG C P, et al. Electric stimulation of ear reduces the effect of toll-like receptor 4 signaling pathway on kainic acid-induced epileptic seizures in rats [J]. Biomed Res Int, 2018: 5407256.

[12] 杨春晓, 梁庆成, 吴云, 梁松岚, 金永华, 陈丽杰. 电针对急性癫痫诱发海马 CA3 区神经元超微结构的影响 [J]. 哈尔滨医科大学学报, 2016, 50（2）: 99-102.

[13] LIN Y W, HSIEH C L. Auricular electroacupuncture reduced inflammation-related epilepsy accompanied by altered TRPA1, pPKCα, pPKCε, and pERk1/2 signaling pathways in kainic acid-treated rats[J]. Mediators Inflamm, 2014, 2014: 493480.

［14］GAO D S，MA L Q，XIE Y L，et al. Electroacupuncture promotes autophagy by regulating the AKT/mTOR signaling pathway in temporal lobe epilepsy［J］. Neurochem Res，2022，47（8）：2396-2404.

［15］郭振宇，孙红梅，高誉珊，许红，王媛媛，韩琳，和欣. 电针督脉对癫痫后脑损伤大鼠脑胆固醇代谢的影响［J］. 中华中医药杂志，2014，29（12）：3794-3797.

［16］何伟，赵长龙，李艳华，高昕妍，李亮，贾卉，荣培晶，朱兵. 电针耳甲对癫痫大鼠行为学和脑电图的影响［J］. 中国病理生理杂志，2011，27（10）：1913-1916.

（陈尚杰）

第六节　特发性面神经麻痹

特发性面神经麻痹（idiopathic facial palsy，IFP）又称为贝尔麻痹或面神经炎，是茎乳孔内面神经非特异性炎症所致的周围性面瘫。本病病因未明，目前多认为与嗜神经病毒感染有关，常在受凉或上呼吸道感染后发生。

现代医学认为特发性面神经麻痹早期出现面神经水肿，神经鞘膜内高压，面神经缺血、缺氧，水肿进一步加重等恶性循环，导致神经轴突坏死、崩解、脱髓鞘的病理改变。后期则错位再生，引起面部连带运动。

特发性面神经麻痹在祖国医学中又称为"面瘫"、"口僻"。临床多见一侧面部发病，以口角向一侧歪斜、眼睑闭合不全为主症。病位在面部，与少阳、阳明经筋有关，基本病机为经气痹阻，经筋功能失调。

一、针灸推拿治疗特发性面神经麻痹的临床应用

（一）针灸治疗

1. 单纯针刺

金鑫等[1]观察了针灸与西药治疗周围性面瘫的疗效，针刺主要选取颊车、承浆、合谷、水沟、翳风等穴，结果发现针刺组的总有效率高达 96.7%。周英等[2]研究证实半刺法治疗周围性面瘫急性期能有效改善患者的临床症状，促进面神经恢复，与常规浅刺疗效相当，较急性期只采用西药治疗效果更优。

2. 温针灸法

王学军[3]、罗本华[4]等研究表明，温针灸治疗不仅能够显著提高周围性急性面瘫的治疗效果，缩短治愈疗程，且优于西医激素针灸。

3. 电针疗法

李明等[5]研究显示，针刺对特发性面神经麻痹的恢复有明显疗效，每日针刺 20min、每日针刺 30min、隔日针刺 20min、隔日针刺 30min 的 4 组患者痊愈率分别为 44.1%、46.9%、57.6%及 51.5%。

殷夕冉等[6]采用透刺电针联合刺络拔罐治疗 78 例顽固性周围性面瘫，总有效率为 88.5%。患者治疗后 H-B 面神经功能分级优于治疗前，焦虑自评量表（SAS）评分、抑郁自评量表（SDS）评分均较治疗前降低。

4. 针药结合

许电等[7]研究表明，针灸联合牵正散加减治疗后患者口角歪斜、面部表情、眼裂闭合、额纹消失、鼻唇沟变浅、舌前味觉消失等症状积分和面神经功能评分均优于单纯针灸对照组，且有效降

低 IgG、IgA、IgM 水平，说明针药结合治疗周围性面瘫可调节患者免疫球蛋白水平，改善患者面神经功能及临床症状。

Chen 等[8]研究结果显示治疗组（药物加电针和中药干预治疗）总缓解率（97.8%）显著高于对照组（口服泼尼松片和甲钴胺素治疗）（82.2%）。治疗组面神经功能评分低于对照组，额肌、鼻肌、颊肌值显著高于对照组。

5. 灸法

朱道成等[9]研究结果发现艾灸同一穴位，热敏灸感组对周围性面瘫患者的疗效优于传统灸感组。

6. 毫火针法

张晨迪等[10]研究认为毫火针联合温针灸治疗特发性面神经麻痹较常规毫针针刺起效更快、疗程更短、疗效更佳，并可有效降低后遗症发生率。冯维琪等[11]对 80 例顽固性面瘫患者，采用常规针刺治疗，配合特定电磁波谱治疗器（TDP）局部照射。起针后采用毫火针治疗，总有效率 91.2%。治疗后患者患健侧眼裂差为（0.56±0.45）mm，低于治疗前的（1.55±0.56）mm。与治疗前比较，患侧眼轮匝肌肌力恢复明显。

7. 中西医结合多联疗法

谢谢等[12]研究发现治疗组（常规西药治疗的基础上加用面部针灸电针、穴位敷贴、中药汤剂口服）患者有效率为 95%，对照组（鼠神经生长因子、地塞米松、阿昔洛韦针剂、疏血通注射液、复方甘露醇注射液等常规西药治疗）有效率为 85.0%，治疗组患者治疗后 Fisch 面神经分级评分及 House-Brackmann 分级评估均高于对照组，面神经功能恢复更为快速及显著。

8. 穴位埋线法

张玉飞等[13]采用天柱、玉枕等穴埋线治疗 30 例陈旧性面瘫患者，3 个疗程后治愈 18 例，显效 7 例，有效 5 例，无效 0 例。

Ko 等[14]通过研究发现，在以患者为导向的功能问题自我评估和客观面部运动方面，穴位埋线法对治疗面神经麻痹后遗症具有临床累积效应，能够纠正面部肌肉僵硬和人中偏斜从而缓解挛缩。

9. 刺血疗法

左甲等[15]研究结果发现翳风穴刺血治疗面神经麻痹疗效确切，配合西药治疗可增强疗效，在改善中医症状积分及 H-B 分级方面优于西药组，尤其是早期介入的效果更佳。

10 梅花针叩刺法

王惠国[16]对 43 例有面瘫后遗流泪症的患者采用梅花针叩刺治疗。治疗后临床痊愈 20 例，显效 9 例，有效 8 例，无效 6 例，总有效率 86%。常规针灸治疗面瘫后遗流泪症起效慢、恢复时间长，而梅花针叩刺起效较快、恢复时间较短。

（二）推拿治疗

1. 单纯推拿

叶文雄等[17]采用临床 Portmann 评分和面部肌群 RMS 值比较，治疗后推拿组（按肌肉走行推拿与扳机点理论相结合的改良推拿）、针刺组的观察指标及临床疗效都优于对照组，推拿组改善程度最高。

2. 推拿手法结合针刺

柯玲[18]研究结果表明观察组（以血川按摩乳膏为推拿介质进行面部推拿并配合电针治疗）的治疗有效率为 100%，对照组（传统中医推拿和针灸治疗）的治疗有效率为 80%。

傅宗浩等[19]观察透刺、散刺结合推拿等方法治疗顽固性面瘫，结果痊愈 21 例，显效 9 例，有效 7 例，无效 4 例，愈显率为 73.2%。

3. 推拿结合穴位注射

陈君等[20]研究表明，顽固性面瘫患者治疗后，观察组（常规针刺的基础上予以翳风穴位注射甲钴胺）配合面部推拿总有效率为 76.7%，高于对照组（常规针刺）的 33.3%。甲钴胺穴位注射联合面部推拿后，观察组 Sunnybrook 面神经评分显著低于对照组。与对照组比较，观察组躯体功能评分及社会功能评分均显著降低。

二、针灸治疗特发性面神经麻痹的机制研究

1. 改善微循环

面神经压榨损伤会导致神经缺血缺氧，大多数学者认为面瘫的发病机制与微循环关系密切。

吕善广等[21]研究发现粗针督脉平刺疗法对周围性面瘫大鼠所产生的疗效确切，并且在恢复过程中对血流速度有改善作用。短期内西药治疗对周围性面瘫大鼠恢复较粗针疗效好，但长期疗效不如粗针针刺治疗。

2. 面神经的保护或再生

神经再生的血供以及被修复神经的组织床血运情况，都直接影响神经再生的质量。中枢神经元的存活是神经再生和修复的基础。

费静等[22]研究发现电针可上调血管内皮生长因子在面神经元中的表达，促进压榨损伤所致的周围性面瘫的恢复，其机制可能与激活 MAPK/ERK 信号通路，发挥面神经元的保护作用有关。

3. 神经电生理影响

陈君等[23]研究发现粗针神道穴平刺对周围性面瘫的远期疗效优于西药。与治疗前比较，粗针组、西药组 Wistar 大鼠肌电图波幅升高；治疗 1 周时西药组肌电图波幅高于粗针组，治疗 2 周时粗针组肌电图波幅高于西药组。

4. 调节基因表达

对于面瘫症状直接相关生物标志物的探查，有助于面瘫严重程度和预后的判断。

王俊等[24]研究发现，显著表达的肌浆球蛋白轻链可磷酸化蛋白 *Mylpf*、肌酸激酶 *Ckm* 基因，可能是新的面瘫症状直接相关生物标志物。粗针神道穴平刺可以通过系统调节 *Mylpf*、*Ckm* 等多个相关基因，改善面瘫肌肉收缩舒张功能和相关能量代谢等途径，从而恢复机体面部肌群和神经组织正常状态。

5. 调节脑功能

Kong 等[25]研究揭示了贝尔麻痹患者对经皮电穴位刺激的神经反应的一些特征：功能磁共振成像结果显示 LI4 和 ST6 组之间的激活区域广泛重叠，许多常见的大脑区域被激活，包括躯体感觉皮质（如中央后回、顶下小叶）、运动皮质（如中央前回）、听觉皮质（如颞上回）、前额叶皮质（如中额回）和小脑。其中一些大脑反应与特定的功能区域相关。假穴位刺激激活的区域被认为与任何特定的针刺位置无关。

按语

针灸治疗特发性面神经麻痹的临床疗效得到充分肯定和论证，且方法丰富，既可以单独使用，也可配合激素、营养神经药物等使用。推拿可作为补充疗法。

针灸治疗面神经损伤的机制研究仍处于探索和不断完善阶段，而推拿对本病的作用机制研究还较欠缺。

本病要注意与中枢性面瘫相区别，但中枢性面瘫可参照本节治疗。

参 考 文 献

[1] 金鑫，张仲景. 针灸疗法对面瘫康复治疗的临床观察 [J]. 湖北中医药大学学报，2018，20（6）：90-92.

[2] 周英，李灵浙，郑士立，王嘉轩，宋丰军. 半刺法治疗周围性面瘫急性期临床研究 [J]. 新中医，2019，51（6）：257-259.

[3] 王学军，陈志明. 温针灸治疗周围性急性面瘫的临床观察 [J]. 时珍国医国药，2019，30（11）：2695-2696.

[4] 罗本华，彭敏家，罗梅桂. 温通针灸和激素针灸治疗早期风寒阻络型面瘫 75 例临床对比观察 [J]. 时珍国医国药，2016，27（5）：1146-1148.

[5] 李明，朱珊珊，阮建国，王玉娟，徐天舒. 电针治疗特发性面神经麻痹时效关系临床观察 [J]. 中国针灸，2019，39（10）：1059-1062.

[6] 殷夕冉，曾西，李和平，陈希荣. 透刺电针联合刺络拔罐治疗顽固性周围性面瘫 78 例 [J]. 中国针灸，2021，41（4）：411-412.

[7] 许电，许时良，应聪，陈慧珍，成沈荣，蒋励，林成翰. 针药结合治疗周围性面瘫的疗效及对中医症状体征评分、治疗时间的影响 [J]. 中华中医药学刊，2021，39（10）：139-141.

[8] CHEN W Q，LI Q. Electroacupuncture combined with Qianzhengsan decoction for the treatment of peripheral facial paralysis: a retrospective study [J] Medicine（Baltimore），2022，101（37）：e30740.

[9] 朱道成，冷程，熊俊，叶文国. 基于倾向性评分探讨不同灸感对周围性面瘫疗效的影响——前瞻性队列研究 [J]. 针刺研究，2018，43（10）：666-669.

[10] 张晨迪，黄石玺，金镇煜. 毫火针联合温针灸治疗特发性面神经麻痹 [J]. 中医杂志，2019，60（2）：172-174.

[11] 冯维琪，丁敏，冯骅. 毫火针点刺上下眼睑治疗顽固性面瘫眼睑闭合不全 80 例 [J]. 中国针灸，2020，40（4）：384.

[12] 谢谢，孙勤国，江波，郭乃燕，徐鸿婕，张贤梅，谢萍，李婵，姚雪婷. 中西医结合多联疗法治疗周围性面神经麻痹疗效观察 [J]. 时珍国医国药，2018，29（3）：643-645.

[13] 张玉飞，田晨辉，张晨，田元生. 天柱、玉枕穴为主埋线治疗陈旧性面瘫 30 例 [J]. 中国针灸，2017，37（11）：1162.

[14] KO M J，GOO B，KIM J H，et al. Clinical effect and safety of thread embedding acupuncture on facial nerve palsy sequelae: a retrospective observational study [J]. Medicine（Baltimore），2023，102（5）：e32773.

[15] 左甲，杨改琴，黄丽萍，秦彩娟，张莉君，盛刚，康岁岁. 翳风穴刺血疗法治疗面神经麻痹的临床研究 [J]. 辽宁中医杂志，2017，44（3）：581-583.

[16] 王惠国. 梅花针叩刺治疗面瘫后遗流泪症 43 例 [J]. 中国针灸，2015，35（1）：65.

[17] 叶文雄，徐纬，孙丹，陈娜，刘慧丽，李世民，方小娟，陈周阳. 按肌肉走行及扳机点推拿治疗面神经麻痹临床研究 [J]. 浙江中西医结合杂志，2022，32（9）：838-840.

[18] 柯玲. 血川按摩乳膏面部推拿配合电针治疗周围性面瘫临床研究 [J]. 时珍国医国药，2019，30（8）：1925-1926.

[19] 傅宗浩，陆金男. 透刺、散刺结合推拿等方法综合治疗顽固性面瘫 41 例 [J]. 中国针灸，2019，39（2）：166-168.

[20] 陈君，李立国. 甲钴胺穴位注射联合面部推拿治疗顽固性面瘫的疗效观察[J]. 新疆医科大学学报，2023，46（1）：128-131.

[21] 吕善广，宣丽华. 粗针督脉平刺对周围性面瘫大鼠口唇血流速度的影响 [J]. 中华中医药学刊，2014，32（5）：1123-1124.

[22] 费静，陶美惠，李雷激. 电针干预面神经压榨模型大鼠促进面神经的再生[J]. 中国组织工程研究，2022，26（11）：1728-1733.

[23] 陈君，宣丽华. 粗针神道穴平刺对周围性面瘫大鼠面神经电生理的影响 [J]. 山西中医学院学报，2013，

14（1）：17-19.

［24］王俊，虞彬艳，周斯斯，虞旻珍，张欣，欧阳红彬，宣丽华. 粗针神道穴平刺对周围性面瘫大鼠面神经基因表达谱的影响［J］. 中华中医药杂志，2016，31（1）：287-291.

［25］KONG S P，TAN Q W，LIU Y，et al. Specific correlation between the Hegu point（LI4） and the orofacial part：evidence from an fMRI study［J］. Evid Based Complement Alternat Med，2015，2015：585493.

（陈尚杰）

第二章 精神科疾病

第一节 抑 郁 症

抑郁症（depression）是一种以显著而持久的心情低落、兴趣减退等为主要症状的常见精神疾病，具有患病率高、自杀率高、复发率高等特点。患者除了自身情绪的改变外，对于疼痛的感知也会发生变化。临床中，抑郁症患者的疼痛阈值增高常有报道，抗抑郁药物在治疗抑郁症的同时，也会影响疼痛阈值。

抑郁症属于中医学"情志病"范畴，见于中医古籍文献中"郁病"、"百合病"等病证，多由于情志不遂，导致气血阴阳失和，脏腑功能失调，元神失养，病属本虚标实，涉及多个脏腑。

一、针灸推拿治疗抑郁症的临床应用

（一）针灸治疗

1. 单纯针刺疗法

张富超等[1]在治疗中将产后抑郁症患者随机分为对照组与研究组，对照组选用文拉法辛，研究组选用益肾健脾针刺法，主穴为中脘、膻中、气海、血海、内关、足三里、太溪，经过1个月的治疗后，研究组的汉密尔顿抑郁量表（HAMD）评分低于对照组，治疗总有效率为91.3%，高于对照组的71.7%。

2. 电针疗法

李秀芳等[2]对28例轻中度抑郁症患者采用解郁调神法电针治疗，穴取百会、印堂及双侧内关、神门、太冲、照海，治疗4周后患者HAMD、抑郁症状快速评定量表（QIDS-SR16）、健康状况调查简表（SF-36）、社会支持评定量表（SSRS）评分较治疗前明显改善，治疗总有效率达到96.4%。于海英等[3]电针治疗抑郁症患者101例，选取百会、印堂等穴位，采用疏密波，频率为80～100次/分，治疗4周后，患者HAMD评分明显改善，与单纯药物治疗相比，电针在改善患者躯体化障碍、失眠等症状方面具有独特优势。

3. 艾灸疗法

王晓红等[4]将轻中度抑郁患者随机分为两组，艾灸组选取肝俞、心俞、膻中，每次2壮，每周3次，对照组给予米氮平（瑞美隆）西药治疗。治疗6周后两组患者HAMD评分具有相同程度的改善，但艾灸组患者抑郁药副反应量表（SERS）评分较对照组明显降低，表明艾灸具有与西药相当的治疗效果的同时还具有副作用少的优势。潘洪峰等[5]使用艾灸治疗抑郁症患者42例，选取百会等穴位，治疗8周后患者HAMD评分、抑郁自评量表（SDS）评分明显改善，患者抑郁症状改善。

4. 联合疗法

朱根应等[6]采用西药盐酸氟西汀联合电针开"四关"治疗脑卒中后抑郁患者，于捻转得气双

侧合谷及太冲穴后分别接 2 组电针，波形为疏密波，治疗 2 个疗程后，针药联合治疗和单纯使用氟西汀治疗 HAMD 评分均有显著降低，但电针治疗显著降低了患者恶心、口干、便秘等副作用。邢坤[7]选取艾灸背俞穴联合西药治疗重度抑郁症患者 45 例，每次施灸 1h，治疗 2 个月后联合艾灸治疗的患者 HAMD 评分较单纯西药治疗患者明显降低。

（二）推拿疗法

谢东娥等[8]使用"通经调脏"手法治疗肝郁气滞型抑郁症患者，结果发现治疗组量表评分的评分测量分值均有所降低，患者抑郁症状改善。邢凯等[9]临床上运用养心安神疏肝推拿法治疗抑郁症患者，在患者百会、风府、风池、大陵、太冲和阳陵泉进行点按、按揉和拿法，疗程结束后与口服西药氟西汀对照组的患者进行比较，结果发现治疗组的疗效明显优于对照组。

二、针灸推拿治疗抑郁症机制研究进展

（一）调节异常的神经递质及其受体水平

1. 单胺类神经递质

多巴胺（DA）、5-羟色胺（5-HT）和去甲肾上腺素（NE）能神经元胞体广泛分布在中缝核、中脑、延髓和纹状体等脑区，在中枢神经系统和外周神经系统的信号传递中起重要作用。李昱颉[10]研究发现，慢性不可预知温和刺激（CUMS）大鼠海马内 5-HT 和 5-羟色胺转运蛋白（5-HTT）含量下降，电针百会、印堂后可以提高 5-HT、5-HTT 的含量并改善大鼠抑郁样行为。

2. 氨基酸类神经递质及其受体

中枢神经系统内的氨基酸类神经递质以兴奋性氨基酸谷氨酸（Glu）和抑制性氨基酸 γ-氨基丁酸（GABA）为主，二者的平衡在抑郁症的生理和病理中扮演着很重要的角色。韩兴军等[11]研究发现电针抑郁模型大鼠的百会、印堂等穴位，可上调海马区和尾壳核区 GABA 水平和下调两脑区的 Glu 水平。

3. 胆碱能类神经递质

胆碱能类神经递质分布广泛，主要分布在脑干、中脑和端脑。胆碱能神经递质系统的异常与抑郁症等精神疾病关系密切。高静等[12]研究发现电针百会、印堂等穴位可有效改善 CUMS 模型抑郁大鼠的抑郁样行为，并且有效降低前额叶皮质乙酰胆碱含量。

4. 神经肽 Y

神经肽 Y（NPY）是一种多肽物质。NPY 广泛分布在中枢神经和外周神经中，作为神经调质可以抑制神经元过度兴奋并保护神经元，参与应激反应。Lim 等[13]针刺神门穴后观测到海马区的 NPY 阳性表达提高，行为得到改善。Lee 等[14]研究发现针刺内关穴可显著减少模型大鼠抑郁样症状，并增加下丘脑 NPY 的表达。

（二）神经营养蛋白生长因子

神经营养因子是促进神经元发育与存活所必需的蛋白质分子，包括脑源性神经生长因子（BDNF）、血管内皮生长因子（VEGF）、成纤维细胞生长因子（FGF）等，对中枢神经元的可塑性及其形成和生存起着重要的调节作用。李丽萍等[15]观察到，应激抑郁模型大鼠存在皮质和海马神经元损伤的病理表现，并且皮质和海马神经元 BDNF 阳性细胞明显减少，针灸治疗后能显著提高 BDNF 阳性细胞数量，并对抑郁模型大鼠皮质和海马损失的神经元有保护作用。杜津莉等[16]发现推拿可上调慢性应激大鼠海马及前额叶皮质组织中细胞外调节蛋白激酶（ERK）的磷酸化水平，激活 ERK 信号通路，促进效应蛋白 BDNF 的表达，改善慢性应激大鼠的抑郁行为。

（三）调节突触传递及可塑性

脑组织中特定脑区突触传递水平或突触可塑性发生变化是抑郁症发病的一个重要病因。Cai 等[17]研究发现，电针百会、印堂可以上调 CUMS 模型大鼠自发兴奋性突触后电流幅度，调节内侧前额叶皮质（mPFC）中的突触传递，并改善大鼠抑郁样行为。Guo 等[18]研究显示，母婴分离应激（MS）所导致的大鼠在成年时期降低的海马 Schaffer collette-CA1 突触可塑性以及抑郁样行为均可以被电针百会、印堂治疗而显著改善。

（四）调节炎症与免疫反应

抑郁症患者免疫应答功能降低，炎症反应以及免疫活化在抑郁症的病理发生机制中起着重要的作用。很多研究都证明电针对抑郁症的改善作用与炎症因子水平和免疫细胞的调控有关，简述如下。

1. 促炎性和抑炎性细胞因子的平衡

细胞因子是由淋巴细胞和非淋巴细胞分泌的一组糖蛋白，可分为促炎型（IL-1、IL-1β、IL-6、TNF-α等）和抑炎型（IL-4、IL-10、IL-13 等）两类，二者的平衡与调节免疫功能和抑郁症的发病及治疗密切相关。刘义等[19]研究发现针刺百会、印堂、神庭穴可以降低抑郁症患者血清中 IL-1β 和 IL-6 含量，同时升高血清 IL-4 和 IL-10 的水平。

2. 小胶质细胞极化状态

小胶质细胞作为中枢神经系统的常驻免疫细胞，可以根据释放炎症因子的不同分为致炎型和抑炎型两种极化状态，致炎型小胶质细胞释放出的炎性因子和神经毒性物质介导的炎性反应与抑郁的持续发展密切相关。李晓艳等[20]研究发现，针刺 CUMS 模型大鼠头部督脉穴位可以通过抑制前额叶皮质小胶质细胞活化，减少促炎性细胞因子，发挥缓解抑郁症的作用。

（五）影响分子信号通路

赵婷婷等[21]研究发现，电针百会、神庭可显著提高大鼠海马脑区 BDNF、BDNF 受体（TrkB）表达，增强 BDNF/TrkB 信号通路活性，减轻氧化应激水平，改善大鼠抑郁症状。李彦娇[22]电针头部督脉穴位通过激活 BDNF/TrkB 信号通路，改善急性抑郁大鼠受损的海马脑区神经干细胞，发挥抗抑郁的治疗作用。

（六）调节神经-内分泌网络系统

下丘脑-垂体-肾上腺（HPA）轴是调节机体神经内分泌网络的重要通路，与机体摄食、心理、行为等生命活动关系密切。梁佳等[23]研究发现，采用手针与电针百会、印堂、内关穴干预均能使抑郁大鼠促肾上腺皮质激素释放激素（CRH）的 mRNA 表达下调，并在一定程度上降低血清促肾上腺皮质激素（ACTH）和皮质醇（CORT）的含量，达到改善抑郁的目的。

（七）调节肠道菌群

已有研究证实抑郁症与肠道菌群的失调密切相关。宋蕙杉等[24]取慢性应激所致抑郁大鼠百会、印堂等穴位进行电针治疗，结果患鼠肠道微生物群落对单一碳源的利用能力（AWCD）值和微生物多样性指数 Shannon-Wiener 均有显著提升，且体重、食量和运动量均有明显改善。

按语

针灸治疗抑郁症在临床上已经形成了多种治疗方案，对轻、中、重度的抑郁症均有疗效，其中对针药联合使用的研究更为系统。轻中度抑郁患者中，针灸推拿治疗可以起到与抗抑郁药治疗相似的治疗效果且副作用低，在重度抑郁患者中，针灸联合抗抑郁药治疗相较于单独使用抗抑郁药物疗效更佳；虽然有报道表明推拿治疗抑郁症有效，但数量较少，还需要开展更多的临床 RCT 研究来证明其疗效。在循证医学上针灸治疗抑郁症的研究成果较为丰富，涉及神经递质、突触传递和炎症因子等诸多方面，但多属于相关性研究，仍然需要结合多组学、基因编辑、新型神经环路等现代生物学技术对其关键机制开展深入研究。

参 考 文 献

[1] 张富超，满加礼，林绍英，廖静.益肾健脾针刺法辅助文拉法辛治疗产后抑郁症的疗效观察及对瘦素、孤啡肽水平的影响 [J].上海针灸杂志，2021，40（3）：309-314.

[2] 李秀芳，许珂，马学红，刘晨，刘淑清，姜会梨，梁翠梅，图娅.解郁调神法电针治疗轻中度抑郁症 28 例 [J].中国针灸，2023，44（3）：357-359.

[3] 于海英，廖利娜，巴雅合买提库木斯.电针治疗首发抑郁症的疗效观察 [J].中华针灸电子杂志，2018，7（1）：3-5.

[4] 王晓红，刘诗文，袁敏哲.灸法治疗抑郁症临床疗效观察 [J].辽宁中医杂志，2015，42（9）：1759-1760.

[5] 潘洪峰，梁仕武，许爱，雷灵，曾强，梁佳.艾灸百会穴治疗抑郁症 42 例疗效观察 [J].广西中医药，2017，40（5）：16-18.

[6] 朱根应，叶祥明，李厥宝，闻万顺，田亮，杨婷.电针开"四关"与盐酸氟西汀治疗脑卒中后抑郁临床对照研究 [J].浙江中西医结合杂志，2012，22（11）：865-867.

[7] 邢坤.艾灸背俞穴治疗中风后抑郁症 45 例疗效观察 [J].河北中医，2010，32（5）：728-729.

[8] 谢东娥.疏肝理气推拿法结合头针治疗抑郁症（肝郁气滞型）的临床研究 [D].长春：长春中医药大学，2020.

[9] 邢凯，艾民.养心安神疏肝推拿法治疗抑郁症 120 例疗效观察 [J].中国药物经济学，2014，9（S1）：87-88.

[10] 李昱颉，莫雨平，邓晓丰，纪倩，姜婧，周源，曹瑾，宋良玉，杨娟，李志刚.电针预处理对慢性应激抑郁模型大鼠海马内 5-HT 及 5-HT 转运体表达的影响 [J].针灸临床杂志，2014，30（7）：57-60，77.

[11] 韩兴军，郑雅峰，王璇，杨逸霏.灸神阙、针刺组穴对抑郁型大鼠不同脑区神经递质影响 [J].辽宁中医药大学学报，2018，20（8）：154-158.

[12] 高静，赖名殿，梅氏清心，傅文，王孟雨，宁百乐，符文彬.胆碱能过活化状态下"疏肝调神"针法对 CUMS 抑郁大鼠行为学的影响 [J].中国老年学杂志，2022，42（3）：635-639.

[13] LIM S，RYU Y H，KIM S T，et al. Acupuncture increases neuropeptide Y expression in hippocampus of maternally-separated rats [J]. Neuroscience Letters，2003，343（1）：49-52.

[14] LEE B，SHIM I，LEE H J，et al. Effects of acupuncture on chronic corticosterone-induced depression-like behavior and expression of neuropeptide Y in the rats [J]. Neuroscience Letters，2009，453（3）：151-156.

[15] 李丽萍，毕颖.针灸对慢性应激抑郁模型大鼠脑源性神经营养因子的影响 [J].中华中医药学刊，2008（10）：2287-2290.

[16] 杜津莉，李建，孙鹏，王宇澄，张洁瑛.推拿对慢性应激大鼠抑郁行为的影响及其机制 [J].中国应用生理学杂志，2021，37（3）：327-331.

[17] CAI X，WU M，ZHANG Z，et al. Electroacupuncture alleviated depression-like behaviors in ventromedial prefrontal cortex of chronic unpredictable mild stress-induced rats：increasing synaptic transmission and phosphorylating dopamine transporter [J]. CNS neuroscience & Therapeutics，2023，29（9）：2608-2620.

[18] GUO L，LIANG X，LIANG Z，et al. Electroacupuncture ameliorates cognitive deficit and improves hippocampal synaptic plasticity in adult rat with neonatal maternal separation [J]. Evidence-Based Complementary and Alternative Medicine：eCAM，2018，2018：2468105.

[19] 刘义，冯慧，莫亚莉，刘文娟，宋明芬，王晟东，金曼，毛洪京.针刺对 SSRI 类抗抑郁药治疗抑郁症的增效作用及调节 Th1/Th2 平衡的研究 [J].中华中医药学刊，2014，32（8）：1927-1929.

[20] 李晓艳，王红梅，赵雅，李晨，卢峻，邬继红，图娅.针刺对慢性应激抑郁大鼠前额叶皮层小胶质细胞

活化的影响［J］．针刺研究，2021，46（1）：52-57.

［21］赵婷婷，朱涛，张捷，翟玲，孙佳姿．电针对抑郁大鼠海马组织 CREB/BDNF/TrkB 信号通路的影响［J］．海南医学院学报，2023，29（7）：516-522.

［22］李彦娇．电针通过 BDNF/TrkB 信号通路促神经发生发挥抗抑郁作用［D］．咸阳：陕西中医药大学，2018.

［23］梁佳，卢峻，王俊仁，崔善福，阿英格，图娅．不同针刺方法对慢性应激抑郁大鼠下丘脑 CRH 基因表达及血清 ACTH、CORT 的影响［J］．北京中医药大学学报，2012，35（4）：265-268.

［24］宋蕙杉，王顺．电针对慢性应激抑郁大鼠行为学和肠道微生物每孔颜色平均变化率、Shannon-Wiener 多样性指数的影响［J］．世界中西医结合杂志，2020，15（1）：88-91.

（陈永君　张　猛）

第二节　焦　虑　症

焦虑症（anxiety），又称焦虑障碍，是以发作性或持续性情绪焦虑、紧张、恐惧为其临床基本特征的一种常见的精神疾患，常伴自主神经功能紊乱和运动性不安，包括头晕、心悸、胸闷、汗出和震颤等。

中医认为焦虑症属"百合病"、"焦躁"、"怔忡"范畴，源于脏腑虚弱，加之不良环境、精神刺激侵扰，情志失和，更加伤及脏腑气血。

一、针灸推拿治疗焦虑症的临床研究进展

（一）针灸治疗

1. 单纯针刺疗法

路明[1]采用针刺治疗焦虑症 80 例，以通调任督、安神定志为治则，选取四神聪、百会、印堂等穴位，治疗 3 个月后，总有效率达到 86%，取得较好的疗效。

2. 电针疗法

海日罕等[2]取百会、神门、足三里、三阴交、上星、内关、太冲进行电针治疗广泛性焦虑障碍，共治疗 26 例，有效率 50.8%，焦虑状态量表测评提示状态及特质焦虑分值治疗后均明显下降。

3. 腹针疗法

白艳甫[3]采用腹针疗法，选取中脘、下脘、气海、关元穴，治疗 2 个月后，发现能有效改善患者焦虑状态，患者汉密尔顿焦虑量表（HAMA）评分显著降低。

4. 针刺结合其他疗法

（1）针刺结合耳穴贴压疗法　任建宁[4]为观察针刺背俞穴配合耳穴贴压治疗焦虑症的临床疗效，将 60 例焦虑症患者随机分成治疗组和对照组，治疗组采用针刺背俞穴配合耳穴贴压，对照组采用单纯耳穴贴压治疗，结果显示治疗组总有效率为 90.6%。

（2）头针配合电针夹脊穴疗法　盛国滨等[5]将 90 例广泛性焦虑症患者随机分为头针配合电针夹脊穴治疗组、头针配合电针传统穴位组、西药组，治疗后各组有效率分别为 96.7%、83.3%、73.3%，提示头针配合电针夹脊穴疗法在三种疗法中最佳。

（3）针刺联合中药疗法　沈莉等[6]发现运用针刺结合中药治疗广泛性焦虑症相对于单纯口服多塞平，其有效率无明显差异，但不良反应较低。隋爱民[7]用帕罗西汀联合针刺治疗焦虑症，治疗后患者 HAMA 和焦虑自评量表评分与同组治疗前都降低。

（4）针刺配合音乐疗法　音乐治疗能改善患者的焦虑、抑郁情绪，增强主动性，对症状的改善起一定作用。郑蔚等[8]观察针刺配合音乐疗法治疗广泛性焦虑症的临床疗效，治疗组采用针刺配合音乐疗法治疗，对照组采用赛洛特治疗，疗程结束后，治疗组不仅有效率较高，不良反应也较少。

（二）推拿疗法

推拿在治疗焦虑时，施术部位以头面、腹部、脊背为主，手法多样，选穴灵活，或开天门，或推坎宫，或运太阳，或按腹，或揉腹，或推腹，或横擦胸胁，或捏脊均能较好地改善患者焦虑症状。张玮等[9]研究发现，腹部推拿治疗广泛性焦虑症患者 15 天后，HAMA 积分情况明显优于西药对照组，患者焦虑症状明显改善。房纬等[10]应用腹部推拿治疗焦虑患者时发现，经推拿治疗后患者焦虑症状减轻，同时患者的血浆 5-HT 水平较治疗前显著降低。

二、针灸推拿治疗焦虑症的机制研究进展

（一）影响神经递质/调质释放

研究发现神经递质/调质广泛参与机体内的生理功能活动，情绪变化也都离不开神经递质/调质的参与。焦虑症的发生与多种神经递质/调质的分泌异常有很大的关系，主要包括以下几种。

1. 5-羟色胺

5-羟色胺（5-HT）是一种单胺类神经递质，主要集中在脑桥的中缝核群中。焦虑症患者出现5-HT 释放增加。Yuan 等[11]研究发现，针刺内关、神门、三阴交等穴位，可以改善患者焦虑行为并降低患者脑内 5-HT 含量。

郭皓泽等[12]发现，以滚法、揉法、拿法、拨法为主要推拿手法，治疗部位选择足太阳经筋循行于躯干处，手太阳、手阳明经筋循行于项背部，选用风池、肩中俞、肩外俞、天宗、背俞穴。可以明显改善项背肌筋膜炎伴焦虑患者的疼痛、不良情绪及睡眠质量，并降低患者血清中 5-HT 水平，升高 BDNF 水平。

2. γ-氨基丁酸

γ-氨基丁酸（GABA）是一种天然存在的非蛋白质氨基酸，是哺乳动物中枢神经系统中重要的抑制性神经传达物质。GABA 在杏仁核内的浓度降低，会出现焦虑情绪。周奇志等[13]研究发现，电针大鼠百会、三阴交可以明显改善大鼠大脑皮质 GABA 含量，并改善大鼠焦虑行为。

3. 去甲肾上腺素

多数的交感神经节后纤维释放的是去甲肾上腺素（NE），其对效应器的作用具有兴奋性。当人处在一个无压力、无危险的安全环境中时，如果 NE 仍分泌过多，就会使人长期处于紧张不安的状态。周奇志等[14]研究发现，针刺三阴交能明显降低焦虑模型组小鼠脑组织 NE 含量，并改善小鼠焦虑样行为。

4. 一氧化氮

研究发现，一氧化氮（NO）在中枢神经系统中兼有第二信使和神经递质作用。NO 可抑制 5-HT和 NE 的再摄取，增加它们在突触间隙内的水平，从而影响焦虑症的发展。乔秀兰等[15]研究发现，电针小鼠三阴交后，小鼠脑内 NO 含量降低，焦虑缓解。

（二）改善神经元突触传递

突触传递是神经递质由突触前神经元释放，作用于突触后神经元受体的过程。有研究表明，焦虑症的发病机制与中枢神经系统兴奋或抑制机制的功能失调有关，如体内抑制性神经递质输入不

足，导致神经兴奋性增强，则引起焦虑反应。吕航[16]研究发现，电针 CUMS 模型小鼠百会、印堂可调节腹侧海马 CA1 区椎体神经元上的兴奋性突触传递和抑制性突触传递平衡，从而改善该脑区神经兴奋改变，改善小鼠的焦虑样行为。

（三）调节神经-内分泌网络系统

焦虑症患者的下丘脑-垂体-肾上腺（HPA）轴功能活动增强，下丘脑通过分泌促肾上腺激素分泌激素来调节肾上腺皮质激素，较高的肾上腺皮质激素抑制了下丘脑-垂体-甲状腺（HPT）轴的功能，甲状腺轴紊乱会对脑组织产生影响，导致焦虑症的发生。Greisen 等[17]研究发现，电针内关可以降低慢性 CORT 诱导的大鼠 HPA 轴活动。童秋瑜等[18]研究发现，电针百会、印堂等穴位可以有效缓解应激大鼠的焦虑，并发现通过调控大麻素 I 型受体下调 HPA 轴对 ACTH 等水平影响，可降低焦虑样行为发生。

（四）调节信号通路相关蛋白表达

黄叶飞[19]研究发现，电针能显著改善焦虑模型大鼠的体重、行为学，显著下调海马 p-ERK 的表达；除此之外，BDNF 通过与其特异性受体酪氨酸激酶受体 B（TrkB）结合，引起 TrkB 同源二聚体化，诱导结合部位自磷酸化，按次序激活特定的蛋白质和酶，启动下游信号转导通路，从而发挥神经保护和神经营养等生物学效应，增强神经可塑性[20]。许璐凡等[21]发现，电针百会、神门、内关等穴位后，治疗组大鼠的前额叶皮质 BDNF、TrkB 表达水平相比焦虑模型组明显升高，并且焦虑样行为改善。

（五）改善肠道菌群

肠道菌群不仅可以影响免疫系统的成熟，还可以通过神经-内分泌-免疫网络进一步影响血脑屏障的形成、维持以及脑神经元可塑性变化等。魏大能[22]研究发现电针可以促进溃疡性结肠炎模型小鼠的肠道菌群多样性的恢复，改善小鼠的肠道炎性症状和焦虑样行为。

按语

虽然多种针灸、推拿及其与药物等联合疗法治疗焦虑症被证明有效，但证据等级不高，缺少高质量循证医学研究。目前的机制研究证明针灸推拿可能通过调节中枢神经递质、突触传递、神经-内分泌网络和肠道菌群等异常途径改善患者焦虑症状，但是仍缺少深入的验证。未来需要开展多中心、大样本、随机对照试验和基于现代生物学技术的基础研究来进一步阐明针灸推拿治疗焦虑症的疗效及关键机制。

参 考 文 献

[1] 路明.针刺治疗焦虑症 80 例体会 [J].中国临床康复，2004（18）：3593.

[2] 海日罕，陈惜真，耿建红.电针治疗广泛性焦虑障碍疗效观察 [J].中国针灸，2002（6）：26-27.

[3] 白艳甫.腹针疗法治疗广泛性焦虑症疗效观察 [J].上海针灸杂志，2014，33（1）：29-30.

[4] 任建宁.针刺背俞穴配合耳压治疗焦虑症临床观察 [J].四川中医，2011，29（9）：123-124.

[5] 盛国滨，李辉，唐英.电针夹脊穴配合头针治疗广泛性焦虑症的临床疗效观察 [J].针灸临床杂志，2015，31（5）：42-43.

[6] 沈莉，颜红，冯辉.针药结合治疗广泛性焦虑症临床观察 [J].上海针灸杂志，2007（3）：3-4.

[7] 隋爱民.帕罗西汀联合针刺治疗焦虑症 38 例疗效观察 [J].福建中医药，2010，41（3）：24，26.

[8] 郑蔚，刘海静，祁静，施静，吴向农，高昆.针刺配合音乐疗法治疗广泛性焦虑症疗效观察 [J].上海针灸杂志，2013，32（11）：897-898.

[9] 张玮，李华南，赵娜，海兴华，董桦，孙庆.腹部推拿治疗广泛性焦虑症的随机对照研究 [J].天津中医

药大学学报，2017，36（6）：441-444.

［10］房纬，王金贵，孙庆，肖振霞.腹部推拿为主治疗广泛性焦虑症患者 40 例临床观察［J］.中医杂志，2013，54（2）：130-133.

［11］YUAN Q，LI J N，LIU B，et al. Effect of Jin-3-needling therapy on plasma corticosteroid，adrenocorticotrophic hormone and platelet 5-HT levels in patients with generalized anxiety disorder［J］.Chinese Journal of Integrative Medicine，2007，13（4）：264-268.

［12］郭皓泽，王宇峰，雷斯媛，宋柏林.推拿疗法对项背肌筋膜炎伴焦虑患者血清 5-HT 及脑源性神经营养因子的影响［J］.吉林中医药，2023，43（7）：849-851.

［13］周奇志，赵纪岚，蔡定均，余曙光，魏焦禄，吴巧凤，彭晓华，王薇，徐海洋.电针对慢性情绪应激焦虑大鼠中枢单胺递质与γ-氨基丁酸失衡的调节作用［J］.中华中医药杂志，2008（10）：926-929.

［14］周奇志，余曙光，吴俊梅，刘雨星，蒲艺，唐勇.针刺对吗啡戒断后焦虑模型小鼠行为和脑内去甲肾上腺素含量的影响［J］.成都中医药大学学报，2003（1）：40-42，63.

［15］乔秀兰.电针调节吗啡戒断后焦虑小鼠β-内啡肽的作用机理研究［D］.成都：成都中医药大学，2006.

［16］吕航.电针百会、印堂调节 vCA1 氧化应激改善 CUMS 所致焦虑的研究［D］.广州：广州中医药大学，2019.

［17］GREISEN M H，BOLWIG T G，WÖRTWEIN G. Cholecystokinin tetrapeptide effects on HPA axis function and elevated plus maze behaviour in maternally separated and handled rats［J］.Behavioural Brain Research，2005，161（2）：204-212.

［18］童秋瑜，沈卫东，王剑.电针对于焦虑大鼠模型 HPA 功能水平变化的影响［J］.中国医药导报，2021，18（1）：4-8.

［19］黄叶飞.电针从心胆论治广泛性焦虑症的临床和 MAPK/ERK 信号通路的研究［D］.广州：广州中医药大学，2012.

［20］夏宝妹，陈畅，唐娟娟，周欣，陈刚.越鞠甘麦大枣汤对产后抑郁小鼠前额叶 BDNF-TrkB 通路的影响[J].南京中医药大学学报，2020，36（2）：211-214.

［21］许璐凡，王军，李诗梦，惠志远，曹子敏，杨磊."心脑同调"法电针对焦虑模型大鼠行为学及相关信号通路的影响［J］.世界中医药，2022，17（21）：3014-3018，3025.

［22］魏大能.针灸对 UC 模型小鼠焦虑情绪的改善作用及其与肠道菌群的关系研究［D］.成都：成都中医药大学，2017.

（陈永君　张　猛）

第三节　精神分裂症

精神分裂症（schizophrenia）是以个性改变，思维情感、行为认知分裂为主要临床特征的一种严重精神病，因其病程迁延、治疗难度大、致残率高等特点给患者家庭及社会带来巨大经济负担。精神分裂症以抗精神病药为一线治疗方案,但目前临床常用的抗精神病药主要针对阳性症状和情绪相关症状，在改善消极和认知缺陷方面相对无效[1,2]。

中医学归其为"癫狂"、"痴呆"等范畴，而目前精神分裂症病因病机尚未明确[3]，中医内科学认为，癫狂的病位在脑，与多个脏腑等密切相关[4]。《难经》中有"重阴者癫"、"重阳者狂"之说，阴阳失调、神机逆乱是其产生的根本原因。

一、针灸推拿治疗精神分裂症的临床研究

（一）针灸疗法

1. 单纯针刺疗法

赵丽娟[5]选取 199 例精神分裂症患者，以水沟、三阴交、百会、内关为主穴结合中医辨证取穴联合小剂量利培酮治疗，治疗 3 个月，研究表明，治疗效果明显。张潭[6]采用镇静安神针法联合利培酮片治疗，发现针刺治疗后能够明显改善患者精神病评定量表（BPRS）评分、阳性与阴性症状量表（PANSS）评分，提升其治疗效果，降低副反应量表（TESS）评分，并且安全有效。龚毅等[7]采用太冲、百会、足三里、关元等穴位针刺治疗，发现该疗法治疗 4 周、8 周后，不仅可改善精神分裂症患者的症状，还可降低血清 IL-6 等水平。

2. 十三鬼穴疗法

朱自强[8]通过运用针刺十三鬼穴与头针对康复期精神分裂症患者的疗效观察，发现针刺十三鬼穴可以显著提高患者的健康状况和生存质量，好转率为 75%。李存新等[9]应用十三鬼穴治疗精神分裂患者 100 例，治愈 5 例，显效 32 例，有效 56 例，无效 7 例，总有效率为 93%。

3. 电针疗法

陆云圻[10]选取百会、印堂、风池等穴位电针配合低脂饮食治疗精神分裂症患者 85 例，治疗 3 个月后患者 PANSS 等评分明显改善，患者相关病理症状有所好转。Zheng 等[11]选取天枢、腹结、上巨虚治疗抗精神病药物相关性便秘患者 133 例，发现电针可以改善患者自发排便困难（SBMs），同时调节肠道微生物菌群。

4. 温针灸

张云飞[12]将 120 例药源性肥胖的精神分裂症患者分为针刺组、灸疗组及针灸组，三组均以主穴结合辨证配穴为原则治疗，研究结果表明，针灸组的肥胖治疗总有效率最高，即针灸治疗可有效改善抗精神病药物引起的药源性肥胖，且疗效显著。

5. 其他针灸疗法

除传统针刺疗法与电针疗法外，头针配合电针、针药结合疗法等在治疗精神分裂症中也有应用。李群等[13]研究发现在利培酮药物治疗的基础上使用头针配合电针治疗，可改善偏执型精神分裂症患者的认知功能、执行功能和精神状态。刘相辰等[14]研究发现电针百会、印堂等穴位合并氯氮平治疗精神分裂症的效果明显优于单独使用氯氮平。

（二）推拿治疗

推拿疗法在精神分裂症中的应用较少，那汇闻等[15]应用推拿疗法配合小剂量吩噻嗪治疗精神分裂症患者 88 例，发现与单纯服用吩噻嗪的患者相比，配合推拿疗法的患者在治疗后即刻出现脑电"α"波增强的现象。另有研究表明推拿疗法可以明显改善服用抗精神分裂症药物导致的便秘、肠易激等并发症状[16,17]。

二、针灸在精神分裂症中的机制研究

目前针灸推拿治疗精神分裂的作用机制研究较少，主要集中在针灸调节异常的神经递质及其受体方面。

有文献认为多巴胺（DA）功能异常在精神病症状的发生中起不可缺少的作用[18]。Lin 等[19]研究发现，针灸百会、印堂可减轻小鼠刻板的行为印象，同时下调纹状体（STR）和黑质致密部

（SNpc）中 D_1 和 D_2 受体的表达，并降低前额叶皮质（PFC）中 DA 的浓度。

按语

　　临床上针灸、推拿等疗法通常配合抗精神分裂症药物使用。针药联合使用往往比单纯抗精神分裂症药物疗效更佳，可以减轻抗精神分裂症药物对患者造成的便秘、肥胖及代谢综合征等副作用。针灸推拿治疗本病的作用机制还有待于更全面深入的研究。

参 考 文 献

[1] 吴海燕，徐勇. 精神分裂症病人社会认知障碍干预研究现状 [J]. 护理研究，2022，36（8）：1457-1459.

[2] CHANG C Y, LUO D Z, PEI J C, et al. Not just a bystander: the emerging role of astrocytes and research tools in studying cognitive dysfunctions in schizophrenia [J]. International Journal of Molecular Sciences，2021，22（10）：5343.

[3] 钟琴，田真真，晏敏. 中医药治疗精神分裂症的研究进展 [J]. 江西中医药，2022，53（6）：67-69.

[4] 林琴韵，杨朝阳. 中医药治疗精神分裂症研究进展 [J]. 河南中医，2022，42（9）：1429-1434.

[5] 赵丽娟. 中医辨证取穴针刺联合小剂量利培酮治疗精神分裂症的临床效果 [J]. 河南医学研究，2018，27（24）：4553-4554.

[6] 张潭. 镇静安神针法治疗精神分裂症疗效观察 [J]. 医学理论与实践，2021，34（11）：1863-1865.

[7] 龚毅，王勉，吴东妮娅，郭昕. 针灸治疗对精神分裂症患者血清 IL-2、IL-6 水平的影响 [J]. 右江医学，2022，50（12）：903-907.

[8] 朱自强. 针刺十三鬼穴与头针对康复期精神分裂症患者的疗效观察 [J]. 内蒙古中医药，2014，33（32）：44-45.

[9] 李存新，蒋衡，刘迎丽. 针刺治疗癫病疗效观察 [J]. 陕西中医，2016，37（10）：1419-1420.

[10] 陆云圻. 电针治疗对痰湿型精神分裂症患者的疗效观察 [D]. 上海：上海中医药大学，2019.

[11] ZHENG Y, JIANG X, GAO Y, et al. Microbial profiles of patients with antipsychotic-related constipation treated with electroacupuncture [J]. Frontiers in Medicine，2021，8：737713.

[12] 张云飞. 针灸疗法治疗抗精神病药物所致药源性肥胖的临床观察 [J]. 光明中医，2018，33（7）：1001-1003.

[13] 李群，田野. 头针配合电针对偏执型精神分裂症患者认知功能的影响 [J]. 中国现代药物应用，2020，14（3）：104-106.

[14] 刘相辰，苏雪丽，赵丽珍. 药物联合电针治疗对慢性精神分裂症患者细胞免疫功能的影响 [J]. 中国医药导报，2013，10（6）：12-14.

[15] 那汇闻，明焕斌，张文彬. 推拿疗法治疗精神分裂症 [J]. 中国初级卫生保健，1989（6）：41.

[16] 鲁燕. 腹部推拿联合苁蓉通便口服液治疗精神分裂症合并便秘临床研究 [J]. 新中医，2019，51（8）：263-266.

[17] 付康，严伟良，董莹盈，蒋新新. 经络推拿+针灸腧穴治疗精神分裂症合并肠易激综合征患者的疗效观察 [J]. 中国现代医生，2020，58（35）：140-143.

[18] KAPUR S. Psychosis as a state of aberrant salience: a framework linking biology, phenomenology, and pharmacology in schizophrenia [J]. The American Journal of Psychiatry，2003，160（1）：13-23.

[19] LIN L, YU L, XIANG H, et al. Effects of acupuncture on behavioral stereotypies and brain dopamine system in mice as a model of tourette syndrome [J]. Frontiers in Behavioral Neuroscience，2019，13：239.

（张永君　张　猛）

第四节　失　眠　症

失眠症（insomnia）是常见的睡眠障碍，指入睡困难和睡眠维持发生障碍，导致睡眠质量不能满足人体正常需要的情况。该病的表现有多种形式，包括入睡困难、眠浅易醒、多梦早醒、醒后疲乏、白天困倦。目前临床所用镇静催眠药治疗失眠症，其短期疗效较好，但副作用大，长期大量服用可产生耐药性或成瘾性，停药后易复发。

中医称本病为"不寐"、"不得眠"、"不得卧"。多认为脏腑亏虚，神魂失养，气血失调是其主要病机。常见分型有肝火扰心型、痰热扰心型、心脾两虚型、心肾不交型和心胆气虚型等。

一、针灸推拿治疗失眠症的临床研究

（一）针灸治疗

1. 单纯针刺疗法

马晓明等[1]运用调任通督针刺法，以百会、神庭、关元、气海、神门、三阴交为主穴，治疗脑卒中后失眠患者，结果显示，调任通督针刺法的总有效率达92.5%，该法可有效改善患者的睡眠质量，提升其生活质量，促进病情恢复。殷萱等[2]以调督安神法针刺治疗原发性失眠患者，治疗组患者取百会、神庭、印堂、神门、安眠、三阴交等穴位针刺治疗，治疗后治疗组患者的失眠严重程度指数均优于对照组，表明针刺治疗失眠临床疗效显著。

2. 特殊穴位疗法

廖雪等[3]采用子午流注纳子法择时针刺治疗失眠，主要根据十二经脉的井、荥、输、经、合与阴阳五行木、火、土、金、水相生关系，产生子、母穴，以脏腑配合时辰，并结合"虚者补其母、实者泻其子"等治则，治疗后患者的睡眠质量显著改善，有效率高于常规穴位（取穴为神门、内关、百会、安眠等）针刺。傅兰萍等[4]采用灵龟八法开穴为主的针灸疗法治疗老年性心肾不交型失眠患者，总有效率可达95.83%，较常规取穴疗效显著。

3. 电针疗法

王东岩等[5]对原发性失眠患者百会、四神聪、神庭、头临泣穴进行不同波形（疏波、密波、疏密波、断续波）的电针刺激，发现疏波组在提高患者睡眠质量方面明显优于其他三组。陈丽萍等[6]采用电针联合重复经颅磁刺激治疗脑卒中后失眠患者，结果显示，与单纯使用草酸艾司西酞普兰药物相比该方法可显著改善患者的睡眠质量、总睡眠时间及睡眠效率。

4. 艾灸疗法

吕莹等[7]将80名失眠患者随机分为观察组及对照组，观察组给予膀胱经及督脉实行扶阳火艾灸治疗，对照组予口服乌灵胶囊治疗，观察组患者睡眠深度及睡眠时间较对照组升高，PSQI评分优于对照组。桂林等[8]对老年失眠患者治疗组给予脐腹灸结合针刺疗法，对照组予口服艾司唑仑治疗，1个疗程后发现，治疗组PSQI评分低于对照组、有效率高于对照组。

5. 刺络放血疗法

丰芬等[9]将72例失眠患者随机分为对照组和治疗组各36例，对照组采用常规辨证取穴治疗，治疗组在对照组治疗基础上加用刺络放血拔罐治疗，结果治疗组总有效率达到88.89%，高于对照组的75%。

6. 针药结合疗法

裴君[10]将 120 例失眠症患者采用针刺神门、安眠等穴位结合龙胆泻肝汤或归脾汤等方剂治疗，结果治疗组总有效率 90%，较单纯口服阿普唑仑片患者睡眠质量增加。汪建平等[11]研究发现，针刺神门、三阴交、百会等穴位结合西药艾司唑仑治疗老年失眠患者起效快且治疗 4 周后针药联合患者 PQSI 指数降低并保持稳定，而单纯服用艾司唑仑的患者 PQSI 指数出现上升，说明针药联合可以增加疗效的持久性。

（二）推拿疗法

唐宏亮等[12]采用枢经推拿的推、擦、揉、扫等手法治疗失眠症，结果显示，枢经推拿能有效增加患者睡眠时间，改善睡眠质量、提高睡眠效率并控制日间功能障碍。王玉霞等[13]收集心脾两虚型不寐患者 200 例，采取三部推拿法治疗，发现患者睡眠质量改善。

二、针灸推拿治疗睡眠障碍的机制研究

（一）调节异常的神经递质/神经调质含量

1. γ-氨基丁酸

γ-氨基丁酸（GABA）主要分布在下丘脑腹外侧视前区，其受体表面有配体门控氯离子通道蛋白，当受到刺激后能使氯离子内流，促使神经元超极化形成抑制性突触后电位，从而抑制神经元的兴奋性。周艳丽等[14]研究表明失眠大鼠模型对照组下丘脑内 GABA 阳性细胞数明显少于空白对照组，并且针刺失眠大鼠申脉、照海等穴位可以增加下丘脑的 GABA 和 $GABA_A$ 受体含量，从而增强 GABA 和 $GABA_A$ 受体镇静的功能。

2. 5-羟色胺

人体内的 5-羟色胺（5-HT）能神经元胞体大部分位于中缝核群，其在清醒时放电最大，而在慢波睡眠时放电减少，在快速眼动睡眠期间停止放电。罗本华等[15]研究发现，予失眠模型小鼠针刺神门、足三里等穴位后其 5-HT 含量升高。李昕蓉[16]研究发现，针刺百会、神门等穴可以显著升高 $5-HT_{1A}$ 受体蛋白表达和降低 $5-HT_{2A}$ 受体表达，缩短失眠模型大鼠睡眠潜伏期和延长睡眠时间。

3. 多巴胺

多巴胺（DA）能神经元在中枢神经系统中主要分布于腹侧被盖区、黑质区和中脑导水管腹侧周围灰质区，其联系了中缝背核、背外侧背盖核、蓝斑核和下丘脑外侧和后部等睡眠-觉醒调节区。郭鑫等[17]研究发现，针刺可以降低失眠模型大鼠 DA 的含量，促进其昼夜节律恢复。

4. 去甲肾上腺素

去甲肾上腺素（NE）能神经元在中枢神经系统中分布非常广泛，蓝斑核是脑内最重要的 NE 能神经中枢。中枢 NE-蓝斑核系统与睡眠-觉醒周期存在明显的关联。王卓慧等[18]研究表明，针刺申脉、照海可以明显降低失眠模型大鼠血清 NE 含量。

5. 食欲素

食欲素（Orexin）是由下丘脑腹外侧区特异性神经元分泌的一种神经肽类物质，它被认为是众多生理功能的整合器，调控着摄食行为、奖赏与成瘾、睡眠与觉醒等诸多行为。周艳丽等[19]发现针刺神门或申脉加照海可有效降低失眠模型大鼠 Orexin mRNA 的表达。

6. P 物质

P 物质（substance P，SP）是激素肽家族中的一种，以激素的形式广泛分布于消化系统中，并且以神经递质的形式分布于中枢系统，类属于脑肠肽，是一种促进睡眠的物质，但必须通过睡眠中枢介导。张野等[20]研究发现，采用振腹环揉推拿法干预氯苯丙氨酸（PCPA）失眠模型大鼠，可以调高其下丘脑、血清、小肠内 SP 浓度，具有改善失眠症状的作用。

（二）调节生物钟核心基因

作为正向调节因子的 *Bmal1* 基因缺失会导致小鼠活动节律的紊乱。魏歆然等[21]研究发现，针刺百会、神门等穴位可以显著增加生物钟基因 *Clock* 及 *Bmal1* 的表达，延长失眠模型大鼠睡眠时间。郭保君等[22]研究发现，针刺申脉、照海可以促进视交叉上核（SCN）内 Per 1、Per 2 mRNA 表达，从而减少失眠模型大鼠休息期间的活动。

（三）调节神经-内分泌网络系统

1. 下丘脑-垂体-肾上腺轴

下丘脑-垂体-肾上腺（HPA）轴系统与睡眠-觉醒规律之间存在着密切的联系，皮质醇（CORT）是研究睡眠-觉醒周期神经生物学的靶激素，通过调节下丘脑促肾上腺皮质素释放激素（CRH）的合成和分泌来影响睡眠。实验研究表明，针刺足三里等穴位可以调节下丘脑 CRH 含量，血清 ACTH、CORT 含量均有一定程度的降低，显示出其可改善睡眠，并起到安神镇静的作用[23]。

2. 下丘脑-垂体-卵巢轴

雌激素对睡眠结构有广泛的潜在影响，被证明可以减少睡眠潜伏期、睡眠后觉醒次数和周期性自发性觉醒，并增加总睡眠时间。谢晨[24]针刺失眠大鼠安眠穴及肾俞穴后发现，大鼠血清雌激素水平升高，卵泡刺激素水平降低，睡眠状态改善。

3. 褪黑素

褪黑素（MT）亦称松果体素，是人体视交叉上核（SCN）部位的松果体合成并分泌释放的一种胺类激素，具有多种生物活性。张杨等[25]研究表明，针刺申脉、照海可以通过调节机体的 MT 水平，改善失眠中的非快速眼动睡眠异常，达到治疗睡眠障碍的效果。郑雪娜等[26]针刺百会、神门后发现，该法可以促进失眠模型大鼠松果体 MT 和 SCN 的 MT1、MT2 mRNA 表达，改善大鼠睡眠。

（四）调控免疫细胞因子

程少冰等[27]研究发现，针刺神门、照海等穴位可以促进失眠模型大鼠脑内 IL-1β、TNF-α的生成，改善睡眠剥夺引起的精神状态、认知能力和反应能力。陈桂容等[28]研究表明，电针百会、神庭可以下调失眠模型大鼠体内 Toll 样受体-核转录因子 κB（TLR/NF-κB）信号通路，减少 IL-2、IL-6、TNF-α等细胞因子释放。

（五）调节肠道菌群

刘科等[29]应用三味安神方结合调神针法来治疗肝郁脾虚型失眠患者，针药结合调节患者肠道菌群紊乱以改善其代谢产物异常情况。王顺等[30]通过调神畅情针法治疗帕金森病伴失眠模型大鼠，发现针刺可提高大鼠的肠道菌群微平板每孔颜色平均变化率（AWCD），改善睡眠质量。

按语

目前研究显示针灸治疗睡眠障碍采用子午流注等以按时取穴特殊针法相较常规针刺疗效更佳，针法或灸法与药物联合治疗较单纯使用失眠药物疗效显著，推拿法治疗效果优于单纯中药或西药治疗，但上述结果仍需进行更高质量的循证医学研究证明其有效性。基础研究内容较为丰富，除了神经递质与突触传递及神经-内分泌网络系统以外，还有生物钟核心基因、食欲素、褪黑素、炎症因子和肠道菌群等方面的相关内容。

参 考 文 献

[1] 马晓明，杨卓欣，于海波，李晶晶，张少芸.调任通督针法治疗卒中后失眠的临床效果 [J].中国医药导报，2016，13（11）：150-154.

[2] 殷萱，吴焕淦，勾明会，汪司右，徐世芬.针灸治疗原发性失眠的随机对照试验 [J].世界科学技术-中医药现代化，2018，20（2）：198-202.

[3] 廖雪，段晓荣，李彩莲，李玉荣，李瑶，刘国玲.子午流注纳子法择时针刺治疗失眠 36 例 [J].云南中医中药杂志，2017，38（1）：71-73.

[4] 傅兰萍，周枫.灵龟八法开穴为主针灸治疗老年性心肾不交型失眠的临床研究 [J].当代医学，2019，25（24）：32-34.

[5] 王东岩，李秀叶，王维霖，王芳芳.头穴电针不同波形治疗原发性失眠症的疗效观察 [J].针灸临床杂志，2014，30（5）：40-42.

[6] 陈丽萍，韩棉梅，傅思媚.电针联合重复经颅磁刺激治疗脑卒中后抑郁伴失眠的临床研究 [J].广州医药，2021，52（2）：6-10，27.

[7] 吕莹，岳全.扶阳火艾灸治疗肾阳虚型失眠护理观察 [J].中西医结合心血管病电子杂志，2019，7（15）：93，96.

[8] 桂林，朱才丰，陈雪艳，夏至虹，钟倩，郭峰.脐腹灸结合针刺疗法治疗老年性失眠临床疗效观察 [J].湖北中医杂志，2021，43（1）：49-51.

[9] 丰芬，刘罗冀，阎博华，安雪梅，李西云，金睿.肝经俞募穴刺络放血法对失眠患者 PSQI、SAS 和 SDS 的影响 [J].辽宁中医杂志，2015，42（1）：161-163.

[10] 裴君.针刺配合中药治疗失眠症 60 例观察 [J].浙江中医杂志，2014，49（5）：361.

[11] 汪建平，王建兵，王利朝，张一鸣.针药结合治疗老年性失眠：随机对照研究 [J].中国针灸，2015，35（6）：544-548.

[12] 唐宏亮，陈昭，庞军，莫巧明.枢经推拿治疗失眠症：随机对照研究 [J].中国针灸，2015，35（8）：816-818.

[13] 王玉霞，周运峰.三部推拿法治疗心脾两虚型不寐的疗效及其对抑郁的影响 [J].中华中医药杂志，2016，31（9）：3842-3844.

[14] 周艳丽，高希言，王培育，任珊.针刺不同腧穴对失眠大鼠下丘脑γ-氨基丁酸和γ-氨基丁酸 A 受体的影响 [J].针刺研究，2012，37（4）：302-307.

[15] 罗本华，庞宇舟，张玲，吴椋冰，何疆，李文康，李玉秋.从 5-HT$_{1A}$、5-HT$_{2A}$ 后信号通路探讨针刺治疗 PCPA 失眠机制 [J].广西大学学报（自然科学版），2020，45（5）：1211-1216.

[16] 李昕蓉."疏肝调神"针法对失眠大鼠海马 5-HT$_{1A}$R、$_{2A}$R 和下丘脑 GABA$_A$R$_{α1}$ 表达的影响 [D].兰州：甘肃中医药大学，2021.

[17] 郭鑫，岳增辉，谢菊英，吴雪芬，郑雪娜.针刺对失眠大鼠血清去甲肾上腺素、多巴胺及 5-羟色胺含量的影响 [J].中国中医药信息杂志，2018，25（4）：46-50.

[18] 王卓慧，刘婧，郭保君，余思奕，冒冬冬，胡幼平.针刺补泻跷脉对失眠大鼠 5-HT、NE 及 IL-1β 含量的影响 [J].中华中医药杂志，2017，32（3）：1321-1323.

[19] 周艳丽，高希言，任珊，王培育.针刺不同腧穴对失眠模型大鼠脑组织增食素 mRNA 表达的影响 [J].中医学报，2012，27（9）：1216-1217.

[20] 张野，丛德毓，董娜，施聪聪，赵家君，张红石.振腹环揉法对 PCPA 失眠大鼠下丘脑、血清、小肠中 SP 含量的影响 [J].云南中医中药杂志，2022，43（10）：84-88.

[21] 魏歆然，魏高文，郑雪娜，吴雪芬，陈小丽，刘丽，文琪琦，谢莉娜，谢志强，岳增辉.不同经穴组合

针刺对失眠大鼠下丘脑生物钟基因 Clock 和 Bmal 1 表达的影响 [J]. 针刺研究，2017，42（5）：429-433.

[22] 郭保君，余思奕，申治富，胡幼平. 针刺跷脉对失眠大鼠视交叉上核内生物钟基因 Period 1 及 Period 2 的影响 [J]. 针刺研究，2017，42（6）：507-509.

[23] ZHANG X N，HE W，WAN H Y，et al. Electroacupuncture and moxibustion-like stimulation activate the cutaneous and systemic hypothalamic-pituitary-adrenal axes in the rat [J]. Acupuncture in Medicine：Journal of the British Medical Acupuncture Society，2022，40（3）：232-240.

[24] 谢晨. 电针调节 VLPO 与 TMN 干预围绝经期失眠大鼠睡眠觉醒的实验研究 [D]. 上海：上海中医药大学，2013.

[25] 张杨，赵逸彬，焦俊玥，张江松，林咸明. 针刺改善睡眠障碍中 NREMS 异常的中枢睡眠相关机制探讨 [J]. 上海针灸杂志，2018，37（12）：1457-1461.

[26] 郑雪娜，吴雪芬，郭鑫，谢莉娜，谢志强，魏歆然，刘丽，陈小丽，岳增辉. 不同经穴组合针刺对失眠大鼠松果体褪黑素含量的影响 [J]. 针刺研究，2018，43（6）：360-364.

[27] 程少冰，张毅敏，唐纯志，张玉佩，赖新生，杨君军. 针刺对不同时段睡眠剥夺大鼠模型行为学及 TNF-α 含量的影响 [J]. 中国老年学杂志，2012，32（1）：77-79.

[28] 陈桂容，胡天俊，虞洁，郭尚函，何扬子. 电针对氯苯丙氨酸致失眠大鼠 Toll 样受体/核因子-κB 信号通路的影响 [J]. 中国老年学杂志，2018，38（6）：1476-1479.

[29] 刘科，陈果. 应用针药合调治疗肝郁脾虚型失眠的临床经验 [J]. 江西中医药，2020，51（11）：37-38，76.

[30] 王顺，韦波，魏宁，白妍. 调神畅情针法对帕金森病伴失眠模型大鼠肠道菌群 AWCD 值、Shannon 指数的影响 [J]. 中国中医药科技，2020，27（4）：571-574，590.

（陈永君　张　猛）

第三章 呼吸科疾病

第一节 慢性支气管炎

慢性支气管炎（chronic bronchitis，CB）是由感染或非感染因素引起气管、支气管黏膜及其周围组织的慢性非特异性炎症。其病理特点是支气管腺体增生、黏液分泌增多。临床上以咳嗽、咳痰或伴有气喘等反复发作为主要症状，每年持续 3 个月以上、连续 2 年以上。早期症状轻微，随病情进展，晚期常并发阻塞性肺气肿，进而发生肺动脉高压、肺源性心脏病，严重影响人体健康。

现代医学认为：慢性支气管炎与感染、年龄、免疫、气候等多种因素有关，其发病机制涉及炎症反应及相关通路、氧化应激、黏液高分泌、气道表面脱水及气道重塑等多种方式。

慢性支气管炎属于中医学"内伤咳嗽"、"喘证"、"痰饮"等病的范畴。其发病是由外邪侵袭、久病正虚导致肺气不清、痰瘀交阻。《杂病源流犀烛》云："肺不伤不咳，脾不伤不久咳。肾不伤火不炽，咳不甚。"说明肺脾肾三脏的功能影响本病的发生发展。肺气虚则呼吸不利、脾虚则聚湿为痰，肾虚则无法纳气，咳喘日久难愈。

一、针灸推拿治疗慢性支气管炎的临床应用

（一）针灸治疗

1. 毫针针刺疗法

郑凯等[1]研究结果发现，西医常规治疗配合针刺夹脊穴（双侧足太阳经夹脊穴，配列缺、合谷）总有效率显著高于西医常规综合治疗，在改善患者肺功能方面疗效更优。

2. 耳针疗法

杨娟利等[2]选取 120 例慢性支气管炎患者，随机分为对照组与治疗组，治疗组在对照组（梅花针）基础上给予耳穴刺络放血疗法。结果证明治疗后各组患者凝血功能指标均改善，且治疗组患者各项指标均优于对照组。符梦楠等[3]将 95 例慢性支气管炎急性期患者随机分为对照组（47 例）和观察组（48 例），两组均给予对症支持治疗，在此基础上观察组采用耳穴贴压干预；结果发现耳穴贴压可有效提高慢性支气管炎急性期患者的临床疗效，缓解症状，减少住院日，促进肺功能恢复，改善睡眠质量，降低机体炎症状态。

3. 穴位贴敷疗法

马春[4]将 198 例确诊为慢性支气管炎的患者，按就诊先后顺序随机分成治疗组（100 例，穴位贴敷，穴位取双侧肺俞、膏肓、太溪、肾俞、丰隆穴）和对照组（98 例，口服十味龙胆花颗粒），治疗后治疗组总有效率明显高于对照组。朱文洪等[5]将 400 例老年单纯型慢性支气管炎患者，随机分为敷贴组与对照组，对照组接受盐酸氨溴索雾化吸入为基础的西医治疗，敷贴组在对照组基础上联合穴位贴敷（天突、膻中、双侧肺俞、双侧定喘、大椎）治疗；结果贴敷组治疗总有效率高于

对照组。

4. 艾灸疗法

陈劲等[6]通过艾灸（双侧定喘、肺俞、肾俞、百劳）联合左氧氟沙星对比单纯左氧氟沙星疗法，证明艾灸可有效辅助左氧氟沙星改善老年患者慢性支气管炎急性发作的临床症状，提高免疫及临床有效率。刘静等[7]将80例慢性支气管炎住院患者随机分为对照组和治疗组，对照组患者按照中医护理常规方式进行治疗，治疗组则使用艾灸（双侧肺俞、定喘、百劳、肾俞）联合中医护理常规方式治疗，结果表明，艾灸可以显著改善慢性支气管炎患者的临床症状，并缩短患者治疗时间。

5. 穴位埋线疗法

盛正和等[8]将104例痰湿型慢性支气管炎病例按中医症候积分、年龄、性别均衡后分为中药组（51例）、穴位埋线+中药组（53例），中药组采用加味温胆汤方+对症使用西药，穴位埋线+中药组在中药组方案基础上加用穴位埋线（双侧取穴：第1周：脾俞、胃俞、足三里；第2周：丰隆、阴陵泉、三阴交；第3周：公孙、天枢、太冲）治疗3周；结果证明穴位埋线配合加味温胆汤可以显著提高有效率，且穴位埋线对加味温胆汤治疗有增敏作用并保持疗效长时间稳定。

6. 穴位注射疗法

李艳等[9]将986例慢性支气管炎患者随机分为对照组、肌注组、针灸组和治疗组，分别接受常规服药治疗、常规治疗加药物肌内注射、常规治疗加针灸和常规治疗加穴位注射，结果显示，治疗组临床控制率、总显效率和总有效率高于其他各组，说明在常规治疗的基础上配合穴位注射对慢性支气管炎治疗效果更好。

7. 火罐疗法

党秀芳[10]将100例慢性支气管炎患者随机分为研究组和对照组，研究组给予背俞穴拔火罐结合三伏贴治疗，对照组给予常规西药对症治疗，结果发现，研究组治疗有效率明显高于对照组，研究组并发症发生率低于对照组，提示背俞穴拔火罐结合三伏贴治疗疗效确切，能够提高临床治疗效果并且明显降低不良反应发生率。

（二）推拿治疗

推拿治疗慢性支气管炎可采用多种手法，如一指禅推、按、揉、分推、擦、拿等法。处方：取胁肋、胸背部和上肢太阴经循行部位，天突、膻中、中府、云门、身柱、大杼、风门、肺俞、定喘、尺泽、外关、列缺、太渊、鱼际、合谷等穴，随证加减。推拿治疗慢性支气管炎常与中医其他疗法联合应用。成磊等[11]将100例慢性支气管炎迁延期患者随机分为两组，治疗组给予内功推拿手法结合穴位贴敷治疗，对照组给予单纯穴位贴敷治疗，比较两组治疗前和治疗结束后6个月咳嗽、咳痰、喘息、哮鸣音、生活质量评分的变化情况，结果表明内功推拿手法结合穴位贴敷法优于单纯穴位贴敷法。

二、针灸治疗慢性支气管炎的机制研究

（一）抑制炎症反应

慢性支气管炎是一种常见的呼吸道疾病，其发病和进展主要受细菌感染、支气管黏膜炎症和促炎/抗炎细胞因子失衡等因素的影响。

1. 调节炎性细胞因子水平

TNF-α可促发局部的免疫炎性反应，使患者呼吸道内清除能力和免疫功能下降。此外，TNF-α还能诱导巨噬细胞产生IL-1β，共同诱导激活肺泡巨噬细胞，产生IL-8。IL-8吸引、刺激、趋化白细胞。活化多形核白细胞也分泌IL-8，进而形成正反馈，加剧炎症反应，而IL-10可降低IL-1β和

TNF-α 水平进而缓解炎症，IFN-γ能够抑制 Th2 分泌细胞因子，在慢性支气管炎的发病中发挥重要的细胞免疫调节作用。杨瑞春等[12]的研究表明，在西药治疗的基础上进行针刺治疗（取穴：天突、尺泽、膻中、肺俞、肾俞、定喘、足三里），可有效降低 IL-8、TNF-α的表达水平，减轻支气管黏膜的炎性损伤。闫翠环等[13]研究证明穴位贴敷法一方面可通过降低 IL-8 抑制巨噬细胞过度活化，减少炎症细胞浸润，减轻促炎因子对气道的损伤，另一方面提高γ-干扰素（IFN-γ）、IL-10、表面活性蛋白-A（SP-A）、表面活性蛋白-D（SP-D）水平，发挥抗炎和抑炎因子的防御作用，有效调节机体细胞因子水平，从而达到减少慢性支气管炎发作的目的。

2. 抑制中性粒细胞功能

中性粒细胞是介导炎症反应的重要效应细胞。在炎症反应过程中，中性粒细胞激活后其受体与表达在血管内皮上的配体相互作用进行迁徙，最终通过吞噬作用和脱颗粒作用对病原体及损伤组织进行清除。孙璐等[14]发现穴位隔药饼灸组中性粒细胞吞噬指数均有降低，且穴位隔药饼灸组降低效果更优；实验结果表明穴位隔药饼灸能改善慢性支气管炎大鼠肺与气管组织损伤情况并控制炎症。p38 丝裂原活化蛋白激酶（p38 MAPK）是调控炎症反应的关键通路之一。该通路被磷酸化丝裂原活化蛋白激酶 MKK3、MKK4、MKK6 激活后可调控 ICAM-1、VCAM-1 相关基因的转录表达，从而诱导中性粒细胞富集到炎症反应区，分泌释放细胞活性物质，损伤气道上皮细胞，造成支气管肺组织损伤[15]。魏星等[16]实验发现，隔药饼灸可能通过下调 ICAM-1、p-p38MAPK 的表达来抑制中性粒细胞的释放与聚集，从而改善慢性支气管炎的炎症反应环境，达到治疗慢性支气管炎的目的。

（二）调节机体免疫

1. 调节免疫球蛋白

免疫球蛋白 G（IgG）和免疫球蛋白 A（IgA）是反映免疫功能水平高低的免疫球蛋白。现代医学认为，IgA、IgG 有抵抗、抑制致病微生物在呼吸道黏附、增殖的作用。当细菌或病毒及各种感染因素进入体内后，机体主要产生 IgG、IgA、IgM 型抗体，可单独或协同吞噬细胞产生免疫保护效应[17]。梁燕等[18]的研究证明，针刺肺俞及四花穴可以提高慢性支气管炎患者的血清 IL-2 水平，增强机体抗击炎症反应能力；同时对 IgA、IgM、IgG 具有升高作用，进一步改善和提高患者的免疫功能。阳仁达等[19]研究证明，隔药饼灸可能通过提高慢性支气管炎模型大鼠血清 IgG、IgA 的含量，增强机体免疫能力，从而提高机体抗感染能力。

2. 改善 T 淋巴细胞亚群状态

T 淋巴细胞亚群是免疫系统的重要部分。CD4+、CD8+同属 Ig 家族，是 T 淋巴细胞识别、活化与信号转导的重要免疫因子，与 MHC II 类分子非多肽部分结合，使 T 淋巴细胞抗原受体（TCR）与抗原肽-MHC II 类分子间的相互作用趋于稳定，当 CD4+、CD8+因子含量降低时，炎症信号不能及时传递给 T 淋巴细胞，导致 T 淋巴细胞无法识别炎症细胞[20]。罗明等[21]实验证明，隔药饼灸能改善慢性支气管炎大鼠的生存状态，改善肺及气管组织的病理变化，升高 CD4+、CD8+、CD4+/CD8+，起到对免疫紊乱的调节作用。

3. 调节 Th1/Th2 免疫失衡

T 淋巴细胞趋化因子受体 3（CXCR3）向炎症部位募集炎症细胞可能在慢性支气管炎中发挥关键作用；而自然杀伤 T 细胞（NKT）属于一种免疫调节细胞，在抗原刺激下 NKT 大量扩增，分泌细胞因子，导致机体内的细胞快速死亡[22]。同时已有研究证明，慢性支气管炎急性发作（AECB）的发生和 Th1/Th2 之间平衡失调存在一定联系，而 NKT 对 Th1/Th2 之间的平衡有调节作用[23]。冯薇等[24]研究发现，俞募配穴针刺联合盐酸氨溴索可有效改善 AECB 患者肺功能，降低患者 CXCR3 水平，提高患者 NKT、干扰素-γ（IFN-γ）水平，证明俞募配穴针刺联合盐酸氨溴索能有效抑制炎症细胞，改善患者临床症状。

按语

采用针刺、灸法、穴位敷贴、穴位注射等多种疗法单用或联合应用，在改善患者急性期和迁延期的临床症状、减少慢性支气管炎的复发、缩短患者治疗时间等方面，弥补了传统西医治疗的不足与局限性。然而其临床研究存在样本量不够大、设置分组不够合理等问题。在今后的研究中，应重视大样本、多中心研究，采用更客观、可定量的指标，以提高研究结果的科学性、权威性。

针灸推拿治疗本病机制的研究在近年来取得了肯定进展，但相对局限，主要集中在抑制炎症反应与调节免疫机制方面。因此，未来需要结合代谢组学、宏基因等现代研究方法，更全面、系统、深入阐释其作用机制，为针灸推拿的临床应用提供强有力的证据支持。

参 考 文 献

[1] 郑凯，董宝强，王芳玉，宋杰，李瑞杰，张淼．针刺夹脊穴治疗慢性支气管炎50例［J］．辽宁中医杂志，2016，43（3）：601-603．

[2] 杨娟利，王玉珍，郭晓雅，张芳，方圆，吴蕾，常宁，巨清，张红燕．耳穴刺络放血疗法联合梅花针治疗慢性支气管炎的疗效及对凝血功能影响［J］．血栓与止血学，2021，27（1）：17-19．

[3] 符梦楠，赵光强，王彬，吴秋玲．耳穴贴压干预慢性支气管炎急性期的疗效观察［J］．上海针灸杂志，2020，39（3）：262-268．

[4] 马春．三伏天"中药穴位贴敷疗法"防治老年慢性支气管炎的疗效［J］．中国老年学杂志，2013，33（19）：4869-4870．

[5] 朱文洪，谢伟蓉．穴位敷贴联合盐酸氨溴索雾化吸入治疗老年单纯型慢性支气管炎的疗效研究［J］．中国现代药物应用，2022，16（8）：18-21．

[6] 陈劲，龙寿洪．艾灸辅助治疗老年慢性支气管炎急性发作的临床观察［J］．陕西中医，2017：1460-1462．

[7] 刘静，陈伟．艾灸联合中医护理对慢性支气管炎患者应用和预后影响［J］．中国中医药现代远程教育，2020，18（4）：313-315．

[8] 盛正和，黄艳霞，张剑飞，刘毅斌，陈柳芳，赵志雄，余洪立．穴位埋线配合加味温胆汤治疗痰湿型慢性支气管炎临床观察［J］．辽宁中医杂志，2016，43（3）：609-611．

[9] 李艳，范晓萍，郭雄波，田浩，余璟玮．穴位注射对慢性支气管炎的疗效观察［J］．时珍国医国药，2014，25（7）：1657-1659．

[10] 党秀芳．拔火罐结合三伏贴治疗慢性支气管炎50例疗效观察［J］．中国城乡企业卫生，2020，35（5）：142-143．

[11] 成磊，周楠，盛锋，王赛娜．内功推拿手法结合穴位贴敷治疗慢性支气管炎迁延期疗效观察［J］．现代中西医结合杂志，2018，27（5）：538-541．

[12] 杨瑞春，黎芬芬．中医针刺治疗对慢性支气管炎患者血清炎性介质及临床疗效的影响［J］．医学研究杂志，2015，44（6）：73-75．

[13] 闫翠环，王亚利，张明泉，王鑫国，李博林．冬病夏治穴位贴敷疗法对慢性支气管炎缓解期患者炎症细胞因子及血清肺表面活性蛋白的影响［J］．中医杂志，2016，57（8）：665-668．

[14] 孙璐，谭静，阳仁达，李双艳，廖宗力，魏星，罗明．隔药饼灸对慢性支气管炎模型大鼠外周血中中性粒细胞的影响［J］．山西中医学院学报，2019，20（3）：165-168，227．

[15] 李丹丹，任卫英，朱蕾．p38丝裂原活化蛋白激酶在肺部疾病中的研究进展［J］．复旦学报（医学版），2018，45（3）：413-417．

[16] 魏星，谭静，言芳，孙希，孙璐，罗明，阳仁达．隔药饼灸对慢性支气管炎模型大鼠肺组织内p-p38MAPK、ICAM-1的影响［J］．世界中医药，2019，14（3）：558-562．

[17] 张晓娟，王晓娟，赵玉芳．免疫球蛋白的生物学功能及其检测方法［J］．中国医药导报，2019，16（8）：1-4．

[18] 梁燕，李丽春，周玮，胡永红，胡国强，贾春生. 针刺治疗慢性支气管炎迁延期老年患者临床疗效及对免疫功能的影响 [J]. 河北医科大学学报，2014，35（3）：301-303.

[19] 阳仁达，郑秋菊，谭静，李武，李双艳，孙希，言芳. 隔药饼灸对慢性支气管炎模型大鼠血清 IgG、IgA 水平的影响 [J]. 湖南中医药大学学报，2013，33（5）：37-40.

[20] 徐荣勋. 沐舒坦对老年慢性支气管炎患者 CD4+、CD8+ 细胞影响分析 [J]. 贵州医药，2016，40（12）：1277-1279.

[21] 罗明，阳仁达，谭静，李双艳，言芳，孙璐，兰伟. 隔药饼灸对慢性支气管炎模型大鼠外周血中 T 细胞亚群的影响 [J]. 中国中医基础医学杂志，2020，26（1）：37-40.

[22] 陈建安，陈丽莉，丁茜，周静，何永明，吴伯艳，朱学海. CD3+CD56+CD16+ NKT 细胞、T 淋巴细胞亚群在 URSA 患者外周血表达的意义 [J]. 国际检验医学杂志，2020，41（2）：236-238.

[23] 耿广忠，祝宾晔，赵振涛. 慢性支气管炎患者 NKT、IFN-γ 及 TNF-α 的表达水平及相关性分析 [J]. 四川解剖学杂志，2020，28（3）：149-150.

[24] 冯薇，薛艳超. 针刺联合盐酸氨溴索治疗慢性支气管炎急性发作期的疗效观察及对血清 CXCR3、NKT 的影响 [J]. 上海针灸杂志，2022，41（7）：650-655.

（陈新旺）

第二节　哮　　喘

支气管哮喘（bronchial asthma，BA），简称哮喘，是一种以气道慢性炎症为基本特征的异质性疾病，由多种细胞及细胞组分参与，包括结构细胞、功能细胞及其细胞因子等。

现代医学认为：哮喘是免疫炎症机制、神经调节机制及其相互作用的结果。临床表现为反复发作的喘息、气急、伴或不伴胸闷、咳嗽、多痰等症状，多在夜间和（或）清晨发作，同时伴有气道高反应性和可逆的气流受限，随着病程的延长可发生气道重塑。其发作常与接触变应原、冷空气、物理、化学性刺激以及上呼吸道感染、运动等有关。

本病属中医学"哮病"、"喘证"、"咳嗽"等范畴。其病位主要在肺，关系到脾、肾、心诸脏。其病理性质多以邪实为主。哮喘长期反复发作，寒痰伤阳，热痰耗阴，可由实转虚，表现为肺、脾、肾等脏的虚弱之候。明代程充所辑《丹溪心法》中主张"哮喘必用薄滋味，专主于痰"。强调哮喘发病根源为"伏痰"，并由外感、饮食、情志、劳倦等诱因引动而触发，出现发作性痰鸣气喘。

一、针灸推拿治疗哮喘的临床应用

（一）针灸治疗

1. 毫针针刺疗法

张勇强[1]发现针刺肺俞、膻中、定喘、天突、风门、列缺、丰隆、脾俞、大椎、尺泽、足三里、太渊可改善哮喘患者症状和肺功能，且对哮喘急性发作患者有效。

2. 电针结合其他疗法

李钍华[2]发现电针结合按摩康复手法能有效改善患者肺功能，提升哮喘患者的治疗效果。王子平[3]证实肺俞穴穴位贴敷配合电针联合西药防治哮喘有较好的临床疗效，且优于单纯西药治疗。

3. 耳针疗法

刘凤艳等[4]研究结果显示，穴位贴敷联合耳穴压豆在哮喘缓解期的应用效果确切，有助于控制患者哮喘症状，改善患者的肺功能。刘佳缘等[5]发现常规治疗联合应用耳尖放血及多形式心理护理可有效调节患儿各项肺功能指标，缩短患儿的咳嗽、胸闷等临床症状缓解时间。

4. 穴位贴敷疗法

张利等[6]将三伏天期间采用朱瑞群所创的敷贴 2 号方治疗的哮喘患儿根据不同疗程分为 1 年疗程组、2 年疗程组和 3 年疗程组，结果发现每组发病次数和发病平均天数均小于治疗前；且疗程越长，控制率越高，提示穴位敷贴治疗儿童哮喘临床疗效显著，其中随着治疗年限的增加临床疗效增加。田海燕等[7]发现，中药穴位贴敷加隔姜灸对哮喘患者临床症状改善显著，并减少了药物对皮肤的刺激性，避免皮肤起疱，减轻了患者痛苦，且疗效优于电针加隔姜灸治疗。

5. 艾灸疗法

李东明等[8]研究结果显示，无烟艾灸在治疗哮喘急性发作期患儿（风寒闭肺证）中不仅有助于缓解临床症状，改善肺功能，提高疗效，还能减轻炎症反应。梁超等[9]采用热敏灸疗法，选用肺俞与膈俞之间的热敏穴，发现该疗法能显著改善临床症状和提高患者肺通气功能，是一种较舒利迭（沙美特罗替卡松吸入粉雾剂）更有效的方法。

6. 邵氏五针疗法

邵氏五针法以肺俞、大椎、风门为主穴，是邵经明教授在几十年临床实践中总结出的治疗哮喘的有效方法。邵素菊等[10]研究结果表明，邵氏五针法在哮病急性发作期对哮喘患者症状体征和肺功能的改善效果优于单用茶碱缓释片。

（二）推拿治疗

周梦雨[11]研究发现，在常规治疗基础上采用固本培元推拿法治疗小儿哮喘在降低患儿各项症状积分评价表上明显优于单纯使用布地奈德混悬液雾化吸入常规治疗，同时还有效改善患儿咳嗽、反复外感、纳食欠佳、咳痰、面色少华的临床症状，且远期疗效更佳。任娟[12]发现推拿和三伏灸贴联合治疗可有效提高哮喘控制总有效率。

二、针灸推拿治疗哮喘的机制研究

（一）抑制炎症反应

气道炎性反应是哮喘最重要的病理变化，决定着气道高反应性和气道重塑的程度。在整个哮喘发病过程中，气道免疫炎性反应贯穿始终，因此，控制免疫炎性反应是治疗该病的关键。

1. 调节炎性细胞因子水平

目前已知的与过敏性气道炎性反应密切相关的促炎途径，除了类花生酸所介导的之外，还包括先天性和适应性炎性反应途径。Th2 和 Th17 可介导适应性炎性反应。Th2 可由特定的抗原刺激产生 IL-4、IL-5 和 IL-13 参与体液免疫应答，Th17 可以产生 IL-17A 和 IL-17F，依次诱导细胞因子和趋化因子的产生，从而提高中性粒细胞在气道中的活性[13]。周竞颖等[14]实验证明艾灸可降低哮喘模型大鼠肺组织中 IL-17、IL-4、胸腺基质淋巴细胞生成素（TSLP），且"肺肠同治"对 IL-17、IL-4、IL-13、IL-33、IL-5、LT、TSLP 均具有显著的调节作用。

2. 抑制嗜酸性粒细胞浸润

哮喘以气道内嗜酸性粒细胞（EOS）浸润为主要表现。哮喘患者肺组织中存在大量的炎症细胞聚集，而引起哮喘患者过敏反应的主要炎性成分是 EOS，导致肺内 EOS 浸润的主要因素是 EOS 在气道过度聚集和延迟凋亡[15]。郑洁等[16]研究发现，邵氏五针法（大椎、风门、肺俞穴）针刺哮喘大鼠可通过上调促 EOS 凋亡蛋白 Fas 与下调抑凋亡蛋白 Bcl-2 表达，诱导 EOS 凋亡，减轻气道炎症，从而控制哮喘症状。秦中银等[17]通过观察 p38 MAPK 通路中 ICAM-1、IFN-γ 表达的变化及其对哮喘大鼠肺组织中 EOS 聚集及凋亡的影响，发现针刺可抑制 p38 MAPK 的磷酸化、下调 ICAM-1 表达和提高 IFN-γ 表达，促进大鼠肺组织 EOS 凋亡，从而减少 EOS 在气道的浸润，缓解哮喘症状。

3. 抑制黏附分子表达

细胞间黏附分子-1（ICAM‐1）和血管内皮细胞黏附分子-1（VCAM‐1）是细胞黏附分子免疫球蛋白超家族中的成员。ICAM-1、VCAM-1 分别与白细胞功能相关抗原-1（LFA-1）、极迟抗原-4（VLA-4）相结合，介导 EOS、中性粒细胞等炎症细胞的黏附和迁移过程，使炎症细胞大量渗出，引起气道损伤，导致气道炎症，从而引发哮喘[18,19]。田丽等[20]实验证明，邵氏五针法可能通过下调哮喘模型大鼠肺组织中 ICAM-1、VCAM-1 蛋白，上调整合素亚基β4（ITGβ4）蛋白表达，减轻炎症细胞浸润，缓解气道炎症，修复气道上皮，从而控制哮喘炎症反应。

（二）调节机体免疫

1. 调节免疫球蛋白

血清 IgE 是机体变态反应性疾病的一种免疫指标，肺泡表面活性蛋白 A（SP-A）在肺的免疫反应和局部防御中发挥重要的作用，血清 IFN-γ 水平与气道炎症程度密切相关，通过监测血清 IgE、IFN-γ 及 SP-A 水平可判断病情情况。符琼方等[21]实验发现，采用俞募配穴针法联合穴位埋针法治疗风痰闭阻型哮喘具有较好的治疗效果，能够改善血清 IgE、IFN-γ 及 SP-A 水平，改善气道炎症程度。陈倩婧等[22]研究发现，推拿能够降低哮喘慢性持续期患儿血清 IL-4、IgE、组胺及白三烯的水平，从而抑制细胞脱颗粒，减少活性物质的释放，改善毛细血管通透性及炎症细胞浸润状态，舒张气管平滑肌，减轻哮喘症状。此外，IgA 是体液免疫的重要因子之一，血清 IgA 水平可以间接反映机体免疫功能。杨亚峰等[23]对哮喘患儿进行定喘、肺俞、足三里和膻中穴位埋线，证实穴位埋线可改善患儿肺功能和血清 IgA、IgE 水平。

2. 调节 Th1/Th2 免疫失衡

Th1/Th2 免疫失衡是哮喘重要的发病机制之一，由 Th1 和 Th2 细胞分泌产生的相关细胞因子的失衡可对应激反应下的炎症起到一定调控作用，EOS 也会受到这一过程的影响[24]。丁彬彬等[25]研究发现，穴位敷贴疗法可以调节整体哮喘患者体内 Th1/Th2、Th17/Treg 免疫细胞平衡，且在肥胖型哮喘患者中部分免疫细胞因子受影响更明显。

（三）降低气道阻力

哮喘气道高反应性表现为气道对刺激产生过高的收缩反应，导致气道阻力增加。杨永清团队[26-29]发现，针刺抗哮喘差异蛋白 S100A8 通过抑制气道平滑肌细胞（ASMC）的增殖、迁移及收缩来降低 AHR，从而降低气道阻力；该团队还发现金属硫蛋白-2（MT-2）可以作为针刺治疗哮喘的新靶标，因针刺能通过显著提高哮喘大鼠肺组织中 MT-2 的含量，松弛 ASMC，从而降低气道阻力。

（四）气道重塑

哮喘气道重塑是在长期气道炎性刺激下出现不完全性病理修复所形成的异常结构改变，一旦形成，难以逆转。其主要形态改变为气道平滑肌（ASM）增生、上皮纤维化、细胞外基质（ECM）沉积等，是哮喘慢性化、严重化和顽固难愈的决定因素[30]。王宇等[31]针刺哮喘大鼠气道重建模型大椎、肺俞、风门穴发现，针刺能降低气道平滑肌 T 型钙通道蛋白的表达，抑制 ASMC 增殖，减慢气道重塑。吴文棋等[32]通过 Masson 染色与 PAS 染色对针刺干预哮喘小鼠气道重塑进行评估，实验证明针刺干预的小鼠胶原沉积和杯状细胞增生明显减少，提示针刺干预可以减轻气道炎症及气道重塑的程度。

按语

　　针灸治疗哮喘已取得较大进展，在长期临床实践中形成了适应于不同临床证型、症状的多种治疗手法，如单纯针刺、电针、火针、艾灸、穴位贴敷等，而且临床疗效确切可靠。

　　针对哮喘的发病机制，从抑制炎症反应、调节机体免疫、降低气道阻力、气道重塑等方面展开了多层次、较深入的研究，为临床治疗哮喘开辟了新的思路和方向。今后应将临床研究与基础研究相结合，以提高临床疗效为导向，更加深入、系统诠释针灸治疗哮喘的内在机制。

参 考 文 献

[1] 张勇强.针刺治疗对支气管哮喘急性发作患者肺功能的影响［J］.临床医药文献电子杂志，2020，7（10）：63-64.

[2] 李钍华.电针结合按摩康复手法治疗支气管哮喘的临床疗效观察［J］.大医生，2022，7（24）：65-67.

[3] 王子平.肺俞穴贴敷配合电针治疗慢性支气管哮喘60例临床观察［J］.中国民族民间医药，2015，24（24）：55-57.

[4] 刘凤艳，石亚杰.穴位按摩联合耳穴压豆在哮喘缓解期的应用效果评估［J］.中国现代医生，2022，60（3）：99-102.

[5] 刘佳缘，刘芳，陈建.耳尖放血联合多形式心理护理对哮喘患儿康复的影响［J］.蛇志，2021，33（2）：207-209.

[6] 张利，叶青艳，马春艳，顾奕婷，蒲晓伟，邹嘉艳，刘建刚，赵鋆.中药敷贴治疗儿童支气管哮喘临床疗效观察［J］.中医药临床杂志，2023，35（2）：385-388.

[7] 田海燕，胡佳，王琳.穴位贴敷与电针治疗支气管哮喘疗效对照观察［J］.中国针灸，2013，33（6）：485-489.

[8] 李东明，李强，陈霞静，朱晓莹，罗秀状.无烟艾灸对支气管哮喘急性发作期患儿的治疗作用探讨［J］.中国中医急症，2022，31（12）：2159-2162.

[9] 梁超，张唐法，杨坤.腧穴热敏灸与西药治疗慢性持续期支气管哮喘疗效对照观察［J］.中国针灸，2010，30（11）：886-890.

[10] 邵素菊，权春分，邵素霞，周淼，荆新建，赵欲晓，任志欣，王培育，高希言，杨洁，任重，孔丽."邵氏五针法"治疗急性发作期哮病：多中心随机对照研究［J］.中国针灸，2013，33（9）：774-778.

[11] 周梦雨.固本培元推拿法治疗小儿哮喘缓解期（肺脾气虚型）的临床疗效观察［D］.合肥：安徽中医药大学，2023.

[12] 任娟.三伏灸贴联合推拿对支气管哮喘患者临床疗效的研究［J］.中医外治杂志，2021，30（3）：67-69.

[13] MEHRFELD C，ZENNER S，KORNEK M，et al. The contribution of non-professional antigen-presenting cells to immunity and tolerance in the liver［J］. Front Immunol，2018，9：635.

[14] 周竞颖，来奕恬，丁攀婷，刘密，李南，张国山，邱冉冉.艾灸"肺肠同治"对哮喘模型大鼠肺功能及气道炎性反应的影响［J］.针刺研究，2022，47（11）：969-974.

[15] 李钦，陈彦林，马焱燚，张永东.γ干扰素对变应性鼻炎大鼠鼻腔灌洗液中嗜酸粒细胞凋亡及Eotaxin水平的影响［J］.山东大学耳鼻喉眼学报，2016，30（4）：30-33.

[16] 郑洁，何竹青，邵素菊.针灸肺俞、大椎、风门对哮喘大鼠肺组织中Fas、Bcl-2表达的影响［J］.中华中医药杂志，2021，36（8）：4956-4959.

[17] 秦中银，陈盼碧，唐徐韵，杜狄佳，龙润锦.针刺调节丝裂原活化蛋白激酶通路影响哮喘大鼠肺组织嗜酸性粒细胞凋亡的机制研究［J］.针刺研究，2022，47（8）：690-695.

[18] MUKHOPADHYAY S，MALIK P，ARORA S K，et al. Intercellular adhesion molecule-1 as a drug target in asthma and rhinitis［J］. Respirology，2014，19（4）：508-513.

[19] KAMINUMA O，SAEKI M，NISHIMURA T，et al. Differential contribution of adhesion molecules to Th1 and

Th2 cell-mediated lung and bowel inflammation [J]. Biol Pharm Bull，2017，40（10）：1801-1805.

[20] 田丽，邵素菊，胡晓京，徐宁. "邵氏五针法"对哮喘模型大鼠肺组织 ICAM-1、VCAM-1、ITGβ$_4$ 蛋白表达影响的研究 [J]. 时珍国医国药，2021，32（6）：1525-1527.

[21] 符琼方，杨文秀，张少明，王景科，林捷. 俞募配穴针法联合穴位埋针法治疗风痰闭阻型支气管哮喘的疗效及对血清 IgE、IFN-γ 及 SP-A 水平影响 [J]. 中华中医药学刊，2023，41（9）：206-209.

[22] 陈倩婧，陈彦，江华，汤丽珠，范玉林，李长辉. 小儿推拿结合药物对咳嗽变异性哮喘患儿 IL-4、IL-13、γ-干扰素和 IgE 的影响 [J]. 按摩与康复医学，2021，12（17）：15-17.

[23] 杨亚峰，王晓燕，孔令霞，张艳梅，赵丽. 穴位埋线辅助治疗儿童支气管哮喘及对肺功能和血清 lgA、IgE 水平的影响 [J]. 中国针灸，2021，41（12）：1349-1353.

[24] 唐徐韵，陈盼碧，杜狄佳，秦中银，龙润锦. 基于 p38 MAPK 信号通路探讨穴位埋线对哮喘大鼠肺组织 Th1/Th2 失衡及 EOS 的影响 [J]. 中国中医基础医学杂志，2023，29（1）：86-90.

[25] 丁彬彬，刘桂颖，朱振刚，金耿. 穴位敷贴疗法对肥胖型哮喘患者 Th1/Th2、Th17/Treg 免疫细胞平衡的影响 [J]. 中华中医药杂志，2020，35（12）：6327-6329.

[26] XU Y D，WANG Y，YIN L M, et al. S100A8 protein attenuates airway hyperresponsiveness by suppressing the contraction of airway smooth muscle [J]. Biochem Biophys Res Commun，2017，484（1）：184-188.

[27] XU Y D，WANG Y，YIN L M，et al. S100A8 inhibits PDGF-induced proliferation of airway smooth muscle cells dependent on the receptor for advanced glycation end-products [J]. Biol Res，2017，50（1）：23.

[28] XU Y D，WEI Y，WANG Y，et al. Exogenous S100A8 protein inhibits PDGF-induced migration of airway smooth muscle cells in a RAGE-dependent manner [J]. Biochem Biophys Res Commun，2016，472（1）：243-249.

[29] YIN L M，XU Y D，PENG L L，et al. Transgelin-2 as a therapeutic target for asthmatic pulmonary resistance [J]. Sci Transl Med，2018，10（427）：eaam8604.

[30] 刘健. 支气管哮喘气道重塑机制的研究进展 [J]. 中国现代医学杂志，2022，32（12）：51-54.

[31] 王宇，孙婧，金融，梁宜，刘艳艳，尹磊淼，徐玉东，杨永清. 针刺对哮喘大鼠气道重建模型气道平滑肌细胞 T 型钙通道蛋白表达的影响 [J]. 中国针灸，2012，32（6）：534-540.

[32] 吴文棋，王姝晨，蔡诚毅，王勇，马武华. 基于 ERK/MAPK 信号通路研究针刺对慢性哮喘小鼠气道重塑的影响机制 [J]. 华中科技大学学报（医学版），2022，51（6）：752-758.

（陈新旺）

第四章 心血管科疾病

第一节 心 律 失 常

心律失常（cardiac arrhythmia，CA）是指心脏冲动的频率、节律、起源部位、传导速度或激动次序的异常。按其发生原理，可分为冲动形成异常和冲动传导异常两大类。按照心律失常发生时心率的快慢，可分为快速性与缓慢性心律失常两大类。本病以心慌、胸闷、心跳停搏感，或因心律失常致排心血量下降而出现的乏力、头晕、汗出等症状为主要临床表现。部分患者可无明显症状，仅在行心电图等检查时发现。

心律失常属祖国医学"心悸"范畴。本病病位在心，与肝、脾、肾、肺四脏密切相关。其发病与体虚劳倦、七情所伤、感受外邪、药食不当等因素有关。病机概而论之，涉及痰、火、饮、瘀、虚五端。五者相互作用，或痰火扰心，心神不安；或血瘀气滞，心脉瘀阻，心阳被遏，心失所养；或脾肾阳虚，水饮内停，上凌于心，扰乱心神；或气血阴阳亏虚，使心失滋养，皆可发为心悸。

一、针灸推拿治疗心律失常的临床应用

（一）针灸治疗

1. 毫针针刺疗法

通过数据挖掘技术探讨针灸治疗心律失常的取穴规律，显示针刺治疗心律失常的腧穴选择较为集中，注重原络配穴法及特定穴的使用[1]。

姜慧慧[2]将66例心悸患者随机分为单穴组和腧穴配伍组，单穴组予以针刺内关穴治疗，腧穴配伍组予以针刺内关、神门、足三里治疗，结果表明腧穴配伍组总有效率明显优于单穴组，且腧穴配伍组在改善室性期前收缩频数以及中医证候积分方面明显优于单穴组。

2. 温针灸疗法

杨娜娜等[3]将80例心悸患者随机分为对照组和治疗组，各40例，对照组采用常规针刺，治疗组采用温针灸治疗，每日1次，每次30min左右。10次为1个疗程。治疗3个疗程后，结果显示温针灸治疗心阳不振型心悸疗效更佳。

3. 腹针疗法

罗文杰等[4]将207例快速性心律失常患者随机分为治疗组104例和对照组103例，两组均按照常规给予基础药物治疗，治疗组采用腹针治疗，对照组采用非穴位针刺治疗，两组每日治疗1次，每次留针30min，共治疗12次。结果表明，与对照组相比，腹部针刺治疗能够明显改善功能性室性期前收缩患者的中医临床症状，减少心悸发作次数，缩短心悸持续时间，腹针治疗对室性期前收缩具有较好的疗效。

4. 调心安神针法

调心安神针法是基于心律失常心神失养的发病机制建立的针法，以内关、灵台、神道、百会穴为主进行组穴配伍[5]。

陶纬经等[6]选取 158 例心律失常患者，随机分为试验组和对照组，各 79 例。对照组采取常规西药治疗，试验组在对照组基础上采取调心安神针法治疗，两组均治疗 2 周。结果显示，与对照组相比，调心安神针法联合常规西药治疗心律失常可显著提升疗效，改善患者的心功能及心率变异性，提升生活质量，降低复发率。

5. 针刀治疗

许毅强[7]应用针刀治疗 26 例颈源性心律失常患者，先在患者颈椎或胸椎棘突旁或棘突上寻找压痛点及软组织硬节，每次选择 2～4 个压痛点及软组织硬节，常规皮肤消毒，用 I 型 4 号小针刀进针深达骨面进行纵行疏通、剥离、切割、松解局部软组织，术毕用颈部仰卧位牵扳法矫正椎体移位或微小关节错位，恢复正常解剖位置，5～7 天治疗 1 次，3 次为 1 个疗程，治疗 1 个疗程。结果发现针刀治疗的有效率高达 88.5%。

6. 耳针疗法

管钟洁[8]应用针刺耳穴治疗心律失常患者 39 例，取心、交感、神门、枕、皮质下等穴位为主进行治疗，每天治疗 1 次，每次一侧耳穴，两耳交替，10 次为 1 个疗程。治疗后发现，针刺耳穴治疗心律失常总有效率高达 87.2%，临床治愈率为 48.7%。

7. 针药结合疗法

沈文等[9]观察了养心定悸胶囊联合皮部撒针（取穴：双侧内关、神门、郄门、足三里、三阴交）治疗冠心病快速型心律失常的疗效，研究结果表明，该疗法显著改善患者临床症状，同时安全性高，不良反应与常规治疗无明显区别。

李亮等[10]观察了针刺双侧内关穴配合口服葛根桂枝甘草汤治疗心律失常的临床疗效及其对心率变异性和氧化应激水平的影响，将 123 例心律失常患者随机分三组：A 组口服葛根桂枝甘草汤治疗，B 组针刺治疗，C 组针刺配合葛根桂枝甘草汤治疗。研究结果显示，针刺配合口服葛根桂枝甘草汤是一种治疗心律失常的有效方法，能提高患者心率变异性指标水平，降低炎症因子水平，抑制机体氧化应激反应，且疗效优于对照组。

此外，还有电针疗法、平衡针疗法、盘龙针法、撒针疗法等，在心律失常的临床应用中均取得了较好的疗效。

2022 年 *Chinese medicine* 发表了题为 "Acupuncture at Neiguan suppresses PVCs occurring post-myocardial infarction by alleviating inflammation and fibrosis" 的研究，证实了针灸可显著抑制心肌梗死后室性期前收缩的发生[11]。

（二）推拿治疗

推拿治疗心律失常的主要方法有推、拿、按、揉、坐位旋转复位法、仰卧垫压复位法、俯卧冲压复位法等。

曲崇正等[12]应用三位推拿手法（俯卧分推按压法、仰卧垫胸按压法、坐位扩胸扳法）治疗胸椎小关节紊乱引起的心悸，对 45 例胸椎小关节紊乱引起的心悸患者采用俯卧位、仰卧位和坐位的三位推拿手法治疗，结果显示，运用三位推拿手法治疗可迅速解除胸椎小关节紊乱引起的心悸，总有效率为 100%。

许星[13]研究分析了推拿治疗胸椎小关节紊乱致假性心绞痛心律失常的效果，结果显示，推拿能明显地改善患者心电图情况，消除心律失常的表现，提高临床疗效。

二、针灸治疗心律失常的机制研究

（一）调节自主神经功能

自主神经系统在调节心脏电生理和心律失常的发生中起着重要的作用。自主神经激活导致心律失常或抗心律失常的机制是复杂的，对于不同类型心律失常的作用机制也不相同。大量临床与基础研究为自主神经张力与临床显著性心律失常的关系提供了证据[14]。自主神经重塑、张力异常及功能异常是房颤等发生和维持的重要因素。因此，通过调节自主神经的功能，可以有效控制心律失常的发生。

罗丽平等[15]研究发现，电针与传统针刺健康人双侧内关、间使均能兴奋迷走神经、降低心率，且电针组在电针刺激时能兴奋交感神经与迷走神经，但以兴奋迷走神经为主，电针刺激消失后以兴奋交感神经为主，提示电针能改善自主神经平衡性。而传统针刺组在针刺时可兴奋迷走神经，出针后自主神经张力变化不明显，针刺作用时间长于电针组。同时说明了不同的针刺方法对心脏自主神经活动的调节方式和对心率的作用时间不同。

林仁勇[16]研究了针刺神门穴对心率和心率变异性的影响，发现针刺健康人左侧神门穴能够调整自主神经张力平衡，在针刺状态下可以兴奋迷走神经，降低心率，而出针后迷走神经兴奋度下降。

此外，有研究表明：电针低电流低频率刺激内关和足三里，可激活弓状核、中脑导水管灰质途径释放内啡肽、脑啡肽、γ-氨基丁酸、5-羟色胺等，抑制头端延髓腹外侧区（rVLM），减少交感神经信号流出，减慢心率，缓解室性期前收缩；相反，电针刺激偏历等穴位可激活疑核的副交感神经元，促使 rVLM 释放阿片类和γ-氨基丁酸抑制心脏迷走神经，提高心率，改善心动过缓。因此，针刺不同穴位通过躯体感觉传入神经将不同的信号传入中枢，激活丘脑、脑干不同的神经元，释放不同的神经递质，最终在 rVLM 中调节自主神经，治疗不同类型的心律失常[17]。

（二）抑制炎症反应

炎症是心律失常的中心介质，炎症反应是房颤发生和维持的重要因素，它不仅可以改变心房的电生理和结构，调节钙稳态，增加房颤的易感性，还可以激活心肌溶解、心肌细胞凋亡和纤维化，从而促进心房的结构重塑。研究表明，炎性因子 CRP、IL-2、IL-6、IL-8、TNF-α 与房颤等心律失常的发生密切相关[18]。

张娴等[19]研究显示，与单纯胺碘酮组相比，针刺内关穴联合胺碘酮组可显著降低房颤肺静脉隔离术后患者 CRP、IL-6、TNF-α、TGF-β$_1$、MMP2 水平，降低房颤复发率。Hong 等[20]的研究发现，针刺内关穴能够改变炎症反应相关的基因表达，从而抑制炎症反应，减少自发性室性期前收缩，改善心脏收缩功能。

（三）调节离子通道及相关蛋白的表达

心房电重塑作为房颤发生的重要机制之一，主要表现为电生理的特征改变和离子通道的变化。目前已发现的离子通道的变化主要包括 L 型钙离子电流降低，内向整流钾电流升高，以及连接心肌细胞的缝隙连接蛋白半通道的异常表达/分布等。

祝鹏宇[21]观察了内关穴针刺预处理对阵发性房颤大鼠心房肌组织 CX40 及 Ca^{2+}-ATP 酶蛋白表达的调控机制，该研究证实内关穴针刺预处理能够使房颤大鼠心房肌组织的 Ca^{2+}-ATP 酶蛋白表达上调，对抗房颤造成的心房肌细胞钙超载现象，和胺碘酮组疗效相当。

Nattel 和 Harada[22]研究证实了针刺快速型心律失常家兔模型内关穴能降低 L 型 Ca^{2+}通道表达水平，阻止 Ca^{2+}过度内流；同时降低 Cl$^-$通道表达水平，而 Cl$^-$可以抑制 L 型 Ca^{2+}电流，从而对抗钙超载，减少快速型心律失常出现频率。

此外，张晓露等[23]研究发现，针刺内关穴能增加心肌缺血大鼠 Kir2.1、Kir2.2、Kir2.3 蛋白的表达量,提示针刺可改善心肌细胞内向整流钾电流通道结构。

(四)延缓心房结构重构

心房结构重塑是房颤的最明显改变,主要体现于心房扩大,细胞超微结构改变和组织特征变化,这些改变会降低心房的可收缩性,进而导致心房结构重塑,且该重塑无法逆转[24]。

任杰[25]比较了不同深度针刺内关穴对房颤大鼠心电图及心房结构的影响,结果显示针刺预处理内关穴可以减轻心房颤动对大鼠心房肌细胞的损伤,对心脏结构有保护作用,改善心房颤动引起的心房重构,保护心肌功能优于浅层针刺组。

刘焕阁[26]观察了针刺内关穴预处理后的阵发性房颤大鼠的心房复极参数 QTc 间期以及大鼠心房肌心脏超微结构的变化,研究结果表明,针刺预处理组能够降低阵发性房颤大鼠的心房肌纤维、细胞形态、线粒体等的损害程度,与药物组相似,保护阵发性房颤大鼠的心脏超微结构。

按语

针灸推拿在临床中已被广泛应用于改善患者心律失常,临床疗效肯定,既可单独使用,又可多种疗法联合使用。

通过冠脉造影、心脏电生理检查、电生理技术以及基因敲除的使用,针灸治疗本病的机制研究取得一定进展。但推拿对本病的作用机制研究少见。

随着治未病理念的深入,针刺预处理的研究为治疗心系疾病开拓了新思路,为心律失常的临床多元化全方位的治疗方案提供了更多的参考和依据,有助于造福广大患者。

参 考 文 献

[1] 庄锐,刘佳,范宗静,崔杰,刘用,任洁,吴旸. 基于数据挖掘技术探讨针灸治疗心律失常的取穴规律 [J]. 上海针灸杂志,2021,40(8):1035-1040.

[2] 姜慧慧. 针刺治疗心悸的单穴与腧穴配伍的临床观察 [D]. 长春:长春中医药大学,2019.

[3] 杨娜娜,周胜红. 温针灸治疗心阳不振型心悸 40 例 [J]. 江西中医药,2013,44(5):47-48.

[4] 罗文杰,吴焕林,王侠,刘娟,党晓晶,邹演梅. 腹针治疗快速性心律失常疗效观察 [J]. 上海针灸杂志,2012,31(5):316-318.

[5] 杨振杰. 电针调心安神方治疗心脏过早搏动的初步临床观察 [D]. 济南:山东中医药大学,2009.

[6] 陶纬经,殷建权. 调心安神针法联合常规西药治疗心律失常临床研究[J]. 新中医,2020,52(15):132-135.

[7] 许毅强. 针刀治疗颈性心律失常 26 例 [J]. 中国针灸,2007,224(5):348.

[8] 管钟洁,管遵信. 针刺耳穴治疗心律失常 39 例 [J]. 云南中医中药杂志,2010,31(1):51.

[9] 沈文,欧文武,杨正荣. 养心定悸胶囊联合皮部针刺治疗冠心病快速型心律失常的疗效及对心率变异性、血清炎性因子水平的影响 [J]. 世界中西医结合杂志,2022,17(3):556-560.

[10] 李亮,黄积存,王国蕾. 针刺配合葛根桂枝甘草汤治疗心律失常疗效观察 [J]. 上海针灸杂志,2020,39(12):1510-1515.

[11] HONG H,CAO X,DENG T,et al. Acupuncture at Neiguan suppresses PVCs occurring post-myocardial infarction by alleviating inflammation and fibrosis [J]. Chin Med,2022,17(1):52.

[12] 曲崇正,江钢辉,宋振杰. 三位推拿手法治疗胸椎小关节紊乱引起心悸 45 例临床观察 [J]. 新中医,2010,42(9):87-88.

[13] 许星. 推拿治疗胸椎小关节紊乱致假性心绞痛心律失常的效果分析[J]. 临床医药文献电子杂志,2019,6(57):87.

[14] SHEN M J,ZIPES D P. Role of the autonomic nervous system in modulating cardiac arrhythmias [J]. Circ Res,2014,114(6):1004-1021.

[15] 罗丽平,沈仲元,陈汉平,余平. 针刺内关-间使对健康人心脏自主神经的调节作用 [J]. 上海针灸杂

志，2009，28（10）：603-606.

[16] 林仁勇. 针刺神门穴对心率和心率变异性的影响 [D]. 广州：南方医科大学，2012.

[17] 王松涛，李艳伟，赵亚丹，王佳琦，鲁珊珊，李威，唐慧玲，尚秀葵，郭义，徐枝芳. 针刺治疗心血管疾病疗效及其中枢自主神经机制概述 [J]. 山东中医杂志，2022，41（7）：795-800.

[18] KARAM B S, CHAVEZ-MORENO A, KOH W, et al. Oxidative stress and inflammation as central mediators of atrial fibrillation in obesity and diabetes [J]. Cardiovasc Diabetol, 2017, 16（1）: 120.

[19] 张娴，邢风雷，吴娟鸽. 炙甘草汤联合针刺内关穴对心律失常影响研究 [J]. 四川中医，2019，37（4）：98-101.

[20] HONG H, CAO X, DENG T, et al. Acupuncture at Neiguan suppresses PVCs occurring post-myocardial infarction by alleviating inflammation and fibrosis [J]. Chin Med, 2022, 17（1）: 52.

[21] 祝鹏宇. 针刺预处理抗大鼠阵发性房颤作用机制研究 [D]. 哈尔滨：黑龙江中医药大学，2013.

[22] NATTEL S, HARADA M. Atrial remodeling and atrial fibrillation: recent advances and translational perspectives [J]. J Am Coll Cardiol, 2014, 63（22）: 2335-2345.

[23] 张晓露，王颖，戴俭宇，许亚涵，杨恩达，荆秦，王琪格，陈以国. 电针内关对心肌缺血 ASIC3-/-小鼠内向整流钾离子通道蛋白表达的影响 [J]. 时珍国医国药，2016，27（8）：2037-2040.

[24] 李仪丙，王旭慧，曹璐璐，吴帮启. 针刺治疗房颤机制的研究进展 [J]. 西部中医药，2023，36（2）：129-132.

[25] 任杰. 比较不同针刺深度内关穴对房颤大鼠房颤心电图及心房结构的影响 [D]. 北京：北京中医药大学，2019.

[26] 刘焕阁. 针刺预处理对阵发性房颤大鼠 QTC 间期及心房肌超微结构的影响 [D]. 哈尔滨：黑龙江中医药大学，2014.

（刘存志　王丽琼）

第二节　高　血　压

高血压（hypertension）是一种以体循环动脉收缩期和（或）舒张期血压持续升高为主要特点的全身性疾病。

现代医学认为原发性高血压的发生与遗传因素、环境因素、心理因素密切相关，是机体调控血压功能紊乱所致。近年来最新研究报道显示，原发性高血压的发生尚与幽门螺杆菌感染、微循环障碍、人巨细胞病毒感染、肠道微生物群失调等存在一定的联系，故原发性高血压是由多种因素所引发的临床心血管综合征。

中医学主要依据高血压发作期的常见临床症状，将其归属于"眩晕"、"头痛"的范畴。原发性高血压的基本病因涉及先天、后天两个方面，先天禀赋薄弱为潜在根源，后天致病因素则与情志失调、饮食不节、劳逸失度、外感邪气、内伤虚损、体质偏颇息息相关。病变脏腑涉及五脏，病理因素涉及风、火、痰、瘀、虚五个方面。基本病机为本虚标实之证，虚者以髓海不足、气血亏虚、清窍失养为主，实者以风、火、痰、瘀上扰清窍为主，机体阴阳失衡、脏腑气血功能失调。

一、针灸推拿治疗高血压的临床应用

（一）针灸治疗

1. 活血散风针法

石学敏院士发挥中医学特色，基于《黄帝内经》和"气海"理论，结合针刺治疗原发性高血压的临床经验，提出"气海失司"是导致原发性高血压的基本病机，并形成了"司气海、调血压"的学术思想体系和以人迎为主穴的"活血散风"针刺治疗方案。其中针刺主穴人迎以调气海，辅以合谷、太冲疏肝健脾、活血散风；曲池、足三里调和气血、调气降逆。操作时结合"针刺治神"、"针刺手法量学"这两大学术思想，疗效显著，为临床治疗高血压提供了一种可靠且安全的针刺治疗手段[1]。

李琛等[2]将70例单纯收缩期高血压患者随机分为观察组和对照组，对照组患者采取西药治疗，观察组在对照组治疗基础上予"活血散风"针刺治疗，并观察两组治疗前后24h的动态血压和SF-36量表评分。结果发现"活血散风"针刺法配合西药治疗可降低单纯收缩期高血压患者收缩压，改善患者生活质量，疗效明显优于单纯西药治疗。

2. 通元针法

"通元针法"是由赖新生提出的针灸处方体系。"通"是指"通督养神"之义，"元"为"引气归元"之意。"通督养神"取督脉、五脏背俞穴为主，"引气归元"取任脉、六腑募穴为主，如此腹背相合，俞募相配，内安脏腑之神，同时辨证选取手足三阴三阳之五输穴或其他特定穴，上下相引，左右相呼，外调经络之气。

郑婕等[3]的临床研究表明通元针法治疗原发性高血压较硝苯地平控释片有更有效的趋势，其辨证论治、整体调节阴阳气血的治疗机制较西医治疗高血压靶向用药效果更为显著。

3. 子午流注针法

子午流注是中医时间医学最典型的应用方法，其学术思想源于《黄帝内经》，最核心的理论基础是天人相应，在此基础上按照营卫的运行规律在经气行至各脏腑经络时进行针对性的针刺。子午流注针法根据十二时辰中人体气血的阴阳消长变化规律选取穴位进行治疗，由于子午流注时辰规律与血压昼夜节律的相关性（正常人血压呈双峰一谷、昼高夜低的构型变化，其第一峰在8：00～10：00即辰巳时），临床上一般在取当日辰时和巳时所开五输穴基础上配伍辨证取穴。

李彩莲等[4]发现子午流注纳甲法配合辨证针刺能显著调节青年原发性高血压患者的昼夜节律，其疗效优于常规针刺，且患者易于接受。

罗会等[5]发现口服非洛地平缓释片基础上加子午流注纳甲针刺法比单纯使用降压药有显著优势，且血压水平越高，辅助降压效果越明显。

孟晓敏[6]通过研究发现在服用长效的苯磺酸左旋氨氯地平片药物基础上联合子午纳甲法针刺治疗肝火亢盛型高血压，较单一服用西药治疗的疗效更优。

4. 调督熄风针法

调督熄风针法的核心是"调督"，一可调整督脉经气，疏通脑络；二能调肾气肾精，使肾生髓，髓海充则元神功能易于恢复。另一核心思想则为"熄风"，具体通过补脾滋肾来实现，针刺本经原穴可以调节所属脏腑的气血，调整经脉的阴阳平衡。

梁燕等[7]研究发现调督熄风针法配合口服马来酸左旋氨氯地平片治疗肝阳上亢非构型高血压在动态血压值、血压昼夜节律与脉压差等方面的疗效明显优于单纯服用西药。

5. 深纳久留针法

姚晶晶[8]研究发现百会、四神聪深纳、久留针（五穴均与头皮成10°～15°角，从前向后沿帽状腱膜刺入0.8～1寸，施平补平泻手法，留针5h）可以改善高血压卒中患者的睡眠质量、睡眠时间、睡眠效率、睡眠障碍及日间功能障碍，但入睡时间改善不显著，而卒中患者的睡眠质量改善可辅助调控患者清晨血压。

范晶[9]研究发现百会、四神聪深纳久留针的治疗方法可有效地改善失眠合并高血压的中风患者的睡眠情况，并且该针法可以起到降压的治疗作用，对清晨血压的降压效果较明显，但对睡前血压的降压效果不明显。

（二）推拿治疗

赵琦等[10]对推拿治疗原发性高血压的疗效和安全性进行了系统综述及 Meta 分析，纳入文献的推拿形式以穴位按摩和手法推拿为主，其中穴位按摩多集中于内关、风府、风门、桥弓。手法推拿分为头面部推拿和肢体躯干部推拿为主，头面部推拿多运用点法、揉法、扫散法作用于头部，如百会、四神聪及头面部六经；肢体躯干部推拿多起到辅助配合作用，如点按足三里、三阴交，按揉两侧膀胱经等起到舒筋活络的作用。结果发现推拿手法联合降压药的疗效优于单用降压药，而其中运用穴位按摩手法的降压效果更好，且安全性好。

俞建锋[11]通过数字表法将 240 例原发性高血压患者分为治疗组与对照组各 120 例，治疗组在对照组药物治疗的基础上予以推桥弓穴治疗，结果表明治疗组总有效率明显优于对照组，且其降压效果与临床症状改善有效率均明显高于对照组。张丽等[12]通过推拿桥弓穴配合耳穴贴压辅助治疗原发性高血压，结果发现推拿桥弓穴配合耳穴贴压辅助治疗高血压效果优于单纯药物治疗，且操作简单、成本低廉。

二、针灸推拿治疗高血压的机制研究

1. 调节神经内分泌

正常情况下，内分泌激素与血压达到生理平衡；病理情况下，异常的激素分泌会引起血管收缩，导致高血压发生发展。Yang 等[13]研究表明，针刺引起自发性高血压大鼠（SHR）血压下降与β-肾上腺素能受体介导的去甲肾上腺素降低有关。

2. 靶器官保护

谭峰等[14]研究发现针刺通过下调 SHR 中枢神经轴突生长抑制因子的表达，减少缺血再灌注导致的细胞凋亡，促进细胞信号转导。此外，电针还能显著下调高血压卒中大鼠缺血半暗带神经黏蛋白的基因表达水平，减轻缺血组织中神经元损伤并促进轴突生长[15]。王建波等[16]研究表明，针刺通过介导肾脏 CaM-eNOS-NO 信号通路，上调 CaM、eNOS 的 mRNA 表达水平，从而提高肾组织一氧化氮含量，减轻肾脏内皮细胞损伤，延缓高血压肾损伤进展。另外，田艳鹏等[17]研究表明，针刺通过调节 SHR 肾组织 VEGF 的表达水平，促进内皮细胞损伤后修复，减轻高血压肾脏损害。

3. 调节信号通路相关基因蛋白表达

赵文博[18]研究发现电针三阴交穴可以有效调节 Rac1-MR 通路，降低大鼠肾上腺皮质中 Rac1 以及 MR 的 mRNA 的含量，进而降低肾脏对 Na^+ 的重吸收作用，减少肾脏水钠潴留，从而减少高盐摄入对于肾脏的损伤，进而起到对盐敏感性高血压的调节作用。

蔡昀潞[19]研究发现电针足三里、三阴交可以通过调节 NF-κB/NLRP3 信号通路，减少 IL-1β 等炎性因子的表达，从而发挥抑制心肌细胞炎症发生的作用，保护心肌细胞，验证了电针保护高血压合并肥胖心脏功能正常运转的机制之一。

汪意[20]研究发现早期针刺人迎穴可降低 SHR 血压，缓解血压持续性升高，且能够改善血管重构，进而延缓血管重构的进程，并且针刺人迎穴可能通过调节 TGF-β_1/Smad 信号转导通路，实现对血管的保护。其机制可能是通过下调 SHR 大鼠胸主动脉中 TGF-β_1、Smad3 的表达，上调 Smad7 的表达，从而抑制 TGF-β_1/Smad 信号通路的转导，改善高血压血管重构，达到保护血管的作用。

4. 调节中枢神经

Guo 等[21]研究了针刺捻转补法、针刺捻转泻法和单独针刺太冲对血压和脑糖代谢的影响，发现三种方法皆可通过改善 SHR 被激活的关键脑区的脑糖代谢而降低血压，而针刺捻转泻法降压效果最好，针刺后激活的关键脑区主要集中在小脑、海马、下丘脑、延髓、岛叶皮质、中脑、丘脑和视皮质。

穴位推拿能通过手法操作刺激机体各反射区向大脑皮质传递信息，引发交感神经兴奋，释放神经递质，使血压下降[22]。推拿治疗高血压以推桥弓为主，有研究发现推桥弓能在相应脑区产生明显特异性反应[23]。还有研究表明，推桥弓可以刺激颈动脉窦压力感受器，从而调节血压[24, 25]。

按语

针灸推拿治疗高血压蓬勃发展，有较高质量的循证医学证据作支撑，其对1、2级高血压有较为满意的效果，也可有效改善3级高血压症状，但应配合中西降压药物治疗。高血压脑病、高血压危象应采取综合治疗措施。此外，以石学敏院士活血散风针法为突出代表的学术流派和方法的出现，为临床治疗高血压提供了更多优化的治疗方案，有效提高针灸推拿治疗高血压的满意度。

基于现代科学技术的发展，发现针灸推拿不仅可通过多途径、多靶点发挥降压的作用，还可通过降压起到保护相应脏器功能的作用。但一些流派和方法局限于临床的有效性，对其产生效应的机制较少涉猎，故今后可加大基础及临床研究，为临床治疗高血压及其相关病症提供理论依据。

参 考 文 献

[1] 贺秋霞，石学敏. 石学敏"活血散风"针刺法治疗高血压病之经验 [J]. 江苏中医药，2021，53（9）：31-33.

[2] 李琛，武华清. 活血散风针刺法治疗单纯收缩期高血压临床观察[J]. 光明中医，2022，37（12）：2154-2157.

[3] 郑婕，赖新生，林少贞，吴沛龙. 通元针法用于原发性高血压的临床研究 [J]. 中国医药导报，2018，15（15）：135-138.

[4] 李彩莲，田春艳，管浩，廖雪，段晓荣. 子午流注纳甲法配合辨证针刺对青年原发性高血压昼夜节律的影响 [J]. 上海针灸杂志，2019，38（4）：364-368.

[5] 罗会，李珂. 子午流注针刺法治疗高血压病44例疗效观察 [J]. 湖南中医杂志，2015，31（10）：80-82.

[6] 孟晓敏. 子午流注纳甲法针刺治疗原发性高血压病（肝火亢盛型）的临床观察 [D]. 太原：山西中医药大学，2018.

[7] 梁燕，鲍晓华，李晨梅，刘田莉，王艳君，高慧，多慧玲. 调督熄风针法配合药物治疗肝阳上亢非杓型高血压疗效观察 [J]. 上海针灸杂志，2020，39（8）：955-959.

[8] 姚晶晶. "百会、四神聪"深纳久留针对伴有失眠的高血压卒中患者睡眠质量及上午血压的影响 [D]. 天津：天津中医药大学，2020.

[9] 范晶. "深纳久留"针法对失眠合并高血压的中风患者的睡眠质量、清晨及睡前血压的影响 [D]. 天津：天津中医药大学，2020.

[10] 赵琦，李海松，冀美琦，李婷，宫僖浩，郑建钺，韩梅. 推拿治疗原发性高血压的疗效和安全性系统综述及 Meta 分析 [J]. 中医杂志，2018，59（18）：1568-1573.

[11] 俞建锋. 推桥弓穴治疗原发性高血压120例近期疗效观察 [J]. 上海医药，2013，34（6）：44-46.

[12] 张丽，杜伟斌，鲍关爱. 推拿桥弓穴配合耳穴贴压辅助治疗原发性高血压效果[J]. 中国乡村医药，2015，7（13）：33-34.

[13] YANG J W，YE Y，WANG X R，et al. Acupuncture attenuates renal sympathetic activity and blood pressure via beta-adrenergic receptors in spontaneously hypertensive rats [J]. Neural Plast，2017，2017：8696402.

[14] 谭峰，陈杰，梁艳桂，李雁萍，王学文，蒙迪，程南方. 电针对高血压大鼠皮层脑梗死延髓与脊髓 NgR 表达的影响 [J]. 中国中西医结合杂志，2014，34（3）：334-341.

[15] TAN F，WAN S Y，WU H K，et al. Expression of neurocan mRNA and ultrastructure of brain tissue after cerebral ischemia and reperfusion in stroke-prone renovascular hypertensive rats treated by electroacupuncture[J]. Neural Regeneration Research，2011，6（36）：2834-2838.

[16] 王建波，曲怡，张立德. 电针对高血压前期 Dahl 大鼠肾脏 CaM/NO 通路的影响 [J]. 上海针灸杂志，

2017，36（11）：1367-1371.

［17］田艳鹏，王朝阳，孙静文，金娜美，郭妍，刘清国. 捻转补泻手法对自发性高血压大鼠肾组织 VEGF 表达的影响［J］. 中华中医药杂志，2015，30（8）：2903-2906.

［18］赵文博. 基于 Rac1-MR 通路探讨电针"三阴交"穴对于盐敏感性高血压大鼠的血压调控作用机制［D］. 沈阳：辽宁中医药大学，2020.

［19］蔡昀潞. NF-κB/NLRP3 信号通路在针刺高血压合并肥胖大鼠心肌细胞炎症中的作用［D］. 沈阳：辽宁中医药大学，2021.

［20］汪意. 基于 TGF-β$_1$/Smad 信号通路探讨早期针刺人迎穴对自发性高血压大鼠血管重构的影响［D］. 天津：天津中医药大学，2022.

［21］GUO Q L，LIU Q G，SUN D M，et al. Twirling reinforcing-reducing manipulation-central mechanism underlying antihypertensive effect on spontaneous hypertension in rats［J］. J Tradit Chin Med，2018，38（3）：391-398.

［22］SMITH P A，GRAHAM L N，MACKINTOSH A F，et al. Relationship between central sympathetic activity and stages of human hypertension［J］. Am J Hypertens，2004，17（3）：217-222.

［23］肖显俊. 正反向推桥弓治疗原发性高血压的即时临床疗效观察及中枢响应特征研究［D］. 成都：成都中医药大学，2015.

［24］罗道珊. 推拿桥弓穴快速降压 30 例临床观察［J］. 河北中医，2009，31（12）：1847.

［25］娄晓峰，廖品东. 头面部推拿与推桥弓辅助治疗高血压临床疗效比较［J］. 浙江中西医结合杂志，2009，19（4）：209.

（高卫杰）

第五章　消化科疾病

第一节　肠易激综合征

肠易激综合征（irritable bowel syndrome，IBS）是一组持续或间歇发作，以腹痛、腹胀、排便习惯和（或）大便性状改变为临床表现，而缺乏胃肠道结构和生化异常的肠道功能紊乱性疾病[1, 2]。

罗马Ⅲ诊断标准将其列为功能性肠病的一类，患者以中青年为主，发病年龄多为 20～50 岁，女性较男性多见，有家族聚集倾向，常与其他胃肠道功能紊乱性疾病如功能性消化不良并存伴发。按照大便的性状将肠易激综合征分为腹泻型、便秘型、混合型和不定型四种临床类型，我国以腹泻型为主型。最新共识/指南认为肠易激综合征是多因素起源，遗传因素、饮食因素、胃肠道动力异常、内脏高敏感、脑-肠轴调节异常、肠道感染和免疫因素、精神心理因素等被认为是肠易激综合征发病的诱因[3]。

肠易激综合征属于祖国医学"腹痛"、"泄泻"、"久泄"、"便秘"、"肠郁"等几个肠胃疾病范畴。病位在肠，主要涉及肝、脾（胃）、肾等脏腑；病机是肝郁脾虚，肝气郁结。

一、针灸推拿治疗肠易激综合征的临床应用

（一）针灸治疗

1. 常规针刺疗法

中医认为，肠易激综合征虽病位在肠，而其治疗之本在于调理脾胃，正如《灵枢·本输》所述"大肠、小肠皆属于胃"，通过数据挖掘系统分析针灸治疗肠易激综合征的文献发现[4]，足阳明胃经是针灸治疗肠易激综合征的首选经脉。

刘存志团队[5]设计了一项多中心随机临床试验，将诊断为腹泻型肠易激综合征（IBS-D）的患者随机分为特定穴位组、非特定穴位组和假针灸组。所有患者接受连续 4 周，每周 3 次，每次 30min 的治疗，结果发现针刺在特定穴位组和非特定穴组均可改善肠易激综合征症状。

MacPherson 等[6]设计实施了一项随机对照试验，发现针刺可有效降低肠易激综合征症状严重程度量表（IBS-SSS）评分，且治疗后第 6、9、12 个月时仍然保持很好的治疗效果，表明针刺治疗肠易激综合征具有稳定的远期疗效。

Pei 和 Geng 等[7]进行了一项针刺治疗 519 例肠易激综合征患者的多中心 RCT 研究，研究表明，针刺治疗肠易激综合征与聚乙二醇/匹维溴铵相比更加有效，且效果持续长达 12 周。

2. 腹针疗法

覃宇等[8]研究结果表明，腹泻型肠易激综合征患者治疗结束 3 个月后，腹针组（取穴：中脘、下脘、气海、关元，双侧滑肉门、大横、外陵）总体临床疗效、总有效率及愈显率均高于西药组（用药：匹维溴铵）。

韩名媛[9]发现在常规针刺的基础上针刺"孙氏腹八区"系列穴位，可以改善肠易激综合征患

者的临床症状、降低腹痛腹胀程度、调节腹痛频率，明显缓解患者不良情绪，提高生活质量。

3. 艾灸疗法

李奕宏等[10]通过整理近 10 年来艾灸及其相关的特色疗法，发现艾灸部位以足阳明胃经和任脉的腧穴为主，常用穴位为中脘、天枢、足三里。

Zhu 等[11]将 80 例肠易激综合征患者随机分为艾灸组和假灸组进行为期 4 周的治疗，除采用 IBS-SSS 和肠易激综合征生活质量量表（IBS-QOL）评价治疗效果外，还对部分患者进行了直肠球囊扩张刺激。结果表明艾灸既可以改善肠易激综合征患者的症状和生活质量，又能降低其直肠敏感性。

4. 穴位埋线

金国栋[12]治疗肠易激综合征选取大肠俞、肺俞、天枢、足三里等穴行穴位埋线，总有效率为 87.5%。

洪珍梅等[13]选取胃经、脾经等穴位行穴位埋线治疗肠易激综合征患者，疗效确切。

5. 针药结合法

王茜等[14]研究发现针灸结合马来酸曲美布汀片治疗可提高肠易激综合征临床总有效率。

6. 浮针疗法

李旗等[15]的研究表明浮针疗法可有效减轻轻中度肠易激综合征患者症状严重程度，有利于纠正患者肠道菌群失调，并可能通过增强胃肠道免疫功能和减轻应激反应的机制达到治疗目的，具有较高的安全性。

（二）推拿治疗

津沽推拿团队[16]立足"圆运动"理论，综合运用层按法、捺穴疗法、揉腹法、捋法等特色推拿手法，从圆运动气机升降的角度，通过恢复体内紊乱的气机从而达到"宣上"、"畅中"、"渗下"的目的，临床上对腹泻型肠易激综合征有着较好的临床治疗效果。

曹仁发[17]在对患者进行摩腹治疗基础上，用一指禅推法在上脘、中脘、天枢、关元依次进行往返推法 5min，使附近皮肤有温热感；随后让患者变换体位对肝俞、肾俞、命门、大肠俞、次髎施行一指禅推法 5min，最后横擦上述穴位，以透热为度。结果显示，通过局部选穴，直达病所，达到了较快缓解患者腹痛、腹胀和排便不尽感的效果。

二、针灸治疗肠易激综合征的机制研究

1. 降低肠易激综合征内脏敏感性

徐万里等[18]研究发现低频耳电针通过调节下丘脑 CRF、CRF1R、CRF2R、NESFATIN-1，以及远端结肠 5-羟色胺受体 4（5-HT4R）的 mRNA 表达缓解内脏高敏感大鼠的内脏敏感性。

2. 调节肠易激综合征胃肠动力

刘慧慧等[19]对肠易激综合征模型大鼠"下焦区"、"大肠区"、"肝区"、"脾区"进行眼针针刺干预，结果发现针刺眼针穴区能够有效改善腹泻情况，且肠易激综合征模型大鼠结肠组织水通道蛋白 8（AQP8）mRNA 与蛋白表达均减少，血管活性肠肽（VIP）蛋白表达明显增加。

3. 调节肠易激综合征脑-肠轴

脑肠肽的一类小分子信息物质在脑部和胃肠道均有分布，包括神经肽类 P 物质（SP）、血管活性肠肽（VIP）、一氧化氮（NO）、降钙素基因相关肽（CGRP）、5-羟色胺（5-HT）、胆囊收缩素（CCK）等。这类小分子活性物质既在中枢内通过对相关核团的影响参与胃肠道功能的调节，也在外周神经水平中参与胃肠道的功能调节，具有激素和神经递质的特性，在脑-肠轴中起到信息

双向传递的作用[20]。

顾文等[21]发现穴位敷贴联合针刺治疗能够通过降低患者血清 5-HT、IL-8 水平，减轻肠道炎症反应，减弱内脏高敏感性，调节脑-肠轴的失衡状态。

郑苏等[22]观察电针足三里对肠易激综合征模型大鼠肠系膜微循环、内脏敏感性、胃肠功能及 CGRP、SP、VIP 的作用，发现电针可以提高肠易激综合征大鼠内脏敏感性，扩张肠道微循环管径，加快血流循环，调节血浆中的 SP、VIP 和 CGRP 含量，缩短排出活性炭黑便所需时间和减少收缩波个数，从而发挥治疗作用。

4. 调节肠易激综合征肠道菌群

目前有大量文献研究表明肠易激综合征患者存在肠道菌群失调，双歧杆菌和粪杆菌属明显减少，而肠杆菌、拟杆菌、乳杆菌明显增多，导致肠道运动改变、脑-肠轴改变、肠道黏膜通透性增加、内脏敏感性增加，而通过其代谢产物如脂肪酸、色氨酸、神经递质可以影响脑功能，产生抑郁和焦虑等[23]。

王茜等[24]观察针灸治疗肝郁脾虚型肠易激综合征患者，结果发现针灸可有效提高双歧杆菌、乳酸杆菌数量和双歧杆菌/大肠杆菌比值，降低大肠杆菌数量。

魏晓松等[25]发现东垣针法联合双歧杆菌乳杆菌三联活菌片能明显改善肠易激综合征患者的胃肠道症状及生活质量，可以促进正常菌群生长、抑制非正常菌群繁殖。

按语

针灸推拿治疗肠易激综合征已在临床得到广泛应用，在不同证型均有介入。特别是针灸疗法因其受众广泛、疗效稳定、针对性强等因素，对其研究更为系统、集中、深入。而推拿疗法对腹泻型肠易激综合征展示出一定优势。通过基础实验研究，发现针灸可通过调节胃肠运动、内脏高敏反应、肠道菌群、脑-肠轴、神经内分泌系统、免疫系统等方面改善肠易激综合征的相关症状，为临床应用提供了较高的理论支持。目前对推拿治疗肠易激综合征的机制研究有待进一步开展。

参 考 文 献

[1] BRIAN L，NIHAL P. Rome criteria and a diagnostic approach to irritable bowel syndrome [J]. J Clin Med，2017，6（11）：99.

[2] SPERBER A D，DUMITRASCU D，FUKUDOS，et al. The global prevalence of IBS in adults remains elusive due to the heterogeneity of studies：a rome foundation working team literature review [J]. Gut，2017，66（6）：1075-1082.

[3] 中华医学会消化病学分会胃肠功能性疾病协作组，中华医学会消化病学分会胃肠动力学组. 中国肠易激综合征专家共识意见 [J]. 中华消化杂志，2016，36（5）：299-312.

[4] 郑华斌，陈媛，陈骥，李瑛. 运用数据挖掘研究现代针灸治疗肠易激综合征的用穴规律 [J]. 时珍国医国药，2013，24（3）：701-702.

[5] QI L Y，YANG J W，YAN S Y，et al. Acupuncture for the treatment of diarrhea-predominant irritable bowel syndrome：a pilot randomized clinical trial [J]. JAMA Netw Open，2022，5（12）：e2248817.

[6] MACPHERSON H，TILBROOK H，BLAND J M，et al. Acupuncture for irritable bowel syndrome：primary care based pragmatic randomised controlled trial [J]. BMC Gastroenterol，2012，12：150.

[7] PEI LX，GENG H，GUO J，et al. Effect of acupuncture in patients with irritable bowel syndrome：a randomized controlled trial [J]. Mayo Clin Proc，2020，95（8）：1671-1683.

[8] 覃宇，易玮，林树雄，杨春芳，庄泽敏. 腹针疗法治疗腹泻型肠易激综合征临床疗效观察 [J]. 中国针灸，2017，37（12）：1265-1268.

[9] 韩名媛. 孙氏腹针治疗腹泻型肠易激综合征的临床疗效观察 [D]. 哈尔滨：黑龙江中医药大学，2022.

［10］李奕宏，胡江杉，吴松，王华. 灸法治疗腹泻型肠易激综合征临床研究进展［J］. 湖北中医药大学学报，2022，24（1）：126-129.

［11］ZHU Y，WU Z Y，MA X P，et al. Brain regions involved in moxibustion-induced analgesia in irritable bowel syndrome with diarrhea：a functional magnetic resonance imaging study［J］. BMC Complement Altern Med，2014，14：500.

［12］金国栋. 穴位埋线治疗便秘型肠易激综合征疗效观察［J］. 中国中西医结合消化杂志，2014，22（1）：5-7.

［13］洪珍梅，王樟连，陈晓军. 穴位埋线治疗腹泻型肠易激综合征疗效观察［J］. 中国针灸，2011，31（4）：311-313.

［14］王茜，陈侃俊，余安胜. 针灸治疗肝郁脾虚型肠易激综合征疗效及机制探讨［J］. 中国中西医结合消化杂志，2019，27（7）：520-524.

［15］李旗，田福玲，郭振宇，周立伟，朱好松. 浮针疗法对轻中度腹泻型肠易激综合征患者内脏敏感性、胃肠动力、肠道菌群及肠黏膜屏障功能的影响研究［J］. 中国全科医学，2021，24（9）：1111-1115，1130.

［16］王毓岩，李华南，张小凡，王金贵. "圆运动"理论在津沽脏腑推拿治疗腹泻型肠易激综合征中的应用［J］. 天津中医药，2020，37（9）：1027-1030.

［17］王怡超，顾非，李亚洲，曹欣地，柳文韬，谭莉. 曹仁发推拿治疗肠易激综合征临床经验探析［J］. 江苏中医药，2019，51（5）：20-22.

［18］徐万里，周帅，周静珠，赵瑞瑞，孙鲁宁，王永庆，薛明新，陈欢，张朝晖. 低频耳针电刺激降低内脏敏感性的机制探讨［J］. 南京医科大学学报（自然科学版），2021，41（2）：181-186.

［19］刘慧慧，刘旭东，王艳杰，关洪全，柴纪严，赵金茹，王德山. 针刺眼针穴区与非穴区对 D-IBS 模型大鼠结肠组织 VIP 及 AQP8 表达的影响［J］. 中国针灸，2012，32（10）：919-924.

［20］杜晓娟，汪龙德，刘俊宏，毛兰芳，梁乾坤，李云霞，吴溪玮，剡媛. 功能性消化不良与脑肠轴机制研究进展［J］. 辽宁中医药大学学报，2017，19（7）：116-118.

［21］顾文. 穴位敷贴联合针刺治疗肠易激综合征的临床观察及对脑肠肽 5-HT 和炎症因子 IL-8 的影响［J］. 中国中西医结合消化杂志，2018，26（3）：261-263，269.

［22］郑苏，胥婧，彭力. 电针足三里对肠易激综合征大鼠胃肠功能及 CGRP、SP、VIP 影响研究［J］. 针灸临床杂志，2018，34（3）：66-69.

［23］徐晶晶，黄柳向. 以肠道菌群为靶点治疗肠易激综合征研究进展［J］. 湖南中医杂志，2020，36（3）：165-167.

［24］王茜，陈侃俊，余安胜. 针灸治疗肝郁脾虚型肠易激综合征疗效及机制探讨［J］. 中国中西医结合消化杂志，2019，27（7）：520-524.

［25］魏晓松，石志敏，董燕，梁健，郝丽君，刘丽. 东垣针法联合双歧杆菌乳杆菌三联活菌片治疗腹泻型肠易激综合征的疗效及对肠道微生态的影响［J］. 中国中西医结合消化杂志，2021，29（3）：170-174.

（刘存志　王丽琼）

第二节　功能性便秘

便秘是一个常见的临床症状，表现为排便次数减少、粪便量减少、粪便干结、排便费力等。如便秘不引起器质性病变称功能性便秘（functional constipation，FC）。包括慢传输型、出口梗阻型和混合型。在普通人群中便秘的患病率可达 27%，女性多于男性，与情绪、饮食、肠道微生物、肠道传输动力和肠神经系统异常等密切相关，患者可能存在焦虑和抑郁状态。

现代医学认为结直肠动力障碍、盆底肌功能减退、肠黏膜免疫异常、肠道菌群失调等都是影响功能性便秘的重要环节，且脑-肠轴有重要作用。针灸能通过调节神经递质，改善胃肠道功能。

本病中医病名有"大便难"、"后不利"、"不更衣"、"阴结"、"阳结"、"脾约"等。病位在肠，与肺、胃、脾、肾、肝等脏腑相关，病机是大肠传导障碍，肠道气机郁滞。

一、针灸推拿治疗功能性便秘的临床应用

（一）针灸治疗

1. 普通针刺疗法

刘保延团队的一项多中心大样本的高质量研究，观察了针刺对 1075 例严重慢传输型便秘患者的临床疗效，研究成果发表在 *Annals of Internal Medicine* 杂志，为针灸治疗功能性便秘提供了高级别的临床证据[1]。证实针刺对功能性便秘具有较好的疗效，芒针深刺比浅刺效果更好。

段锦绣等[2]进行了深刺天枢穴治疗 120 例结肠慢传输型便秘患者的临床观察，4 周后改善了排便不成功次数及腹痛等症状，即刻效应较好，对临床症状的改善优于常规针刺治疗。

姜丽芳等[3]发现针刺会阴穴可有效增加慢性疲劳综合征患者的自发排便次数，减轻便秘症状，提高生活质量，治疗后及随访效果优于口服西药。陈智全[4]针刺双侧章门、太冲、支沟、三阴交、照海和太白治疗女性患者功能性便秘，留针 30min，每日 1 次，共 4 周，临床总有效率为 86.67%，随访 1 个月临床总有效率为 73.33%。

2. 靳三针疗法

杨子宇[5]采用靳三针调神针法治疗肝郁脾虚便秘型肠易激综合征，在常规针刺基础上加四神针、智三针、印堂和神门，每周 3 次，每次 30min，治疗 4 周，结果提示该针法在改善生活质量、提高便秘和中医证候的疗效上均优于普通针刺。

3. 电针疗法

周惠芬等[6]在天枢、腹结、肾俞、大肠俞等腹部和骶部穴位进行电针治疗同类型的功能性便秘，每周 5 次，10 次为 1 个疗程，结果发现电针对排便不尽或肛门坠胀症状有改善，对排便费力程度、每次花费时间及便质改善不明显。

4. 灸法

马倩莹等[7]采用温针灸八髎穴治疗阳虚型慢性功能性便秘，隔天 1 次，每周 3 次，疗程 4 周，结果发现其总有效率为 93.75%，能显著降低患者中医证候积分。胡春媚[8]应用热敏灸治疗功能性便秘，有效率达 83.33%。

5. 针药结合疗法

王超[9]采用针药结合治疗肝郁脾虚型便秘，在疏肝健脾中药汤剂的基础上针刺太冲、天枢、上巨虚、气海、中脘、支沟、合谷和三阴交穴。该研究表明对比单纯中药治疗，其效果更佳，有增效的作用。

6. 穴位敷贴疗法

张秀美等[10]通过便秘生活质量评分表（PAC-QOL）评估神阙穴中药贴敷联合基础护理对老年功能性便秘的临床疗效，证实神阙穴中药贴敷可能通过某种机制刺激自主神经增加神经递质的传导，从而促进肠道蠕动，有助于缓解老年功能性便秘患者的临床症状和提高患者的生活质量。

7. 穴位埋线疗法

尹平等[11]取天枢、水道、足三里、上巨虚、大肠俞穴，采用穴位埋线的治疗方法，每 2 周治疗 1 次，共 2 次，结果发现便秘患者症状自评量表（PAC-SYM）、PAC-QOL、腹胀积分均较治疗前明显改善。曹俏蓉等[12]运用穴位埋线治疗老年功能性便秘，发现穴位埋线能有效减轻患者的便

秘，复发率低。

（二）推拿治疗

1. 三穴三法推拿

"三穴"为天枢、关元、中脘穴，"三法"为摩腹法、腹部震颤法、推腹法。马鑫文等[13]将60例功能性便秘（气滞型）患者分为对照组和治疗组各30例，对照组予口服枸橼酸莫沙必利片治疗，治疗组采用"三穴三法"推拿手法，各组治疗20天后，治疗组总有效率为86.67%，高于对照组的73.33%。且治疗后两组排便困难、粪便性状、排便时间、排便频率、腹胀积分以及PAC-QOL量表中身体不适、心理社会不适、担心和焦虑、满意度4个维度积分均较治疗前降低，但治疗组各项指标均优于对照组。

2. 其他方法

何佳桐等[14]采用"运腹调气"推拿法联合耳穴贴压法，治疗大学生功能性便秘，临床疗效及症状积分的改善方面，显著优于单一使用耳穴贴压或推拿手法治疗。王敏等[15]通过腹部推拿辅以推揉腰背部干预，包括点按双侧肝俞、脾俞、胃俞、大肠俞等，揉腹、摩腹、运腹、推腹、按腹（章门、中脘、天枢、气海等穴），结果显示推拿能促胃肠蠕动，促进排便。

二、针灸推拿治疗功能性便秘的机制研究

Jang等[16]针灸刺激足三里穴5天，结果发现针灸能下调VIP浓度，上调胃动素、生长素释放肽和胃泌素的浓度，调节5-HT浓度以提高小肠蠕动。潘晓敏[17]、李非铭[18]应用电针不同穴位干预功能性便秘大鼠，可调节水通道蛋白3（AQP3）的表达，调控脑肠肽生长抑素（SS），发挥促进肠动力的效应。

推拿刺激腹部穴位，可促使肠上皮Mo细胞分泌胃动素，作用于平滑肌上的胃动素受体，加快兴奋胃肠道平滑肌，促进平滑肌收缩，从而使胃肠蠕动促进粪便在肠道内的传导，同时刺激消化液的分泌，为肠道内增添水分，利于粪便的排出[19]。

按语

针灸临床治疗功能性便秘已形成多种成熟的方法，并有高质量的循证医学证据作支撑。对严重功能性便秘而言，深刺较浅刺效果好，天枢是常用腧穴之一，八髎穴的应用值得关注。在接下来的研究中，可充分将现代研究方法融入，以能筛选出更有效的治疗手段。针灸推拿对功能性便秘的机制主要体现在通过调节神经递质浓度、调节水通道蛋白、脑肠肽生长素表达等发挥其作用。

参 考 文 献

[1] LIU Z, YAN S, WU J, et al. Acupuncture for chronic severe functional constipation: a randomized trial [J]. Ann Intern Med，2016，165（11）：761-769.

[2] 段锦绣，彭唯娜，刘志顺，杨德莉，郭郡，蔡姮婧. 深刺天枢穴改善结肠慢传输型便秘临床观察 [J]. 上海针灸杂志，2010，29（10）：631-633.

[3] 姜丽芳，吴洁，符强，姜丽红，陈晨，朱丹，仲远明. 针刺会阴治疗严重慢性功能性便秘临床疗效观察 [J]. 中国针灸，2023，43（2）：128-132.

[4] 陈智全. 疏肝健脾方针刺治疗肝郁脾虚型女性功能性便秘的临床疗效观察 [D]. 福州：福建中医药大学，2019.

[5] 杨子宇. 调神针法在治疗肝郁脾虚型肠易激综合征中的疗效研究 [D]. 广州：广州中医药大学，2018.

[6] 周惠芬，丁曙晴，丁义江，王玲玲，刘翠，方健，杨旭. 电针治疗不同类型功能性便秘效应特点观察 [J]. 中国针灸，2014，34（5）：435-438.

[7] 马倩莹，何新芳. 温针灸八髎穴治疗阳虚型慢性功能性便秘的临床研究 [J]. 广州中医药大学学报，2023，

40（2）：363-367.

[8] 胡春媚，胡青云，康林之，葛来安，刘永芬，熊引. 热敏灸治疗功能性便秘的临床研究 [J]. 中国医学创新，2014，11（34）：26-28.

[9] 王超. 在中药基础上联合针灸治疗肝郁脾虚型便秘的临床研究 [D]. 广州：广州中医药大学，2018.

[10] 张秀美，王妍，黄佳莹. 神阙穴中药贴敷联合基础护理在老年功能性便秘中的疗效研究 [J]. 上海医药，2023，44（1）：30-32，77.

[11] 尹平，邰文霞，徐世芬. "理焦通腑" 法穴位埋线治疗功能性便秘临床观察 [J]. 上海针灸杂志，2016，35（10）：1206-1209.

[12] 曹俏蓉，李雷勇. 穴位埋线治疗老年功能性便秘患者的临床疗效及对其血清肠神经递质水平的影响 [J]. 山西中医药大学学报，2021，22（6）：434-437.

[13] 马鑫文，王程，刘洁. "三穴三法" 推拿治疗功能性便秘的临床观察 [J]. 中医药导报，2019，25（8）：99-101.

[14] 何佳桐，马存辉，王路广，常永超，图尔苏阿依·艾尔肯，沈明球. "运腹调气" 推拿法联合耳穴贴压治疗大学生功能性便秘的疗效分析 [J]. 新疆中医药，2022，40（5）：33-36.

[15] 王敏，孙庆. 腹部推拿法治疗老年人功能性便秘的临床观察 [J]. 天津中医药，2014，31（3）：148-150.

[16] JANG J H, LEE D J, BAE C H, et al. Changes in small intestinal motility and related hormones by acupuncture stimulation at Zusanli (ST 36) in mice [J]. Chin J Integr Med, 2017, 23（3）：215-220.

[17] 潘晓敏. 基于合治内腑理论电针对功能性便秘大鼠结肠 AQP3 蛋白及 AQP3 mRNA 影响的研究 [D]. 咸阳：陕西中医药大学，2017.

[18] 李非铭. 胃肠组织及血清中生长抑素（SS）的影响电针对功能性便秘模型大鼠胃肠组织 [D]. 咸阳：陕西中医药大学，2013.

[19] 徐建明，任倩，刘俊昌. "三穴三法" 对功能性便秘患者胃肠激素水平的影响及疗效研究 [J]. 新疆医科大学学报，2020，43（10）：1374-1377，1382.

（黄　艳）

第三节　溃疡性结肠炎

溃疡性结肠炎（ulcerative colitis，UC）是一种以弥漫性结肠黏膜炎症为特征的慢性非特异性炎症，以腹痛、间断性腹泻、黏液脓血便及里急后重为主要临床表现。有易复发、慢性持续性和一定的癌变性。该病在北美和西欧等工业化国家更为常见，我国的发病率逐年升高，高发年龄在 20～40 岁。

现代医学认为溃疡性结肠炎属于炎症性肠病的一种，其病变部位主要局限于大肠黏膜和黏膜下层，发病部位可累及直肠及广泛结肠。

本病属中医学 "泄泻"、"腹痛"、"肠澼" 范畴。其病位在肠，与脾胃密切相关。明代赵献可《医贯·论泄泻》有云："脏腑泻利其证多端，大抵皆因脾胃而作。" 该病本虚标实，虚实夹杂。多由外感时邪、饮食不节、七情内伤或先天禀赋不足等所致，可分为湿热内蕴、肝郁脾虚、脾虚加湿、脾肾阳虚、阴血亏虚、气滞血瘀、寒热错杂等证型。

一、针灸推拿治疗溃疡性结肠炎的临床应用

（一）针灸治疗

1. 普通针刺法

《景岳全书》曰："泄泻之本，无不由于脾胃。盖胃为水谷之海，而脾主运化，使脾健胃和，则

水谷腐熟，而化气化血，以行营卫。"认为脾胃功能障碍是主要因素。针灸治疗溃疡性结肠炎以足阳明胃经、任脉和足太阳膀胱经为主。天枢、足三里、上巨虚、关元、中脘、大肠俞、脾俞、气海等是临床常用的配穴处方。

Joos 等[1]采用辨证配穴法，选择天枢、气海、足三里、脾俞、胃俞、肾俞、中脘、阳陵泉、命门、百会、内庭、三阴交等穴加减，与非穴位点浅刺比较，针灸能有效缓解溃疡性结肠炎症状，降低疾病活动指数。

黄永杰[2]采用针刺疗法治疗慢性溃疡性结肠炎，取关元、气海、天枢、大肠俞、三阴交和足三里等穴位针刺，结果显示针刺治疗总有效率高于常规西医疗法。

2. 灸法

（1）温和灸　宋宸宇等[3]用温和灸治疗脾肾阳虚型溃疡性结肠炎患者 30 例，可缓解腹痛、腹泻等症状，总有效率达 93.5%。

（2）隔药灸　林晓映等[4]发现隔药灸气海和双侧天枢、上巨虚能缓解溃疡性结肠炎患者腹痛等症状、焦虑和抑郁情绪，改善生活质量。

陈懿博[5]发现隔药灸（药物：附子、木香、丹参、肉桂、红花、黄连等）中脘、关元、天枢穴，结合针刺阴陵泉、上巨虚穴，能改善脾肾阳虚溃疡性结肠炎患者的腹痛等症状，调整患者肠道菌群。

（3）隔姜灸　贺君等[6]在基础用药（双歧三联活菌胶囊）基础上，加腹部穴位针刺及脐隔姜灸，治疗脾肾阳虚型溃疡性结肠炎患者的总有效率为 86.67%，优于基础用药。

3. 针药结合治疗

贾剑南[7]治疗溃疡性结肠炎，采用单纯药物+针刺的治疗组，取穴中极、关元、气海、天枢、大横、大肠俞、足三里、上巨虚、三阴交、太冲等，发现治疗组临床疗效及总有效率优于单纯药物。

吕文智[8]采用乌梅丸汤剂保留灌肠联合针灸治疗，不仅可缓解临床症状，还能调节免疫功能，消除炎症，达到标本兼治的效果，且优于单纯针灸或者药物治疗，临床优势明显。

4. 其他疗法

郭维军等[9]观察溃结宁膏（由附子、细辛、丁香、白芥子、延胡索、赤芍、肉桂、冰片、生姜等药物组成）穴位贴敷治疗脾肾阳虚型溃疡性结肠炎，结果显示溃结宁膏穴位贴敷可显著改善患者的临床症状，降低血清 IFN-γ、IL-4 浓度，提高机体免疫力。

韩淑凯等[10]用头针疗法治疗溃疡性结肠炎患者 40 例，对头部胃区和肠区内沿皮针刺，通过经络的疏导作用，促进了胃肠功能的恢复。

（二）推拿治疗

余亚英[11]对溃疡性结肠炎患者进行中医药膳结合穴位按摩护理，能有效提高其康复效率。贾海鹏等[12]对 13 例患者运用腹部按摩，总有效率为 76.92%。

二、针灸推拿治疗溃疡性结肠炎的机制研究

1. 免疫调节

Fang、赵继梦等[13, 14]聚焦溃疡性结肠炎的免疫调节作用，发现隔药灸能通过调节溃疡性结肠炎结肠 P2X7R-NLRP3 炎性小体通路抑制炎性因子的表达，抑制 NF-κB 通路和转录因子 STAT3 磷酸化。

陈明森[15]采用电针天枢、足三里干预溃疡性结肠炎，发现电针提高肠道组织中 TGF-β、FOXP3 与衰变加速因子（DAF）的含量及血清中 IL-10 的含量、降低血清中 IL-6 和 IL-17 的含量，提示针灸可能调节 Treg/Th17 免疫平衡。曾于恒等[16]研究显示电针组和隔药灸组能抑制溃疡性结肠炎模

型大鼠 NOXs-ROS-NLRP3 炎症小体信号通路，参与免疫调节。张冬冬等[17]研究发现调脾胃升降温针疗法联合西药治疗溃疡性结肠炎疗效较好，可能通过调节 IL-6/STAT3 信号通路纠正 Th17/Treg 平衡从而降低炎症因子含量。

2. 保护肠黏膜屏障

吴璐一等[18]发现艾灸能调节结肠缝隙连接蛋白，保护肠黏膜屏障，减轻溃疡性结肠炎模型结肠炎症。马喆等[19]观察了隔药灸预处理能提高溃疡性结肠炎大鼠肠黏膜机械屏障中的 Occludin、连接黏附分子（JAMs）、ZO-1 以及肠黏膜化学屏障中黏蛋白（MUC）的表达水平，修复肠黏膜屏障，发挥肠黏膜保护作用。

3. 影响中枢神经

方佳钰等[20]发现腹部推拿能改善溃疡性结肠炎模型大鼠腹痛症状，通过抑制脊髓背角磷脂酰肌醇-3-激酶（PI3K）、N-甲基-D-天冬氨酸受体（NMDAR）亚基 NR1 蛋白表达，改善脊髓背角神经元形态，从而抑制脊髓背角中枢敏化，对溃疡性结肠炎起到镇痛作用。

4. 转录组学

Wang 等[21-23]发现隔药灸影响溃疡性结肠炎结肠的 mRNA、miRNA 和 circRNA 表达图谱，差异表达基因、miRNA 靶基因主要涉及的关键通路与免疫相关。顾沐恩等[24]发现隔姜灸可调节溃疡性结肠炎结肠的 miRNA 表达谱，为后续研究提供了基础与方向。

5. 蛋白质组学

Qi 等[25]采用 iTRAQ 标记结合质谱技术进行蛋白质组学分析，发现艾灸可通过调节与氧化磷酸化相关的 Atp5l、Atp5f1、Cox4i1 的表达，进而调控肠道免疫网络产生 IgA、FcγR 介导的吞噬作用的关键通路，从而减轻 DSS 诱导的溃疡性结肠炎模型大鼠结肠炎症。

6. 代谢组学

吴璐一等[26]运用代谢组学用超高效液相色谱-四极杆飞行时间质谱（UPLC-Q/TOF MS）进行观察研究，发现针灸合募配穴可有效回调溃疡性结肠炎模型大鼠 6 个差异代谢物的表达，主要参与色氨酸、半胱氨酸等氨基酸代谢通路。

7. 调节肠道菌群

Qi 等[27, 28]发现艾灸可以调节肠道菌群，降低肠道内葡糖杆菌属、鞘氨醇单胞菌属丰度，增加肠道菌群的多样性，提高肠道中乳酸杆菌等益生菌的数量，使结肠炎大鼠失调的肠道菌群向正常的方向转变。侯天舒等[29]研究显示电针对肠道菌群的多样性、有益菌群的表达及尿液中的关键代谢物均具有良性调节作用。

附　克罗恩病

克罗恩病（Crohn disease，CD）和溃疡性结肠炎均属于炎症性肠病，是一种慢性非特异性胃肠道炎性疾病，临床多表现为腹痛、腹泻、腹部包块、肠梗阻和瘘管形成等，同时可伴有发热、焦虑、抑郁样精神障碍等多种肠外表现。病程长，具有反复性发作以及进行性发展的特点。我国发病率约为 0.15%，男女比例约为 1.5∶1，发病率呈逐年增长趋势。

现代医学认为克罗恩病的发生是由于多种环境因素的刺激，病变涉及整个胃肠道，特别是末端回肠和升结肠。临床治疗包括氨基水杨酸制剂、免疫抑制剂、糖皮质激素类和生物制剂等，虽能缓解临床症状，但其不良反应、停药后短期内易复发、耐药、生物制剂价格昂贵等因素，限制了临床的应用。

中医认为本病属"泄泻"、"下利"、"痢疾"、"腹痛"等范畴。泄泻作为病名源于《黄帝内经》。病位在肠，与肝、脾胃、肾等多脏腑相关。中医认为本病病机复杂，多与感受外邪、体质虚弱、饮食失节、情志失调有关，致脾胃损伤，脾失健运。

一、针灸治疗克罗恩病的临床应用

Horta 等[30]评估炎症性肠病炎症的慢性病治疗功能评估-疲劳量表评分，证明针刺和假性针刺组患者在治疗后疲劳评分降低，疗效明显好于对照组。Bao 等[31]采用针灸治疗轻中度活动期克罗恩病患者，针灸组在12 周时，临床缓解率和临床响应率均显著高于假针灸组，且患者的肠道短链脂肪酸及抗炎菌的相对丰度增加，血清二胺氧化酶、脂多糖以及 Th1/Th17 细胞因子降低。Zhao 等[32]采用针刺患者足三里、上巨虚、三阴交、太溪、公孙和太冲穴，并结合隔药灸天枢、气海和中脘穴治疗，发现针灸可调节克罗恩病肠黏膜中 Th17 及 Treg 细胞水平的表达，恢复免疫细胞因子间的平衡。Bao 等[33]采用隔药灸配合针刺治疗克罗恩病，有效率为83.72%，高于对照组的 40.48%。Shang 等[34]证实隔药灸结合针灸治疗能够减轻克罗恩病患者肠道炎症，改善生活质量。

二、针灸治疗克罗恩病的机制研究

1. 免疫调节

祁琴等[35]发现针灸可通过调节克罗恩病大鼠 DNA 甲基转移酶改善 DNA 甲基化异常，进而也能达到抑制结肠异常免疫激活的作用。刘鑫烨[36]发现针灸通过抑制 IFN-γ、IL-17A 表达，改善结肠黏膜免疫状态，进而发挥治疗克罗恩病的作用。吴丽洁[37]发现隔药灸能激活克罗恩病大鼠 cAMP/PKA 信号通路，促进泛素蛋白 Ub 表达，降低 NLRP3、IL-1β的表达。张霁[38]发现隔药灸可能通过 ATP/P2X7-Pannexin-1 信号通路，下调结肠 NLRP3、ASC、caspase-1 及其下游 IL-1β、IL-18 的表达，抑制炎症小体的过度活化。

2. 保护肠黏膜屏障

Ji 等[39]发现隔药灸和温和灸通过抑制 TNF-α/NF-κB/肌球蛋白轻链激酶通路的异常激活，上调克罗恩病大鼠结肠紧密连接相关蛋白 Occludin、Claudin-1 和 ZO-1 的表达水平，从而实现对克罗恩病肠上皮机械屏障损伤的修复，阻断炎性反应级联反应的发生。

3. 调节肠道菌群

肠道内相对稳定且多样化分布的菌群是维持肠道微生态的关键因素，肠道菌群多样性和丰度的减少、促炎和抗炎细菌之间的失衡以及内源性代谢物浓度异常是克罗恩病发病的关键环节。钟蕊等[40]认为针灸可以纠正克罗恩病大鼠肠道菌群群落相对丰度的异常改变，促进肠道菌群多样性的恢复，降低普雷沃菌等促炎致病菌的相对丰度，上调能够分泌丁酸盐的梭菌纲相对丰度，而丁酸盐能够抑制肠道炎症，保护肠黏膜屏障。刘红华[41]发现电针、针刺、隔药灸和温和灸等方式均能有效调节克罗恩病大鼠的肠道菌群结构紊乱，同时可回调多种肠内代谢物。

4. 抑制肠纤维化

吴焕淦等[42]发现温和灸、电针、隔药灸天枢和气海穴均可下调克罗恩病肠纤维化大鼠结肠 TGF-β蛋白、Smad4 蛋白及 mRNA 的异常表达。Shi 等[43]发现隔药灸结合针刺可通过抑制克罗恩病患者 TGF-β1-Smad-Snail 通路中 TGF-β1、TβR2、Smad3 和 Snail 的异常表达来防止肠上皮间质转化。吴丽洁等[44]发现隔药灸能调节克罗恩病的免疫应激反应，纠正免疫功能紊乱，抑制结肠黏膜纤维化进程，清除过度的氧化自由基。

5. 转录组学

翁志军等[45]采用针灸治疗活动期轻中度克罗恩病，发现患者肠道黏膜组织的基因表达谱差异，证实针灸能有效减轻克罗恩病患者结肠炎症反应，影响克罗恩病结肠黏膜组织异常的基因表达谱，发现其差异表达基因主要涉及细胞周期、免疫炎症反应、细胞自噬等生物学过程。Zhao 等[46]建立 2,4,6-三硝基苯磺酸（TNBS）诱导的克罗恩病大鼠模型，发现针灸能显著改善克罗恩病大鼠结肠病理损伤程度，并能通过调节克罗恩病大鼠结肠组织中自噬和免疫相关基因表达谱，影响免疫相关的信号通路，从而有效抑制肠道炎症，促进肠组织损伤的修复。

6. 调节细胞自噬

Zhao 等[47]发现灸法可通过调节 LKB1-mTOR-PI3KC 信号转导网络，抑制过度激活的自噬，调控免疫相关因子的表达，从而缓解克罗恩病大鼠的肠道炎症。Wang 等[48]发现隔药灸可以激活 PI3KC1/Akt1/mTOR 信号转导，抑制克罗恩病大鼠的结肠组织中的 PI3KC3（VPS34）-Beclin-1 蛋白复合物，从而抑制过度激活的自噬。陈立铭等[49]发现电针能调节结肠组织自噬相关分子表达，抑制 AIM2 炎症通路，并能降低血清黏附分子浓度，可能是电针减轻克罗恩病结肠炎症反应的效应机制之一。

按语

针灸作为治疗溃疡性结肠炎和克罗恩病的有效手段在临床研究中已得到证实，且发作期和缓解期均可应用，对于轻、中度溃疡性结肠炎，艾灸的应用最为广泛，对病情较重的轻、中度克罗恩病多用艾灸加针刺。推拿已运用于溃疡性结肠炎的治疗中，而在克罗恩病中尚未涉及。期待在今后的研究中，不断丰富临床研究资料、开展大样本多中心的临床研究，为针灸推拿治疗炎症性肠病提供强有力的循证医学证据，为炎症性肠病患者带来优化的治疗方案，以达到最佳的治疗效果。随着转录组学、蛋白质组学等技术的应用，针灸治疗炎症性肠病的机制研究已在多方面取得一定进展，为临床治疗提供了可靠的参考和依据。

参 考 文 献

[1] JOOS S, WILDAU N, KOHNEN R, et al. Acupuncture and moxibustion in the treatment of ulcerative colitis: a randomized controlled study [J]. Scand J Gastroenterol, 2006, 41 (9): 1056-1063.

[2] 黄永杰. 用中医针刺疗法治疗慢性溃疡性结肠炎的效果分析 [J]. 当代医药论丛, 2016, 14 (16): 38-39.

[3] 宋宸宇, 刘丽爽. 艾灸治疗脾肾阳虚型溃疡性结肠炎 30 例临床体会 [J]. 亚太传统医药, 2015, 11 (18): 98-99.

[4] 林晓映, 王文佳, 祁琴, 李琪, 吴梦蝶, 吴焕淦, 刘雅楠, 黄艳, 朱毅, 郑寒丹, 吴璐一. 艾灸治疗溃疡性结肠炎临床疗效及对维生素 D 受体的影响 [J]. 针灸推拿医学（英文版）, 2023, 21 (1): 40-50.

[5] 陈懿博. 隔药灸为主对脾肾阳虚型溃疡性结肠炎患者肠道菌群影响的临床观察 [D]. 福州：福建中医药大学, 2020.

[6] 贺君, 廖穆熙, 孟珍珍. 针刺联合环脐穴隔姜灸治疗脾肾阳虚型溃疡性结肠炎临床疗效及对相关性炎性因子的影响 [J]. 广州中医药大学学报, 2015, 32 (4): 687-689.

[7] 贾剑南. 针药并用对溃疡性结肠炎患者 T 细胞亚群的影响 [J]. 上海针灸杂志, 2015, 34 (9): 63-65.

[8] 吕文智. 乌梅丸汤剂保留灌肠联合针灸治疗溃疡性结肠炎的疗效及对免疫功能的影响 [J]. 黔南民族医专学报, 2022, 35 (2): 93-95.

[9] 郭维军, 朱莹, 赵希. 溃结宁膏穴位贴敷治疗脾肾阳虚型溃疡性结肠炎临床研究 [J]. 中国中医药信息杂志, 2013, 20 (7): 10-12.

[10] 韩淑凯, 张宝昌, 张红昌. 头针疗法治疗慢性溃疡性结肠炎 40 例 [J]. 针灸临床杂志, 2008, 24 (5): 23-24.

[11] 余亚英. 药膳联合按摩治疗溃疡性结肠炎临床观察 [J]. 光明中医, 2019, 34 (22): 3459-3461.

[12] 贾海鹏, 向慧竹, 周喜友, 隋卓琴. 腹部按摩治疗慢性溃疡性结肠炎的疗效观察 [J]. 湖南中医杂志, 2014, 30 (9): 92-93.

[13] FANG Z, WU H, WU L, et al. Exploring the mechanism by which acupuncture and moxibustion reduce colonic mucosal inflammation in rats with ulcerative colitis（UC）based on the P2X7R-NLRP3 inflammasome pathway [J]. J Acupunct Tuina Sci, 2023 (21): 356-357.

[14] 赵继梦, 吴焕淦, 陆嫄, 顾沐恩, 马喆, 刘雅楠, 郑寒丹, 刘慧荣, 马晓芃, 黄艳. 隔药灸对溃疡性结肠炎大鼠结肠 NF-κB 和 STAT3 活性的免疫调节机制 [J]. 世界科学技术-中医药现代化, 2018, 20 (9): 1579-1584.

[15] 陈明森. 电针"天枢""足三里"介导 FOXP3/DAF 通路调控 UC 大鼠 Treg/Th17 平衡的机制研究 [D]. 沈阳：辽宁中医药大学, 2020.

[16] 曾于恒, 芳杨, 何永恒. 针灸通过 NOXs-ROS-NLRP3 信号通路治疗大鼠溃疡性结肠炎的实验研究 [J].

时珍国医国药，2018，29（4）：1002-1004.

［17］张冬冬，张艳君，朱叶珊. 温针疗法联合西药治疗溃疡性结肠炎的疗效观察［J］. 上海针灸杂志，2022，41（5）：443-449

［18］吴璐一，钟蕊，林亚莹，郑寒丹，刘世敏，黄艳，马喆，刘雅楠. 艾灸调节溃疡性结肠炎小鼠 E3 泛素连接酶 TRIM31 的肠黏膜屏障保护机制［J］. 世界中医药，2022，17（3）. 329-335.

［19］马喆，方臻臻，吴焕淦，顾沐恩，杨玲，祁琴，汪迪，李昆珊，刘慧荣，黄艳，陆嫄. 艾灸预处理"天枢"穴对溃疡性结肠炎大鼠肠黏膜屏障保护的机制研究［J］. 世界科学技术-中医药现代化，2018，20（9）：1555-1563.

［20］方佳钰，江煜，林志刚，陈水金，陈乐春，张幻真，蒋晶晶，陈进城. 腹部推拿对溃疡性结肠炎大鼠脊髓背角 PI3K、NR1 表达及神经元形态的影响［J］. 中国中医药信息杂志，2024，31（4）：118-123.

［21］WANG Z Q，HUANG Y，WANG D，et al. Genome-wide regulation of acupuncture and moxibustion on ulcerative colitis rats［J］. ECAM，2021，2021：9945121.

［22］HUANG Y，MA Z，CUI Y H，et al. Effects of herb-partitioned moxibustion on the miRNA expression profiles in colon from rats with DSS-induced ulcerative colitis［J］. ECAM，2017，2017：1767301.

［23］徐静，李昆珊，汪迪，赵继梦，陈珂旭，吴璐一，王逸然，马喆，钟蕊，黄艳，吴焕淦. 艾灸"天枢穴"对溃疡性结肠炎大鼠结肠组织 circRNA 表达谱的影响［J］. 中华中医药杂志，2021，36（8）：4669-4675.

［24］顾沐恩，赵继梦，吴焕淦，郑寒丹，刘雅楠，程玲，马喆，吴璐一，李璟，黄艳，杨玲. 隔姜灸天枢穴对 UC 大鼠结肠组织的 miRNA 表达谱的影响［J］. 上海针灸杂志，2020，39（6）：766-774.

［25］QI Q，ZHONG R，LIU Y N，et al. Mechanism of electroacupuncture and herb-partitioned moxibustion on ulcerative colitis animal model：a study based on proteomics［J］. World Journal of Gastroenterology，2022，28（28）：3644-3665.

［26］吴璐一，顾沐恩，朱毅，刘慧荣，秦文政，黄艳，窦传字，袁凌松，陆颖，周次利，李璟. 基于 UPLC-Q/TOFMS 技术的隔药饼灸合募配穴治疗 UC 大鼠的尿液代谢组学研究［J］. 世界中医药，2016，11（12）：2547-2552.

［27］QI Q，LIU YN，LV SY，et al. Gut microbiome alterations in colitis rats after moxibustion at bilateral Tianshu acupoints［J］. BMC Gastroenterol，2022，22（1）：62.

［28］QI Q，LIU YN，JIN XM，et al. Moxibustion treatment modulates the gut microbiota and immune function in a dextran sulphate sodium-induced colitis rat model［J］. World J Gastroenterol，2018，24（28）：3130-3144.

［29］侯天舒，韩晓霞，杨阳，赵纪岚，任亚东，余曙光，吴巧凤. 电针对溃疡性结肠炎大鼠肠道微生态的保护作用［J］. 针刺研究，2014，39（1）：27-34.

［30］HORTA D，LIRA A，SANCHEZ-L LOANSI M，et al. A prospective pilot randomized study：electroacupuncture vs. sham procedure for the treatment of fatigue in patients with quiescent inflammatory bowel disease［J］. Inflamm Bowel Dis，2020，26：484-492.

［31］BAO C，WU L，WANG D，et al. Acupuncture improves the symptoms，intestinal microbiota，and inflammation of patients with mild to moderate Crohn's disease：a randomized controlled trial［J］. Eclinical Medicine，2022，45：101300.

［32］ZHAO C，BAO C，LI J，et al. Moxibustion and acupuncture ameliorate crohn's disease by regulating the balance between Th17 and Treg cells in the intestinal mucosa［J］. Evid Based Complement Alternat Med，2015，2015：938054.

［33］BAO CH，ZHAO JM，LIU HR，et al. Randomized controlled trial：moxibustion and acupuncture for the treatment of Crohn's disease［J］. World J Gastroenterol，2014，20：11000-11011.

［34］SHANG HX，WANG AQ，BAO CH，et al. Moxibustion combined with acupuncture increases tight junction protein expression in Crohn's disease patients［J］. World J Gastroenterol，2015，21：4986-4996.

［35］祁琴，王晓梅，吴焕淦，包春辉，马晓芃，赵琛，朱毅，刘慧荣，施茵，黄艳，刘雅楠. 针灸对克罗恩病大鼠低氧环境下结肠 DNA 甲基转移酶的影响［J］. 世界中医药，2022，17（3）：317-322.

［36］ 刘鑫烨. 艾灸与针刺对克罗恩病大鼠肠道相关免疫因子 IL-17A、IL-22 和 IFN-γ 的调节效应研究［D］. 长沙：湖南中医药大学，2020.

［37］ 吴丽洁. 基于自噬与泛素化修饰相关信号通路研究隔药灸调控 NLRP3 炎症小体治疗克罗恩病的作用机制［D］. 上海：上海中医药大学，2020.

［38］ 张霁. 基于 NLRP3 炎症小体信号通路的隔药灸治疗克罗恩病的作用机制研究［D］. 上海：上海中医药大学，2019.

［39］ JI R，WANG A，SHANG H，et al. Herb-partitioned moxibustion upregulated the expression of colonic epithelial tight junction-related proteins in Crohn's disease model rats［J］. Chin Med，2016，11（1）：20.

［40］ 钟蕊，林亚莹，朱毅，吴焕淦，孙可鑫，黄艳，祁琴，吴璐一. 基于 16SrDNA 高通量测序研究针灸对克罗恩病大鼠肠道菌群的调节作用［J］. 世界中医药，2022，17（3）：311-316，322.

［41］ 刘红华. 基于-1HNMR 和 16SrDNA 技术探讨艾灸对克罗恩病大鼠结肠代谢物和肠道菌群的影响［D］. 长沙：湖南中医药大学，2020.

［42］ 吴焕淦，赵琛，吴璐一，余曙光，赵百孝，常小荣，窦传字，马晓芃，刘慧荣，洪珏. 艾灸对克罗恩病肠纤维化大鼠结肠黏膜 TGF-β 及 Smad4 表达的影响［J］. 针灸推拿医学（英文版），2012，10（6）：331-335.

［43］ SHI Y，LI T，ZHOU J，et al. Herbs-partitioned moxibustion combined with acupuncture inhibits TGF-β₁-Smad-Snail-induced intestinal epithelial mesenchymal transition in Crohn's Disease model rats［J］. Evid Based Complement Alternat Med，2019，2019：8320250.

［44］ 吴丽洁，李茜莹，杨延婷，杨玲，施征，赵粹英，吴焕淦，李志元，张丹，马晓芃. 隔药灸对克罗恩病大鼠结肠 p38MAPK、ERK1/2 及 c-fos 调节作用的研究［J］. 世界科学技术-中医药现代化，2019，21（8）：1583-1589.

［45］ 翁志军，汪迪，郑寒丹，施茵，刘雅楠，包春辉，陆嫄，吴焕淦，刘慧荣，马晓芃，吴璐一，黄艳. 针灸对克罗恩病患者结肠黏膜基因表达谱的影响［J］. 上海针灸杂志，2021，40（3）：269-278.

［46］ ZHAO J M，LIU Y N，ZHENG H D，et al. Effect of herb-partitioned moxibustion on autophagy and immune-associated gene expression profiles in a rat model of Crohn's disease［J］. Evid Based Complement Alternat Med，2019，2019：3405146.

［47］ ZHAO J M，MA Z，ZHENG H D，et al. Effects of herb-partitioned moxibustion on autophagy and immune activity in the colon tissue of rats with Crohn's disease［J］. Evid Based Complement Alternat Med，2022，2022：3534874.

［48］ WANG S Y，ZHAO J M，ZHOU C L，et al. Herbal cake-partitioned moxibustion inhibits colonic autophagy in Crohn's disease signaling involving distinct classes of phosphatidylinositol 3-kinases［J］. World J Gastroenterol，2020，26（39）：5997-6014.

［49］ 陈立铭，祁琴，马喆，陆嫄，吴璐一，黄艳，钟蕊，刘雅楠，吴焕淦. 电针对克罗恩病大鼠结肠 AIM2 炎症通路和自噬的调节作用［J］. 中华中医药杂志，2022，37（5）：2627-2632.

（黄　艳）

第四节　功能性消化不良

　　功能性消化不良（functional dyspepsia，FD）是最常见的胃肠疾病之一，指消化不良症状持续6个月，无器质性疾病的一组临床综合征。根据罗马Ⅳ标准，功能性消化不良分为以餐后饱胀和早饱感为主症的餐后不适综合征（postprandial distress syndrome，PDS）和以上腹部疼痛和灼烧感为主症的上腹痛综合征（epigastric pain syndrome，EPS）两个亚型，其中餐后不适综合征患病率更高。本病以餐后饱胀、早饱、上腹胀气、上腹痛、上腹灼烧感、恶心、呕吐、嗳气等不适症状为主要临床表现，并经检查排除引起上述症状的器质性、系统性或代谢性疾病，可伴有情绪改变，各个年龄段均可发病。

现代医学认为，功能性消化不良的病理生理机制涉及多种因素，"脑-肠互动"紊乱、胃肠激素水平变化、胃肠动力障碍、幽门螺杆菌感染和内脏高敏感等均可能导致消化不良症状的产生。近年来的研究还发现，精神心理因素也会影响"脑-肠轴"的正常运作，造成功能性消化不良的发病。

本病属于祖国医学"胃痞"范畴，上腹痛综合征属于祖国医学"胃脘痛"范畴，本病病位在胃，与肝脾关系密切。其发病与感受外邪、饮食不节、情志失调、劳倦过度、先天禀赋不足等多种因素有关。本病初起以寒凝、食积、气滞、痰湿等为主，尚属实证；邪气久羁，耗伤正气，则由实转虚，或虚实并见。病情日久郁而化热，亦可表现为寒热并见。久病入络则变生瘀阻。总之，脾虚气滞，胃失和降为功能性消化不良的基本病机，贯穿于疾病的始终。病理表现多为本虚标实，虚实夹杂，以脾虚为本，气滞、血瘀、食积、痰湿等邪实为标。

一、针灸推拿治疗功能性消化不良的临床应用

（一）针刺治疗

1. "老十针"针刺法

北京中医医院已故名老中医，享有"金针"美誉的王乐亭先生提出了"治其本，以胃为先"的学术观点，认为脾胃是人体受纳、腐熟水谷，吸收精微物质和维持生命活动的本源，被称为水谷之海，中医理论中更有"有胃气则生"的观点，胃气强盛则受纳丰，水谷充盈则化有源，所以人以胃气为本。基于上述理论，结合长期的临床实践，王先生总结出"老十针"穴位处方，在治疗脾胃病方面具有较好的疗效。具体为：以上脘、中脘、下脘、气海、天枢、足三里、内关为主穴，采用平补平泻手法，操作时务使患者有得气感，脾胃虚寒患者可于中脘、气海、足三里等穴加用温针灸，以奏温补脾胃之功。

陈鹏等[1]采用"老十针"针刺法治疗功能性消化不良，每周针刺5次，持续2周，结果发现患者上腹痛、上腹烧灼感等不适症状较治疗前明显减轻，与无关穴对照组相比，"老十针"可明显改善功能性消化不良患者的临床症状。

金美林等[2]针对餐后不适综合征者，采用针刺"老十针"加减方对比非经非穴治疗，每周3次，共治疗4周，结果表明，两组患者治疗后消化不良症状指数（SID）评分及尼平消化不良指数（NDI）均较治疗前降低，且观察组治疗后SID、NDI评分低于对照组，针刺"老十针"加减方治疗餐后不适综合征能显著减轻患者消化不良症状和改善生活质量。

刘存志团队[3]于2020年在 *Annals of Internal Medicine* 杂志发表针刺"老十针"加减方治疗278例餐后不适综合征患者的研究，每周3次，共治疗4周，结果发现针刺可显著改善患者的餐后饱胀、早饱和上腹胀等个体不适症状及整体症状，且疗效可持续12周，表明"老十针"临床疗效显著。

2. 腹针疗法

牟亭亭[4]将治疗组34例功能性消化不良患者运用腹针疗法，深刺中脘、下脘、气海、关元，中刺大横、天枢，对照组35例口服枸橼酸莫沙必利。连续治疗2周后，治疗组总有效率为94.1%，明显优于对照组，表明腹针疗法可以改善患者的临床症状，且无明显不良反应。

3. 脐针疗法

脐针为齐永突破前人"神阙禁针"的禁忌，将《易经》理论和传统针刺技术应用于脐部而发明创立的针刺方法。治疗功能性消化不良可选择脐针疗法中的健脾三针，主穴为震/巽、离、坤位，是根据木生火、火生土的相生格局用以补益脾土的针法。

胡学军等[5]将90例脾虚气滞证餐后不适综合征患者分为脐针治疗组和常规对照组，发现脐针

治疗组在改善胃脘疼痛、胃脘胀满、食少纳呆及中医症状总积分方面均明显优于常规对照组，脐针还可调节血清中胃肠激素水平，无严重不良反应。

4. 矩阵针灸疗法

矩阵针灸疗法是由金安德创立的一种全新针刺方法，是以矩形列阵的法则，把针灸穴方设计成三维空间的框架形式，包裹病灶，再按矩阵规则进行针灸调治的方法，以促进病损的减轻和修复。取穴：天枢、下脘、太乙、大巨、合谷、太冲、内关、三阴交、手三里、足三里。按顺序依次施以针灸，双穴遵循先左后右的顺序。

王宏玉等[6]将 68 例功能性消化不良患者随机分为针灸组 35 例和对照组 33 例。针灸组采用矩阵针法治疗，选取神阙、关元、大巨等 15 穴，神阙穴施以隔姜灸法，其余 14 穴按照矩阵顺序依次施以毫针直刺，对照组口服多潘立酮。4 周后比较疗效，针灸组在功能性消化不良患者腹胀、恶心方面疗效与对照组相当，但在缓解患者疼痛症状方面优于对照组，显示矩阵针灸疗法在治疗功能性消化不良方面的疗效较药物有优势。

5. 针药结合法

张磊等[7]采用针刺联合中药治疗肝胃不和型功能性消化不良，发现与西药多潘立酮治疗相比，针药联合总体疗效更优，特别是在改善胃胀、胃痛、喜太息、纳差、早饱、上腹部烧灼感、胁肋窜痛和大便不爽方面明显优于对照组，并提高患者的生活质量（SF-36 评分）。

付凯等[8]研究结果显示针药结合不仅可改善功能性消化不良患者症状，还可改善患者的焦虑状态和抑郁状态。

此外，还有芒针疗法、撳针疗法等，在对功能性消化不良的临床应用中均取得了较好的疗效。

（二）艾灸治疗

佐欣慧等[9]采用温和灸治疗功能性消化不良脾气虚证患者，取中脘及足三里等穴位，灸 28min/次，1 次/天，治疗 25 天，显效 29 例，有效 12 例，总有效率 97.61%，结果提示临床疗效较好。

王士源等[10]针对热敏灸治疗功能性消化不良开展疗效观察，取双侧承满、梁门、气海、脾俞及公孙穴，并探查热敏点施灸，1 次/天，每周 6 次，连续治疗 2 周，发现热敏灸在改善功能性消化不良患者的临床症状和血浆胃动素水平方面明显优于多潘立酮对照组。

廖慧等[11]采用雷火灸联合中药治疗脾虚气滞型功能性消化不良，取中脘及双侧足三里穴，持雷火灸施灸并以相应部位皮肤发红、深部肌肉发热为度，1 次/天，20min/次，对照组采用口服多潘立酮片治疗，发现雷火灸联合中药组在临床症状评分及复发率方面明显优于对照组。

陈敏军等[12]将肉桂、吴茱萸、干姜碾碎制成直径为 5cm 的药饼，对 45 例脾胃虚寒型功能性消化不良患者进行隔药饼灸治疗，取神阙穴，治疗 30min，3 次/周，疗程 4 周，结果显示，治疗后患者的消化不良症状评分和胃肠道症状评定量表均显著改善。

（三）推拿治疗

周彦彰[13]采用疏肝调胃推拿治疗功能性消化不良（肝胃不和证）患者，摩腹 2min、揉腹 9min、点揉穴位（每个穴位点按 2min）、振腹 3min，30min/次，5 次/周，连续治疗 4 周，结果显示，疏肝调胃推拿治疗能有效缓解胃胀痛程度，增进食欲，减轻嗳气，而且在精神、情绪的改善上特别突出，且无不良反应，安全性较好。

何愉涛[14]针对"运腹通经"推拿法对功能性消化不良（肝胃不和型）患者临床治疗中的有效性进行研究，采用掌摩法、掌运法、指推法、掌振法、拇指按揉法、拿腹法、拍腹法结合，每日进行 1 次推拿，每次持续 25min，每周休息 1 天，持续 2 周，连续进行 3 个疗程，结果显示，"运腹通经"推拿法可有效改善功能性消化不良患者的主要症状，同时缓解功能性消化不良患者症状发生的频率和程度，改善患者生活质量。

二、针灸推拿治疗功能性消化不良的机制研究

1. 调节胃肠动力

胃肠道运动功能障碍是功能性消化不良较为重要的发病机制之一，主要包括胃的电活动紊乱和胃排空延迟等。

张月等[15]通过毫针针刺功能性消化不良大鼠双侧足三里穴，发现大鼠胃电图主频率、主功率、正常慢波比明显升高，其胃动过缓及过速百分比明显降低，提示针刺可以起到调节胃肠运动的幅度、频率、正常慢波比及胃电节律的作用。

张国山等[16]研究发现，针刺与艾灸都能直接有效地调节功能性消化不良大鼠胃肠动力障碍，使其胃内残留率及小肠推进率趋于正常水平，且针刺与艾灸之间作用效果无显著差异。

潘小丽等[17]研究显示电针足三里能够改善功能性消化不良大鼠胃肠动力障碍，其作用机制可能是通过调控 AMPK/ULK1 信号通路进而抑制 Cajal 间质细胞过度自噬水平。

曲萌[18]研究发现，拨揉中焦穴位可有效促进功能性消化不良大鼠胃排空，促进胃动力恢复正常，且疗效与莫沙必利相当，其作用机制可能与上调 SCF/c-kit 通路，增加间质卡哈尔细胞数量有关。

2. 降低内脏高敏感性

功能性消化不良患者广泛具有内脏高敏感和胃适应能力受损的特征，主要表现为对胃扩张有高敏性，对弱的收缩会产生明显的疼痛感受，引起腹胀、早饱或嗳气等不适症状，这表明内脏高敏感性与功能性消化不良的发病密切相关，而针刺可调节内脏高敏感性，缓解功能性消化不良患者的症状。

刘雅楠等[19]研究发现电针可使内脏高敏感性大鼠的痛阈升高，并降低结肠神经生长因子（NGF）和神经生长因子受体（NGFR）表达。

董佳梓等[20]发现电针足三里穴可能是通过降低胃黏膜肥大细胞活化和脱颗粒程度，调控胃组织蛋白酶激活受体 2（PAR2）、辣椒素受体 1（TRPV1）蛋白的表达，降低传递伤害性痛觉信息的神经肽 SP、CGRP 的释放，起到对功能性消化不良大鼠内脏高敏感的干预作用。

范建超[21]则发现电针足三里穴可减少功能性消化不良大鼠胃底肠嗜铬细胞（EC）数量，降低血清、胃底和脊髓背角 5-HT 水平，下调胃底组织 EPAC1、PIEZO2、5-HT3R 和脊髓背角 c-fos 蛋白和基因表达水平，减少胃底组织 5-HT/EPAC1、5-HT/PIEZO2 共表达，进而改善功能性消化不良大鼠内脏敏感性。

3. 调节脑-肠轴

脑-肠轴是将认知和情感中枢与神经内分泌、肠神经系统、免疫系统相联系的双向交通通路，在人体的肠肌间神经丛内存在着神经系统，它分泌的神经递质同时存在于神经系统内和消化系统内。其分泌的神经递质被称为脑肠肽，又称胃肠激素，对胃肠的功能活动起重要的作用，能够调节进食、食欲及消化。其中包括了胃肠促生长素（Ghrelin）等，对胃肠的功能活动起着重要的调节作用。脑-肠轴紊乱导致了胃肠道和中枢神经的正常生理联络失常，并且相互影响从而引起功能性消化不良发病。

周利[22]探讨电针对 Ghrelin 介导的功能性消化不良大鼠脑-肠轴失衡的调节机制，认为电针通过上调功能性消化不良模型大鼠外周血浆、胃组织、中枢下丘脑和海马组织中 Ghrelin 含量，从而有效调节功能性消化不良大鼠脑肠紊乱。

4. 调节脑区活动

Dong 等[23]研究发现针刺可引起的中枢神经变化，为进一步探讨治疗效果相似的不同穴位对功能性消化不良患者的脑功能影响，对比发现针刺中脘穴显著降低了左侧中央后回与角回、尾状回、

额中回和小脑之间的静息状态功能连接（rsFC），而针刺足三里显著增加左侧中央后回与楔前叶、额上回和额中回之间的 rsFC。

按语

功能性消化不良是由生物-心理-社会综合因素引起的胃肠道与脑交互异常的功能性胃肠病。以"老十针"疗法为代表的针灸疗法，不仅对患者的腹胀、餐后饱胀、上腹痛等消化不良症状疗效显著，而且在改善焦虑、抑郁和生活质量等方面也取得了满意的效果。

近年来，针刺治疗功能性消化不良的作用机制研究逐渐深入，不仅涉及胃肠本身，还善于利用先进的科学技术在脑-肠关系理论的指导下探讨其对脑-肠轴及脑区活动的影响，为针灸治疗功能性消化不良提供真实、可靠的依据。

参 考 文 献

[1] 陈鹏，郭静，王桂玲，刘慧林，石广霞，宣雅波，陈欣杰，冯毅. 王乐亭老十针针法治疗功能性消化不良 120 例临床观察 [J]. 世界中医药，2016，11（2）：311-314.

[2] 金美林，李鹤文，杨静雯，王丽琼，闫超群，周平，候雅泉，刘存志. 针刺"老十针"加减方治疗餐后不适综合征临床观察 [J]. 中国针灸，2019，39（11）：1165-1168.

[3] YANG J W, WANG L Q, ZOU X, et al. Effect of acupuncture for postprandial distress syndrome: a randomized clinical trial [J]. Ann Intern Med, 2020. 172（12）：777-785.

[4] 牟亭亭. 运用腹针治疗功能性消化不良 72 例 [J]. 中西医结合研究，2015，7（5）：240-241.

[5] 胡学军，李颖文，张应杰，吴子安，陈水林，陈璐. 脐针治疗脾虚气滞型功能性消化不良餐后不适综合征的临床疗效观察 [J]. 广州中医药大学学报，2020，37（5）：890-894.

[6] 王宏玉，王利军. 矩阵针法治疗功能性消化不良疗效观察 [J]. 上海针灸杂志，2015，34（6）：524-526.

[7] 张磊，李学军，马骏，李晓伟，张培. 十三味和中丸联合针刺治疗肝胃不和型功能性消化不良临床疗效观察 [J]. 中国中西医结合消化杂志，2018，26（10）：834-839.

[8] 付凯，朱永钦，王红霞. 疏肝和胃汤联合针刺治疗功能性消化不良 50 例总结 [J]. 湖南中医杂志，2018，34（10）：60-62.

[9] 佐欣慧，史永利，李业. 温和灸治疗功能性消化不良脾气虚证疗效评价 [J]. 世界最新医学信息文摘，2016，16（84）：196-197.

[10] 王士源，徐亚莉，高原，高晓娟. 热敏灸治疗功能性消化不良疗效观察 [J]. 上海针灸杂志，2016，35（5）：538-540.

[11] 廖慧，陈小丽. 自拟健脾和胃方联合雷火灸治疗脾虚气滞型功能性消化不良疗效观察 [J]. 现代中西医结合杂志，2016，25（26）：2855-2857，2863.

[12] 陈敏军，林谋德，罗春燕，陈璐，胡彩华，骆金英，张继福. 隔药饼脐灸治疗脾胃虚寒证功能性消化不良的临床疗效观察 [J]. 广州中医药大学学报，2019，36（9）：1394-1397.

[13] 周彦彰. 疏肝调理推拿治疗功能性消化不良（肝胃不和证）的临床观察 [D]. 长春：长春中医药大学，2023.

[14] 何愉涛. "运腹通经"推拿法治疗功能性消化不良的临床研究 [D]. 长春：长春中医药大学，2023.

[15] 张月，张国山，刘雨儿，胡薇，谢慎，刘密，常小荣. 电针足三里对功能性消化不良大鼠胃电节律的影响 [J]. 世界华人消化杂志，2014，22（26）：3953-3957.

[16] 张国山，刘密，邱冉冉，钟欢，吴安林，汪厚莲，常小荣，袁振仪. 艾灸与针刺调节功能性消化不良大鼠胃肠动力障碍的对比研究 [J]. 时珍国医国药，2016，27（11）：2796-2798.

[17] 潘小丽，周丽，王丹，韩永丽，王计雨，徐派的，张红星，周利. 电针"足三里"对功能性消化不良大鼠胃排空及自噬信号通路的影响 [J]. 针刺研究，2019，44（7）：486-491.

[18] 曲萌. 基于 SCF/c-kit 调控 ICC 数量研究拨揉中焦穴位调节胃动力的机制 [D]. 北京：北京中医药大学，2021.

［19］ LIU Y N，WU H G，WANG X M，et al. Electroacupuncture down-regulates the expressions of colonic NGF and NGFR in visceral hypersensitivity rats［J］. Journal of Acupuncture and Tuina Science，2015，13（2）：67-73.

［20］ 董佳梓，荣培晶，马铁明，王丹，王晓彤，乔野. 电针"足三里"对功能性消化不良内脏高敏感大鼠肥大细胞/瞬时受体电位香草酸亚型 1 通路的影响［J］. 针刺研究，2022，47（7）：592-597.

［21］ 范建超. 基于 EPAC1/PIEZO2 轴介导电针调节功能性消化不良大鼠内脏高敏感性的机制研究［D］. 武汉：湖北中医药大学，2022.

［22］ 周利. 电针对 Ghrelin 介导的 FD 大鼠脑肠轴失衡调节作用的实验研究［D］. 武汉：湖北中医药大学，2015.

［23］ DONG X，YIN T，YU S，et al. Neural responses of acupuncture for treating functional dyspepsia：an fMRI study［J］. Front Neurosci，2022，16：819310.

（刘存志　王丽琼）

第六章 泌尿生殖科疾病

第一节 压力性尿失禁

压力性尿失禁（stress urinary incontinence，SUI）是尿失禁当中常见的一种类型，其定义为正常状态下无遗尿，而在喷嚏、咳嗽、搬运重物等令腹压增加及没有膀胱逼尿肌收缩的情况下，出现尿液不自主地从尿道溢出的症状[1]。流行病学调查显示，全世界 20 岁以上女性尿失禁患病率为17%，60 岁以上女性尿失禁患病率高达 38%，我国成年女性发病率为 18.9%[2]。本病对患者的心理健康及生活质量造成极大影响，已经成为比较严重的社会公共卫生问题，应当引起重视[3]。

现代医学认为压力性尿失禁的发病与多种危险因素有关，其中包括年龄、肥胖、盆腔脏器脱垂、妊娠、慢性咳嗽、便秘等。本病发病机制目前无明确定论，妊娠及分娩被认为是导致本病发生的最主要原因[4]。有文献报道，未生育女性压力性尿失禁发病率仅为 5.6%，生育超过 2 次的女性压力性尿失禁发病率为 21.8%[5]。在本病的治疗方面，可以通过药物治疗、生物反馈治疗、盆底肌肉锻炼、尿道周围注射和电刺激治疗等非手术方式治疗，对于病情严重的患者也可以通过手术方式进行治疗。

祖国医学对压力性尿失禁无明确记载，根据其临床症状及体征，可将其归属于"咳而遗尿"、"咳而遗溺"、"膀胱咳"、"小便不禁"等范畴[6]。《素问》记载："膀胱不利则为癃，不约则为遗溺。"指出膀胱是遗尿的关键病位。本病主要病因病机可以概括为禀赋不足、病后气虚、劳伤、年老肾亏等，使下元不固，膀胱失约。

一、针灸推拿治疗压力性尿失禁的临床应用

（一）针灸治疗

1. 毫针针刺

李莉等[7]选取 90 例产后压力性尿失禁患者，随机分为观察组和对照组各 45 例。结果发现盆底肌训练结合针刺可以显著提高临床疗效。

余永金等[8]对 35 例女性压力性尿失禁患者进行针刺治疗。以耻骨联合上缘为治疗部位，以患者反应较强烈或医者自觉针下滞涩感较甚的一针或几针为主针，在主针周围形成等距的一排或双排排针攒刺。结果显示排针攒刺治疗压力性尿失禁临床效果显著。

2. 芒针疗法

姬俊强[9]发现显示"秩边透水道"芒针透刺法在漏尿量、漏尿次数及生活质量改善方面优于传统针刺法。

黄蒙蒙[10]采用芒针结合凯格尔（Kegel）训练和传统针刺法治疗女性压力性尿失禁患者。结果显示，经过 2 周的基础治疗、凯格尔训练和针刺治疗，两组患者的尿失禁症状皆得到改善，芒针结合凯格尔训练临床疗效优于传统针刺疗法。

3. 电针疗法

汤康敏[11]、河恩惠等[12]对压力性尿失禁女性患者给予电针疗法，选用中髎、会阳。结果表明电针疗法在降低患者漏尿量方面存在优势，治疗 6 周后对比治疗前在尿失禁次数、尿垫使用量、1h 尿垫试验漏尿量方面明显改善。

刘志顺等[13]对 500 例中重度女性混合性尿失禁患者分别进行 12 周电针治疗及 36 周索利那新联合盆底肌训练治疗，电针选用中髎、会阳穴，结果发现对于女性中重度混合性尿失禁患者，电针降低 72h 尿失禁次数不劣于一线治疗——索利那新联合盆底肌训练。电针有望成为治疗尿失禁的有效替代疗法。

4. 火针疗法

从现代医学角度来看，火针可改善膀胱逼尿肌与尿道内外括约肌的舒缩功能，从而治疗本病。在治疗本病时，穴位选用以局部选穴为主，通常在背腰部进行火针治疗。

王雨晴[14]将 60 例压力性尿失禁患者随机分为治疗组和对照组各 30 例。结果发现火针疗法与常规针刺疗法均对女性压力性尿失禁有一定疗效，且在减少漏尿量、降低病情程度方面火针联合针刺疗法的疗效优于普通针刺。

5. 腹针疗法

薛宁等[15]运用腹针疗法配合低频电刺激结合盆底肌训练治疗女性压力性尿失禁患者 33 例。对照组单纯采用盆底肌训练法，治疗组在对照组治疗措施基础上加用腹针疗法。结果显示治疗组总有效率为 81.82%，对照组为 71.88%，治疗组明显优于对照组。

6. 艾灸疗法

刘样等[16]将 58 例符合标准的患者分为联合组 19 例、训练组 19 例、西药组 20 例。联合组给予盆底肌训练配合艾灸法。训练组给予肌力训练方式训练盆底部肌肉。西药组口服盐酸度洛西汀。结果显示联合组的近期疗效及远期疗效均优于训练组和西药组。

彭玉勃等[17]将 70 例女性压力性尿失禁患者随机分为治疗组与对照组，每组各 35 人。对照组进行盆底肌肉锻炼，治疗组在盆底肌肉锻炼的基础上加用艾条灸，取穴：肾俞（双）、膀胱俞（双）、京门（双）、中极，结果显示治疗组总有效率明显高于对照组，复发率明显低于对照组。

麦健敏等[18]采用温针灸八髎穴配合盆底肌训练法治疗 60 例压力性尿失禁患者。结果显示运用该疗法治疗的患者生活质量、肌张力分级均得到改善，尿失禁发生率明显降低。

此外还有穴位贴敷疗法、耳穴疗法、针药结合疗法、药灸结合疗法等，均取得了良好的治疗效果。

（二）推拿治疗

纪宁等[19]将 70 例女性压力性尿失禁患者随机分为治疗组和对照组进行研究，对照组予以常规治疗，治疗组在常规治疗的基础上加用推拿治疗，结果显示推拿可以明显提高治疗效果。

刘宇飞[20]将 84 例产后压力性尿失禁患者分为两组，对照组予以常规盆底肌功能锻炼，治疗组在对照组基础上联合三阴交进行穴位按揉。结果显示治疗组阴道收缩持续时间、阴道收缩压和阴道静息压高于对照组，治疗总有效率高于对照组。

徐丹丹等[21]通过盆底康复训练结合太极推拿治疗产后压力性尿失禁，治疗组与对照组各 35 人。对照组除常规护理外，指导康复训练方法，并定时随访。治疗组在对照组的基础上增加太极推拿治疗。结果显示推拿可以明显提高治疗效果。

二、针灸治疗压力性尿失禁的机制研究

（一）调控基质金属蛋白酶和组织金属蛋白酶抑制物

盆底组织胶原蛋白含量下降时，盆底各器官间的相对稳定状态受到破坏，导致尿道正常闭合压失调，继而产生压力性尿失禁。盆底组织最主要的成分是胶原，其中Ⅰ型胶原（Col-Ⅰ）和Ⅲ型胶原（Col-Ⅲ）占 90% 以上。基质金属蛋白酶（MMP）是降解胶原的关键酶系，可以降解 Col-Ⅰ、Col-Ⅲ。而组织金属蛋白酶抑制物（TIMP）为 MMP 内源性的特异性抑制剂，可抑制 MMP 的活性，故 TIMP 表达水平的变化直接影响 MMPs 的活性。

汤康敏等[22]通过实验证实电针肾俞穴、会阳穴可升高压力性尿失禁大鼠盆底组织 TIMP 对 MMP 的比值，增强 TIMP 对 MMP 的抑制作用，尤其电针会阳穴对 TIMP 对 MMP 作用的调控更为明显。由此推测，电针肾俞穴、会阳穴可减少胶原降解，维持盆底支持结构的稳定性和完整的盆底组织结构功能，从而对压力性尿失禁发挥治疗作用。

（二）调节赖氨酰氧化酶含量

赖氨酰氧化酶（LOX）对局部组织中胶原纤维与弹性纤维的生成及其功能有着重要的影响，是一种与结缔组织相关疾病有关的重要蛋白。可以增大增强胶原纤维和弹性纤维机械强度，提高细胞外基质的稳定性。

夏梦[23]通过实验发现中频电疗法和电针疗法可以提高压力性尿失禁盆底组织中 LOX 的含量，从而改善压力性尿失禁症状。

（三）调节钙蛋白酶含量

钙蛋白酶（Calpain）对多种细胞骨架和蛋白质水解酶有降解作用。Calpain 含量异常增高则会引起盆底组织中各种蛋白和酶降解加快，破坏了其原有的支持结构，导致组织的收缩力下降，最终导致压力性尿失禁的发生。

邢艳丽等[24]通过实验观察电针结合中频治疗对压力性尿失禁大鼠盆底组织中 Calpain 表达和 Col-Ⅰ含量、Col-Ⅲ含量以及 Col-Ⅰ/Col-Ⅲ比值的影响。结果发现电针结合中频治疗可以抑制 Calpain 在盆底组织中的表达，减少盆内支撑作用肌肉肌原纤维的溶解，维持盆内支撑作用肌肉肌原纤维收缩功能。还可以促进 Col-Ⅰ、Col-Ⅲ的表达，维持盆内支撑作用的筋膜韧带的结构强度及弹性，即电针结合中频疗法通过改善盆内组织的物理机械性质的稳定性，增强盆内支持的途径来达到治疗压力性尿失禁的目的。

刘耀丹等[25]通过实验发现不同频率的电刺激会对压力性尿失禁模型小鼠盆底组织胶原代谢产生影响。20Hz组和50Hz组对小鼠盆底组织中 Col-Ⅰ、Col-Ⅲ含量均具有提升作用，Col-Ⅰ/Col-Ⅲ比值上升，胶原纤维排列由松散变为连续和束状。其中20Hz组优于50Hz组，提示50Hz盆底电刺激治疗可以使盆底组织的支持作用增强，更好改善尿失禁症状。

按语

针灸推拿在改善压力性尿失禁患者生活质量、缓解症状、调节情志方面不仅有短期效应，而且在远期疗效方面也具有一定优势。相对于盆底肌训练及西药治疗来说，针灸推拿简便廉效的特点更为突出。针对该病的大样本、多中心临床观察及标准化操作的高质量临床研究为针灸的推广和使用提供了充实、可信的依据。

参 考 文 献

[1] OLIVEIRA L M, DIAS M M, MARTINS S B, et al. Surgical treatment for stress urinary incontinence in

women: a systematic review and Meta-analysis［J］. Rev Bras Ginecol Obstet，2018，40（8）：477-490.

［2］ WINKELMAN W D，ELKADRY E. An evidenced-based approach to stress urinary incontinence in women：what's new? ［J］. Clin Obstet Gynecol，2021，64（2）：287-296.

［3］ 郑慧敏，徐世芬，尹平，汤康敏，陈跃来. 电针治疗轻中度女性压力性尿失禁的近远期疗效观察［J］. 世界中西医结合杂志，2015，10（2）：191-193.

［4］ 陆永辉，刘志顺，刘保延. 压力性尿失禁中医病名规范化探讨［J］. 上海针灸杂志，2016，35（11）：1385-1386.

［5］ YANG X，WANG X，GAO Z，et al. The anatomical pathogenesis of stress urinary incontinence in women［J］. Medicina（Kaunas），2022，59（1）：5.

［6］ TAN R，PU D，CAO J，et al. Prevalence of stress urinary incontinence in women with premature ovarian in sufficiency ［J］. Journal of Women's Health，2018，27（12）：1508-1512.

［7］ 李莉，高慧娟，张庆蔚，唐晔. 针刺干预辅助盆底肌训练治疗产后压力性尿失禁临床观察［J］. 云南中医学院学报，2018，41（4）：73-75.

［8］ 余永金，李绍康，廖伟东，任志宏，谭娜，汪义平，汪德安. 经会阴盆底超声评估排针针刺治疗女性压力性尿失禁疗效的价值［J］. 中国医学创新，2017，14（27）：41-44.

［9］ 姬俊强. "秩边透水道"针法改善女性压力性尿失禁患者生活质量的临床研究［D］. 太原：山西中医药大学，2019.

［10］ 黄蒙蒙. 芒针结合 Kegel 训练治疗女性压力性尿失禁的临床疗效观察［D］. 天津：天津中医药大学，2022.

［11］ 汤康敏，沈睿，江帆，王茜，谢旭彬，陈跃来. 针刺治疗女性单纯性压力性尿失禁临床疗效评价［J］. 上海针灸杂志，2016，35（12）：1439-1441.

［12］ 河恩惠. 基于不同针刺时点的电针治疗压力性尿失禁患者的疗效评价［D］. 北京：北京中医药大学，2015.

［13］ LIU Z S，LIU Y，XU H F，et al. Effect of electroacupuncture on urinary leakage among women with stress urinary incontinence：a randomized clinical trial ［J］. JAMA，2017，317（24）：2493-2501.

［14］ 王雨晴. 火针结合针刺治疗女性压力性尿失禁的临床观察［D］. 哈尔滨：黑龙江中医药大学，2019.

［15］ 薛宁，夏兆新，朱桦华. 腹针疗法加低频电刺激结合盆底肌训练治疗女性压力性尿失禁的临床研究［J］. 上海中医药杂志，2016，50（8）：54-57.

［16］ 刘样，胡蓉，袁光辉，陈欢，邓春花. 艾灸配合盆底肌训练治疗产后压力性尿失禁临床观察［J］. 上海针灸杂志，2018，37（2）：192-195.

［17］ 彭玉勃，孙丹，黄敬文，那继文，董晓红. 俞募配穴艾灸法为主治疗女性压力性尿失禁的疗效观察［J］. 上海针灸杂志，2018，37（7）：773-776.

［18］ 麦健敏，陈洁，万勇玲. 温针灸八髎穴配合盆底肌训练治疗女性压力性尿失禁的临床研究［J］. 内蒙古中医药，2020，39（7）：99-100.

［19］ 纪宁，朱丽鹏. 推拿治疗女性压力性尿失禁临床疗效观察分析 ［J］. 临床医药文献电子杂志，2019，6（77）：53.

［20］ 刘宇飞. 三阴交穴位按摩联合盆底肌功能锻炼对产后压力性尿失禁的影响［J］. 基层医学论坛，2019，23（35）：5134-5135.

［21］ 徐丹丹，辜锐鑫，周晶，赵焰. 盆底康复训练结合太极推拿治疗产后压力性尿失禁的临床观察［J］. 时珍国医国药，2021，32（6）：1412-1414.

［22］ 汤康敏，明树人，刘建党，冯戟玮，侯文光，陈跃来. 电针对压力性尿失禁大鼠盆底 MMPs 和 TIMPs 表达的影响［J］. 上海中医药大学学报，2019，33（1）：81-86.

［23］ 夏梦. 脉冲调制中频电对压力性尿失禁大鼠盆底组织中赖氨酰氧化酶和钙蛋白酶影响的研究［D］. 哈尔滨：黑龙江中医药大学，2015.

［24］ 邢艳丽，高潇，张立，樊宇婷，夏梦，卜亚龙. 电针结合中频治疗对 SUI 大鼠盆底组织 Calpain 的影响及治疗机制研究 ［J］. 针灸临床杂志，2017，33（5）：70-74.

［25］ 刘耀丹，洪莉，李洋，李素廷，王婷婷. 不同频率电刺激对压力性尿失禁模型小鼠盆底组织胶原代谢的

影响［J］．武汉大学学报（医学版），2018，39（4）：570-576.

（董国娟）

第二节　慢性前列腺炎

慢性前列腺炎（chronic prostatitis，CP），指各种病因引起前列腺组织的慢性炎症，是泌尿外科最常见疾病，包括慢性细菌性前列腺炎（chronic bacterial prostatitis，CBP）和非细菌性前列腺炎（chronic nonbacterial prostatitis，CNP）。本病以排尿异常、骨盆区域广泛疼痛和不适为主要临床表现，或伴有性勃起障碍、精神神经症状等，好发于青壮年。

现代医学认为，慢性细菌性前列腺炎是指由细菌感染所引起的以尿道刺激症状和慢性盆腔疼痛为主要临床表现的前列腺疾病。非细菌性前列腺炎则是多种复杂的原因和诱因导致的慢性致病过程，以尿道刺激症状和慢性盆腔疼痛为主要临床表现，常合并精神心理症状。

中医古籍虽无慢性前列腺炎病名的相关记载，但据其临床表现，慢性前列腺炎可归属于祖国医学"白淫"、"淋证"、"精浊"等范畴。本病病位在精室，与脑、心、肾等密切相关。其发病与情绪失调、饮食不节、外感病邪及房劳等因素有关。病机总属标实本虚，且多为虚实夹杂共同致病，本虚以肾气亏虚、心脾两虚、阴虚火旺为主，而标实则多因气滞、血瘀、湿热等。

一、针灸推拿治疗慢性前列腺炎的临床应用

（一）针灸治疗

1. 毫针刺法

谢峥嵘等[1]将52例慢性前列腺炎患者随机分为针刺组和安慰针刺组。针灸组针刺肾俞、中髎、会阳和三阴交。安慰针刺组分别选取位于肾俞、中髎、会阳和三阴交旁开的非经非穴点。结果发现，针刺组在缓解盆腔疼痛和排尿症状方面优于安慰针刺组。

耿强等[2]将56例ⅢB型前列腺炎患者，随机分为治疗组和对照组，治疗组采取针刺疗法，取穴：百会、四神聪、中极、关元、气海、阴陵泉、阳陵泉、三阴交、足三里。对照组采用口服盐酸坦索罗辛，结果发现：针刺组在改善ⅢB型前列腺炎患者的美国国立卫生研究院-慢性前列腺炎症状指数（NIH-CPSI）、疼痛症状以及生活质量等方面均优于对照组。

2. 灸法

张根群[3]对肾阳虚损型慢性前列腺炎患者选取关元、中极、气海、水道、秩边、膀胱俞、肾俞、三阴交、上髎、次髎施以温针灸治疗，每穴灸2壮，每日1次，连续6天后休息1天，2周为1个疗程，共治疗2个疗程。证实温针灸可有效缓解炎症反应。

康明非等[4]将180例慢性前列腺炎患者随机分为三组，A组：于天枢-中极-对侧天枢区域内及肾俞-同侧次髎-对侧次髎-对侧肾俞区域内行热敏灸治疗，以热敏灸感消失为度。B组：上述区域选热敏强度最强的2个穴位实施传统悬灸治疗，每次每穴15min，2穴共30min。C组：口服前列欣治疗，6粒/次，3次/天。经30天治疗后，发现A组治疗慢性前列腺炎的疗效优于B组及C组，说明消敏饱和灸量治疗可明显改善患者的症状，帮助恢复正常生活能力。

3. 电针疗法

孙迎斌等[5]运用八髎穴电针治疗，对82例慢性前列腺炎患者进行疗效观察，治疗7天后，患者疼痛、排尿症状均得到改善，生活质量提高，其中28例患者会阴及小腹胀痛完全消失。

4. 穴位埋线疗法

姜光琴等[6]将 60 例慢性非细菌性前列腺炎患者随机分为对照组与观察组，分别给予西药治疗及穴位埋线联合西药治疗，穴位埋线选穴：秩边、关元、中极、膀胱俞、水道、归来、次髎、肾俞、阿是穴，治疗 21 天后发现观察组 NIH-CPSI 评分、前列腺液中白细胞（EPS-WBC）计数明显低于对照组，说明穴位埋线法可有效改善患者症状。

（二）针药结合法

梁启放等[7]将 70 例湿热瘀滞型慢性前列腺炎患者随机分为针药组和药物组。药物组采用口服盐酸坦索罗辛缓释胶囊（每次 0.2mg，每晚 1 次）治疗；针药组在药物组基础上，电针关元、三阴交、阴陵泉治疗。发现针药联合治疗可改善患者临床症状，且临床疗效优于单纯西药治疗。

陈果等[8]将 90 例患者随机分为针刺组、西药组和针药组，分别予针刺治疗、西药治疗及针刺联合西药治疗，针刺选用神庭、囟会、前顶、百会、承光、通天、中极、关元、膀胱俞、次髎等穴，西药选用左氧氟沙星、盐酸坦索罗辛。经过 24 天的治疗后，针药组的疗效优于其他两组，并能明显缓解患者临床症状及焦虑、抑郁状态。

此外，中药坐浴、中药保留灌肠、温通针法、疏肝调神针法、循环针法等特色针法均在慢性前列腺炎的临床治疗中取得一定疗效。

（三）推拿治疗

王权午等[9]予 30 例肾阳虚损型慢性前列腺炎患者摩全腹、三指按揉丹田、小鱼际横擦腰骶、双拇指点按八髎穴手法，10 天 1 个疗程，3 个疗程后发现总有效率达 90%。

张培伦等[10]发现前列腺按摩作为治疗慢性前列腺炎的一种辅助治疗手段，操作便捷、安全可靠，且联合药物治疗，或是配合中药坐浴、灌肠、热疗、针灸等疗法都取得了显著的临床疗效，改善了症状，提高了生活质量。

吴隽等[11]采用前列腺手法按摩联合生物反馈电刺激治疗慢性前列腺炎，发现前列腺手法按摩联合生物反馈电刺激能提高治疗效果，明显改善慢性前列腺炎/慢性骨盆疼痛综合征（CP/CPPS）患者排尿症状，缓解疼痛与不适症状，提高生活质量。

王克邪等[12]在中药内服基础上，使用植物精油对曲骨、中极、关元、八髎穴进行穴位按摩治疗慢性前列腺炎，观察发现植物精油穴位按摩联合中药治疗慢性前列腺炎的疗效较佳，可改善患者的临床症状。

二、针灸推拿治疗慢性前列腺炎的机制研究

1. 调节神经兴奋性

盆底神经及阴部神经受到过度刺激，可引起盆底肌肉的痉挛、紧张及睾丸的不适感，导致下尿路症状与勃起障碍等症状。

王高峰等[13]通过针刺良性前列腺增生症患者的会阳、肾俞等穴，发现针刺可调节阴部神经与交感神经兴奋性，兴奋逼尿肌，松弛尿道外括约肌、前列腺平滑肌，降低盆底肌群张力，促进盆底肌肉的协调运动，改善下尿路症状。

刘安国等[14]研究显示：针刺"三阴穴"可恢复支配前列腺的髂腹股沟神经及会阴神经的功能紊乱状态，从而解除诸如尿路刺激症状及盆腔各部位的疼痛不适。

2. 降低痛阈感知

中枢敏化在大量炎症介质、免疫细胞及激活的胶质细胞的触发下，可在神经传导通路中放大痛觉信息，导致疼痛的发生发展。

吴晓玲等[15]研究发现：电针可能通过降低疼痛相关因子 COX-2、PGE_2 表达，提高疼痛相关因子 β-EP 表达，以增高慢性骨盆疼痛综合征（CPPS）大鼠后足机械痛阈值、热痛阈值，说明电针可改善 CPPS 大鼠的痛觉敏感性。

陈跃来等[16]研究发现，电针可通过抑制前列腺组织中的肥大细胞脱颗粒，下调炎性因子及 $TGF-\beta_1$ 的表达，同时提高阴囊皮肤机械疼痛阈值，进而减轻 CNP 大鼠疼痛反应。

3. 抑制炎症反应

TNF-α 能够促进 COX-2、趋化因子等表达，引起全身炎症反应；IL-8 可使中性粒细胞脱颗粒，造成组织损伤。故而，慢性前列腺炎患者前列腺液中 TNF-α、IL-6、IL-8 水平的升高，可促使神经生长因子表达升高，进一步加重炎症反应。

叶刚等[17]通过研究针刺对慢性前列腺炎大鼠组织学及血清中 TNF-α 和 IL-6 的影响，发现针刺可降低慢性前列腺炎大鼠血清中 TNF-α 和 IL-6 水平，促使慢性前列腺炎大鼠的前列腺组织恢复正常。

按语

慢性前列腺炎性质较复杂，病程迁延日久，且有一定的复发率，易给患者的精神、心理及生活质量带来极大困扰。针灸推拿不仅可有效缓解尿路刺激症状及盆腔各部位的疼痛不适等，还可有效改善患者焦虑、抑郁状态，达到身心同治的效应，是治疗该病的优选方案，有广阔的应用前景。可望通过大样本、多中心的研究，为其临床广泛推广提供更真实可靠的循证医学证据。

参 考 文 献

[1] XIE Z R, DENG Z C, XIAO D, et al. Acupuncture for chronic prostatitis: a randomized clinical trial[J]. World Journal of Acupuncture-Moxibustion，2022，32（3）：204-207.

[2] 耿强，赵玉，欧阳斌. 针刺选穴治疗IIIB 型前列腺炎的疗效观察 [J]. 时珍国医国药，2016，27（8）：1916-1917.

[3] 张根群. 温针灸治疗肾阳虚损型慢性前列腺炎疗效观察 [J]. 黑龙江中医药，2019，48（2）：216-217.

[4] 康明非，章海凤，付勇，熊俊，徐涵斌，周小平，熊鹏，李原浩. 热敏灸治疗慢性前列腺炎不同灸量方案的临床疗效评价 [J]. 时珍国医国药，2015，26（1）：125-127.

[5] 孙迎斌，吴自力，徐悦涛，许纲锁. 八髎穴电针治疗慢性前列腺炎82 例 [J]. 中国针灸，2010，30（6）：490.

[6] 姜光琴，蔡绍杰，胡丙成. 穴位埋线治疗慢性非细菌性前列腺炎的临床观察 [J]. 中国中医药科技，2021，28（4）：647-649.

[7] 梁启放，刘步平，陈晓虹，肖薇，李深情，何渊，胡莹莹，黄智峰. 针药联合治疗湿热瘀滞型慢性前列腺炎疗效观察 [J]. 中国针灸，2021，41（2）：149-152.

[8] 陈果，向娟，欧阳里知，王煦喆，张赛男，陈海交，陈俊军，李铁浪. 针刺联合西药治疗慢性前列腺炎/慢性骨盆疼痛综合征：随机对照研究 [J]. 中国针灸，2016，36（12）：1247-1251.

[9] 王权午，马颖桃. 下腹部推拿治疗肾阳虚损型慢性前列腺炎30 例临床观察报道[J]. 黑龙江中医药，2012，41（5）：42-43.

[10] 张培伦，王鑫，姚怀国，柯明辉，李兰群，王传航. 前列腺指检按摩方法述评 [J]. 健康研究，2016，36（5）：517-519.

[11] 吴隽，胡向农，杨建军. 生物反馈电刺激疗法联合前列腺按摩治疗慢性前列腺炎/慢性骨盆疼痛综合征的临床疗效观察 [J]. 中华男科学杂志，2020，26（11）：996-999.

[12] 王克邪，张伟，郁超，季军，时善炜，温伟隆，应荐. 植物精油穴位按摩对慢性前列腺炎影响的临床观察 [J]. 上海中医药杂志，2017，51（7）：63-66.

[13] 王高峰，高维滨，尚英兆. 电针肾俞、会阳穴治疗良性前列腺增生症30 例 [J]. 黑龙江中医药，2010，

39（3）：39-40.

[14] 刘安国，严兴科，阚丽丽．针刺"三阴穴"治疗慢性前列腺炎临床评价［J］．中华中医药杂志，2017，32（1）：230-233.

[15] 吴晓玲，李娜，徐畅，杨智文，孙千惠，戴兴业，石天宇，杨守亲，古春凌，程凯．电针对慢性骨盆疼痛综合征大鼠疼痛阈值及疼痛相关因子表达的影响［J］．针刺研究，2022，47（6）：531-536.

[16] 李之豪，赵雪丹，明树人，李旭，胡俊威，陈跃来．电针对慢性非细菌性前列腺炎大鼠前列腺组织病理形态及肥大细胞脱颗粒的影响［J］．针刺研究，2023，48（1）：56-62.

[17] 叶刚，池建平，李英伦．针刺对慢性前列腺炎大鼠组织学及血清中 TNF-α 和 IL-6 的影响［J］．中国老年学杂志，2014，34（5）：1330-1331.

（林　栋）

第三节　勃起功能障碍

勃起功能障碍（erectile dysfunction，ED），俗称"阳痿"，是临床中常见的男性性功能障碍疾病。可分为器质性、心理性和混合性，器质性勃起功能障碍包括血管性、神经性、解剖性等，心理性勃起功能障碍包括完全性和境遇性。本病以阴茎不能达到或维持足够的勃起以完成满意性生活为主要临床表现，起病缓，发病率与年龄呈正相关[1]，好发于中老年人。

现代医学认为：器质性勃起功能障碍是多种因素诱导下阴茎海绵体动脉血流减少，导致勃起无法强硬；或因阴茎解剖结构异常，中枢、外周神经损伤，内分泌疾患等而导致的勃起功能障碍。心理性勃起功能障碍是在紧张、焦虑、抑郁、夫妻关系不和等精神因素影响下出现的勃起功能障碍。

"阳痿"一词首见于宋代窦材的《扁鹊心书》，病位在宗筋，与肝、肾、心、脾关系密切。发病多与六淫侵袭、房事过多、情志失调、外伤、年龄等因素密切相关。其病机可概括为宗筋失养，弛缓不振。宗筋作强有赖脏腑之濡养，反之脏腑阴阳失调则宗筋失养，而致阳事不举，或因肝气郁结，疏泄失司，气血不达宗筋；或因湿热炽盛，宗筋弛纵不收；或因肾精不足，命门火衰；或因惊恐不释，肾气受损；或因心血暗耗，脾失运化，后天失养，皆可发为阳痿。

一、针灸推拿治疗勃起功能障碍的临床应用

（一）针灸治疗

1. 针刺疗法

目前针灸治疗阳痿主要以足太阳膀胱经、任脉、足太阴脾经穴位为主[2]。常用的腧穴组合为八髎穴和三阴交、肾俞、关元，以前后配穴法为主。

熊崇祺[3]将 60 例肝郁气滞型阳痿患者分为对照组和治疗组，对照组予常规中药治疗，治疗组以"疏肝解痿"为治疗思路，选用行间（双侧）、太冲（双侧）、中封（双侧）、期门（双侧）、三阴交（双侧）、气海、关元、中极、曲骨、肾俞（双侧）、次髎（双侧）、下髎（双侧）等穴位进行针刺治疗，结果表明治疗组总有效率为 93.33%，显著高于对照组的 83.33%，且治疗组在改善患者焦虑状态、勃起功能等方面优于对照组。

Yaman 等[4]观察了 29 例心理性阳痿患者针刺治疗的临床疗效，以次髎、大敦、阴廉、内关、条口、百会、曲骨为选穴，共进行 10 次治疗。治疗后对患者进行为期平均 8 个月的随访，若患者在针刺治疗后 1 周内有 2 次或 2 次以上的性生活，则被认为治疗是有效的，结果表明共有 20 例患者能够达到上述条件，针灸可作为心理性阳痿的潜在治疗方式。

2. 电针疗法

Wang 等[5]将 66 名心理性勃起功能障碍患者随机分为针刺组和假针刺组，选用百会、内关、关元、中极、大赫、太溪和太冲等穴位，每周 3 次，持续 6 周，进行为期平均 4 周的随访，结果发现，与假针刺组相比，针刺可有效改善心理性勃起功能障碍患者的性生活质量和心身状态。

赖金树等[6]对 58 例脑卒中后勃起功能障碍患者进行疗效观察，在基础治疗相同的前提下，观察组予以电针八髎穴，对照组则在八髎穴水平向外旁开 20mm 处的 8 个对照点进行电针。结果提示观察组的主要结局指标国际勃起功能指数评分及次要结局指标勃起功能障碍患者生活质量问卷评分皆优于观察组，同时比较治疗前后盆底肌收缩幅度，观察组亦显著高于对照组。

3. 温针灸

李净草等[7]运用温针灸治疗，对 34 例肝气郁结型阳痿患者和 42 例肾精亏虚型阳痿患者进行疗效观察，前者取肝俞、八髎、三阴交、关元；肾精亏虚者取肾俞、八髎、太溪、关元，在产生胀、麻、放电感等得气感后行温针灸操作。治疗 4 周后发现，温针灸能够显著改善患者的勃起功能，增进性生活满意度。

Hwang 等[8]将治疗组与对照组予相同取穴，仅治疗组针刺同时施以温针灸操作，以观察温针灸对阳痿的治疗作用，结果表明对肾俞、大肠俞、次髎等腰骶区腧穴进行温针灸能通过改善局部血液循环增强勃起功能。

4. 穴位埋线

黄从军等[9]将 60 例肝郁肾虚型阳痿患者分为治疗组和对照组，两组皆服泻肝益肾汤，治疗组在此基础上于双侧肾俞、脾俞、中极、关元、三阴交行穴位埋线。治疗后国际勃起功能指数（IIEF-5）评分显示治疗组总有效率为 86.7%，明显高于对照组的 60.0%。同时，对比治疗前后阴茎多普勒血流图变化情况发现，两组阴茎背动脉、阴茎背深动脉 1、阴茎背深动脉 2 血流均有改善，且治疗组优于对照组。

5. 针药结合

肖彩红等[10]观察表明以腰骶部和腹部为主的局部腧穴针刺联合益肾通络方加减能够有效改善勃起功能障碍患者的勃起功能，同时缓解其抑郁焦虑状态，且疗效优于单纯汤药治疗。

此外，还有穴位贴敷、热敏灸、督灸、气功疗法、耳穴疗法等，均在勃起功能障碍的临床治疗中取得了较好的疗效。

（二）推拿治疗

薛阳等[11]在对男性勃起功能障碍患者予甲睾酮片口服的基础上，施以曲骨穴一指禅点法。推拿操作进行前嘱患者排空膀胱，先于患者耻骨联合处进行三指揉法，力度宜轻柔缓和，使患者放松局部。而后在曲骨穴加以一指禅点法，点按力度由弱到强，产生的功力需渗透至深层，以患者脐下出现热感并向会阴部传导为佳。结果表明一指禅联合甲睾酮片治疗能够显著改善患者性功能，总有效率达 93.33%，显著优于单纯西药治疗。

许小林等[12]对 49 例前列腺癌根治术后勃起功能障碍患者进行推拿治疗。先令患者呈俯卧位，分别点揉心俞、脾俞、肾俞、腰阳关、命门、环跳、八髎等穴位，并对腰骶部行横擦法 4min，双掌竖擦八髎 5min。而后令患者仰卧，点按神阙、气海、关元等腹部穴位各 2min，摩下腹部 3min，擦足三里 3min，最后掌振关元 8min。治疗后总有效率为 98%，显著改善患者勃起功能。

二、针灸治疗勃起功能障碍的机制研究

1. 促进神经修复

参与勃起的神经包括自主神经、躯体神经，其中交感神经和副交感神经分别支配勃起的发生与

消退；感觉神经将神经冲动传至骶髓 $S_2 \sim S_4$ 的后角；运动神经能够支配球海绵体平滑肌和坐骨海绵体肌。当阴部神经受到损伤时，将会影响传入或传出通路，进而出现阴茎勃起功能障碍。

徐彦龙等[13]观察"三阴穴"（夹阴1在左侧腹股沟中点，股动脉搏动处内侧缘；夹阴2在右侧腹股沟中点，股动脉搏动处内侧缘；夹阴3在前正中线上，曲骨穴直上0.5寸）结合药物铺灸治疗勃起功能障碍的疗效。结果显示针刺"三阴穴"能够刺激患者深部髂腹股沟神经及会阴神经，促进勃起功能恢复。

陈远东[14]研究表明：深刺八髎穴使针尖穿过骶后孔，能够有效刺激神经的传导，同时配以高频（50Hz）电针促进受损神经再生和功能恢复，从而改善勃起功能。

2. 调节生殖激素水平

性激素水平影响着男性性功能的每一个环节，勃起功能障碍的出现与睾酮（T）水平的下降相关，睾酮水平过低将会出现性欲下降，勃起频率减少或者消失。

李瑞国等[15]以双侧肾俞、命门、大椎为主穴联合自拟方干预肾阳虚型阳痿，发现在汤药的基础上联合针刺，能够有效抑制体内 E_2 水平的升高，促进睾酮水平的上升，有效调节激素水平，改善勃起功能。

高五芝等[16]研究发现督灸联合温阳益气起痿汤能够升高脾肾两虚型勃起功能障碍患者血清睾酮、血清前列腺素 I_2（PGI_2）、血清一氧化氮（NO），同时降低内皮素-1（ET-1）的含量。改善患者血管内皮功能，调节患者阴茎海绵体平滑肌及血管的舒张与收缩，进而达到改善阴茎勃起功能的目的。

3. 改善海绵体平滑肌功能

阴茎勃起有赖于海绵体的正常收缩与舒张，其中 NO/Nos-cGMP 通路发挥重要的作用[17]。

陈佐龙[18]以电针联合中药治疗心理性勃起功能障碍，结果表明高频电针能够通过神经回路调节阴茎海绵体平滑肌松弛；可能通过增强 NO-cGMP 通路，抑制磷酸二酯酶-5（PDE-5）活性以促进阴茎勃起。

王宇航[19]研究显示，回春功法干预能够改善勃起功能障碍患者的中枢神经和交感神经兴奋性，提高龟头末梢神经的敏感适应程度，减少阴茎海绵体平滑肌的功能性收缩，发挥治疗作用。

按语

针刺、温针灸、电针、推拿等方案对勃起功能障碍有较好的疗效，不仅可有效改善患者勃起硬度、勃起持久度，还可减轻勃起功能障碍所带来的抑郁、焦虑等负性情绪，达到身心共治的效果。

参 考 文 献

[1] 卢冬冬，陶晨凯，焦薇薇，王浩浩，王杰，王传航. 从五脏气化论阳痿辨治思路［J］. 山东中医药大学学报，2022，46（4）：458-462.

[2] 孙远，杨思琪，李重，赵玉，陈少峰，耿强. 基于数据挖掘技术探析针灸治疗阴茎勃起功能障碍的选穴规律［J］. 河南中医，2022，42（1）：115-120.

[3] 熊崇祺. 针刺治疗肝郁气滞型阳痿的临床研究［D］. 昆明：云南中医药大学，2020.

[4] YAMAN L S，KILIC S，SARICA K，et al. The place of acupuncture in the management of psychogenic impotence［J］. Eur Urol，1994，26（1）：52-55.

[5] WANG H，LEI X，MA D，et al. Efficacy of acupuncture for psychogenic erectile dysfunction：a randomized，sham-controlled trial［J］. Basic Clin Androl，2023，33（1）：40.

[6] 赖金树，陈远东，阮传亮. 电针八髎穴治疗脑卒中后勃起功能障碍：随机对照试验［J］. 中国针灸，2023，43（2）：158-162.

[7] 李净草，马建伟，张宁，常日. 温针灸治疗勃起功能障碍76例［J］. 中国针灸，2017，37（6）：617-618.

[8] HWANG T I，LIU P Z，YANG C R. Evaluation of penile dorsal arteries and deep arteries in arteriogenic

impotence [J]. J Urol，1991，146（1）：46-49.

[9] 黄从军，支太朝，刘彬，张开翔，肖友平. 穴位埋线联合泻肝益肾汤治疗肝郁肾虚型阳痿的临床疗效观察[J]. 中国性科学，2018，27（9）：91-94.

[10] 肖彩红，崔瑾，全菲，卢春霞，庄田畋. 局部腧穴针刺联合益肾通络方加减治疗勃起功能障碍的临床疗效 [J]. 实用医学杂志，2022，38（9）：1152-1156.

[11] 薛阳，梁娜，鲁刚. 曲骨穴一指禅点法配合药物治疗男性勃起功能障碍 60 例 [J]. 现代中医药，2016，36（5）：54-56.

[12] 许小林，刘峰，徐月敏，俞建军. 前列腺癌根治术患者术后勃起功能障碍相关因素分析 [J]. 中华男科学杂志，2015，21（6）：570-572.

[13] 徐彦龙，徐秀梅，何天有，张洪涛. 针刺"三阴穴"结合药物铺灸治疗勃起功能障碍疗效观察 [J]. 上海针灸杂志，2017，36（5）：573-577.

[14] 陈远东. 电针八髎穴对脑卒中后勃起功能障碍的临床疗效观察 [D]. 福州：福建中医药大学，2022.

[15] 李瑞国，孙自学. 温针灸联合自拟助阳化气汤治疗肾阳虚型勃起功能障碍疗效观察 [J]. 北京中医药，2019，38（9）：924-926.

[16] 高五芝，孙自学，陈翔，李鹏超. 督灸联合温阳益气起痿汤治疗脾肾两虚型勃起功能障碍及对睾酮、血管内皮功能的影响 [J]. 中国针灸，2023，43（1）：40-44.

[17] FANG F，CAO Q，SONG F J，et al. Evidence for involvement of NO/NOS-cGMP signal system in morphine dependence [J]. Sheng Li Xue Bao，1999，51（2）：133-139.

[18] 陈佐龙，王广武，杨若娅. 电针配合中药治疗慢性非细菌性前列腺炎 [J]. 针灸临床杂志，2011，27（8）：35-36.

[19] 王宇航. 回春功干预勃起功能障碍的临床疗效观察 [D]. 上海：上海中医药大学，2020.

（林　栋）

第七章 内分泌科疾病

第一节 单纯性肥胖

单纯性肥胖（simple obesity）是指人体摄入的热量超过其消耗的热量，导致脂肪成分在体内积累过多而形成的肥胖，单纯性肥胖常不伴有神经或内分泌系统功能变化。

现代医学认为本病的发生发展是遗传和环境等多因素相互影响的结果，但并尚未得出确切发病机制。如遗传因素，双亲均肥胖的子女其发病率高达 70%。过食、不规律进食和不良生活习惯导致的能量过剩是引起肥胖的重要外因之一。人体内分泌激素异常与紊乱也是诱发肥胖的重要因素之一，并在肥胖发病过程中起着关键的作用。

本病属中医的"痰证"、"水肿"、"虚劳"等范畴。中医学认为本病发生与暴饮暴食、过食肥甘、安逸少动、情志不舒、先天禀赋等因素有关。基本病机为痰湿浊脂滞留。病位在脾胃，与肠、肾关系密切。

一、针灸推拿治疗单纯性肥胖的临床应用

（一）针灸治疗

1. 毫针针刺

根据肥胖的病因、病机、病位，常规针灸疗法取穴多以手足阳明经、足太阴经穴为主。选穴以曲池、天枢、大横、阴陵泉、丰隆为主穴。胃肠积热配上巨虚、内庭；脾胃虚弱配脾俞、足三里；肾阳亏虚配肾俞、关元。

陈仲新[1] 将 334 例单纯性肥胖患者随机分为 3 组。对照Ⅰ组给予单纯针刺治疗；对照Ⅱ组给予单纯饮食控制治疗；观察组给予针刺中脘、天枢、关元、足三里、上巨虚、丰隆、阴陵泉、三阴交，配脾俞、胃俞、大肠俞等，并配合饮食控制。结果观察组总有效率为 91.8%，显著高于对照Ⅰ组（75.7%）、对照Ⅱ组（73.1%）。针刺配合饮食控制治疗单纯性肥胖减重降脂效果显著，反弹率低。

2. 电针疗法

梁翠梅等[2] 针刺中脘、天枢、大横、带脉、水道、外关、足临泣等穴；电针选择双侧带脉接电针负极，双侧天枢接正极，采用疏密波，频率 2Hz/100Hz，强度根据患者的耐受程度，平均 4～8mA，留针 20min。隔日治疗 1 次，每周 3 次，共治疗 8 周。证实该法能有效治疗腹型肥胖，减少患者内脏脂肪含量。

3. 穴位埋线疗法

Chen 等[3] 采用多中心、双盲、随机对照试验比较穴位埋线与假穴位埋线干预单纯性肥胖的疗效。埋线穴位选择两组穴位交替进行，A 组穴位为支沟、天枢、胃俞、中脘、足三里，B 组穴位为

曲池、滑肉门、脾俞、水分、丰隆；2 周治疗 1 次，治疗周期 3 个月。结果证实穴位埋线治疗 16
周可降低肥胖患者腰围和体重，且并非安慰剂效应。

4. 耳穴疗法

吴云平[4]将 86 例非典型抗精神药物所致肥胖患者，依照随机抽样分组法将患者分为对照组
43 例给予运动+饮食干预治疗，观察组 43 例在对照组的基础上给予耳穴贴压法治疗。耳穴选穴：
内分泌、交感、大肠、神门、三焦等。每次选取一侧耳部穴位，双耳交替进行，每周治疗 2 次，
共治疗 3 个月。结果显示本法能够有效减轻患者体重，缩小患者腹围，调节血脂代谢，增强治疗
效果。

5. 拔罐疗法

赵斌斌等[5]将单纯性肥胖患者随机分为治疗组（30 例）和对照组（30 例）。治疗组在对照组
的基础上，加用腹部、大腿部以及手臂部的游走罐治疗，治疗 2 个月后显示游走罐配合用于治疗单
纯性肥胖可明显减轻症状，缩短病程，是一种较为理想的减肥方法。

6. 脂三针

脂三针疗法，取穴为双侧内关、足三里、三阴交。张永艳等[6]给予单纯性肥胖患者脂三针治
疗，隔日针刺 1 次，10 次为 1 个疗程，疗程间休息 10 天，共治疗 3 个疗程。证实脂三针有助于降
低单纯性肥胖患者内脏脂肪面积、体脂肪率，在改善患者内脏脂肪指标方面疗效显著。

7. 腹针疗法

王译等[7]选取"腹四关"穴（即双侧滑肉门及双侧外陵穴）以引导脏腑之气向全身布散，调
理脾气的穴位（双侧大横穴）以及具有治理心肺、调补脾胃、补益肝肾功能的"引气归元"组合（即
中脘、下脘、气海、关元），患者前三次针灸治疗每日 1 次，第 3 次后隔日针灸 1 次，共 3 个月。
结果表明，腹针结合耳穴贴压治疗代谢综合征腹型肥胖脾虚不运证，能有效降低患者体重、体重指
数、腹围、腰臀比、三酰甘油水平。

8. 灸法

焦琳等[8]选取患者腰骶部及下腹部 2～3 个热敏化腧穴施灸治疗脾肾亏虚型单纯性肥胖，每周
治疗 5 次，每次施灸 45min，共治疗 3 个月。研究发现热敏灸可有效降低肥胖患者体重、体重指数、
脂肪百分率。

陈霞等[9]采用阴阳调理灸中的温中祛湿灸治疗痰湿质腹型肥胖。施灸部位为以中脘为中心，
半径 8～10cm 的圆形范围内，于三伏天期间进行 4 次治疗。证实三伏天采用阴阳调理灸治疗痰湿
质腹型肥胖，在改善肥胖的同时，痰湿偏颇体质也得到了调理，心理状况、生活质量较治疗前改善。

9. 针药结合

林莹宣等[10]予以三黄汤联合针刺治疗糖尿病合并肥胖患者，结果发现三黄汤联合针刺治疗不
仅能降低患者血糖水平，改善胰岛素抵抗，还能减轻患者体重，逆转氧化应激对组织的损伤，延缓
糖尿病及其并发症的发生发展。

此外，还有撬针疗法、叩刺疗法、温针灸疗法、针刀疗法、穴位贴敷疗法、眼针疗法等，在对
肥胖的临床应用中均取得了较好的疗效。2018 年肥胖领域国际著名期刊 *Obesity Review* 发表题为
"Effect of acupuncture and intervention types on weight loss：a systematic review and meta-analysis" 的
论文，通过高质量系统评价证实，针灸干预肥胖有效，其中针药结合或针刺与生活方式干预相结合
时，针刺减肥的效果最大化[11]。

（二）推拿治疗

推拿是重要的中医外治法之一，推拿治疗肥胖的主要干预部位集中在腹部，主要方法有点、按、

推、揉等。

高超等[12]采用基于"俞募配穴"理论的腹部推拿手法。双掌叠按:双手掌相叠以按住神阙穴,力度以手下有脉搏跳动和受术者无痛感为宜,持续约 1min。单掌摩腹:单掌按于腹部,以肚脐为中心且顺时针方向缓慢旋转摩动,持续约 3min。按压肝经:以双侧肋弓下缘、双侧髂前上棘、双侧腹股沟中点为扳机点做掌根按压,力度以受术者无痛感为宜,双手同时操作,三处扳机点各持续约 1min。掌推肝经:双手掌自双侧肋弓沿腹部肝经向少腹行推法,单向反复推之,力度以受术者无痛感为宜,持续约3min。俞募按揉:取肝之俞穴的双侧肝俞及肝之募穴的双侧期门。远道撅菁:单手拇指对下肢肝经行按揉手法 3 遍,重点刺激所过之经穴足五里、蠡沟、中封、太冲,力度以受术者酸胀、舒适为度,自上而下,两侧依次操作,左右顺序不做要求,每侧持续约 2min。闭目安神:施术者再次以双手掌相叠以按住神阙穴,力度以手下有脉搏跳动和受术者无痛感为宜,嘱受术者仰卧闭目安神,并采用腹式呼吸,持续约 3min。总治疗时间为 35~40min。该手法治疗肝郁型腹型肥胖,可降低患者腰围、减少腹部内脏脂肪,改善机体低度炎症状态。

二、针灸治疗单纯性肥胖的机制研究

(一)抑制食欲

能量平衡异常是肥胖的最基本病因,而进食是能量摄入的直接来源。下丘脑是全身能量平衡的主调节器。

Shu 等[13]研究显示:电针能够上调高脂饮食肥胖大鼠下丘脑弓状核 SIRT1 的蛋白表达,从而使其去乙酰化活性增加,增加下丘脑弓状核 FoxO1 的蛋白表达,降低 Ac-FoxO1 的蛋白表达,进而增加下游抑食欲肽 POMC 的蛋白和基因表达,抑制促食欲肽 NPY 的蛋白和基因表达,最终达到限制摄食、改善肥胖及胰岛素抵抗的作用。

(二)促进白色脂肪棕色化

脂肪组织作为一种内分泌和能量器官,具有高度的形态可塑性及功能可塑性。白色脂肪棕色化是指啮齿类动物和人类"白色-米色"或"白色-棕色"脂肪细胞表型之间相互转换的过程。

Shen 等[14]研究发现:电针肥胖小鼠足三里、内庭穴,可以促进白色脂肪组织"棕色化"标志基因(UCP1、COX4il、Nrtf1)的表达,提示电针可能通过促进白色脂肪棕色化拮抗肥胖。

(三)改善糖脂代谢

糖脂代谢是细胞及机体能量与物质来源的重要生命过程,其稳态平衡是机体应对内外时空环境变化的重要保障。

1. 调节脂代谢

王海英等[15]发现针刺可改善腹型肥胖大鼠肝脏脂质代谢,其机制可能与上调沉默信息调节因子 1(SIRT1)、下调过氧化物酶体增殖物激活受体γ(PPARγ)的表达相关。

Gong 等[16]揭示电针可有效改善肥胖大鼠肝脏脂质沉积,其机制可能与下调甘油三酯(TG)、总胆固醇(TC)、血清谷丙转氨酶(ALT)和谷草转氨酶(AST)浓度,激活 AMP 活化蛋白激酶(AMPK)表达,减轻肝脏脂质沉积和肝损伤相关。

2. 调节糖代谢

庄舒婷等[17]研究发现:电针可降低糖尿病肥胖大鼠空腹血糖水平,改善胰岛形态,缓解胰岛素抵抗,其机制可能与下调下丘脑 SOCS3 蛋白表达、上调胰岛素受体底物-1(IRS-1)蛋白表达,改善下丘脑调控外周糖代谢的功能有关。

张欣等[18]揭示腹部推拿疗法能够有效调节肥胖大鼠的胰岛素抵抗现象,其可能的机制之一是改善和加强骨骼肌 SIRT1/PGC-1α 通路的作用,以发挥其调节糖代谢及胰岛素分泌的功能。

（四）调节肠道菌群结构

肠道微生物与机体代谢活动密切相关,肠道微生物及其产生的某些短链脂肪酸已被证实是肥胖产生的一个重要因素[19]。

司原成等[20]研究显示,健脾益气针法可恢复异常菌门结构,改善肠道菌群,减轻慢性炎症反应,达到降脂减肥的效果,其机制可能与下调 IL-6、TNF-α、IL-10、TLR-4 表达,降低肠道中厚壁菌门、绿弯菌门、芽单胞菌门表达,上调拟杆菌门表达相关。

Wang 等[21]探究针刺可通过调节肠道菌群组成,减轻代谢紊乱,以改善肥胖,其机制可能与降低厚壁菌门/拟杆菌门的比例和增加普雷沃氏菌的丰度有关。

（五）改善脂肪组织炎症状态

肥胖与脂肪组织的慢性炎症状态有关,其中涉及脂肪细胞肥大、巨噬细胞浸润和脂肪细胞-巨噬细胞相互作用。

Lu 等[22]研究结果表明,电针曲池穴可以诱导肥胖大鼠神经相关巨噬细胞中 NLRP3 炎症小体,进而激活脂肪分解,改善脂肪组织炎症状态。

高天姣等[23]采用腹部推拿干预肥胖 2 型糖尿病模型大鼠,检测相关炎症因子水平,结果提示腹部推拿可以下调肥胖 2 型糖尿病模型大鼠 IL-6、TNF-α 等表达,在削弱脂肪炎症、纠正脂质代谢紊乱、治疗胰岛素抵抗方面有一定优势。

按语

针灸推拿治疗肥胖临床应用广泛,干预手段多种多样,对单纯性肥胖、肥胖并发症均有介入,均取得令人满意的疗效,其中针灸推拿与生活方式联用效果更佳。针对虚性体质肥胖患者,艾灸的应用往往可以在减肥降脂的同时,调理患者的偏颇体质。推拿干预部位目前以腹部为主,主要采用按、揉、推等手法。

对肥胖人群实施早期干预,从而打破内分泌代谢间的恶性循环,是预防 2 型糖尿病、心血管疾病、肿瘤等远期并发症的关键所在。针灸干预肥胖属中医"治未病"以早为要的范畴,是减少社会医疗成本、缓解就医压力的重要举措,具有重要现实意义。

参 考 文 献

[1] 陈仲新. 针刺配合饮食控制治疗单纯性肥胖疗效观察 [J]. 中国针灸,2008,28（12）:888-890.

[2] 梁翠梅,胡慧,王朝歆,孙颂歌,杨文津,潘良. 针刺治疗腹型肥胖随机对照临床试验 [J]. 针刺研究,2016,41（2）:159-162,174.

[3] CHEN X, HUANG W, WEI D, et al. Effect of acupoint catgut embedding for middle-aged obesity: a multicentre, randomised, sham-controlled trial[J]. Evidence-Based Complementary and Alternative Medicine, 2022, 2022: 4780019.

[4] 吴云平. 耳穴贴压法治疗非典型抗精神药物所致肥胖的治疗效果分析[J]. 中国医药指南,2022,20（36）:119-121,125.

[5] 赵斌斌,马哲河. 游走罐配合穴位埋线治疗单纯性肥胖的临床研究 [J]. 针灸临床杂志,2015,31（3）:47-49.

[6] 张永艳,李盼盼,顾亚娇. 靳三针疗法对单纯性肥胖患者内脏脂肪的影响 [J]. 中国民间疗法,2021,29（13）:58-60.

[7] 王译,汤诗,冯燕华. 腹针结合耳穴贴压治疗代谢综合征腹型肥胖临床观察 [J]. 河南中医,2020,40（9）:1422-1425.

[8] 焦琳,刘言薇,迟振海,张琳,章志芳,宗懿. 热敏灸治疗脾肾亏虚型单纯性肥胖病 30 例临床观察 [J].

中医杂志，2017，58（17）：1491-1494.

［9］陈霞，周仲瑜. 阴阳调理灸结合五音疗法治疗痰湿质腹型肥胖 42 例［J］. 中国针灸，2022，42（11）：1260-1262.

［10］林莹宣，于素丽，陈语安，郭义. 三黄汤联合针刺治疗糖尿病合并肥胖 50 例临床研究［J］. 江苏中医药，2020，52（5）：61-63.

［11］KIM S Y，SHIN I S，PARK Y J. Effect of acupuncture and intervention types on weight loss：a systematic review and meta-analysis［J］. Obesity Reviews，2018，19（11）：1585-1596.

［12］高超，李鹏，刘翔鹤. 基于"俞募配穴"理论腹部推拿手法联合针灸治疗肝郁型腹型肥胖的临床效果研究［J］. 重庆医学，2023，52（4）：523-527，532.

［13］SHU Q，CHEN L，WU S，et al. Acupuncture targeting SIRT1 in the hypothalamic arcuate nucleus can improve obesity in high-fat-diet-induced rats with insulin resistance via an anorectic effect［J］. Obesity Facts，2020，13（1）：40-57.

［14］SHEN W X，WANG Y，LU S F，et al. Acupuncture promotes white adipose tissue browning by inducing UCP1 expression on DIO mice［J］. BMC complementary and alternative medicine，2014，14（17）：501.

［15］王海英，方红娟，王强，梁翠梅，胡慧. 电针对腹型肥胖大鼠肝脏脂代谢及 Sirt1/PPARγ通路的影响［J］. 针刺研究，2019，44（7）：492-496，511.

［16］GONG M，CHEN C，CHEN F，et al. Electroacupuncture attenuates hepatic lipid accumulation via AMP-activated protein kinase（AMPK）activation in obese rats［J］. Acupuncture in Medicine Journal of the British Medical Acupuncture Society，2015，34（3）：209.

［17］庄舒婷，李瑞，宋姗姗，段浩茹，李秋艳. 电针对糖尿病肥胖大鼠下丘脑 SOCS3、IRS-1 蛋白表达及胰岛形态的影响［J］. 中国针灸，2022，42（9）：1024-1028.

［18］张欣，尚坤，吴兴全，陈绍涛，仲崇文，付玉娜，姚栾，刘陨君，张玉国，刘明军. 腹部推拿对高脂饮食诱发肥胖大鼠胰岛素抵抗的改善作用机制［J］. 中华中医药杂志，2021，36（2）：728-731.

［19］TURNBAUGH P J，LEY R E，MAHOWALD M A，et al. An obesity-associated gut microbiome with increased capacity for energy harvest［J］. Nature，2006，444（7122）：1027-1031.

［20］司原成，苗维纳，何嘉悦，丁维俊. 基于"脑-肠-菌"轴探讨健脾益气针法对肥胖鼠肠道菌群及 TLR4 的调控机制［J］. 中华中医药杂志，2017，32（10）：4457-4460.

［21］WANG H，WANG Q，LIANG C，et al. Acupuncture regulating gut microbiota in abdominal obese rats induced by high-fat diet［J］. Evidence-based Complementary and Alternative Medicine，2019，2019（1）：1-12.

［22］LU M J，YU Z W，LI Q，et al. Electroacupuncture stimulation regulates adipose lipolysis via catecholamine signaling mediated by NLRP3 suppression in obese rats［J］. Frontiers in Endocrinology，2022，12：773127.

［23］高天姣，马德慧，韩怡然，张晓林，陈邵涛，刘明军. 基于 SIRT1/PGC-1α通路探讨腹部推拿对肥胖 2 型糖尿病模型大鼠抗炎作用机制研究［J］. 时珍国医国药，2021，32（8）：2028-2030.

（杜艳军）

第二节　糖　尿　病

糖尿病（diabetes-mellitus）是由胰岛素分泌缺乏和（或）胰岛素抵抗引起的以高血糖为特征的一类代谢性疾病。可分为 1 型糖尿病、2 型糖尿病、单基因糖尿病、继发性糖尿病、妊娠期糖尿病和未定型糖尿病 6 种类型[1]。

现代医学认为：1 型糖尿病是一种原发性胰岛β细胞凋亡的自身免疫性疾病，2 型糖尿病与胰岛素分泌不足或胰岛素抵抗相关。2 型糖尿病是在遗传因素和环境因素长期共同作用下，从以胰岛素作用不足（胰岛素抵抗）为主伴胰岛素进行性分泌不足，到胰岛素进行性分泌不足为主伴胰岛素抵抗的代谢性疾病，以慢性高血糖为特征。胰岛素作为重要的合成代谢激素，亦同时引起糖类、脂质和蛋白质的代谢异常[2]。

本病类似于中医学"消渴"，病位在肺、胃、肾，以肾为主。其发病与禀赋不足、饮食肥甘、情志失节、劳欲过度等因素有关。病机阴虚为本，燥热为标。

一、针灸推拿治疗糖尿病的临床应用

（一）针灸治疗

1. 体针

刘会霞等[3]分析针灸治疗糖尿病选穴规律，发现使用频次最多的特定穴为足三里、三阴交、脾俞、肾俞和肺俞；经络常选用足太阳膀胱经、足阳明胃经等。

李丛曦等[4]从脾论治 80 例气阴亏虚型 2 型糖尿病，随机分为对照组和实验组，每组 40 例。对照组选取足三里、三阴交、胰俞、胃俞、肺俞、肾俞、太溪，实验组在对照组的基础上给予益气健脾针刺中脘、天枢、气海、关元、内关、阴陵泉等。结果显示实验组可较对照组更有效降低患者血糖及 HbA1c 水平，促进其康复治疗进程。

2. 耳穴

临床治疗消渴常用耳穴有胰、内分泌、肾、三焦、耳迷根、神门、心、肝[5]。研究表明，刺激内分泌点可直接作用于胰岛β细胞的神经丛，从而改善胰岛的分泌功能[6]。

3. 刺络拔罐

王锋等[7]取关元、丰隆、足三里、天枢、大肠俞等穴位进行刺络拔罐，治疗后患者血清胰岛素水平显著改善。

4. 灸法

劳美铃等[8]发现，重灸中脘穴可有效调节胃肠激素，增加胃肠动力，改善脾胃虚寒型 2 型糖尿病合并胃轻瘫。

（二）推拿治疗

腹部推拿在治疗糖尿病中应用较多，其中摩腹法、运腹法、推腹法、点腹法、拿腹法、振腹法可通过调节骨骼肌胰岛素抵抗改善胰岛素分泌功能达到降低血糖的目的，并且推拿手法的力度以中、高刺激量治疗效果更佳[9]。谢会慧[10]筛选 36 例糖尿病前期伴血脂异常患者以生活方式干预配合腹部推拿，发现腹部推拿干预糖尿病前期血脂异常临床疗效确切，可以改善患者血脂，尤其对改善总胆固醇、甘油三酯、低密度脂蛋白效果明显。

二、针灸推拿治疗糖尿病的机制研究

（一）增强胰岛功能

1. 调节胰岛素浓度

彭艳等[11]研究发现，与安慰剂组相比，经皮电刺激双侧足三里及三阴交穴，糖尿病胃轻瘫大鼠的血糖、血浆胰岛素水平、内稳态模型评估（homeostasis model assessment，HOMA）指数明显降低。

2. 增强胰岛素敏感性

Lin 等[12]研究发现电针可通过增强糖尿病模型大鼠胰岛素敏感性，改善糖耐量受损状态，降低空腹血糖。同时，切除双侧坐骨神经及股神经后，电针提高胰岛素对血糖的敏感性作用被阻断，提示其机制可能与机体传入神经有关。反复 15Hz 电针刺激双侧足三里，可以改善饮食导致的胰岛素抵抗，可能是通过激活骨骼肌 AMPK 信号通路起作用。

蒙蒙[13]对 2 型糖尿病（T2DM）大鼠模型进行推拿干预，在血糖监控和口服盐酸二甲双胍片的基础上联合"生肌降浊"推拿治疗，40min/次，6 次/周，共干预 8 周，对大鼠进行口服葡萄糖耐量试验（OGTT）和葡萄糖代谢相关指标的检测，证实推拿具有改善 T2DM 血糖紊乱及葡萄糖耐受异常的作用；通过对胰岛素相关指标的检测，说明推拿使 T2DM 大鼠胰岛素抵抗状态得到缓解。以上结果，可以明确推拿对 T2DM 大鼠的糖代谢异常有较好的调节作用，能够改善葡萄糖代谢异常，增强胰岛素敏感性，缓解胰岛素抵抗状态。

（二）降低血糖水平

赵敬军等[14]观察耳穴体穴对 T2DM 模型猴即时空腹血糖的影响，发现电针耳穴体穴对 T2DM 模型猴即时空腹血糖有显著降低作用，且电针刺激 30min 效果明显优于 15min；连续刺激 4 天及以上，效果明显优于连续刺激 3 天及以下。电针刺激腹部的特定穴所产生持续的降糖作用优于非特定穴。

Peplow 等[15]研究表明针刺可以有效降低血糖基线水平，其机制可能与胰岛素无关。电针下肢穴位促使血糖下降及乳酸代谢物增高，使得乳酸/葡萄糖比降低，这也提示着细胞无氧葡萄糖代谢增加。

Stener-Victorin 等[16]指出神经机制也是电针降低血糖的重要机制。电针足三里的降糖作用可以被阿托品阻滞，提示降糖机制可能与胆碱能神经调节有关。电针刺激中脘可刺激糖尿病大鼠的内源性脑内啡肽的产生，从而降低血糖。

（三）减少食物摄入及调节脂质代谢

1. 减少食物摄入

神经肽 Y 可以增加食欲，针刺糖尿病模型鼠可抑制神经肽 Y 在下丘脑弓状核及室旁核的表达，表明针刺对于抑制饮食过多的糖尿病是有效的。Liu 等[17]发现持续性电针刺激足三里穴可以减少食物摄入，机制可能包括降低胃排空速度，增加小肠蠕动，并可提高空腹血浆胰高血糖素样肽-1（GLP-1）及酪酪肽（PYY）水平。

2. 调节脂质代谢

Gong 等[18]研究表明电针可以降低肥胖者肝甘油三酯及胆固醇水平，伴随血清谷丙转氨酶及谷草转氨酶的下降，同时恢复高脂肪饮食阻碍的 AMPK 及乙酰 CoA 羧化酶（ACC）的磷酸化作用，提示电针可以减少高脂肪饮食导致的肝脏脂质堆积，这个作用可能是通过 AMPK 信号通路调节的。

（四）调节相关激素水平

McMullan 等[19]临床试验发现，在 195 例糖尿病患者中，使用微波共振疗法可加速糖类代谢，并改善周围循环，其机制可能是降低与血糖相关的激素水平，如糖皮质激素、肾上腺素等。同时，褪黑激素在糖尿病中起保护作用，其机制为通过调节葡萄糖代谢以调节胰岛素的分泌及瘦素的产生。

附 糖尿病周围神经病变

糖尿病周围神经病变（diabetic peripheral neuropathy，DPN）常见的类型有：①远端对称性多发性神经病变：是最常见的类型，以手足远端感觉运动神经受累最多见。通常为对称性，典型者呈手套或袜套式分布；下肢较上肢严重，先出现肢端感觉异常，可伴痛觉过敏、疼痛；后期感觉丧失，可伴运动神经受累，手足小肌群萎缩，出现感觉性共济失调及神经性关节病（Charcot 关节）。腱反射早期亢进、后期减弱或消失，音叉震动感减弱或消失。电生理检查可早期发现感觉和运动神经传导速度减慢。②局灶性单神经病变：可累及任何脑神经或脊神经，但以动眼、正中及舌咽神经最常见，一般起病急，表现为病变神经分布区域疼痛，常是自限性。③非对称性的多发局灶性神经病变：指同时累及多个单神经的神经病变。④多发神经根病变（糖尿病性肌萎缩）：最常见为腰段多发神经根病变，典型表现为初起股、髋和臀部疼痛，后骨盆近端肌群软弱、萎缩。

一、针灸推拿治疗糖尿病周围神经病变的临床应用

（一）针灸治疗

1. 毫针针刺

邓秀敏等[20]在常规药物（普瑞巴林胶囊）治疗基础上采用龙虎交战法（取穴：三阴交、足三里、阴陵泉、血海，进针得气后以拇指向左捻转 9 次为"龙"，后向右捻转 6 次为"虎"）治疗痛性糖尿病周围神经病。与观察组对比发现，龙虎交战法能有效改善疼痛症状，提高其正中神经及胫后神经传导速度和生活质量。

2. 温针灸法

马国庆等[21]将 64 例糖尿病周围神经病患者分为温针灸组与常规针刺组，两组各 32 例，两组取穴相同，均为脾俞、肾俞、关元俞、足三里、冲阳、曲池、合谷穴，常规组只针不灸，结果发现温针灸组对肢端疼痛、麻木、发凉、腰膝酸软、肢软无力等症状的改善较常规组具有明显的优势。

3. 腕踝针

腕踝针作用于四肢腕踝部的 6 点，分别对应身体的 6 个纵区，可有效改善身体末端循环，发挥疏通经络气血、调和脏腑阴阳的作用，适用于糖尿病患者肢端感觉异常的病变[22]。张子震等[23]发现，腕踝针能够有效改善糖尿病周围神经病变患者肢体感觉功能和运动障碍，增快腓浅神经运动传导及感觉传导速度，表明腕踝针法有利于受损周围神经运动及感觉功能恢复。

（二）推拿治疗

刘鹏等[24]选取糖尿病周围神经病变患者 60 例随机分为治疗组和对照组，采用《黄帝内经》中"束悗疗法"治疗糖尿病周围神经病变，按压极泉、冲门、委中，结果发现治疗组显效率及总有效率分别为 66.0% 和 93.3%，优于对照组的 40.0% 和 80.0%，且治疗组治疗后正中神经和腓总神经的神经传导速度、多伦多临床评分等较治疗前改善，"束悗疗法"对末梢神经功能的恢复有明显的促进作用，可有效治疗糖尿病性周围神经病变。

王瑶等[25]选取 132 例糖尿病高危足感觉神经病变的患者为研究对象，随机分为试验组、对照组各 66 例，观察杵针治疗糖尿病高危足患者感觉神经病变的疗效，对照组仅常规治疗与护理，试验组在常规治疗与护理的基础上加杵针疗法干预，取至阳、命门八阵先用五星三台杵杵尖反复叩击施以点叩手法，再以五星三台杵从八阵穴中宫至外缘做太极运转或环形运转施以运转手法，最后使用金刚杵贯力杵尖，施以开阖手法。河车命强段使用五星三台杵杵尖反复叩击施以点叩手法，再使用金刚杵施以开阖手法，后用七曜混元杵在河车路上进行分理手法和升降手法。足三里、涌泉、太溪、三阴交均采用奎星笔依次施以点叩、开阖、升降、运转手法。结果发现，试验组足部震动感觉阈值（VPT）及密歇根神经病变筛选问卷（MNSI）评分均优于对照组，杵针可改善糖尿病高危足周围神经病变患者的足部感觉神经功能，从而缓解足部感觉神经病变的症状。

二、针灸推拿治疗糖尿病周围神经病变的机制研究

1. 调节神经内分泌

王志福等[26]研究认为，电针肾俞、足三里可抑制脊髓脂氧合酶（LOX）活性，修复坐骨神经损伤，进而减轻糖尿病大鼠的痛敏反应。

2. 修复组织形态

张小丽[27]对比穴位注射、穴位埋线治疗前后糖尿病大鼠的胰岛形态，发现针灸治疗后胰岛细胞结构清晰、分布均匀，并认为其组织结构的改善有助于胰岛细胞功能的修复；陈叶飞等[28]实验发现，电针刺激可以增加大鼠缺血骨骼肌肌细胞横截面面积，有效改善糖尿病大鼠肌萎缩程度。

3. 双向调节免疫功能

王征等[29]观察发现，针灸联合甲钴胺治疗可有效降低糖尿病周围神经病变患者体内 IL-1β、IL-6、TNF-α 水平以及血同型半胱氨酸（Hcy）数值，减轻自身免疫炎症反应对胰岛β细胞的损伤。在改善机体免疫力的同时，减轻自身免疫的攻击，从而达到"双向调节"，是针灸治疗糖尿病的特色[30]。

4. 抗氧化应激

尚坤等[31]通过动物实验发现传统推拿"束悗疗法"可以提高糖尿病周围神经病变大鼠的 SOD 表达，降低 MDA 表达，而且还能加快其神经传导速度，表明其具有抗氧化的作用从而发挥保护坐骨神经形态功能的疗效。

按语

针灸推拿是中医非药物治疗中广泛运用且安全有效提高糖尿病（包含糖尿病周围神经病变）患者疗效及生活质量的疗法。对早期及轻度患者可单独使用，但需坚持较长时间治疗。若病程长及病重者，应积极配合相关药物治疗。

目前针灸推拿治疗糖尿病在临床尚未形成统一的、可施行的标准化治疗方案，今后应开展大样本、多中心的随机、盲法、对照的长期追踪观察研究，以获得更高的循证医学证据，为临床治疗该病提供更有效指导。

参 考 文 献

[1] 中国医师协会内分泌代谢科医师分会,国家代谢性疾病临床医学研究中心. 糖尿病分型诊断中国专家共识[J]. 中华糖尿病杂志, 2022, 14（2）: 120-139.

[2] KHARROUBI A T, DARWISH H M. Diabetes mellitus: the epidemic of the century [J]. World J Diabetes, 2015, 6（6）: 850-867.

[3] 刘会霞, 刘丽莎, 袁秀丽, 张璐, 姜全敏. 基于数据挖掘针灸治疗 2 型糖尿病选穴规律探析 [J]. 四川中医, 2019, 37（1）: 210-213.

[4] 李丛曦, 周鸿飞. 从脾论治针灸治疗气阴亏虚型 2 型糖尿病的临床疗效分析 [J]. 中国现代药物应用, 2023, 17（7）: 139-142.

[5] 庞国明, 高言歌, 王强, 李义松, 武楠, 谢卫平, 王凯锋. 2 型糖尿病中医外治临床应用概况 [J]. 江西中医药, 2020, 51（7）: 71-73.

[6] 王奎刚, 张影. 耳穴贴压对提高肥胖 2 型糖尿病胰岛素敏感指数的临床研究 [J]. 中西医结合心血管病电子杂志, 2017, 5（9）: 98-99.

[7] 王锋, 朱洁, 孟信铎. 刺络拔罐对单纯性肥胖患者血清胰岛素水平的影响 [J]. 上海针灸杂志, 2015, 34（1）: 30-32.

[8] 劳美铃, 魏爱生, 王甫能, 杨原芳. 重灸中脘穴对脾胃虚寒型糖尿病胃轻瘫患者胃肠激素、胃动力学的影响 [J]. 上海针灸杂志, 2020, 39（4）: 387-391.

[9] 高天姣, 马德慧, 韩怡然, 张晓林, 陈邵涛, 刘明军. 基于 SIRT1/PGC-1α 通路探讨腹部推拿对肥胖 2 型

糖尿病模型大鼠抗炎作用机制研究 [J]. 时珍国医国药，2021，32（8）：2028-2030.

[10] 谢会慧. 基于"一气周流"理论的腹部推拿对糖尿病前期人群血脂代谢影响的临床研究 [D]. 长春：长春中医药大学，2022.

[11] PENG Y，LIN Y P，HE F E，et al. Effect of electroacupuncture on gastric motility，expressions of ghrelin and GHSR mRNA in gastric antrum tissue of diabetic gastroparesis rats [J]. Journal of Acupuncture and Tuina Science，2017，15（2）：88-93.

[12] LIN R T，TZENG C Y，LEE Y C，et al. Acupoint-specific，frequency-dependent，and improved insulin sensitivity hypoglycemic effect of electroacupuncture applied to drug-combined therapy studied by a randomized control clinical trial [J]. Evid Based Complement Alternat Med，2014，2014：371475.

[13] 蒙蒙. 推拿对 T2DM 患者骨骼肌功能的影响及其调控骨骼肌自噬和肌卫星细胞成肌分化的效应机制研究 [D]. 长春：长春中医药大学，2023.

[14] ZHAO J J，ZHAI X，LUO M，et al. Effect of electroacupuncture at ear and body acupoints on the instant fasting blood glucose level of machins with type 2 diabetes mellitus [J]. World Journal of Acupuncture-Moxibustion，2016，26（1）：19-23.

[15] PEPLOW P V，HAN S M. Repeated application of electroacupuncture ameliorates hyperglycemia in obese Zucker diabetic fatty rats [J]. J Acupunct Meridian Stud，2014，7（1）：1-5.

[16] STENER-VICTORIN E，MALIQUEO M，SOLIGO M，et al. Changes in HbA1c and circulating and adipose tissue androgen levels in overweight-obese women with polycystic ovary syndrome in response to electroacupuncture [J]. ObesSciPract，2016，2（4）：426-435.

[17] LIU J，JIN H，FOREMAN R D，et al. Chronic electrical stimulation at acupoints reduces body weight and improves blood glucose in obese rats via autonomic pathway [J]. ObesSurg，2015，25（7）：1209-1216.

[18] GONG M，CAO C，CHEN F，et al. Electroacupuncture attenuates hepatic lipid accumulation via AMP-activated protein kinase（AMPK）activation in obese rats [J]. Acupunct Med，2016，34（3）：209-214.

[19] MCMULLAN C J，SCHERNHAMMER E S，RIMM E B，et al. Melatonin secretion and the incidence of type 2 diabetes [J]. JAMA，2013，309（13）：1388-1396.

[20] 邓秀敏，刘世巍，雷佳，李昕潼，姜洪叶. 龙虎交战针法治疗痛性糖尿病周围神经病变：随机对照研究 [J]. 中国针灸，2021，41（1）：23-26，35.

[21] 马国庆，叶婷，孙忠人. 温针灸与常规针刺治疗阳虚寒凝、络脉瘀阻型糖尿病周围神经病变对比观察[J]. 中国针灸，2018，38（3）：229-233.

[22] 赵捷，洪春荣，石向东，吕瑛，刘玲颖. 腕踝针配合中药熏蒸治疗血瘀脉络型糖尿病周围神经病变疗效观察 [J]. 上海中医药杂志，2017，51（10）：59-61，65.

[23] 张子震，楚江静，王敏. 腕踝针配合刺络拔罐治疗糖尿病周围神经病变临床观察 [J]. 上海针灸杂志，2017，36（12）：1443-1446.

[24] 刘鹏，张燕，李跃宗. "束悗疗法"治疗糖尿病性周围神经病变 [J]. 长春中医药大学学报，2013，29（5）：880-881.

[25] 王瑶，王芳，王婧，覃艳莉，王宇. 杵针干预糖尿病高危足患者感觉神经病变的疗效 [J]. 中国老年学杂志，2019，39（22）：5446-5449.

[26] 王志福，杨意州，刘建波，李长征，龚德贵，俞向梅. 电针对糖尿病周围神经病变大鼠脊髓脂氧合酶的影响 [J]. 中国中医药信息杂志，2018，25（5）：56-60.

[27] 张小丽. 穴位埋线与穴位注射对 2 型糖尿病大鼠 pander 及 Caspase-3 表达影响的比较研究 [J]. 中医学报，2015，30（9）：1322-1325.

[28] 陈叶飞，姜希娟，王蕊，杨正飞，吴旦斌，郭茂娟. 电针对糖尿病肌萎缩大鼠骨骼肌及血糖的影响 [J]. 中国针灸，2020，40（6）：629-634.

[29] 王征，李艳芳，马鸣. 针灸联合甲钴胺治疗糖尿病周围神经病变的疗效及对血清炎性细胞因子、血浆同

型半胱氨酸的影响［J］. 现代中西医结合杂志，2018，27（14）：1550-1553.

［30］高妍，王涛，吴巧凤. 艾灸结合中西药对 2 型糖尿病患者神经内分泌免疫网络紊乱的调节作用研究［J］. 时珍国医国药，2019，30（4）：908-910.

［31］尚坤，刘明军，陈飞腾，李波，王蕾，陈林青，李跃宗，张欣. 传统推拿"束悗疗法"对糖尿病周围神经病变大鼠坐骨神经传导速度、超氧化物歧化酶、丙二醛表达的影响［J］. 中国老年学杂志，2018，38（6）：1451-1453.

（马重兵）

第三节　甲状腺功能减退症

甲状腺功能减退症（hypothyroidism），简称"甲减"，是由多种因素导致甲状腺激素合成和分泌减少或甲状腺激素抵抗引起的全身代谢减低综合征。典型症状为黏液性水肿，反应迟缓，情绪抑郁，毛发变少、脱落，听力下降，记忆力减退，嗜睡，气短无力等。按其病因分为原发性、继发性及周围性甲状腺功能减退三类。

现代医学认为，甲状腺功能减退症产生的主要原因有慢性淋巴性甲状腺炎、甲状腺手术或同位素治疗后、药物性和亚急性甲状腺炎等，同时也可受碘、硒、维生素 D 等微量元素及病毒感染和环境因素的影响。

本病类似于中医学文献中的"虚劳"、"瘿病"及"水肿"等，《金匮要略》首提"虚劳"病名；《诸病源候论》云："诸山水黑土中……令人作瘿病。"先天不足、饮食不节、情志失调、劳逸过度等，均可导致本病的发生。本病病位主要在脾、肾、肝，属本虚标实。

一、针灸推拿治疗甲状腺功能减退症的临床应用

1. 单纯针刺疗法

胡斌等[1]观察"三部针刺法"治疗原发性甲状腺功能减退症，取天鼎、扶突、水突、气舍，进针后得气，行捻转手法，平补平泻；取中脘、天枢、关元，进针后得气，中脘、天枢行平补平泻手法，关元行补法；取三阴交、阴陵泉、足三里，三阴交、阴陵泉行平补平泻手法，足三里行补法。每周治疗 2 次，每次间隔 2～3 天，4 周为 1 个疗程，共连续治疗 3 个疗程。治疗结束后，患者临床症状基本消失，甲状腺功能恢复正常。后随访 2 年，未见复发。

2. 艾灸结合针刺

范家英等[2]用隔姜灸结合针刺治疗甲状腺功能低下患者，隔姜灸取穴为大椎、脾俞、肾俞、肺俞，配合局部针刺扶突、人迎、阿是穴，10 次为 1 个疗程，1 个疗程后患者的症状明显改善，复查甲状腺功能各项指标正常。

3. 针药结合法

赵立明[3]观察针药结合治疗甲状腺功能减退症的临床疗效，治疗组采用穴位注射黄芪注射液，取人迎、大椎、脾俞、太溪、足三里、关元、肾俞、曲池等，每次取 4 穴，配合温补肾阳中药；对照组单纯口服中药基本方配小剂量甲状腺片，治疗 2 个月后，两组治疗均可增强机体免疫功能，改善甲状腺功能，治疗组优于对照组，表明针药结合治疗甲状腺功能减退症，对临床症状改善具有积极作用。

二、针灸治疗甲状腺功能减退症的机制研究

1. 调节血清激素水平

赵季宇等[4]观察麦粒灸对甲状腺功能减退症伴抑郁状态大鼠行为学、血清5-羟色胺（5-HT）、皮质醇和海马盐皮质激素受体（MR）、糖皮质激素受体（GR）的影响，结果发现麦粒灸可明显改善甲状腺功能减退症模型大鼠的甲状腺功能和抑郁状态，其机制可能与上调海马MR、GR的蛋白和mRNA表达，进而影响血清皮质醇和5-HT表达有关。

2. 促进甲状腺激素分泌和合成

侯玉铎等[5]观察火针对甲状腺功能减退症大鼠的调节作用，显示火针结合西药能明显增强促甲状腺激素释放激素分泌细胞的分泌活动，从而影响3,5,3′-三碘甲腺原氨酸（T_3）、甲状腺素（T_4）的合成与释放，且火针结合西药的协同作用明显。

3. 抑制细胞凋亡

康春嵋等[6]观察艾灸关元穴对甲状腺功能减退症大鼠的影响，发现艾灸关元穴可改善甲状腺功能减退症大鼠体重下降及甲状腺激素紊乱，促进甲状腺组织滤泡及上皮细胞结构与功能的恢复，促进甲状腺滤泡上皮细胞增殖，抑制细胞凋亡。

附　甲状腺功能亢进症

甲状腺功能亢进症（hyperthyroidism），简称"甲亢"，是指甲状腺腺体本身合成和分泌甲状腺激素增加，引起的以神经、循环、消化等系统兴奋性增高和机体代谢亢进为主要表现的一组临床综合征[7]。

本病根据病因包括：毒性弥漫性甲状腺肿（Graves病）、炎性甲亢（亚急性甲状腺炎、产后甲状腺炎、无痛性甲状腺炎、桥本甲亢等）、药物致甲亢（左甲状腺素钠和碘致甲亢）、人绒毛膜促性腺激素（hCG）相关性甲亢（妊娠呕吐性暂时性甲亢）以及垂体促甲状腺素瘤甲亢等。

本病类似于古代文献记载的"瘿病"，病位在肝脾，与心有关。其发病与情志内伤、饮食及水土失宜、体质等因素相关。基本病机为气滞、痰凝、血瘀壅结颈前。实证居多，久则由实致虚，气虚、阴虚或虚实夹杂。

针灸治疗甲状腺功能亢进症的临床应用

1. 针刺疗法

王光安[8]通过整理针灸治疗甲亢及相关突眼症的文献，显示针灸在治疗甲亢方面取得了良好疗效。刘晶岩等[9]采用毫针泻法治疗甲亢患者34例，主穴选用水突、中脘、气海、内关、合谷、太冲等穴，并根据辨证分型选取配穴，隔日1次，20次为1个疗程，连续治疗4~5个疗程，治疗后发现甲状腺肿大及眼球症状均有好转。

符晓敏以"颤针围刺法"治疗瘿病（甲亢、结节性甲状腺肿等），围绕腺体中心围刺2~4针，配穴内关、神门、足三里、三阴交、太冲，佐以耳穴压豆，可改善甲亢患者的甲状腺功能及临床症状，而且无明显副作用，对因使用硫脲类、咪唑类而出现严重不良反应的甲亢患者及老年甲亢患者更为适宜[10]。

2. 穴位埋线法

黄洁等[11]将71例甲亢患者随机分为治疗组（36例）和对照组（35例），治疗组选用穴位埋线配合甲亢宁汤，主穴为心俞、肝俞、脾俞、肾俞、足三里、三阴交；对照组口服丙硫氧嘧啶片，每次100mg，每日3次。连续治疗12个月对比两组临床疗效，结果两组的疗效虽大致相近，但在降低游离甲状腺素（FT_4）、升高促甲状腺素（FSH）、缩短疗程和减少副作用及复发率等方面治疗组明显优于对照组。

3. 针药结合疗法

夏勇等[12]比较针药结合与单纯西药治疗甲亢性突眼症的疗效差异和不良反应情况，将52例患者随机分

为针药组（27 例）和西药组（25 例）。针药组给予针刺结合口服西药甲巯咪唑和左甲状腺素钠（优甲乐）治疗，针刺取睛明、承泣、丝竹空等穴；西药组仅予口服甲巯咪唑和优甲乐。结果发现改善客观眼症评分，针药组优于西药组。治疗期间西药组共发生白细胞减少 4 例，皮疹 3 例，突眼加重 3 例；针药组未出现药物不良反应，表明针药结合用于甲亢性突眼症不仅可提高疗效，更可减少不良反应。索文栋等[13]采用平睛汤联合针刺可安全有效地改善活动期甲状腺相关眼病患者的临床症状，其机制可能与增强机体免疫功能、降低促甲状腺激素受体抗体水平有关。

4. 灸法

朱红梅等[14]观察壮医灯心草灸治疗甲亢 100 例的临床疗效，取壮医"梅花穴"为主穴，即在疼痛肿胀或麻木最明显的部位取穴，然后以此穴为中心上下左右旁开 1.5 寸（中指同身寸）各取一穴，如梅花形。每次灸 1～15 壮，每 2 日灸 1 次，15 次为 1 个疗程，治疗 4 个疗程。治疗后，91 例患者血清 T_3、T_4 含量降至正常范围，超敏促甲状腺素（S-TSH）值显著升高，CD_4/CD_8 值明显升高，表明壮医灯心草灸能有效调节平衡免疫系统功能，改善甲状腺功能的亢进状态。

按语

针灸治疗甲减、甲亢具有疗效高、不良反应小等优点。针药合用可提高治愈率，降低复发率。尽管针灸被广泛应用于甲减、甲亢的防治中，但临床 RCT 数量较少、高质量临床证据还不多，期待今后有所改进和提高。目前，推拿用于甲减、甲亢的临床报道还少见。

参 考 文 献

[1] 胡斌，马巧琳，李艳慧，王心草. "三部针刺法"间隔、短程治疗原发性甲状腺功能减退症案 [J]. 中医临床研究，2022，14（19）：64-65.

[2] 范家英，玄亨涉，于东东，关伟强. 路玫教授隔姜灸治疗甲状腺功能低下症经验 [J]. 中医学报，2012，27（1）：112-113.

[3] 赵立明. 针药结合治疗甲状腺机能减退症疗效观察 [J]. 辽宁中医学院学报，2003，5（1）：37-38.

[4] 赵季宇，闫婧，王红阳，刘清清，张天生，郝重耀. 麦粒灸对甲状腺功能减退症伴抑郁状态大鼠血清 5-HT、皮质醇及海马 MR、GR 表达的影响 [J]. 中国针灸，2022，2（5）：525-532.

[5] 侯玉铎，郝重耀，张天生，李新华，冀来喜. 火针干预西药治疗甲状腺功能减退症实验研究 [J]. 辽宁中医药大学学报，2011，13（12）：100-102.

[6] 康春嵋，刘冬，黑伊凡. 艾灸关元穴对甲状腺功能减退大鼠的影响[J]. 中医学报，2022，37（9）：1921-1927.

[7] 《中成药治疗优势病种临床应用指南》标准化项目组. 中成药辅助治疗甲状腺功能亢进症（Graves 病）临床应用指南（2021 年）[J]. 中国中西医结合杂志，2022，42（9）：1029-1039.

[8] 王光安，宁荣仙. 针灸治疗甲状腺功能亢进症及相关突眼症选穴规律探讨 [J]. 中国针灸，2019，39（6）：667-672.

[9] 刘晶岩，薛晓凤. 针刺治疗甲状腺功能亢进症 34 例疗效观察 [J]. 中国地方病防治杂志，2012，27（1）：75-76.

[10] 谭双. 符晓敏教授治疗甲状腺机能亢进症的经验 [J]. 中医临床研究，2015，7（28）：20-21.

[11] 黄洁，常小荣，王超，陈彤，赵高文. 穴位埋线配服甲亢宁汤治疗甲状腺功能亢进症 36 例 [J]. 湖南中医杂志，2004（2）：28-35.

[12] 夏勇，舒适，李艺，刘世敏，何金森. 针药结合治疗甲亢性突眼症疗效和副反应分析 [J]. 中国针灸，2010，30（10）：806-809.

[13] 索文栋，陈跃来，李红. 平睛汤合针刺对活动期甲状腺相关眼病患者的临床疗效 [J]. 中成药，2023，45（1）：81-85.

[14] 朱红梅，吴飞. 壮医灯心草灸治疗甲状腺功能亢进症临床研究 [J]. 中国中医药信息杂志，2010，17（11）：75-76.

（马重兵）

第八章 风湿免疫科疾病

第一节 类风湿关节炎

类风湿关节炎（rheumatoid arthritis，RA）是以侵蚀性、对称性多关节炎为主要表现的全身性自身免疫病，以关节滑膜慢性炎症、关节的进行性破坏为特征。本病以女性多发，男女患病比例约1∶3。类风湿关节炎可发生于任何年龄，以30～50岁为发病的高峰，我国类风湿关节炎的患病率约为0.3%～0.4%。现代医学认为，免疫紊乱是类风湿关节炎主要发病机制。

类风湿关节炎可归属于祖国医学"痹证"范畴，现代中医将类风湿关节炎定名为"尪痹"。本病初起病位在经脉、筋骨、肌肉、关节，日久也可由经络累及脏腑。其发病与内伤劳损、饮食药物失当、年老体虚、外邪侵袭等因素有关。病机为机体正气亏虚，营卫不固，筋脉闭阻。

一、针灸推拿治疗类风湿关节炎的临床应用

（一）针灸治疗

1. 毫针刺法

Seca等[1]通过三臂、双盲、随机对照方法研究，结果显示针刺可显著改善手部类风湿关节炎患者自我报告的疼痛和压力痛觉测量，提高握力和手臂力量，减轻关节肿胀疼痛。

张枫帆等[2]采用郑魁山创建的"热补针法"治疗类风湿关节炎风寒湿阻证患者，主穴为合谷、足三里、三阴交、关元、气海，同时配以局部腧穴，主穴行热补针法，余穴行平补平泻法，留针30min。每日1次，5天为1个疗程，疗程间休息2天，连续4个疗程。结果发现该法可明显减轻患者疼痛症状，提高机体抗氧化损伤能力。

2. 火针

杨敏[3]将60例寒湿痹阻型类风湿关节炎患者随机分为对照组和火针组，对照组常规西药来氟米特片口服，火针组在对照组的基础上加用火针治疗，取穴夹脊及局部穴位，结果火针组的总有效率（90%）显著高于对照组（60%），且火针组在改善血沉（ESR）、C反应蛋白（CRP）、类风湿因子（RF）、VAS量表评分以及关节冷痛、关节肿胀、屈伸不利、恶风寒以及脉弦紧等方面优于对照组。

3. 电针

吕昭君[4]将60例类风湿关节炎患者随机分为治疗组和对照组，在取穴、针刺手法均相同的条件下，治疗组在患者疼痛最甚的受累关节处的两个穴位及背部肝俞、脾俞、肾俞加用电针，对照组单纯针刺治疗，结果表明电针组对关节液中VEGF、MMP3和外周血CRP的改善作用优于对照组，电针相对于普通针刺具有更强的镇痛作用，能够更好地改善患者的生活质量。

4. 蜂针

段晓荣等[5]运用蜂针治疗类风湿关节炎 32 例，取六阳经输穴：三间、陷谷、后溪、束骨、中渚、足临泣，隔日治疗 1 次，每周 3 次，治疗 8 周后临床总有效率为 91.7%，高于口服甲氨蝶呤片治疗的 80.6%。

5. 灸法

汪雪等[6]将 70 例类风湿关节炎患者随机分为观察组和对照组，对照组常规西药甲氨蝶呤片治疗，观察组在对照组基础上加用艾灸足三里、肾俞和阿是穴，结果显示，艾灸联合常规西药治疗在改善患者关节肿胀、疼痛症状，降低血清 5-HT、GR 和 IL-1β 含量等方面优于单纯西药治疗，且联合疗法还可有效减轻患者晨僵及焦虑、抑郁负性情绪。

6. 针灸并用

黄安等[7]将 168 例类风湿关节炎患者随机分为对照组和观察组，对照组口服西药甲氨蝶呤片、柳氮磺吡啶肠溶片、硫酸羟氯喹片、美洛昔康片，观察组在对照组的基础上加用壮医热敏探穴针刺法治疗，结果显示观察组总有效率为 85.19%，高于对照组的 70.73%。表明壮医热敏探穴针刺疗法联合西药治疗的临床疗效优于单纯西药。

7. 针药并用

林广清等[8]采用温针灸联合桂枝芍药知母汤治疗能够有效提高类风湿关节炎患者握力，抑制炎症溢出，降低骨关节损伤发生，且优于单纯中药口服治疗。

朱艳等[9]将 56 例类风湿关节炎者随机分为对照组和观察组，对照组采用单纯西药治疗，观察组在对照组的基础上加用针刺治疗，结果显示针刺配合西药在降低患者 hs-CRP、ESR 及疾病活动评分（DAS-28），改善血瘀症状方面优于单纯西药治疗。

此外，还有揿针针法、腹针疗法、刺络放血、针刀疗法、穴位埋线、穴位贴敷等，在对类风湿关节炎的临床应用中均取得了较好的疗效。

（二）推拿治疗

推拿是中医外治的重要手段，治疗类风湿关节炎的主要方法有点、擦、按、推、揉、拿、捏、捻、搓、关节被动活动等。

聂智兴等[10]将 84 例膝关节类风湿关节炎患者随机分为对照组和观察组，对照组采取基础治疗联合温水熏蒸治疗，观察组采取基础治疗联合中药熏蒸及推拿手法治疗，经 MRI 及 B 超检查发现，治疗后 3 周、3 个月、6 个月观察组患者髌上囊滑膜厚度均小于对照组，证实推拿治疗可以改变膝关节周围肌肉、滑膜、韧带的应力状态，具有较好的临床疗效，能最大限度地减轻患者膝关节疼痛肿胀，促进关节功能恢复，安全性高。

二、针灸治疗类风湿关节炎的机制研究

（一）抑制炎症反应

滑膜的慢性炎症反应是类风湿关节炎持续进展、迁延不愈，最终导致骨破坏的关键环节。而炎症因子在关节局部的浸润是类风湿关节炎关节损伤和炎症的重要介质，也是导致类风湿关节炎慢性滑膜炎的重要原因。

井维尧等[11]研究证实：热补针法可通过调控类风湿关节炎寒证模型家兔膝关节滑膜组织 miR-155/TLR4/NF-κB 信号通路，减少 IL-1β、IL-17A 的分泌，抑制炎症反应，提高痛阈，减轻膝关节肿胀、疼痛。

Zhong 等[12]研究显示：艾灸可通过抑制类风湿关节炎模型大鼠滑膜组织 IL-4/STAT6 信号通路

中 JAK1、JAK3 和 STAT6 的激活，调节巨噬细胞极化，改善炎症细胞浸润，达到抗炎目的。

（二）抗氧化应激

活性氧（ROS）产生可导致类风湿关节炎滑膜炎症等病理改变，促进类风湿关节炎的发展。

陈俊等[13]研究显示：艾灸足三里、肾俞可下调组织蛋白酶 B 的表达，抑制 ROS 的生成和炎性小体 NLRP3 的激活，从而抑制类风湿关节炎家兔膝关节滑膜组织的炎症反应。

（三）调节机体免疫

机体免疫功能紊乱是类风湿关节炎发生发展过程中的一个重要环节，现有研究证实针刺可以通过调节机体的免疫功能来防治类风湿关节炎。

Yu 等[14]研究证实：针刺足三里可通过抑制佐剂性关节炎模型大鼠 M1 巨噬细胞极化、增加 Treg 细胞数量的表型改变、抑制致炎性细胞因子 TNF-α、IL-1β 分泌，刺激抗炎性细胞因子 IL-10、TGF-β$_1$ 分泌，从而发挥调节机体免疫功能，达到抗炎镇痛目的的作用。

（四）镇痛

疼痛是类风湿关节炎最主要的症状，严重影响患者正常生活，针灸及推拿都具有良好的镇痛效果。

彭传玉等[15]研究显示：针灸肾俞、足三里可通过抑制类风湿关节炎模型大鼠 DRG 中 SP、CGRP 的表达，进一步抑制 TRPV1 的激活，改善热痛觉过敏，发挥镇痛作用。

（五）调控细胞程序性死亡

大量的研究发现针灸可有效调控细胞程序性死亡以减轻滑膜损伤。

1. 调控细胞凋亡

类风湿关节炎滑膜细胞凋亡异常，导致过度增殖引起滑膜组织肥厚增生，从而加强滑膜炎症反应，最终破坏关节软骨。

Haiyan 等[16]研究证实：艾灸足三里、肾俞可调节类风湿关节炎模型家兔滑膜组织中巨噬细胞移动抑制因子（MIF）及其相关信号通路分子的表达，促进滑膜组织中巨噬细胞的凋亡，抑制炎症因子的表达，从而减轻滑膜组织增生。

2. 促进细胞自噬

自噬与多种免疫和非免疫细胞的成熟存活和增殖有关，在类风湿关节炎发病机制中起着关键作用。

Hao 等[17]研究显示：艾灸足三里可抑制类风湿关节炎模型大鼠 PI3K/Akt/mTOR 信号通路，促进自噬，从而抑制类风湿关节炎大鼠滑膜细胞的增殖，减轻滑膜炎症及关节肿胀。

苏成红等[18]研究证实：热补针刺足三里穴可通过抑制寒症模型类风湿关节炎兔滑膜组织中 NLRP3、NF-κB，刺激自噬相关蛋白 ATG5、ULK1、Beclin-1 和 LC3B Ⅱ/LC3B Ⅰ 的表达，增强滑膜细胞的自噬活性，抑制炎症因子 TNF-α、IL-1β、IL-6 和 CRP 的合成和释放，从而减轻滑膜的炎症反应。

3. 抑制铁死亡

铁死亡能触发机体固有免疫，释放炎性介质，激活机体炎症反应，与类风湿关节炎的发生与发展密切相关。

彭传玉等[19]研究显示：艾灸足三里、肾俞可降低滑膜组织 p53 的表达，提高 SLC7A11、GPX4 的表达，抑制佐剂性模型大鼠滑膜组织细胞铁死亡的发生，进而改善其炎症反应，发挥治疗作用。

（六）抑制破骨细胞生成

骨侵蚀是类风湿关节炎最突出的特征，与疾病进展和功能结果高度相关。破骨细胞被认为是导致骨侵蚀的细胞，也是类风湿关节炎关节骨吸收所必需的。骨吸收和骨形成之间的平衡失调导致骨侵蚀，这在破骨细胞生成开始时通过激活破骨细胞进行调节。针灸可通过抑制破骨细胞生成，恢复破骨细胞稳态，缓解关节软骨退化。

Chen 等[20]研究证实：艾灸足三里、肾俞可下调类风湿关节炎模型兔膝关节软骨组织中 NF-κB 受体激活蛋白配体（RANKL）的表达，刺激护骨因子（OPG）的表达，从而减轻类风湿关节炎兔膝关节软骨的退化和骨质破坏。

（七）调控核心时钟基因

类风湿关节炎的主要临床症状如关节肿胀、僵硬、疼痛显示出昼夜节律变化，往往在清晨症状更加明显。既往研究证实大量时钟基因如广泛存在于类风湿关节炎机体的炎症组织和细胞中，通过信号转导通路传递到中枢时钟，进而调控在类风湿关节炎炎症中发挥重要作用的基因和蛋白的表达和激活。

Wu 等[21]研究发现，艾灸可上调类风湿关节炎模型大鼠海马和肾上腺中 REV-ERBα、CLOCK 和 PER2 表达，使其接近正常的昼夜节律模式，实现对类风湿关节炎的良性调控。

（八）改善微循环和血流动力学

类风湿关节炎是一种系统性自身免疫性疾病，局部微循环及血流动力学异常可导致类风湿关节炎滑膜损伤，抑制滑膜血管生成，改善局部微循环是降低滑膜损伤，防止疾病进一步恶化的重要方法。

Zhu 等[22]研究发现：电针可下调类风湿关节炎模型大鼠滑膜组织中低氧诱导因子-1α（HIF-1α）和血管内皮生长因子的表达，抑制类风湿关节炎大鼠滑膜血管生成，降低滑膜组织病理损伤。

王红娟等[23]采用增强型能力多普勒显像对类风湿关节炎患者指腹动脉收缩期峰值速度、舒张期峰值速度及血管阻力进行检测，结果发现蜂针治疗联合药物外敷可降低血管阻力，提升收缩期及舒张期峰值速度，改善微循环状态。

按语

针灸治疗类风湿关节炎在临床已形成多种成熟的方法，其中对热补针法的应用与研究更为系统，不仅能显著改善类风湿关节炎患者关节疼痛、晨僵等临床症状，对关节滑膜、软骨的损伤也有缓解作用。推拿可以促进关节功能恢复，降低疼痛程度，有利于患者早期康复，预防关节粘连等并发症。

随着分子生物学的发展，对针灸治疗本病机制的研究涉及抑制滑膜增生、改善局部微循环、降低滑膜炎症反应及软骨损伤等，为诠释临床疗效提供了深层次的依据。

参 考 文 献

[1] SECA S, PATRÍCIO M, KIRCH S, et al. Effectiveness of acupuncture on pain, functional disability, and quality of life in rheumatoid arthritis of the hand: results of a double-blind randomized clinical trial [J]. J Altern Complement Med, 2019, 25（1）: 86-97.

[2] 张枫帆，袁博，田亮，王一心，乔翔，张婷卓，李兴兰，王金海，田杰祥，杜小正. 热补针法治疗类风湿关节炎临床疗效及对机体氧化应激的影响 [J]. 中国中医药信息杂志，2019，26（2）: 26-30.

[3] 杨敏. 火针治疗寒湿痹阻型类风湿性关节炎的临床观察 [D]. 南京：南京中医药大学，2018.

[4] 吕昭君. 电针对类风湿关节炎患者关节液中 VEGF、MMP-3 影响的临床研究 [D]. 南京：南京中医药大学，2022.

[5] 段晓荣, 张芳, 邓亚萍, 金婉, 马宇, 田春艳, 管浩. 蜂针六阳经输穴治疗类风湿关节炎的疗效观察 [J]. 上海针灸杂志, 2021, 40 (5): 616-619.

[6] 汪雪, 武平, 罗云, 陶偲钰, 李媛, 唐洁, 蒋楠楠, 王娇, 赵滢, 王子圆. 艾灸治疗类风湿关节炎及对相关负性情绪的影响 [J]. 中国针灸, 2022, 42 (11): 1221-1225, 1232.

[7] 黄安, 庞宇舟, 汤倩倩, 徐晶, 林基勇, 李建颖. 壮医热敏探穴针刺辅助治疗类风湿关节炎临床疗效分析 [J]. 中国针灸, 2018, 38 (3): 245-250.

[8] 林广清, 邓玲琳, 彭叶. 温针灸联合中药对类风湿关节炎患者血清 miR-335-5p 和 miR-141 表达的影响[J]. 上海针灸杂志, 2022, 41 (12): 1205-1210.

[9] 朱艳, 俞红五, 潘喻珍, 杨佳, 吴炳坤, 胡雪, 曹云燕. 针刺配合西药治疗类风湿关节炎及对患者血瘀状态的影响 [J]. 中国针灸, 2018, 38 (5): 479-482, 489.

[10] 聂智兴, 韩大鹏, 徐凯捷, 姚捷, 欧阳桂林. 中药熏蒸联合推拿手法治疗膝关节类风湿关节炎的临床疗效观察 [J]. 医学综述, 2020, 26 (7): 1452-1456.

[11] 井维尧, 杜小正, 苏成红, 刘莉梅, 刘翠, 袁博, 张星华, 陈平, 张枫帆. 热补针法对类风湿关节炎寒证家兔滑膜炎性反应及 miR-155/TLR4/NF-κB 信号轴的影响 [J]. 针刺研究, 2023, 48 (2): 125-132.

[12] ZHONG Y M, ZHANG L L, LU W T, et al. Moxibustion regulates the polarization of macrophages through the IL-4/STAT6 pathway in rheumatoid arthritis [J]. Cytokine, 2022, 152: 155835.

[13] 陈俊, 刘华辉, 路晓清, 席东来, 王燚, 杨慎峭, 周海燕, 马文彬, 吴菲, 杨馨. 艾灸对实验性类风湿性关节炎家兔滑膜组织 NLRP3 炎性小体激活因素 Cathepsin-B、ROS 水平的影响[J]. 中华中医药学刊, 2022, 40 (9): 152-157, 278-280.

[14] YU N, YANG F, ZHAO X, et al. Manual acupuncture at ST36 attenuates rheumatoid arthritis by inhibiting M1 macrophage polarization and enhancing Treg cell populations in adjuvant-induced arthritic rats [J]. Acupunct Med, 2023, 41 (2): 96-109.

[15] 彭传玉, 胡玲, 吴子建, 何璐, 蔡荣林. 针刺结合悬灸对类风湿性关节炎大鼠背根神经节 TRPV1 表达的影响 [J]. 中华中医药杂志, 2021, 36 (12): 7310-7313.

[16] HAIYAN Z, YUMEI Z, XIUHUA G, et al. Efficacy of Moxa-burning heat stimulating Zusanli (ST36) and Shenshu (BL23) on expressions of macrophage migration inhibitory factor and macrophage apoptosis in rabbits with adjuvant-induced arthritis [J]. J Tradit Chin Med, 2022, 42 (6): 980-987.

[17] HAO F, WANG Q, LIU L, et al. Effect of moxibustion on autophagy and the inflammatory response of synovial cells in rheumatoid arthritis model rat [J]. J Tradit Chin Med, 2022, 42 (1): 73-82.

[18] 苏成红, 杜小正, 方晓丽, 刘强, 刘莉梅, 宋亚文, 姜影, 井维尧, 李福欣. 热补针法对类风湿关节炎寒证模型家兔血清炎性因子及膝关节滑膜组织自噬的影响 [J]. 针刺研究, 2022, 47 (9): 769-777.

[19] 彭传玉, 胡玲, 吴子建, 王洁, 蔡荣林. 艾灸对佐剂性关节炎大鼠膝关节滑膜组织中调控铁死亡相关因子的影响 [J]. 针刺研究, 2022, 47 (1): 21-26.

[20] CHEN Y, LI H, LUO X, et al. Moxibustion of Zusanli (ST36) and Shenshu (BL23) alleviates cartilage degradation through RANKL/OPG signaling in a rabbit model of rheumatoid arthritis [J]. Evid Based Complement Alternat Med, 2019, 2019: 6436420.

[21] WU X, LIU X, JING Z, et al. Moxibustion benignantly regulates circadian rhythm of REV-ERBα in RA rats [J]. Am J Transl Res, 2020, 12 (5): 1459-1468.

[22] ZHU J, SU C, CHEN Y, et al. Electroacupuncture on ST36 and GB39 acupoints inhibits synovial angiogenesis via downregulating HIF-1α/VEGF expression in a rat model of adjuvant arthritis [J]. Evid Based Complement Alternat Med, 2019, 2019: 5741931.

[23] 王红娟, 梁超, 温泽发, 张英小. 蜂针治疗联合药物外敷对类风湿性关节炎活动期患者临床疗效、内循环状态及炎症因子的影响 [J]. 针灸临床杂志, 2023, 39 (1): 33-38.

（莫 倩）

第二节　干燥综合征

干燥综合征（Sjögren's syndrome，SS）是一种主要累及外分泌腺体的慢性炎症性自身免疫病，可分为原发性和继发性两类。原发性是不具备另一诊断明确的结缔组织病的干燥综合征，继发性是继发于另一诊断明确的结缔组织病，如系统性红斑狼疮、类风湿关节炎等的干燥综合征。其临床表现为唾液腺和泪腺受损、功能下降导致的口腔干燥和干燥性角膜结膜炎，以及其他外分泌腺及肺、肾、消化和血液等系统损害的症状。我国的患病率为 0.29%～0.77%，老年人群中患病率为 3%～4%。本病女性多见，男女比为（1∶9）～（1∶20）。发病年龄多为 40～50 岁。

现代医学认为，原发性干燥综合征是遗传易感个体在环境因素触发下出现免疫应答异常，引起自身免疫炎症所致。最可能触发干燥综合征的环境因素是病毒感染，而固有免疫和适应性免疫异常是疾病形成的关键因素。固有免疫促进疾病早期腺体组织的炎症反应，与适应性免疫相互刺激、循环往复，导致自身免疫病变扩大和延续，出现持续的腺体损伤和功能障碍。

干燥综合征属中医学"燥痹"范畴，其发病乃因"内燥"偏盛，致脏腑阴阳失调，气血津液运行不畅所致。病因与情志失调、郁结伤肝等相关，其病机为外邪侵扰或内生燥热以致肝脏失于疏泄、肺脏运化受阻，体内津液生化不足。

一、针灸推拿治疗干燥综合征的临床应用

（一）针灸治疗

1. 普通针刺

徐大可等[1] 将患者随机分为对照组（30 例）和治疗组（30 例），对照组予白芍总苷片口服治疗，治疗组在对照组的基础上加用针刺背俞穴的肺俞、肝俞、脾俞、肾俞治疗，治疗 5 个疗程后发现治疗组的临床总有效率（93.3%）显著高于对照组（53.3%），且治疗组在改善患者施墨试验指标、泪膜破裂时间及唾液流率方面优于对照组。

Zhou 等[2] 采用双盲、随机对照研究，将 120 例原发性干燥综合征患者随机分为针刺组和假针刺组，取穴：外关、照海、承浆、廉泉、太阳、攒竹、丝竹空、颊车，结果显示针刺可改善患者的临床症状和唾液流率。

周新尧[3] 临床研究证实：针刺（双侧外关、照海、太阳、攒竹、丝竹空、承浆、颊车、廉泉）可有效改善原发性干燥综合征患者干燥、乏力、疼痛等主要临床症状，降低血清 ESR、IgA，对患者睡眠、食欲以及焦虑抑郁状态也有积极影响，且安全性较好。

国医大师路志正认为"燥痹"的基本病机是气阴两虚、痰瘀阻络，并根据病因病机的特点，结合多年临床经验，提出了"持中央、运四旁"的针刺润燥理论，并拟定了"针刺润燥穴"。该法以中脘、足三里、三阴交和外关为主穴，配穴为廉泉、承浆、颊车、攒竹、太阳、丝竹空等[4]。

张雪丽[5] 采用润燥通络针刺法治疗干燥综合征患者，取病变所属器官背俞穴（肺俞、心俞、肝俞、脾俞、肾俞、三焦俞、大肠俞、小肠俞、膀胱俞），结果显示该法可有效改善患者的干燥症状，降低不良反应发生率。

葛琳等[6] 将 106 例原发性干燥综合征患者随机分为对照组和治疗组，治疗组在对照组的基础上加用针刺治疗（取穴包括中脘、三阴交、足三里、合谷、四白、太阳），治疗 3 个月后，结果表明针刺可改善患者的眼干症状。

2. 电针

崔小灿等[7] 采用电针治疗干燥综合征患者，选穴为地仓、颊车、廉泉、足三里、三阴交，可

有效改善患者的口干症状，显著增加患者唾液流率，且无明显不良反应。

3. 灸法

贺成功等[8]将原发性干燥综合征患者随机分为治疗组（30 例）和对照组（30 例）。治疗组在对照组的基础上加用通脉温阳灸，治疗 8 周后，发现通脉温阳灸可有效改善患者口干、眼干、关节痛等临床症状，提高患者的生活质量。

4. 刺络放血

刘淑红[9]将 40 例患者随机分为治疗组和对照组，对照组予单纯针刺治疗（取穴：百会、印堂、迎香、廉泉、大包、合谷、足三里、太溪、三阴交、血海）；治疗组在对照组基础上加用刺络放血疗法（金津、玉液点刺放血）。结果显示治疗组总有效率为 85%，显著优于对照组的 50%。

5. 针药并用

邓俊花[10]将 116 例患者随机分为对照组和治疗组，对照组予路氏润燥汤治疗，治疗组在对照组的基础上加用针刺治疗，结果显示单用路氏润燥汤治疗可取得较好的临床疗效，加用针刺治疗可明显提升治疗效果，改善患者眼干症状。

此外，还有皮内针疗法、揿针疗法、眼针疗法、针刀、穴位埋线等，在对干燥综合征的临床应用中均取得了较好的疗效。

（二）推拿治疗

国生等[11]采用振腹疗法联合活血解毒方治疗原发性干燥综合征，振腹疗法操作：采用掌震法，取仰卧体位，右手掌虚放置在患者的腹部，劳宫穴对应患者的神阙穴，掌根相对应患者的关元穴，中指置于任脉之上，示指以及环指分别置于双侧肾经，拇指及小指置于双侧胃经，振动频率控制在 300～400 次/分，3 次/周，30min/次，证实振腹疗法可有效改善患者干燥、疲劳等症状。

二、针灸推拿治疗干燥综合征的机制研究

1. 抑制炎症反应

干燥综合征为唾液腺和泪腺被局灶性浸润淋巴细胞浸润，而淋巴细胞进一步延伸并取代了分泌功能单位所致，慢性炎症反应是本病的基本病理表现。

张依[12]研究表明：针刺廉泉、颊车能够抑制干燥综合征非肥胖糖尿病（NOD）模型小鼠颌下腺淋巴细胞浸润，增加水通道蛋白的表达，改变腺体的结构和功能，减轻腺体炎症反应，增加唾液流率，从而改善局部口干症状。

2. 调节机体免疫

干燥综合征是一种主要累及外分泌腺体的慢性炎症性自身免疫病，机体免疫功能异常是本病形成的关键因素。

邢桂娥等[13]研究显示栝楼瞿麦汤化裁结合穴位针刺可降低干燥综合征患者血清免疫球蛋白（IgG、IgA、IgM）的表达，提高机体免疫功能，缓解患者机体干燥症状。

3. 调节性激素水平

既往研究表明性激素代谢紊乱尤其是雌激素-雄激素平衡的破坏可能在干燥综合征发生发展的过程中起重要作用。

任建兵等[14]研究显示：针刺联合二至丸合杞菊地黄丸治疗能够提高女性原发性干燥综合征患者雌二醇水平，降低 ESR、CRP、IgG，增加泪液及唾液分泌，显著缓解口干、眼干症状，提高患者生活质量。

4.改善血流动力学

冯艳广等[15]研究发现：电针联合乌梅丸加减治疗可增加颌下腺面动脉、腮腺颞浅动脉血流速度，促进患者涎腺血液供应，改善血流动力学。

按语

针灸推拿虽在改善干燥综合征患者临床症状方面具有一定优势，但更多的是作为增强药物疗效和降低服用药物后不良反应的辅助治疗手段而存在。此外，目前的临床研究存在样本量较小、治疗时间及疗效观察时间较短等问题。故需进行规范的顶层设计，开展大样本、多中心的临床研究，为针灸推拿治疗干燥综合征提供高质量的循证医学证据。

对基础实验而言，目前研究成果相对较少。需进一步结合现代先进的实验技术对其作用机制进行深入挖掘，为临床应用提供更客观的理论依据。

参 考 文 献

[1] 徐大可，郭亮. 针刺背俞穴为主治疗干燥综合征疗效观察 [J]. 上海针灸杂志，2013，32（1）：28-29.

[2] ZHOU X，XU H，CHEN J，et al. Efficacy and safety of acupuncture on symptomatic improvement in primary Sjögren's syndrome：a randomized controlled trial [J]. Front Med（Lausanne），2022，9：878218.

[3] 周新尧. 针刺治疗原发性干燥综合征的临床疗效评价 [D]. 北京：中国中医科学院，2018.

[4] 程增玉，徐浩东，庞枫韬，唐晓颇，路志正. 路志正从阴火论治干燥综合征经验 [J]. 中医杂志，2022，63（6）：516-520.

[5] 张雪丽. 润燥通络针刺法治疗干燥综合征 30 例 [J]. 中医研究，2013，26（9）：46-48.

[6] 葛琳，赵瑞英，邓俊花，张华东. 针刺对路氏润燥汤治疗原发性干燥综合征眼干症状增效作用 [J]. 中华中医药杂志，2017，32（1）：344-346.

[7] 崔小灿，刘伟，刘小军，魏琴，冯艳广. 电针治疗干燥综合征口干症状疗效观察 [J]. 上海针灸杂志，2014，33（6）：542-543.

[8] 贺成功，吴兆梅，胡玲，龙红慧，朱才丰，徐天馥，蔡圣朝. 通脉温阳灸治疗原发性干燥综合征临床研究 [J]. 河南中医，2020，40（9）：1407-1410.

[9] 刘淑红. 从络病论治干燥综合征疗效观察 [J]. 新中医，2016，48（5）：124-126.

[10] 邓俊花. 针药结合治疗原发性干燥综合征 109 例眼干症状增效研究 [D]. 合肥：安徽中医药大学，2017.

[11] 国生，崔霞，薛小娜，王康，刘江，耿楠，任美玲，周可林，付国兵，朱跃兰. 振腹疗法联合活血解毒方干预原发性干燥综合征的疗效观察 [J]. 世界中医药，2020，15（23）：3675-3679.

[12] 张依. 针刺对干燥综合征 NOD 模型小鼠唾液腺结构及功能作用的研究[D]. 杭州：浙江中医药大学，2021.

[13] 邢桂娥，魏淑凤. 栝楼瞿麦汤化裁结合穴位针刺治疗干燥综合征临床效果及安全性研究[J]. 四川中医，2023，41（2）：115-118.

[14] 任建兵，张明. 针药联合治疗女性肝肾阴虚型原发性干燥综合征疗效观察 [J]. 内蒙古中医药，2023，42（2）：45-47.

[15] 冯艳广，魏琴，李长红，魏思璐，陈太丽，吴树君，崔小灿. 电针联合乌梅丸加减对干燥综合征患者涎腺血流的影响 [J]. 深圳中西医结合杂志，2019，29（17）：35-36.

（莫 倩）

第三节　强直性脊柱炎

强直性脊柱炎（ankylosing spondylitis，AS）是一种原因不明的自身免疫性疾病，主要累及脊柱、骶髂关节和四肢关节，晚期可出现腰椎活动受限、胸廓活动度减低、脊柱强直和畸形。患者大多在 30 岁前发病，男女发病率约 3：1。

现代医学对强直性脊柱炎的治疗原则是消除炎症反应、缓解病症、防止肢体关节畸形等发生、提高活动功能及生活质量。一线抗炎药物柳氮磺吡啶片（SASP）存在疗效与安全性欠佳，并发关节畸形等缺点。强直性脊柱炎是一种临床棘手和缺乏创新疗法的疾病，亟须寻求新的治疗方法。

强直性脊柱炎归属为中医学"痹病"的范畴，病位多在脊柱、筋骨、关节，涉及督脉与肝、肾、脾（胃）等脏腑；病机为督脉经络气血不通，脊柱筋骨不荣。疾病早期以邪实为主，病久则缠绵不愈，肾督亏虚，或肝肾不足，痰瘀互结，表现为虚证或虚实夹杂之证。

一、针灸推拿治疗强直性脊柱炎的临床应用

（一）针灸治疗

1. 毫针刺法

赵文甲等[1]运用 Meta 分析揭示针灸治疗强直性脊柱炎，与西药治疗相比，具有明显优势。黄永杰[2]采用针刺刺激患侧上下肢体内外侧肩髃、曲池、手三里、外关、合谷、委中、三阴交等穴治疗强直性脊柱炎患者，总有效率为 93.02%，且并发症及复发率方面，优于 SASP 治疗。

2. 电针疗法

陈昕等[3]采用针刺颈 1～腰 5 夹脊、大椎、肝俞、肾俞等穴，得气后加 2Hz 连续波刺激 30min，结果显示电针夹脊穴能明显改善强直性脊柱炎患者的疼痛，晨僵及脊柱、胸廓活动度。

3. 温针疗法

吕靖志等[4]运用温针灸夹脊穴等治疗强直性脊柱炎，发现治疗后患者的病情活动指数、脊柱功能指数及测量学指数、脊柱炎症、总体评价积分及总有效率等方面均优于常规西医治疗。

4. 火针疗法

何蕾[5]运用火针疾进疾出夹脊穴、阿是穴及督脉、膀胱经穴等治疗强直性脊柱炎，证实火针是减轻患者疼痛、缩短晨僵时间的高效及安全方法。王桂玲等[6]运用贺普仁火针治疗强直性脊柱炎经验是：肾虚督寒型先用温通法，细火针刺入王乐亭督脉十三针、阿是穴，速刺疾出，再以微通法针刺留针；肾虚湿热型取王乐亭"老十针"主穴加减，三通法同时应用。

5. 针刀疗法

胡韬[7]在常规治疗（非甾体抗炎镇痛药结合中药大黄、雷公藤、青风藤、制川乌、芒硝、制乳香、透骨草、伸筋草、制没药等煎熬外敷）的基础上，应用小针刀疗法治疗强直性脊柱炎患者 29 例，其中骶髂关节疼痛行针刀关节松解，腰痛者重点对腰部弧顶切割松解横突间肌和横突间韧带，发现联合针刀治疗可以显著降低患者疼痛度 VAS 评分、改善炎症指标，治疗有效率可达 93.1%。游玉权等[8]采用常规药物 SASP 口服联合骶髂关节针刀松解术治疗强直性脊柱炎，治疗后患者脊柱痛、夜间痛症状和 Bath 强直性脊柱炎功能指数（BASFI）评分等得到显著改善。

6. 艾灸疗法

张浩浩等[9]采用敷生姜泥艾绒督灸结合针刺病变脊柱上下关节的夹脊穴治疗强直性脊柱炎，相较于常规西药（美洛昔康胶囊和柳氮磺吡啶肠溶片）治疗组，联合针刺治疗改善了疼痛度 VAS 评分，增加了枕墙距及胸廓、Schober 试验脊柱活动度。马怀念[10]研究显示，隔姜蒜督灸治疗强直性脊柱炎，能缓解"腰骶疼痛、脊背疼痛、腰脊活动、晨僵"等临床症状，改善"胸廓活动度、指地距、枕墙距、Schober 试验"等体征，但短期内对骶髂关节 CT 影响不明显。

庞根生[11]临床选取颈 1～腰 5 夹脊穴、大肠俞、阳陵泉、委中穴，针刺结合动力灸干预，结

果总有效率为 91.67%，可有效降低 BASFI 评分、脊柱疼痛评分，显示改善强直性脊柱炎患者脊柱疼痛程度，提高生活质量。

王建文等[12]在常规针刺颈 2～腰 5 夹脊穴、骶部穴区后，再在以上穴区寻找热敏点，按四步操作实施热敏灸，共治疗强直性脊柱炎患者 30 例，总有效率为 89.7%，有效改善了中医证候评分，肯定了热敏灸治疗强直性脊柱炎的疗效。

7. 穴位埋线疗法

凌雄等[13]发现，夹脊穴埋线能增强人体抵抗力，降低炎症指标水平。李秀丽等[14]应用口服 SASP 加夹脊穴埋线治疗 27 例强直性脊柱炎患者，结果：相较于基础 SASP 治疗，埋线疗法改善了患者腰骶及脊背疼痛等症状，降低了 VAS 评分，Schober 试验活动幅度与胸廓活动度上升，TNF-α、CRP、ESR 炎症指标下降。

（二）推拿治疗

推拿适用于强直性脊柱炎患者肌肉僵硬、胸背痛等症状，可有效缓解肌肉晨僵，脊椎疼痛，增强脊柱功能。一般多在强直性脊柱炎早期应用进行推拿治疗，至强直性脊柱炎中期，须注意按病情使用合适的手法量，若强直性脊柱炎发展至骨性强直，推拿治疗无效。

贾峻等[15]证实在口服 SASP 基础上加在膀胱经与督脉循行的竖脊肌、明显条索状结节部位与经穴处施揉、弹拨、点按、摩、擦法及脊柱斜扳法等手法治疗强直性脊柱炎，发现患者治疗后的静息痛的 VAS、BASFI 评分均显著降低，患者晨僵症状明显改善。

朱俐等[16]在患者竖脊肌两侧、腰骶部明显条索结节状的疼痛处、髋膝关节等部位，施以揉、弹拨、点按、摇、拔、叩击或拍打等手法治疗 45 例强直性脊柱炎患者，发现推拿治疗显著改善了强直性脊柱炎患者腰骶部疼痛、晨僵等症状，改善患者扩胸度、枕墙距离、4 字试验等体征，总有效率可达 91.11%。

二、针灸推拿治疗强直性脊柱炎的机制研究

1. 抑制炎性细胞因子

炎性细胞因子是强直性脊柱炎关节炎症及破坏的重要介质，早期、长期干预强直性脊柱炎炎症水平对改善强直性脊柱炎结构改变有重要意义。

王英杰[17]采用单纯浮针针刺腰背部及臀部肌群方法治疗早期强直性脊柱炎，治疗后 TNF-α、IL-1、IL-6 等炎性指标显著下降，认为针灸推拿可能是通过促进炎性物质吸收改善患者症状。

2. 调节机体免疫机制

T 细胞亚群是机体内重要的免疫细胞，效应 CD4$^+$T 细胞是机体免疫应答的主要部分，分为 Th1、Th2、Th17、Treg 和 Th9 等亚群。

左政等[18]证明长蛇灸治疗强直性脊柱炎有效，并发现血清 CD4$^+$、Th17 细胞比率明显下降。

刘晓安等[19]通过长蛇灸治疗早中期强直性脊柱炎患者，发现该疗法可减少致炎因子的释放，调节异常的基质降解和减少血管形成等炎症的病理因素，缓解强直性脊柱炎炎症、减少软骨和骨质破坏。

3. 调节肠道菌群

宋子怡等[20]采用回顾性分析了住院治疗强直性脊柱炎患者及匹配的健康人群肠道菌群生物学信息，采用 Spearman 相关法分析了强直性脊柱炎患者肠道菌群与疾病活动度、外周血淋巴细胞亚群的相关性。得出：强直性脊柱炎患者肠道菌群多样性降低，致病菌表达增多，可能参与了强直性脊柱炎的发生与发展。

王德娟等[21]采取针刺联合耳穴贴压治疗强直性脊柱炎，以夹脊（颈 1～腰 5）、脊中、身柱、

肾俞、腰俞和阳陵泉为主穴，配穴取督俞、大椎、悬枢、筋缩、至阳、阳关和阿是穴诸穴，配合耳穴神门、肾、皮质下和交感，用王不留行籽胶布贴耳穴反射点，发现该法可降低肠道肠杆菌和拟杆菌，增加肠道乳酸杆菌和双歧杆菌。

4. 调控病理性新骨形成的通路

病理性新骨形成是强直性脊柱炎后期病理特征，导致强直性脊柱炎患者关节残疾的主要原因。BMP 信号通路是强直性脊柱炎病理性新骨形成的通路，在骨组织平衡中有着重要作用。

李嘉等[22]证实脊柱三扳法联合塞来昔布治疗强直性脊柱炎患者，疗效显著，可有效改善胸腰椎活动，且不增加不良反应发生率，其具体作用机制可能是通过调节 BMP/Smad 信号通路实现。

5. 修复腰部多裂肌形态和功能，改善骶髂关节血流状态

王孟雨[23]使用超声微血管成像技术、弹性成像技术及二维超声技术，发现针刺可以调节强直性脊柱炎患者多裂肌的"质量、厚度、功能"、促进多裂肌形态和功能的修复以及改善骶髂关节微血流。

按语

当前的针灸推拿临床多为早期强直性脊柱炎患者的治疗方法，侧重改善疼痛，针对中晚期强直性脊柱炎患者的研究及运用脊柱影像学进行的评价均不足；在针灸推拿对本病的作用机制研究方面，多侧重镇痛机制研究，特别是从关键细胞信号通路、影响肠道菌群、病理性新骨形成的相关分子机制等方面进行了探讨。

参 考 文 献

[1] 赵文甲，刘维，吴沅皞. 针灸治疗强直性脊柱炎随机对照临床研究文献的 Meta 分析 [J]. 中国中医基础医学杂志，2018，24（12）：1743-1749，1766.

[2] 黄永杰. 针刺治疗强直性脊柱炎随机平行对照研究 [J]. 实用中医内科杂志，2016，30（4）：98-100.

[3] 陈昕，陈述荣，施少云，陈秀清，石芳. 电针夹脊穴治疗强直性脊柱炎的疗效分析 [J]. 云南中医学院学报，2017，40（6）：89-91.

[4] 吕靖志，刘国庆. 盘龙针刺颈夹脊穴联合温针灸治疗强直性脊柱炎患者的临床疗效 [J]. 医疗装备，2018，31（14）：5-6.

[5] 何蕾. 火针治疗强直性脊柱炎 48 例 [J]. 中医外治杂志，2018，27（2）：34-35.

[6] 王桂玲，郭静，胡俊霞，张帆. 运用贺氏针灸三通法治疗强直性脊柱炎体会 [J]. 中医药导报，2020，26（6）：49-51.

[7] 胡韬. 小针刀治疗强直性脊柱炎及肌腱附着点炎的疗效观察 [J]. 现代诊断与治疗，2016，27（11）：1992-1994.

[8] 游玉权，陈长贤，李中钦，蔡美美，刘联群. 骶髂关节小针刀治疗强直性脊柱炎临床观察 [J]. 风湿病与关节炎，2016，5（3）：14-18.

[9] 张浩浩，王振亚，张仲博，李沛. 督脉灸联合针刺治疗强直性脊柱炎临床观察 [J]. 中国中医药现代远程教育，2019，17（10）：91-93.

[10] 马怀念. 隔姜蒜督灸治疗强直性脊柱炎及对影像学影响的临床研究 [D]. 济南：山东中医药大学，2012.

[11] 庞根生. 针刺结合动力灸治疗强直性脊柱炎临床研究 [J]. 陕西中医药大学学报，2022，45（5）：124-127.

[12] 王建文，骆剑蛟，李波，占雪平，李志明，乐智卿，乐树生. 热敏灸治疗强直性脊柱炎的临床观察 [J]. 中国中医药现代远程教育，2015，13（14）：76-78.

[13] 凌雄，朱岭英. 穴位埋线夹脊穴辅助治疗对强直性脊柱炎患者肿瘤坏死因子-α 的影响 [J]. 中国中西医结合杂志，2014，34（3）：284-286.

[14] 李秀丽，廖秀杰，凌雄，朱岭英. 穴位埋线夹脊穴治疗强直性脊柱炎患者疗效观察与护理 [J]. 中西医结合心血管病杂，2018，4（23）：141-144.

［15］贾峻，沙明波. 补肾通督推拿法治疗强直性脊柱炎 60 例临床观察［J］. 天津中医药，2015，32（8）：484-487.

［16］朱俐，魏蒙，李倩，丰云，周晶. 推拿治疗强直性脊柱炎 45 例［J］. 中医外治杂志，2019，28（5）：50-51.

［17］王英杰，丘文静. 浮针疗法治疗早期强直性脊柱炎疗效观察[J]. 上海针灸杂志，2017，36（9）：1088-1091.

［18］左政，刘自力，袁恺，王耀羚. 基于 Th17/Treg/Th1 免疫失衡探讨长蛇灸干预强直性脊柱炎的疗效及机制研究［J］. 中国针灸，2018，38（10）：1053-1057.

［19］刘晓安，左祖俊，揭平，何鹏，邹三明，罗望翠，田荣华，刘自刚，刘波，刘锋. 长蛇灸对强直性脊柱炎患者血清基质金属蛋白酶 3 及基质金属蛋白酶组织抑制因子 1 的影响［J］. 中国中医药科技，2011，18（3）：183-184.

［20］宋子怡，张升校，赵蓉，乔军，宋珊，程婷，王彩虹，李小峰. 强直性脊柱炎患者肠道菌群特征与疾病活动度及外周血淋巴细胞亚群的相关性［J］. 协和医学杂志，2022，13（5）：821-830.

［21］王德娟，杨彬. 针刺联合耳穴贴压治疗早中期强直性脊柱炎的疗效观察［J］. 上海针灸杂志，202，41（6）：562-568.

［22］李嘉，付婷婷，李世坚，黄广平，李腾辉，刘向前，陈民. 脊柱三扳法联合塞来昔布对强直性脊柱炎患者胸腰椎活动和 BMP/Smad 信号通路的影响［J］. 现代生物医学进展，2020，20（23）：4459-4463.

［23］王孟雨. 针刺治疗强直性脊柱炎临床研究及疗效机制探讨［D］. 广州：广州中医药大学，2021.

（罗本华）

第九章　骨科疾病

第一节　颈　椎　病

颈椎病（cervical spondylosis，CS），又称为颈椎综合征，是由于颈椎间盘退行性改变，导致颈部软组织和椎体动静力平衡失调，产生椎间盘的突出、韧带的钙化和椎体骨质的增生等病理变化，从而刺激或压迫颈部神经根、血管、交感神经、脊髓而出现一系列症状和体征的综合征。颈椎病可分为颈型颈椎病、神经根型颈椎病、脊髓型颈椎病、椎动脉型颈椎病、交感神经型颈椎病、食管压迫型颈椎病。

随着生活节奏的不断加快，长期伏案或使用电脑、手机成为人们的日常生活，颈椎病已成为职业病，患病率具有不断上升、年轻化趋势，策略在于早期有效的防治。

现代医学对本病的临床治疗方法分2类。①手术治疗：多用于多节段性脊髓型颈椎病（CSM）、食管压迫型颈椎病及经过保守治疗无效且反复发作的颈椎病。②非手术保守治疗：药物保守治疗，如非甾体抗炎药类，但此类药物易损伤肝肾功能、胃肠黏膜，多用于急性疼痛，对一般的颈椎不适或麻木、无力效果有限，还可以使用辅助神经营养药物，如甲钴胺等；非药物保守治疗，如物理治疗、牵引等。

颈椎病中医归于"项痹"、"痉证"、"痿证"等范畴；病位在颈椎，为五体筋骨之病，多归属于手足太阳经、少阳经、督脉；多因寒湿侵袭或劳累导致气滞血瘀，颈部筋脉的闭塞不通，不通则痛而发病；或肝肾亏虚、气血不足，致颈部筋脉缺乏濡养，不荣则痛。

一、针灸推拿治疗颈椎病的临床应用

（一）针灸治疗

1. 毫针针刺

朱晓平等[1]将74例颈型颈椎病患者随机分为苍龟探穴针法组（36例）、常规电针组（38例），两组取穴相同，均为百劳（双侧）、肩井（双侧）、阿是穴。前者采用苍龟探穴针法，后者在针刺得气后接G6805Ⅱ型电针仪，选连续波，频率1.5～3Hz。结果显示苍龟探穴针法对于颈型颈椎病具有良好的近期疗效，远期疗效优于电针法。

彭娜等[2]采用傍针刺颈夹脊穴法治疗神经根型颈椎病（CSR）30例，治疗后颈肩上肢疼痛VAS评分与治疗前相比显著降低，愈显率为80.0%。

2. 电针疗法

潘文宇等[3]应用电针督脉经穴治疗椎动脉型颈椎病（CSA）患者50例，总有效率为92.0%。王春英等[4]采用电针颈夹脊穴治疗40例颈椎病患者，该疗法较颈椎牵引疗法可更好地改善患者颈痛症状。

3. 温针灸疗法

吴树钦等[5]基于"颈腰同治"理论，取"颈百劳、风池、天髎、完骨、天柱、阿是穴，腰夹脊、气海俞、大肠俞"等穴，温针灸治疗神经根型颈椎病，疗程4周，结果显示神经根型颈椎病患者皮肤感觉减退、上肢麻木、颈肩背痛、肌肉压痛和紧张度评分均显著降低，椎动脉收缩期峰流速、舒张期末峰流速、颈椎活动度、颈椎曲度均显著升高。

4. 热敏灸联合针刺疗法

吴欢等[6]采用热敏灸联合针刺法治疗寒瘀型颈椎病，结果显示颈百劳、风池、压痛点、大椎、肩井穴是寒瘀型颈椎病的高频治疗穴位，与电针相比，该法可以显著改善患者颈肩臂手的疼痛、麻木症状，降低 VAS 评分、中医证候积分，提高颈椎功能评分。

5. 针灸结合关节松动术

夏雪等[7]采用手足同名经配穴针灸联合 Mulligan 关节松动术治疗 30 例颈椎病患者，研究证实该法能有效缓解患者局部肌肉症状，缓解疼痛症状尤佳，改善患者功能障碍，提高生活质量。

（二）推拿治疗

1. 传统推拿

朱清广等[8]采用微调推拿手法治疗颈椎病，结果显示推拿手法治疗后患者前峰力矩、平均功率、屈肌峰力矩/伸肌峰力矩比值改善均优于颈椎牵引疗法，提示推拿手法可以改善颈椎病患者颈部肌群收缩力量、做功效率，改善颈部屈肌群和伸肌群的协调能力。

2. "三步五法"推拿法

神经根型颈椎病"三步五法"推拿法是国家中医药管理局第四批临床适宜推广技术项目——颈椎分期综合康复诊疗技术，包括：①调肝脾肾、理筋骨肉，包括疏通肝脾肾三经法和调理肝脾肾三脏法；②通调督脉、振奋阳气，包括疏通颈部经络法和通督强脊点穴法；③拔伸整复、滑利关节，包括颈椎复式间歇拔伸法。

陈德生等[9]运用"三步五法"推拿法结合稳定肌训练治疗 30 例神经根型颈椎病患者，可有效改善症状评分、VAS 评分、颈椎功能障碍指数（NDI）、颈椎关节活动度等指标，优于单纯稳定肌训练方法。

3. 整脊手法结合神经松动

纪双泉等[10]运用整脊手法结合神经松动术治疗神经根型颈椎病，在改善 VAS 评分、NDI 评分和提高临床疗效方面，优于任意单一疗法。

4. 颈椎复位联合经筋推拿手法

于志国等[11]采用颈椎复位联合经筋推拿手法治疗气滞血瘀型颈椎间盘突出症 30 例，可显著提高颈椎病临床评价量表（CASCS）评分，显著降低 VAS 评分及中医证候评分，降低炎性因子（IL-6）水平，起效较传统中医颈部推拿手法更快。

5. 腹部推拿疗法

赵丰等[12]采用腹针配合腹部推拿六法治疗 59 例颈椎病患者，相较于基础腹针治疗，明显改善眩晕、颈肩痛症状及社会适应评分。

6. 筋骨并重推拿疗法

潘亚萍等[13]采用筋骨并举靶点推拿治疗 33 例颈椎病，证实其可提高颈椎病的眩晕症状与日常生活、心理等功能评估量表评分，优于常规推拿方法。

7. 悬吊推拿运动技术疗法

悬吊推拿运动技术疗法是根据神经肌肉反馈重建机制，通过 Redcord 悬吊系统建立不稳定状态，将中医传统推拿手法和悬吊运动疗法相结合，是一种高效训练肌肉的治疗技术。李建飞等[14]证明悬吊推拿运动技术可以显著减轻患者疼痛，激活和增强颈部肌群，改善患者颈部功能；另一研究[15]证实悬吊推拿运动技术对颈型颈椎病（NTCS）的即刻疗效与常规推拿相似，但疗效持续时间更长。

（三）针灸推拿并用

田俊丽等[16]采用先温针灸颈夹脊、风池后，再在患者肩胛骨内侧、斜方肌等部位颈夹脊、风池、肩俞、肩井等穴，施以㨰、点、按、揉等推拿手法综合治疗 50 例颈椎病患者，结果该法较好缓解疾病相关症状并取得较高的临床疗效，优于单纯温针灸治疗。

兰俊超等[17]在"筋骨并重"思想指导下，采用常规推拿颈夹脊穴龙虎交战针法治疗 54 例颈椎病患者，结果显著降低了中医证候总积分、VAS 评分，升高 CASCS 评分，改善左旋转、右旋转颈功能活动度，升高前屈、后伸颈部肌力，临床总有效率为 94.44%。

（四）针灸推拿结合牵引

钱雪旗等[18]按分期方案在后期病情缓解后再进行推拿治疗 70 例颈椎病患者，结果肯定该法能显著缓解症状，减轻疼痛感，减轻炎症反应，促进颈椎生理曲度的恢复。

二、针灸推拿治疗颈椎病的机制研究

1. 减轻炎症反应

闫周平[19]发现针灸联合推拿治疗能有效缓解颈椎病颈椎痛感及减轻颈椎功能障碍，机制可能是良性调整血清 IL-8、hs-CRP、SP 水平，减轻局部炎症反应。

刘强等[20]发现，传统推拿手法能降低颈椎病患者血清 IL-2、IL-6、TNF-α水平，减轻炎症反应，从而恢复颈椎活动度。

2. 改善血流动力学

程永博等[21]发现针刺治疗椎动脉型颈椎病后，患者血浆降钙素基因相关肽（CGRP）、NPY、尾加压素Ⅱ（UⅡ）浓度显著降低，增加了椎-基底动脉供血。张慧等[22]发现，推拿联合针灸治疗椎动脉型颈椎病后，患者的血清神经元特异性烯醇化酶和内皮素水平显著降低，血流动力学得到改善。

潘亚萍等[13]筋骨并举靶点推拿显著改善椎动脉型颈椎病眩晕症状，可能机制是推拿有效改善了椎动脉平均血流、阻力指数。

3. 改善血液流变学

研究表明常规推拿联合颈夹脊穴龙虎交战针法治疗神经根型颈椎病[16]以及颈夹脊穴温针灸加推拿手法治疗椎动脉型颈椎病[15]后，患者全血黏度高切、纤维蛋白原、血浆黏度、全血黏度低切均显著下降，改善了血液流变学。

4. 调控中枢神经系统

金子开等[23]发现推拿治疗颈椎病，能加强中枢门控作用，调节感觉运动整合过程方式，或增强默认模式网络中感觉皮质和执行功能皮质的连接强度，加快局部神经重塑，进而减弱负性记忆、情绪相关区域之间的白质纤维连接的方式或经调节交感神经功能，恢复脑疼痛抑制机制和中枢敏化作用方式，达到镇痛效果。

王昊等[24]应用核磁共振研究发现，推拿通过抑制患者伤害性信息在中脑导水管周围灰质中上行传导或通过激活中脑导水管周围灰质诱发上行镇痛通路，抑制丘脑对疼痛信息的传递，影响疼痛相关脑区发挥镇痛作用，可能是推拿缓解慢性颈椎病疼痛的机制。

5. 改善周围神经系统

阴涛等[25]采用悬吊运动疗法结合推拿治疗神经根型颈椎病后，检测到正中神经和尺神经 F 波传导速度、上肢体感诱发电位峰潜伏期、上肢电流感觉阈值等各类受累神经的感觉传导得到全面改善。

6. 调控信号转导通路

何坚[26]证明"大椎穴"振法干预颈椎病兔动物模型后，血清中 NOS 含量、肌肉中 NO 和 NOS 含量显著提高，兴奋处于抑制状态的信息转导通路，从而有效治疗颈椎病。童秀冰等[27]发现，电针治疗能显著上调颈椎病大鼠软骨细胞中的 Bcl-2、PI3K、P-Akt 蛋白表达，下调 Bax 蛋白表达，从而延缓颈椎病大鼠椎间盘软骨细胞的凋亡过程。沈巍等[28]发现针刺对颈型颈椎病（NTCS）有镇痛效应，可能机制是针刺经腹内侧前额叶下行抑制疼痛信号的转导，下调了前扣带回（ACC）与丘脑疼痛信号的兴奋性传递。

按语

针灸推拿是颈型、神经根型、椎动脉型颈椎病治疗的常见选择，临床疗效肯定；针灸也是难治性多节段性脊髓型颈椎病的常选保守疗法。

现代机制研究中，颈椎病临床疗效观察较多，治疗机制的研究相对不足：一是动物实验研究造模方法不尽完善，设计有待更加严谨；二是脊髓型和交感型颈椎病机制研究较少；三是整复神经卡压方面，免疫学、分子生物学及基因水平等方向研究有待加强。

参 考 文 献

[1] 朱晓平，文幸，李勇. 苍龟探穴针法治疗颈型颈椎病 36 例 [J]. 中国临床康复，2006（15）：162-163.

[2] 彭娜，刘密，李金香，常小荣，娄必丹，黄洁. 颈夹脊穴傍针刺法对神经根型颈椎病镇痛作用的临床观察 [J]. 山东中医杂志，2013，32（8）：560-562.

[3] 潘文宇，刘醒如，庄礼兴. 电针督脉经穴治疗椎动脉型颈椎病的临床疗效及对内皮素、6 酮前列腺素 Fla 含量的影响 [J]. 中国康复医学杂志，2010（5）：460-462.

[4] 王春英，孙忠人，王琳晶，孙兴华，姜珊珊. 电针颈夹脊穴治疗神经根型颈椎病 40 例临床观察 [J]. 湖南中医杂志，2021，37（10）：74-76.

[5] 吴树钦，林冬莉，郑谅，谢更钟. 基于"颈腰同治"理论温针灸疗法对神经根型颈椎病患者椎动脉血流速度及颈椎功能的影响 [J]. 长春中医药大学学报，2021，37（6）：1363-1366.

[6] 吴欢，王丽莉，窦丹波，顾思臻，陈侃俊，陈唯依，肖冉鑫，余安胜. 热敏灸联合针刺治疗寒瘀型神经根型颈椎病 30 例 [J]. 上海中医药杂志，2020，54（S1）：95-97.

[7] 夏雪，毛红蓉，吴辉，凌家艳，刘华英，罗琴琴. 手足同名经配穴针灸联合 Mulligan 关节松动术治疗神经根型颈椎病临床疗效观察 [J]. 辽宁中医杂志，2023，50（8）：193-196.

[8] 朱清广，房敏，沈国权，姜淑云，程英武，周楠. 推拿治疗颈椎病经筋机制生物力学研究 [J]. 中华中医药杂志，2011，26（8）：833-835.

[9] 陈德生，沈杰，柯丽，宣以道，陈和木. "三步五法"推拿结合稳定肌训练治疗神经根型颈椎病临床疗效观察 [J]. 中医药临床杂志，2022，34（11）：2141-2145.

[10] 纪双泉，麦丽玲，陈建平，陈泓鑫. 整脊手法结合神经松动术治疗神经根型颈椎病疗效观察 [J]. 中国康复医学杂志，2017，32（5）：582-584.

[11] 于志国，关睿骞，吴文刚. 颈椎复位联合经筋推拿手法治疗气滞血瘀型颈椎病的临床研究 [J]. 中医药信息，2022，39（1）：46-50.

[12] 赵丰，屈玉疆，李勇涛. 腹部推拿六法配合腹针治疗椎动脉型颈椎病的临床研究 [J]. 中国中医急症，

2018，27（1）：24-26，36.

[13] 潘亚萍，蒋涛，陈飞，刘俊昌，王新军. 筋骨并举靶点推拿法治疗椎动脉型颈椎病的疗效观察［J］. 按摩与康复医学，2022，13（1）：8-11.

[14] 李建飞，赵红，陈前，李丽，张德旗. 悬吊推拿运动治疗颈型颈椎病的短期效应［J］. 康复学报，2021，31（5）：425-430.

[15] 李建飞，李倩，李佳潞，王健，刘丽，李丽. 悬吊推拿运动治疗颈型颈椎病的持续疗效［J］. 中国康复理论与实践，2021，27（7）：834-839.

[16] 田俊丽，杨一民，游爱萍，申莉，甄天程. 椎动脉型颈椎病经颈夹脊穴温针灸+手法治疗的临床价值分析［J］. 世界复合医学，2022，8（2）：4-7.

[17] 兰俊超，梁子威，苏嘉宝，何炎坤，林浩嘉."筋骨并重"思想指导下的推拿手法联合颈夹脊穴龙虎交战针法治疗神经根型颈椎病的临床研究［J］. 现代生物医学进展，2022，22（15）：2888-2892.

[18] 钱雪旗，牟恒，戎军，龚伟. 针灸联合推拿分期施治对颈椎病中医证候、疼痛、颈椎曲度及炎性反应因子的影响［J］. 中华中医药学刊，2022，40（6）：90-93.

[19] 闫周平. 针灸联合推拿治疗神经根型颈椎病的疗效及机制分析［J］. 现代中医药，2020，3：46-49.

[20] 刘强，莫冰峰，文毅，王铭昌，覃翔. 仰卧位后伸定点旋转扳法对颈型颈椎病的治疗效果及机制［J］. 山东医药，2017，57（12）：98-100.

[21] 程永博，窦群立. 椎动脉型颈椎病的针刺治疗进展［J］. 按摩与康复医学，2020，11（8）：10-12.

[22] 张慧，刘李文姬. 针灸推拿联合治疗椎动脉型颈椎病患者对其血流动力学、神经元特异性烯醇酶和内皮素的影响［J］. 世界中医药，14（7）：1866-1870.

[23] 金子开，王旭，孙凯，王艳国，师彬，罗杰，朱立国，魏戌. 手法治疗颈椎病中枢镇痛机制研究进展［J］. 中国全科医学，2023，26（2）：225-232.

[24] 王昊，左伟斌，张慧，尚可欣，谭中建，陈红，张华. 推拿对慢性神经根型颈椎病疼痛相关脑区的影响［J］. 中国中医基础医学杂志，2017，23（6）：854-857，860.

[25] 阴涛，郑遵成，高强. 悬吊运动疗法结合推拿改善神经根型颈椎病上肢神经传导的效果［J］. 中国康复理论与实践，2022，28（1）：95-99.

[26] 何坚."大椎穴"振法对颈椎病动物模型 NO、NOS 影响的实验研究［C］//中国中西医结合学会养生学与康复医学专业委员会. 中国中西医结合学会养生学与康复医学专业委员会委员会议暨第七次学术研讨会论文集. 大连：中国中西医结合学会养生学与康复医学专业委员会，2011：3.

[27] 童秀冰，郑佳璇，廖军，黄萍萍，郑春水. 电针对颈椎病大鼠椎间盘软骨细胞及 PI3K/Akt 信号通路的影响［J］. 中国中医基础医学杂志，2016，22（9）：1232-1235.

[28] 沈巍，李健强，王乙翔，邹蓓蕾，李丹丹，王小龙，孙翌. MRI 静息态脑功能成像对颈型颈椎病针刺后镇痛效应的研究［J］. 针灸临床杂志，2021，37（8）：10-15.

（罗本华）

第二节　腰椎间盘突出症

　　腰椎间盘突出症（lumbar disc herniation）是临床常见的一种脊柱退行性疾病，以腰部疼痛，一侧下肢或双下肢麻木、疼痛等为主要临床表现。根据其突出程度和影像学特征可以分为膨出型、突出型、脱出型和游离型。流行病学研究显示[1,2]：本病发病率为 2%～7%，多见于 16～55 岁人群，且男性多于女性。

　　现代医学认为腰椎间盘突出主要是因为腰椎间盘各部分（髓核、纤维环及软骨板）有不同程度的退行性改变，在外力作用下，椎间盘纤维环破裂，髓核从破裂之处突出（或脱出）于后方或椎管内，导致相邻脊神经根遭受刺激或压迫，从而产生一系列临床症状。

本病属于祖国医学"腰痛"、"腰腿痛"等范畴，病位在腰、肾，与足太阳、足少阴、任脉、督脉、带脉等经脉密切相关。肾督亏虚、腰失所主为其根本，复因风、寒、湿、热诸邪，跌仆损伤等外因，痹阻经脉，发生本病。

一、针灸推拿治疗腰椎间盘突出症的临床应用

（一）针灸治疗

1.毫针针刺

治疗腰椎间盘突出症多选用腰部夹脊穴、阿是穴及足太阳膀胱经、足少阳胆经上的穴位。

关翔鑫[3]以关元俞、大肠俞、肾俞为主穴，辨证施加配穴进行针灸，治疗腰椎间盘突出症40例，总有效率为92.5%。

甘肃郑氏针法学术流派创始人郑毓琳先生独创"金钩钓鱼"针法，治疗腰椎间盘突出症收获良效。该操作手法以双手配合、小提抖术为式术核心，取局部有筋结点的阿是穴、八会穴及经验效穴等，进针等候气至，行虚搓、捻转等针法加强针感，后施小幅度提插牵抖从而降低局部病灶点软组织张力[4]。沈海军[5]应用郑氏"金钩钓鱼"针刺疗法治疗腰椎间盘突出症38例，临床治愈20例，好转16例，无效2例，总有效率达94.7%。

2.电针疗法

郑文贤等[6]采用电针疗法，选取大肠俞、腰夹脊、环跳、委中、阳陵泉、悬钟、丘墟、阿是穴等穴治疗腰椎间盘突出症，明显缓解患者的腰痛症状，且降低了血清5-HT、IL-6、IL-8水平，疗效确切。

3.艾灸疗法

胡丹等[7]取受试者患侧有热敏灸感的腰阳关穴，进行艾条悬灸，结果发现艾灸同一热敏化腧穴，施灸时间以施灸至灸感消失为度，对腰椎间盘突出症患者的临床疗效优于传统灸量组。

4.温针灸疗法

苏毅等[8]采用夹脊穴温针灸治疗腰椎间盘突出症，针刺得气后留针，取2cm长艾条，固定在针柄上点燃，持续30min后取针。治疗后日本骨科协会评估治疗分数（JOA）和生活质量评分显著升高，腰腿疼痛和腰椎功能改善明显。

5.拔罐疗法

任晓晓等[9]在督脉膀胱经进行循按，寻找出现酸、麻、胀、痛等感觉的"力敏点"，在力敏点处闪罐10~15次，反复操作至皮肤潮红后留罐5~15min。该疗法可减轻症状，改善腰椎功能。

雷龙鸣等[10]选用川乌、制草乌、艾叶、细辛、花椒、当归等中药熬制药液，将竹罐放入煮沸的药液中煮20min后，取出竹罐拔吸于患者腰骶部，留罐10~15min。在常规保守治疗基础上加用传统药罐疗法可以提高临床疗效，进一步改善临床症状。

6.火针疗法

王程等[11]以经筋理论为指导，采用毫火针治疗腰椎间盘突出症。循腰背臀部经脉按揉，寻找"筋结"点为针刺主穴，将针烧红烧透后快速刺入穴内，不留针。该方法对寒湿型腰痛具有较好的临床疗效。

（二）推拿治疗

推拿临床治疗腰椎间盘突出症多先采用𢭃法、按法、推法、拿法、揉法等松解手法，再通过独

有特色的各家推拿手法操作进行治疗。

彭德忠[12]采用推拿治疗腰椎间盘突出症以中医脏腑经络理论与当代解剖学为指导，以急则解痉，缓可整复为基本治则，强调整体施术，腰-腹-下肢共同治疗，促进神经修复，在治疗过程中注重补益肾气。

王爱武[13]使用"四步法"推拿手法治疗 30 例腰椎间盘突出症缓解期患者。第一步用推、按、揉、擦法等放松局部，点按肾俞、环跳、承扶、委中、承山、昆仑等穴，用力由轻到重；第二步使用虚掌拍法；第三步进行拇指理筋治疗；第四步整理放松。治疗 3 周，总有效率为 96.7%。

袁政文等[14]对 100 例腰椎间盘突出症患者进行点按、推擦、摇法、牵引等综合推拿手法治疗，其有效率为 97.00%。

二、针灸推拿治疗腰椎间盘突出症的机制研究

1. 抑制炎症反应

丁建江等[15]采用腰三针治疗腰椎间盘突出症，发现针刺可有效降低患者血清 IgM、IgG 水平，从而减少腰椎间盘及其附近的免疫复合物沉积，抑制炎症反应，缓解疼痛。

贺前松[16]发现火针可以显著降低腰椎间盘突出症和坐骨神经痛患者 IL-6、TNF-α 等炎性因子水平。

刘斌等[17]研究发现夹脊穴温针灸结合循经点穴推拿可调节腰椎间盘突出症患者炎性因子 TNF-α、MMP3 与 β-EP、α1-AGP、TXB$_2$ 水平，进而激活椎间盘降解酶活性，促进软骨组织细胞增殖，从而有效抑制局部炎性反应，发挥镇痛、改善腰椎功能的作用。

2. 改善局部功能状态

研究证实，推拿后腰椎间盘突出症患者背伸肌群收缩力量有所提升[18]，肌肉运动单位激活的数量与参与活动的运动单位均有所增加[19]。说明推拿可以缓解软组织紧张状态，平衡脊柱与附着其上的肌肉之间的力学关系，从而减轻椎间盘压力。

此外，扳法可以纠正腰椎间盘突出症患者的棘突侧偏，平衡两侧关节突关节[20]。同时，还可以调整骨盆的相关参数[21]，改善骨盆倾斜，调整骨盆与脊柱的相对关系[22]。

韧带是维持脊柱关节稳定和力学平衡的重要组织结构，推拿可以作用于骨性结构、改善扳机点、肌筋膜，为改善相关韧带功能提供了结构和生理基础。陈亚锋等[23]研究发现，局部松解可以增加韧带张力，恢复其原有的生物力学特性。

3. 改善能量代谢

在疾病发生或药物治疗过程中均伴随代谢物变化，可反映机体的生物转化、合成代谢的即时过程。钮静等[24]通过检测针灸前后急性腰椎间盘突出症患者血清差异代谢物（β-隐黄素、丙酮酸、赖氨酸、柠檬酸）水平，推测针灸可能通过提高血清差异代谢物水平，加快能量代谢，促进软骨细胞的再生和骨组织的修复，从而发挥治疗作用。

4. 增强抗氧化能力

氧化应激是腰椎间盘突出症的重要病理改变，组织缺血缺氧状态下产生大量氧自由基，引起细胞膜脂质过氧化损伤，生成大量的丙二醛（MDA）。超氧化物歧化酶（SOD）是机体重要的抗氧化酶，可清除氧自由基而减轻生物膜脂质过氧化损伤程度。

刘婷等[25]采用针灸治疗腰椎间盘突出症，治疗后患者血清 SOD 水平显著升高，MDA 水平显著降低。提示，针灸治疗腰椎间盘突出症可促进氧自由基的清除，阻止氧自由基对椎间盘组织的损害。

附　坐骨神经痛

坐骨神经痛（sciatica）是指以沿坐骨神经通路及其分布区域（腰、臀、大腿后侧、小腿后外侧及足外侧）出现放射性疼痛为主要临床表现的疾病。通常分为根性坐骨神经痛和干性坐骨神经痛两种，临床上以

前者多见。

现代医学认为坐骨神经痛绝大多数由椎间盘突出及腰椎退行性疾病引起，以 L_4/L_5 和 L_5/S_1 好发，受压迫的常为相应椎间盘的下位神经根。

坐骨神经痛属中医学"痹证"、"腰腿痛"等范畴，其发生常与感受外邪、跌仆闪挫有关。本病病位主要在足太阳、足少阳经。基本病机是经络不通，气血瘀滞。

一、针灸推拿治疗坐骨神经痛的临床应用

（一）针灸治疗

坐骨神经痛多涉及足少阳胆经和足太阳膀胱经，以通经止痛为基本治法。足太阳经证选用腰夹脊、秩边、委中、承山、昆仑、至阴、阿是穴等为主穴；足少阳证选用腰夹脊、环跳、阳陵泉、悬钟、丘墟、阿是穴等为主穴。

1. 毫针针刺

张盾盾等[26]采用针灸治疗腰椎间盘突出致坐骨神经痛，腰背部或下肢后侧疼痛者，选择承山、环跳、委中、大肠俞；臀部或下肢外侧疼痛者，取悬钟、阳陵泉、秩边、环跳。结果显示采用针灸治疗腰椎间盘突出致坐骨神经痛疗效确切，有助于促进肢体功能恢复，缓解坐骨神经疼痛。

2. 电针疗法

徐小丹[27]治疗该病选取病变腰椎对应的双侧夹脊穴及患侧环跳、委中等穴，直刺进针，针刺得气后接电针仪，电针参数为 2Hz/15Hz，1mA，30min，1 次/天，21 天为 1 个疗程。结果显示电针治疗可快速显著地缓解疼痛，降低相关致痛物质的水平。

3. 针刺联合艾灸疗法

许慧艳[28]采用针刺联合艾灸治疗坐骨神经痛，先针刺环跳、腰 4 夹脊穴（用 28 号 3 寸毫针直刺 2.5 寸左右，针感以麻胀触电感向下肢放射为佳），配以委中、阳陵泉、悬钟、丘墟穴随症加减，在此基础上，将蚕豆大小的艾炷置于 2cm 厚的姜片上，寻找压痛点进行隔姜灸，每穴施灸 3～5 壮，以皮肤微红、患者感到灼痛为度，每日 1 次，10 次为 1 个疗程。1 个疗程治疗后总有效率达 95.3%。

（二）推拿治疗

陈广和等[29]采用推拿治疗腰椎间盘突出所致坐骨神经痛，首先施用压痛点点按法，使患者产生酸痛感或向患侧臀部及下肢的放射感；然后对患者施用腰椎后伸扳法或腰椎斜扳法；最后，对患者腰部施用掌根揉法，用活络油或红花油横擦腰骶部，透热为度，总有效率达 90.6%。

（三）推拿配合电针

王小宁等[30]对腰椎间盘突出所致坐骨神经痛的治疗采用手法推拿配合电针，具体为：推拿时施术者以全手掌自上而下推抚患肢后侧及外侧，以右手掌根用力环形按揉；以肘关节自上而下对坐骨神经分布区进行压迫，并用力按压环跳、承扶、委中、足三里、悬钟穴；采用掌扣和切击方法叩打坐骨神经分布区；以拇指和肘部弹拨环跳、承扶、殷门、委中、足三里、悬钟穴。结果发现，能有效改善患者腰腿疼痛症状，缓解或消除局部炎症反应，促进坐骨神经功能恢复。

二、针灸推拿治疗坐骨神经痛的机制研究

1. 抑制外周敏化

外周敏化是坐骨神经受到压迫后，伤害性感受器过度兴奋，神经元对传入信号的敏感性增加，从而发生痛觉超敏和痛觉过敏。针灸治疗坐骨神经痛的起效机制可能是通过降低背根神经节（DRG）神经元受体表达，抑制疼痛信号向中枢传递，从而起到镇痛作用。

王万胜等[31]发现，电针可以有效缓解慢性压迫性神经损伤（CCI）模型大鼠的疼痛过敏，降低 DRG 神经元及脊髓背角中介导伤害性信息传导的嘌呤能受体 P2X3 表达。

已知 TRPV 家族离子通道参与介导神经性疼痛。对脊神经结扎模型（SNL）大鼠进行电针治疗，结扎神

经后受损 DRG 中 TRPV1 的过表达受到抑制[32]。

在神经损伤模型中，Wang、Tu 等[33,34]观察到针刺对 DRG 大鼠中促炎细胞因子 IL-1β 和 IL-6 的 mRNA 和蛋白水平的抑制作用，而 2Hz 低频电针可以上调神经损伤后表达降低的 IL-10，这种对于 DRG 促炎/抑炎细胞因子平衡的调节可有效抑制外周敏化缓解疼痛。

2. 抑制中枢敏化

中枢敏化是中枢神经系统中伤害性感觉神经元的膜兴奋性和突触效力增加以及抑制减弱引起的过度兴奋状态。参与中枢敏化机制的主要包括脊髓背角神经元、胶质细胞、信号通路、突触可塑性等。

Xue 等[35]通过观察电针对坐骨神经选择性神经损伤（SNI）模型大鼠的脊髓背角广动力型（WDR）神经元的影响，发现电针能够有效降低脊髓背角 WDR 神经元 C 纤维诱发的放电，抑制神经元的兴奋性，进而改善痛觉超敏。

对慢性压迫性神经损伤后中脑导水管周围灰质（PAG）和海马脑区兴奋/抑制性递质系统的研究发现，给予电针后 PAG 和海马的 γ-氨基丁酸（GABA）受体表达增加，同时海马中兴奋性递质谷氨酸下调[36]。

李征宇等[37]通过推拿坐骨神经痛模型大鼠环跳穴，发现推拿后杏仁核 β-EP 含量升高，且对于坐骨神经痛大鼠具有即时降低痛敏分数效果。

此外，魏晓雅等[38]通过功能磁共振成像（fMRI）手段观察到，坐骨神经痛长期反复发作的累积效应可能会导致患者不同脑区发生变化，针刺可影响后扣带回、楔前叶、内侧前额叶、丘脑等与疼痛相关脑区的活动，为针刺治疗坐骨神经痛的中枢镇痛机制研究提供了客观依据。

按语

针灸推拿已逐渐成为治疗腰椎间盘突出症和坐骨神经痛必不可少的安全有效手段，甚至成为首选治疗方案，贯穿应用于整个治疗过程，尤其在缓解疼痛等方面具有显著优势。其中，"循经配穴治疗坐骨神经痛的随机对照临床研究"已成为近期国家重点研发计划课题，通过严谨的随机对照试验设计，客观评价以循经配穴为指导原则治疗经络病的临床疗效，为坐骨神经痛针灸临床提供腧穴配伍的高质量循证医学证据，提高了临床疗效。

随着对针灸推拿治疗腰椎间盘突出症和坐骨神经痛起效机制研究的不断深入，发现：针灸治疗腰椎间盘突出症起效的关键在于激活机体痛觉调节机制及神经-体液-免疫系统。推拿可改善治疗腰椎间盘突出症患者腰部骨性结构及其应力关系，帮助脊柱恢复三维平衡状态，减轻神经刺激症状。针灸推拿治疗坐骨神经痛的机制，主要在于调节外周敏化和中枢敏化。

参 考 文 献

[1] 张帮可，卢旭华. 青少年腰椎椎间盘突出症流行病学及病因学研究进展 [J]. 脊柱外科杂志，2015，13 (4)：247-249.

[2] 曾朝辉，全韩，赵金亮，何林，苏华新. 湖南省株洲市腰椎间盘突出症流行病学调查报告 [J]. 湖南中医杂志，2015，31 (12)：141-143.

[3] 关翔鑫. 腰椎间盘突出症针灸治疗临床疗效分析 [J]. 中国实用医药，2018，13 (12)：57-58.

[4] 盛雪燕，邢家铭，韩雅迪，张彦峰，严兴科，张小丽. 浅议郑氏"金钩钓鱼"针刺手法 [J]. 中国针灸，2019，36 (9)：963-966.

[5] 沈海军. 郑氏"金钩钓鱼"针法为主治疗腰椎间盘突出症 38 例 [J]. 内蒙古中医药，2014，33 (3)：71-72.

[6] 郑文贤，陈顺，陈建乐，林建忠，郑雪峰. 电针治疗腰椎间盘突出症血瘀证 36 例临床观察 [J]. 甘肃中医药大学学报，2021，38 (6)：76-80.

[7] 胡丹，邓鹏，康明非，熊俊，刘中勇，陈日新. 艾灸治疗腰椎间盘突出症单位灸时 X 施灸间隔多因素分析 [J]. 中华中医药杂志，2018，33 (2)：733-736.

[8] 苏毅，朱俊琛，马幸福，聂勇，熊应宗，王超，郑智文，李迎春，李富有. 夹脊穴温针灸治疗腰椎间盘突出症的疗效及安全性评价 [J]. 针灸临床杂志，2021，37 (1)：44-47.

[9] 任晓晓，冯晓琳. 针灸配合拔罐治疗寒湿型腰椎间盘突出症的临床观察[J]. 实用中西医结合临床，2013，13（3）：26-28.

[10] 雷龙鸣，龙威力. 药罐疗法治疗寒湿型腰椎间盘突出症疗效观察 [J]. 辽宁中医杂志，2017，44（2）：373-376.

[11] 王程，吕亚南，陈玉钊，邓享强，黄沃宁，梁淑芬. 经筋理论指导下毫火针治疗寒湿型腰肌劳损的临床效果 [J]. 中国医药导报，2019，16（9）：154-157.

[12] 徐心尉，赵伟，赵波，夏子昊，徐定涛，胡骁，佟昊琛，黄仲远，彭德忠. 彭德忠推拿针灸治疗腰椎间盘突出症经验 [J]. 成都中医药大学学报，2022，45（4）：54-58.

[13] 王爱武. "四步法" 推拿手法治疗腰椎间盘突出症缓解期30例[J]. 实用中医药杂志，2019，35（9）：1152.

[14] 袁政文，王光. 综合推拿手法治疗腰椎间盘突出症的疗效分析[J]. 中外医疗，2017，36（33）：186-187，190.

[15] 丁建江，凌桂娣，周志添. 腰三针治疗腰椎间盘突出症血液中 IgG、IgM 变化观察 [J]. 新中医，2015，47（2）：185-186.

[16] 贺前松. 火针治疗腰椎间盘突出坐骨神经痛的疗效及其作用机理 [J]. 西南国防医药，2019，29（10）：1016-1018.

[17] 刘斌，吴鹏. 夹脊穴温针灸结合循经点穴推拿对腰椎间盘突出症患者腰椎功能、肌电图及β-EP、α1-AGP、TXB_2 水平的影响 [J]. 临床医学研究与实践，2022，7（26）：118-122.

[18] 甘炜，唐宏亮，梁英业，卢栋明，王雄将，农章嵩，庞军. 自我推拿对腰椎间盘突出症患者痊愈后 JOA 及 VAS 评分的影响 [J]. 中国医药导报，2020，17（33）：102-105，109.

[19] BAE J, LEE S H, SHIN S H, et al. Radiological analysis of upper lumbar disc herniation and spinopelvic sagittal alignment [J]. Eur Spine J, 2016, 25（5）：1382-1388.

[20] 吕立江，谢云兴，陈涯峰，王玮娃，李景虎，韩笑，刘鼎. 杠杆定位手法治疗腰椎间盘突出症疗效与骨盆参数影响的研究 [J]. 浙江中医药大学学报，2019，43（7）：640-644.

[21] 张晨晨，李冬，唐树杰. 斜扳手法治疗腰椎间盘突出症的基础研究进展[J]. 中国中医骨伤科杂志，2019，27（10）：85-88.

[22] 刘再高，秦艳霞，周亚，李创国，郑志鸿. 推拿结合髂腰肌牵伸法治疗骶髂关节错缝症的临床研究 [J]. 湖北中医杂志，2020，42（7）：35-37.

[23] 陈亚锋，司晓华，刘艳，徐毅. "筋骨平衡" 思想指导推拿治疗骶髂关节紊乱症临床观察 [J]. 河北中医，2020，42（11）：1700-1704.

[24] 钮静，杜宗攀，王小斌. 针灸联合温经通络汤治疗急性腰椎间盘突出症患者的效果及对血清差异代谢物表达水平的影响 [J]. 广西医学，2021，43（19）：2306-2310.

[25] 刘婷，付娟，张莎. 通络益肾方联合针灸治疗腰椎间盘突出症对清除氧自由基能力分析 [J]. 中华中医药学刊，2021，39（9）：66-69.

[26] 张盾盾，张家明. 针灸治疗腰椎间盘突出致坐骨神经痛的疗效及对腰椎功能障碍的影响 [J]. 黑龙江医学，2022，46（19）：2366-2368，2372.

[27] 徐小丹. 电针联合牵引治疗坐骨神经痛的效果及对致痛物质的影响 [J]. 现代中西医结合杂志，2018，27（4）：367-370.

[28] 许慧艳. 针刺加灸治疗坐骨神经痛疗效观察 [J]. 辽宁中医杂志，2000（7）：324.

[29] 陈广和，董丽. 推拿配合骨盆牵引治疗根性坐骨神经痛效果观察 [J]. 实用中医药杂志，2015，31（9）：842-843.

[30] 王小宁，南彦武，李洋. 手法推拿配合电针治疗腰椎间盘突出所致坐骨神经痛的临床观察 [J]. 中医药导报，2017，23（17）：65-68.

[31] 王万胜，屠文展，奚海艳，蒋松鹤. 电针对神经病理性疼痛大鼠背根神经节及脊髓 P2X3 受体的影响[J]. 中国疼痛医学杂志，2015，21（2）：97-101.

［32］ JIANG Y L，YIN X H，SHEN Y F，et al. Low frequency electroacupuncture alleviated spinal nerve ligation induced mechanical allodynia by inhibiting TRPV1 upregulation in ipsilateral undamaged dorsal root ganglia in rats［J］. Evid Based Complement Alternat Med，2013，2013：170910.

［33］ WANG Y，XUE M，XIA Y，et al. Electroacupuncture treatment upregulates α7nAChR and inhibits JAK2/STAT3 in dorsal root ganglion of rat with spared nerve injury［J］. J Pain Res，2019，12：1947-1955.

［34］ TU W，WANG W，XI H，et al. Regulation of neurotrophin-3 and interleukin-1β and inhibition of spinal glial activation contribute to the analgesic effect of electroacupuncture in chronic neuropathic pain states of rats［J］. Evid Based Complement Alternat Med，2015，2015：642081.

［35］ XUE M，SUN Y L，XIA Y Y，et al. Electroacupuncture modulates spinal BDNF/TrκB signaling pathway and ameliorates the sensitization of dorsal horn WDR neurons in spared nerve injury rats［J］. Int J Mol Sci，2020，21（18）：6524.

［36］ HUANG C P，LIN Y W，LEE D Y，et al. Electroacupuncture relieves CCI-induced neuropathic pain involving excitatory and inhibitory neurotransmitters［J］. Evid Based Complement Alternat Med，2019，2019：6784735.

［37］ 李征宇，俞仲毅，金勇，张进，李玉成，刘骁，杨香媛. 按揉环跳穴对神经痛大鼠的镇痛效应及其中枢机制研究［J］. 辽宁中医杂志，2008（10）：1604-1606.

［38］ 魏晓雅，石广霞，张娜，林璐璐，杨静雯，王旭，刘存志. 针刺治疗坐骨神经痛的功能磁共振成像研究进展［J］. 中华中医药杂志，2022，37（7）：3969-3972.

（刘存志　王丽琼）

第三节　膝骨关节炎

膝骨关节炎（knee osteoarthritis，KOA）是一种严重影响患者生活质量的关节退行性疾病，主要表现为膝关节疼痛和活动受限。在我国，膝骨关节炎的患病率达到了8.1%。

患病后常会伴随着关节肿痛、关节积液、活动受限等不适症状，生活质量降低；这种疾病的出现，与体重超标、年龄因素、过度损伤、遗传因素等多种原因有关。

本病属中医学"痹证"、"骨痹"、"膝痹"等范畴，《张氏医通·卷五》中记载："膝痛无有不因肝肾虚者，虚者风寒湿气袭之。"此外，《临证指南医案》曰："风寒湿三气杂感而成痹症。"另外，《素问·上古天真论》曰："七八，肝气衰，筋不能动。八八，天癸竭，精少，肾脏衰，形体皆极，则齿发去。"肝肾亏虚为膝骨关节炎的基本病机。中医学认为，本病多与风寒湿邪、年老体衰等因素有关，而针灸能够调整人体气血，祛风散寒，改善局部血液循环，缓解疼痛、僵硬和肿胀等症状，以起到治疗与预防膝骨关节炎的作用。

一、针灸推拿治疗膝骨关节炎的临床应用

（一）针灸疗法

1. 毫针针刺

Lin 等[1]对不同频次（1次/周与3次/周）毫针（穴位均为犊鼻、膝阳关、曲泉、膝眼及阿是穴）的疗效进行评估，发现更高频次的治疗可以更快改善患者膝关节的疼痛和功能障碍，且其疗效可在长达8周的随访过程中持续存在。

石雪萌等[2]提出了基于脊柱-髋-膝共轭理论的治疗方案：以运动针法针刺大杼穴，留针15min，并嘱患者做患侧膝关节屈伸，速度由慢到快，幅度由小到大；针刺环跳穴并行提插补法3～5次，

不予留针；捻转针刺内膝眼、犊鼻、血海、梁丘、阴陵泉、阳陵泉、足三里、阿是穴，留针 30min。统计学结果显示，患者在接受此法治疗后 VAS 评分及西安大略和麦克马斯特大学骨关节炎指数（Western Ontario and McMaster University Osteoarthritis Index，WOMAC）均较未治疗时大幅下降。

2. 电针法

刘存志团队[3]证明 0.3～1mA 电针在 2Hz/100Hz 下刺激犊鼻、内膝眼、膝阳关、曲泉、阿是穴等穴位可显著改善膝骨关节炎患者的疼痛症状，且电针具有长时的疼痛改善作用。

3. 火针法

洪秋阳等[4]将膝骨关节炎急性患者随机分为观察组（先予毫针针刺，再行火针点刺，后用三棱针放血）与对照组（采用常规毫针针刺治疗）。两组患者治疗后 WOMAC、VAS、中医症状各项评分均较未治疗时降低，且观察组治疗后上述评分均明显低于对照组。

4. 蜂针法

张金禄等[5]对多例膝骨关节炎患者行蜂针治疗 3 个月后发现患者 Lequesne 指数、VAS 评分下降，说明蜂针治疗膝骨关节炎具有较好的临床效果。

5. 浮针法

李虎等[6]将多例老年膝骨关节炎患者随机分组。观察组予浮针治疗，对照组予氟比洛芬凝胶贴膏治疗。以 VAS 和 WOMAC 评分为观察指标。结果显示，浮针可以减轻老年膝骨关节炎患者的疼痛程度，改善关节功能与肌肉功能，提高步速。

6. 温针法

王晓玲等[7]采用温针灸（取穴：犊鼻、内膝眼、血海、梁丘、阴陵泉、阳陵泉、丘墟、风市、委中、合阳）治疗膝骨关节炎，显示该疗法可改善患者膝骨关节炎本体感觉（尤其冠状面），缓解疼痛，提高运动功能，其机制可能通过调整神经肌肉控制，改变下肢生物力学负荷承载模式，增强关节稳定性。

7. 长针排刺法

乐梦巧等[8]实验发现长针排刺与常规毫针针刺均能缓解膝骨关节炎患者疼痛，改善膝关节功能，且长针排刺法疗效优于常规针刺。

8. 电针联合温针疗法

丛文杰等[9]将膝骨关节炎患者随机分为电针联合温针灸治疗组及常规针刺对照组。两组选穴相同，选用内膝眼、犊鼻、鹤顶、阳陵泉、阴陵泉、血海、足三里、梁丘、膝阳关、曲泉、阿是穴，对照组仅用毫针针刺，而治疗组选用电针联合温针灸治疗，分别测定两组患者治疗前后膝关节疼痛指数及 Lysholm 评分，结果显示电针联合温针灸治疗膝骨关节炎具有显著疗效，优于对照组。

（二）推拿疗法

王先滨等[10]采用"形气辨证"法治疗肥胖人群中的膝骨关节炎患者，有效改善了患者的生活质量和运动能力。此外，源自伤科流的"六步手法"也被证明对膝骨关节炎早期患者恢复在行走活动中动态平衡具有优良疗效[11]。

二、针灸治疗膝骨关节炎的机制研究

1. 抗痛觉敏化

程施瑞等[12]发现，电针抑制γ-氨基丁酸释放，发挥对膝骨关节炎患者的镇痛作用。另有研究发现，针刺头部感觉区穴位，可增强该区神经网络连接，抑制下行疼痛调节通路[13]。

2. 抑制炎性因子

卢莎等[14]发现，改良青龙摆尾针法治疗可降低膝骨关节炎患者 MMP3、MMP9 的水平以保护关节软骨，减轻膝关节疼痛。电针亦可上调血管活性肠肽在关节液中的含量以消炎止痛[15]。

按语

针灸推拿是治疗膝骨关节炎的有效手段，我国学者已在国际著名期刊 *Pain*、*Arthritis & rheumatology* 上发表电针治疗膝骨关节炎的高质量论文，为临床的广泛使用提供了可靠的依据。

探讨不同证型膝骨关节炎的症状特点和取穴规律，同时借鉴现代医学理念，制定更客观、完善的针灸推拿治疗膝骨关节炎的临床指南，同时加强针灸推拿对膝骨关节炎作用机制的全面探索，是今后努力的方向。

参 考 文 献

[1] LIN L L, TU J F, WANG L Q, et al. Acupuncture of different treatment frequencies in knee osteoarthritis: a pilot randomised controlled trial.[J]. Pain, 2020, 161（11）: 2532-2538.

[2] 石雪萌, 杜欣冉, 舒杨, 张欣茹, 翟泰然, 王静, 孙潇, 马玉侠. 基于"脊柱-髋-膝"共轭理论针刺治疗膝关节骨关节炎 32 例 [J]. 中国针灸, 2022, 42（7）: 739-740.

[3] TU J F, YANG J W, SHI G X, et al. Efficacy of intensive acupuncture versus sham acupuncture in knee osteoarthritis: a randomized controlled trial [J]. Arthritis & rheumatology, 2021, 73（3）: 448-458.

[4] 洪秋阳, 毛雪文, 刘晓静, 徐晓白, 李彬, 李焕芹. 贺氏针灸三通法治疗膝骨关节炎急性发作（气滞血瘀证）的临床研究 [J]. 中国中医急症, 2022, 31（9）: 1381-1383.

[5] 张金禄, 叶丽红, 刘喜德, 张平. 蜂针疗法治疗膝骨性关节炎 86 例疗效观察[J]. 中国中医药科技, 2011, 18（2）: 144-145.

[6] 李虎, 赵宇棋, 白田雨, 王欣. 浮针治疗老年膝骨关节炎的疗效观察及对疼痛和关节功能的影响[J]. 上海针灸杂志, 2022; 41（9）: 907-911.

[7] 王晓玲, 简家伟, 陈晓洪, 谢秋蓉, 郭翰林, 黄昕伟, 刘泽旭. 温针灸治疗膝骨关节炎临床观察[J]. 福建中医药, 2023, 54（5）: 1-4.

[8] 乐梦巧, 包烨华, 楚佳梅, 忻美茜. 基于经筋理论的长针排刺治疗膝骨关节炎疗效观察[J]. 上海针灸杂志, 2019, 38（6）: 665-669.

[9] 丛文杰, 董海欣, 方剑乔. 电针配合温针灸治疗膝骨关节炎疗效观察[J]. 上海针灸杂志, 2013, 32（3）: 200-202.

[10] 王先滨, 丁玉鑫, 谭曾德, 潘军英, 张鸿婷, 姜德友. "形气辨证"推拿治疗膝骨关节炎临床观察[J]. 中医药学报, 2020, 48（8）: 55-59.

[11] 温建民, 余志勇, 梁朝, 孙卫东, 蒋科卫, 胡海威, 程桯. 六步手法及电针治疗早期膝骨关节炎的临床随机对照研究[C]//中国中西医结合学会. 第十八届全国中西医结合骨伤科学术研讨会论文汇编. 天津: 中国中西医结合学会, 2011.

[12] 程施瑞, 李政杰, 周俊, 董晓慧, 贺文华, 汤臣建, 陈杨, 曾芳, 梁繁荣. 针刺对膝骨性关节炎患者临床症状及血清β-内啡肽水平的影响 [J]. 世界科学技术-中医药现代化, 2021, 23（1）: 217-224.

[13] CHEN X, SPAETH R B, FREEMAN S G, et al. The modulation effect of longitudinal acupuncture on resting state functional connectivity in knee osteoarthritis patients [J]. Molecular pain, 2015, 11: 67.

[14] 卢莎, 邓杰, 黄伟, 万碧江. 改良青龙摆尾针法对膝关节骨性关节炎 MMP-3、MMP-9 水平的影响及疗效观察 [J]. 中华中医药杂志, 2019, 34（3）: 1270-1273.

[15] PÉREZ-GARCÍA S, CARRIÓN M, GUTIÉRREZ-CAÑAS I, et al. VIP and CRF reduce ADAMTS expression and function in osteoarthritis synovial fibroblasts [J]. Journal of Cellular and Molecular Medicine, 2016, 20

（4）：678-687.

（邵晓梅）

第四节　肩　周　炎

肩关节周围炎（scapulohumeral periarthritis，SP），简称肩周炎，是指肩关节囊和肩关节周围的肌肉、肌腱、韧带和滑膜囊等相关联软组织的慢性非特异性炎症。本病主要表现为肩关节疼痛及活动障碍，以 50 岁左右最为高发，多见于女性，普通人群中肩周炎的发病率为 3%～5%，糖尿病患者发病率则高达 20%。

现代医学对于肩周炎病因和发病机制尚不明晰，病理研究发现滑膜炎及积聚的各型胶原、成纤维细胞导致关节囊褶皱挛缩[1]；盂肱关节囊、喙肱韧带的挛缩增厚，肱二头肌长头腱鞘的粘连闭塞或关节囊周围韧带组织的纤维化限制肩关节活动[2]。现代医学治疗肩周炎以止痛和改善肩关节活动为主，包括药物治疗、运动疗法、关节腔注射以及手术等[3]。

本病属中医学"肩痹"、"肩凝症"、"漏肩风"等范畴，属本虚标实，病因由内因和外因两部分构成，内因以肝肾亏虚为本，外因以风寒湿邪侵袭及外伤劳损为标[4]。五旬之人年岁日长，肝肾渐亏，因气血不足而营卫渐衰，"邪之所凑，其气必虚"，此时若外感风寒湿之邪，或因劳累闪挫，导致经脉气血运行受阻，则发为肩痹。

一、针灸推拿治疗肩周炎的临床应用

（一）针灸治疗

1. 传统针刺疗法

（1）苍龟探穴　黎锦添[5]在研究中发现苍龟探穴针法结合电针法在改善肩周炎患者疼痛、肩关节功能评分、日常生活活动能力等方面明显优于传统针刺组结合电针法，苍龟探穴针法在整体治疗效果上更具有明显优势。

（2）龙虎交战　姜鹏[6]在研究中发现"肩三针"（肩髃、肩髎、肩贞）龙虎交战法、平补平泻法均能有效减轻肩周炎患者的疼痛和改善肩关节功能活动受限，提高患者日常生活活动能力，但是龙虎交战法治疗肩周炎的疗效显著优于平补平泻法。

（3）白虎摇头　陈敬欣[7]的研究以肩髃、肩髎、肩贞、肩前为主穴，并辨经辨证加穴。治疗组以针刺主穴后行白虎摇头针法，得气后加电针仪；对照组以针刺主穴后行提插泻法及辨经辨证加穴，得气后加电针仪。结果发现治疗组的肩痛视觉模拟评分和肩关节功能活动 Melle 评分明显优于对照组。

（4）齐刺　"靳三针"中肩三针的配穴组合是肩髃为肩Ⅰ针，左右 1～2 寸增加肩Ⅱ针和肩Ⅲ针。郭志龙[8]观察"靳三针"治疗肩周炎的临床疗效，显示"靳三针"治疗组临床疗效总有效率优于传统肩三针。

（5）巨刺　杜正山[9]研究发现在常规针刺基础上，加以巨刺中封穴可以增强肩周炎的治疗效果，并且结合常规针刺治疗，可产生疗效叠加的作用。

（6）缪刺　曾彤[10]研究发现缪刺列缺穴配合运动疗法和针刺患侧列缺穴配合运动疗法治疗肩周炎均有良好的镇痛效应和改善肩关节功能的作用，且缪刺列缺穴配合运动疗法在减轻患者疼痛、改善肩关节功能及临床疗效方面均显著优于针刺患侧列缺穴配合运动疗法。

（7）透刺　徐森磊等[11]发现针刺条口透承山对于肩周炎有即时镇痛效用。透穴针刺法配合患肩进行活动优于单纯透穴留针治疗。

（8）围刺法　王洪德[12]发现围刺针法联合肩三针治疗肩周炎在静息痛、压痛等方面的改善均明显优于普通针刺对照组。

2. 运动针法

运动针法是目前临床上治疗肩周炎常用的手法之一。临床用于治疗肩周炎的针刺运动疗法多种多样，主要分为以下三类：第一类主要选取肩周局部穴位，如肩髃、肩髎、肩贞、肩前等穴，并在行针过程中或起针后令患者做助力运动、主动运动、抗阻运动、牵伸练习等不同方式的运动[13]；第二类为远取肢体远端穴位，如列缺、鱼际、合谷、三间、中渚、后溪、足三里等穴，针刺得气后嘱患者做不同方式的主动运动或被动运动[14]；第三类为针刺运动疗法联合中药外用、推拿手法、艾灸等其他疗法[15,16]。从选穴、刺法、运动方式、运动时间到该疗法联合其他多种治疗方法的研究，均表明运动针法治疗肩周炎有较好的效果[17]。

3. 电针疗法

欧禹萍[18]进行了电针和普通针刺治疗对急性期肩周炎患者的临床疗效观察，发现电针组患者治疗后在肩关节活动度改善、疼痛改善和治疗总有效率等方面，皆明显优于普通针刺组。

4. 温针灸疗法

杨建华等[19]研究发现温针灸配合西医常规治疗肩周炎在治疗总有效率、Constant-Murley 肩关节功能评分、日常生活活动能力评分（ADL）等方面均明显优于单纯西医常规治疗对照组。

5. 火针疗法

火针能有效消灭炎症细胞，促进组织再生，修复受损组织。周欣婷等[20]使用毫火针配合拔罐观察颈源性肩周炎的疗效。毫火针组以毫火针配合拔罐治疗，取穴为颈部及肩胛部扪及筋结点或压痛点的阿是穴；常规针刺组以常规针刺联合拔罐治疗，取患侧天柱、肩井、肩中俞、肩贞、肩髎、肩髃、肩前、天宗及阿是穴。两组治疗后调整的 Constant-Murley 肩关节功能评分均高于治疗前，毫火针组评发（肩部疼痛积分、日常功能活动积分、肩关节活动度积分）均明显高于常规针刺组。结果显示：毫火针配合拔罐较常规针刺配合拔罐治疗颈源性肩周炎疗效更显著，有效率为 95.24%。

6. 针刀疗法

王兴华等[21]探讨微针刀治疗肩周炎患者的疗效及对肩关节疼痛、功能的影响，使患侧肩部向上，辅助患者进行肩关节运动，运动过程中对患者肩关节粘连情况进行分析，评估压痛点、硬结等位置，确定治疗点。当患者进行上举运动时，若存在障碍，则对肩胛骨上角、肱骨大结节处的变性软组织实施治疗。研究发现微针刀疗法和针刺疗法治疗肩周炎均有疗效，但微针刀治疗组治疗后的总有效率、疼痛减轻程度、肩关节功能评分和肩关节活动度均高于普通针刺组。

（二）推拿治疗

推拿治疗肩周炎的主要手法有点法、揉法、按法、擦法、推法、摇法、扳法、拔伸法等，临床治疗时推拿多与其他疗法结合形成综合治疗。

1. 单纯推拿

吴振坤等[22]研究发现采用两步（先止痛后调整肩关节功能）四位（嘱患者采取四种体位）推拿疗法对比采用关节松动术结合肌肉能量技术治疗肩周炎患者，前者在患者自评量表和肩关节活动度方面均明显优于后者。

2. 推拿联合温针灸

周桂生等[23]发现浅、深刺温针灸联合松解手法治疗粘连期肩周炎均可改善患者 VAS 评分、肩关节功能得分、肩关节活动度，且深刺组的临床疗效明显优于浅刺组。

3. 推拿联合运动针刺

黄妃萍[24]研究发现运动针刺结合推拿与单纯推拿均能有效改善风寒湿型肩周炎患者的临床症状，但运动针刺结合推拿疗效更优。

4. 推拿联合运动疗法

周立晨等[25]采用推拿联合运动疗法治疗肩周炎，比单纯推拿治疗可有效改善患者肩关节活动度、减轻患者疼痛感、缓解患者临床症状。

二、针灸治疗肩周炎的机制研究

1. 调节血清炎性因子

黄雷等[26]研究发现苍龟探穴电针疗法联合肩关节功能锻炼可促进肩周炎患者肩关节功能改善、减轻疼痛症状，作用机制可能与降低血清 5-HT、PGE_2 及血清 IL-6、TNF-α、CRP 等炎症因子水平有关。

2. 调节表面肌电信号

张红安[27]研究发现针刺对于三角肌表面肌电值有一定影响，其中肩髃穴最为显著，肩前、臂臑穴次之，肩髎穴无明显影响。闫晨光[28]研究发现核心肌群推拿结合常规推拿试验组和常规推拿对照组治疗后三角肌中束、冈下肌表面肌电均方根（root mean square，RMS）值、中位频率（median frequency，MF）值较治疗前均上升，试验组 RMS 值、MF 值明显高于对照组，即常规推拿及核心肌群推拿结合常规推拿均可以改善三角肌、冈下肌的肌力，缓解肌肉疲劳，减轻肩部疼痛，增强肩关节功能，但核心肌群推拿结合常规推拿在以上各方面优于常规推拿。

按语

针灸治疗本病有较好的疗效，尤其是早期以疼痛为主时疗效更好，但对已有肩关节活动严重受限患者疗效并不肯定。治疗必须明确诊断，排除肩关节结核、肿瘤、骨折、脱臼等疾病，并与颈椎病、内脏病引起的牵涉痛相区别；对组织粘连、肌肉萎缩者，应结合推拿治疗，以提高疗效。平时应进行适当的肩部功能练习，注意肩部保暖，避免风寒侵袭。

现代研究表明，针灸主要通过局部刺激减弱或拮抗痛觉感受器对痛觉的传导，提高痛阈值，达到止痛的目的。此外，还可以促进肩关节局部的微循环及营养代谢，从而有利于炎症水肿吸收和局部堆积的代谢产物的输送，最终达到缓解肌肉痉挛、松解粘连和改善功能的目的。

参 考 文 献

[1] OMARI A，BUNKER T D. Open surgical release for frozenshoulder: surgical findings and results of the release[J]. Journal of Shoudler and Elbow Surgery，2001，10（4）：353-357.

[2] TAMAI K，AKUTSU M，YANO Y. Primary frozen shoulder: brief review of pathology and imaging abnormalities [J]. J Orthop Sci，2014，19（1）：1-5.

[3] 朱天飞，崔家鸣，陈锦富，周勇，常崇斐，姜骆永，李阔阔，耿倚云，王大平，朱伟民. 肩周炎治疗方法及其疗效的研究进展 [J]. 中国骨与关节损伤杂志，2018，33（11）：1230-1232.

[4] 王占国，荣兵. 针灸推拿治疗肩周炎的研究进展 [J]. 山西医药杂志，2021，50（4）：570-572.

[5] 黎锦添. 苍龟探穴针法结合电针疏密波治疗肩周炎的临床疗效观察 [D]. 广州：广州中医药大学，2021.

[6] 姜鹏."肩三针"龙虎交战法治疗早中期肩周炎的临床疗效观察 [D]. 郑州：河南中医药大学，2019.

[7] 陈敬欣. 白虎摇头针法配合电针治疗肩关节周围炎的疗效研究 [D]. 广州：广州中医药大学，2014.

[8] 郭志龙. 靳三针治疗肩关节周围炎 36 例 [J]. 江西中医药，2015（1）：64.

［9］杜正山. 巨刺中封穴结合常规针刺治疗肩周炎的临床疗效分析［D］. 广州：广州中医药大学，2019.

［10］曾彤. 缪刺"列缺"穴配合运动疗法干预肩周炎的临床疗效观察［D］. 南昌：江西中医药大学，2020.

［11］徐森磊，张宏如，顾一煌. 条口透承山针刺配合局部活动治疗肩周炎的疗效观察［J］. 中国针灸，2018，38（8）：815-818.

［12］王洪德. 围刺针法联合肩三针治疗肩周炎的临床疗效分析［J］. 中国医药指南，2019，17（16）：9-10.

［13］朱丹枫，叶学晨. 肩三针配合运动疗法治疗肩周炎的临床观察［J］. 内蒙古中医药，2021，40（12）：42-43.

［14］陈伟锋，刘令圭，陆佩佩，叶燕，朱福妹，温玮玮. 循经远道刺运动疗法治疗肩周炎的临床疗效观察［J］. 中国社区医师，2021，37（26）：103-105.

［15］李俊，吴涛，余鸿斌. 药酒外用联合针刺运动疗法治疗寒湿凝滞型肩周炎临床观察［J］. 中国中医药现代远程教育，2021，19（19）：129-131.

［16］林映欣. 艾灸配合针刺运动疗法治疗肩周炎的疗效观察［J］. 内蒙古中医药，2014，33（19）：59-60.

［17］穆兰兰. 针刺运动疗法治疗肩周炎的临床观察［D］. 哈尔滨：黑龙江中医药大学，2022.

［18］欧禹萍. 电针与普通针刺对急性期肩周炎的临床疗效分析［J］. 现代医药卫生，2019，35（10）：14-16，20.

［19］杨建华，张楠，屈少彬，朱念玲，李丹. 肩周炎实施温针灸疗法的临床效果［J］. 内蒙古中医药，2022，41（10）：130-132.

［20］周欣婷，常光哲，片英舟，李温鑫. 针刺治疗肩周炎机制研究［J］. 光明中医，2023，38（15）：2890-2893.

［21］王兴华，王建波. 微针刀治疗肩周炎患者的疗效及对肩关节疼痛、功能的影响［J］. 中国现代医生，2023，61（8）：50-53，67.

［22］吴振坤，王凡，许萍，张胜男，李本河，魏有泉. 两步四位推拿疗法治疗肩周炎临床研究［J］. 四川中医，2020，38（5）：189-190.

［23］周桂生，黄宁，谭汉青. 浅、深刺温针灸联合松解手法治疗粘连期肩周炎的疗效观察［J］. 大医生，2023，8（1）：101-103.

［24］黄妃萍. 运动针刺结合推拿治疗风寒湿型肩周炎的临床疗效观察［D］. 福州：福建中医药大学，2022.

［25］周立晨，李陈，赵大鹏，张丹凤. 推拿联合运动疗法治疗肩周炎的活动度与镇痛效果分析［J］. 中国医学创新，2017，14（9）：146-148.

［26］黄雷，王丰，廖仕川，李涛，金洪波. 苍龟探穴电针疗法联合肩关节功能锻炼对肩周炎患者肩关节功能、炎症因子和血清 5-HT、PGE_2 的影响［J］. 现代生物医学进展，2022，22（18）：3509-3513.

［27］张红安. 针刺对肩周炎患者三角肌表面肌电信号的影响［J］. 中国针灸，2014，34（2）：152-154.

［28］闫晨光. 核心肌群推拿法治疗肩周炎的疗效评价及表面肌电研究［D］. 天津：天津中医药大学，2021.

（高卫杰）

第十章 妇科疾病

第一节 月经不调

月经不调（irregular menstruation）是指月经的周期、经期及经色、经质、经量发生异常为主要症状的病证。本病主要包括月经先期（经早）、月经后期（经迟）、月经先后无定期（经乱）。流行病学研究表明，有9%~30%的女性患有月经不调，但由于其证候复杂、不易根治且易反复，为临床难治病。针灸治疗月经不调方法众多且疗效明显，但在治疗前应排除器质性病变所导致的月经不调。

现代医学认为，下丘脑-垂体-卵巢（HPOA）轴的内分泌功能正常，则卵泡排出、黄体生成、子宫内膜周期性改变能够正常进行，月经按时来潮。若HPOA轴内分泌功能紊乱，则会导致月经不调，甚至出现闭经、不孕等问题。本病多见于排卵型功能失调性子宫出血、高催乳激素血症、盆腔炎等疾病。

中医认为，本病病位在胞宫，与任、督、冲三脉及肝、脾、肾密切相关。病因多为七情所伤、外感寒邪、先天禀赋不足、饮食不节、多产房劳。病机主要为脏腑功能失常，气血失调，冲任二脉损伤。

一、针灸推拿治疗月经不调的临床应用

（一）针灸治疗

1. 传统针刺疗法

张晓宇[1] 将30例月经不调患者随机分为试验组和对照组，每组15例。对照组采用口服黄体酮常规治疗，试验组采用针灸辨证论治，以关元、血海穴为主穴，并根据实热、虚热等证型的不同而随症加减。结果发现试验组总有效率为93.33%，明显高于对照组的60.00%，且针刺干预后腹痛、乳房疼痛、头晕目眩、贫血症等临床症状评分及身体、社会、生活、心理等方面评分均明显高于对照组。表明采用针灸辨证论治月经不调患者，不仅疗效提升，而且更有利于提高患者生活质量。

2. 针灸人工周期疗法

针灸人工周期疗法是根据一个月经周期中卵泡期阴长阳消，子宫藏而不泻的规律而总结出的一种针灸疗法。

张罗琴等[2] 纳入60例以月经不调为主要症状的排卵障碍型异常子宫出血患者，随机分为对照组和观察组。对照组按照西医人工周期疗法口服芬吗通（雌二醇片/雌二醇地屈孕酮片复合包装）治疗；观察组采用针灸人工周期法，按照经后期、经间期及经前期不同特点分别选穴，留针30min，隔日1次，行经期不予针刺。经后期取穴：血海、三阴交、太溪、关元、气海、足三里、章门。经间期取穴：太冲、合谷、腰阳关、膈俞、肝俞、三阴交、脾俞。经前期取穴：百会、肾俞、腰阳关、膈俞、三阴交、足三里、公孙。结果发现，治疗后两组总有效率无显著差异，但是随访时观察组临

床主要症状显效率明显高于对照组，说明针刺人工周期治疗与西药人工疗法治疗疗效相当，但作用稳定持久。

3. 耳穴压豆法

张博[3]选取 32 位肾虚型月经过少患者，采用自身对照，选取内生殖器、内分泌、交感、肾、神门、皮质下进行耳穴压豆，连续治疗 3 个月经周期。结果显示耳穴压豆法可有效改善肾虚型月经过少患者的临床症状，总有效率为 87.50%。

4. 穴位注射法

刘媛媛等[4]纳入 71 例符合标准的月经后期患者，随机分为对照组和治疗组。治疗组通过辨证从关元、子宫、归来、水道、肝俞、肾俞、膈俞、次髎、血海、阳陵泉、三阴交中选取两穴，每次抽取约 4ml 复方当归注射液或柴胡注射液，两种药物制剂交替使用；对照组从上述穴位中选取 4～5 穴进行常规针刺治疗。3 个疗程后，治疗组总有效率（94.28%）高于对照组（77.78%），提示穴位注射疗效优于传统针刺。

5. 穴位埋线法

姚芸[5]将 72 例血瘀型排卵障碍性异常子宫出血患者随机分为两组。对照组口服芬吗通；治疗组在对照组基础上联合穴位埋线调周法治疗，疗程均为 3 个月经周期，经后期（月经周期第 5～7天）针刺三阴交、肝俞、脾俞、足三里，经间期（月经来潮前 14 天）针刺归来、血海、关元，经前期（月经来潮前 5 天）针刺肾俞、气海、膈俞。月经期不予治疗。结果显示，穴位埋线调周法联合口服芬吗通通过调节体内 E_2、FSH 水平，改善患者月经先期、月经过多等月经不规律现象，促进正常排卵功能的恢复，安全性更高，且长期有效。

6. 针药结合法

邢娟[6]将 108 位月经不调患者随机分为 A、B 两组，A 组口服西药妈富隆（去氧孕烯炔雌醇片）实施激素周期疗法治疗，B 组在施以针刺（取穴：关元、气海、三阴交）的同时内服温经汤加减，结果显示，使用针药联合干预比单一激素周期治疗疗效显著，且安全性高，可有效改善患者激素水平。

钟昊等[7]针灸八髎穴联合达英-35（炔雌醇环丙孕酮片）治疗月经不调患者 3 个疗程，并随访6 个月，发现该法可明显改善月经不调患者的激素水平，且远期疗效佳，不良反应少。

7. 艾灸疗法

肖艳平等[8]使用热敏灸治疗月经不调，在关元、三阴交、中极穴区的热敏化高发区寻找热敏穴实施灸法，连续治疗 2 个月经周期，疗效显著。结果表明，热敏灸疗法可有效疏通经络、调理脏腑，显著提高治疗效果，且患者耐受性好并且未出现明显不良反应。

郑彦平[9]纳入 72 例肝郁肾虚型月经不调患者作为研究对象，对照组和观察组皆服用一贯煎，观察组加用艾灸疗法，选用关元、气海、肾俞、肝俞、三阴交、公孙为主穴。经前加灸太冲、足三里、血海；经期加灸神阙；经后加灸太溪，3 个月经周期为 1 个疗程。研究发现，与对照组比较，观察组血清 FSH、LH 值明显下降，血清 E_2 值升高，且临床症状得到明显改善。

（二）推拿疗法

刘元华等[10]使用黄氏按摩治疗月经不调，其特点是通过按摩全身疏通一身经络。整套手法将全身分为头面部、颈部、胸腹部、上肢部、下肢部和腰背部，根据不同部位施以如斜向开天门、拿桥弓、下推膻中、扣拨腋下大筋、拿揉下肢、黄氏捏脊等不同手法，从而发挥调气血，通经脉的作用，疗效显著。

王友仁等[11]基于六经气化节律，认为少阴少阳枢机不利是月经不调的基本病机，由此确立了

"调枢致和"的治疗原则,通过推拿"调经点"使阴阳转化平稳流畅。调经点位于足底涌泉穴外 1寸,第四、五跖骨间。治疗时患者呈俯卧位,医者使用拇指连续点按"调经点"0.5~1min,或以拇指指腹由下而上推理"调经点"10~30次。根据临床实践,"调经点"治疗月经不调疗效显著,安全性高且不易复发。

二、针灸推拿治疗月经不调的机制研究

(一)调节生殖内分泌系统

1. 调控下丘脑-垂体-卵巢轴

下丘脑-垂体-卵巢(HPOA)轴是一个完整且协调的神经内分泌系统,在维持女性正常的生理周期方面发挥着重要的调节作用。下丘脑呈脉冲式向垂体释放促性腺激素释放激素(GnRH),促进垂体分泌 FSH 和 LH,使卵巢发生周期性变化,导致月经来潮。当 HPOA 轴协调功能异常时,将会造成月经不调。

Zhu 等[12]每 3 天对发情阶段一致的雌性大鼠双侧三阴交、足三里进行电针刺激,共 5 次。结果显示,与空白对照组相比,第 1 天使用电针处理的大鼠血清 FSH 和 LH 水平显著降低,而在第 7天和第 13 天显著升高,与此同时,下丘脑 GnRH 水平明显升高。由此可以说明,电针可以调节生理状态下大鼠 HPOA 轴的稳态。

卵巢储备功能低下常有月经后期、经量减少表现。王凤阳[13]对卵巢储备功能低下模型大鼠进行"培元通经推拿法"治疗,即对模型大鼠进行摩腹、按腹、擦腹、振腹并拿三阴经。结果发现,"培元通经推拿法"可降低血清 LH 和 LSH 以及下丘脑 GnRH 表达水平。

2. 调节雌激素水平

月经过少患者常出现 HPOA 轴内分泌功能异常,FSH 与 LH 水平增高,雌激素水平下降。

赵圣佳等[14]将 90 例卵巢功能减退患者随机分为 A 组、B 组和 C 组,每组 30 例。A 组采用单纯针刺治疗,B 组采用电针治疗,C 组采用口服雌激素药物治疗。A 组、B 组选穴相同,但 B 组在A 组基础上加用电针,通过电针关元、气海、卵巢、子宫等穴,发现电针组的血清 FSH、LH 水平明显降低、E_2 水平明显升高,说明电针可改善月经过少的性激素水平,并且作用优于单纯针刺和雌激素药物治疗。

蒋希荣等[15]研究发现,电针百会、肾俞、三阴交穴可使卵巢切除大鼠血清 LH、GnRH 水平明显降低,E_2 水平明显升高,说明电针能够通过调节体内激素水平,使机体内分泌系统保持相对稳定。

(二)调控子宫内膜

伴随卵巢周期性变化,子宫内膜会出现周期性剥脱及出血,从而引起女性月经来潮。人工流产、药物的毒副作用等各种原因会造成子宫内膜变薄、增厚、宫腔粘连等,可导致女性的月经过少,甚至闭经。

孟庆宇等[16]通过电针关元、子宫、三阴交穴,联合骨髓间充质干细胞注射治疗薄型子宫内膜大鼠,发现该疗法提高了模型大鼠雌、孕激素水平,并且增加了子宫内膜细胞数量。

胡玉姣等[17]在薄型子宫内膜大鼠关元、肾俞穴进行麦粒灸治疗,发现麦粒灸可上调模型大鼠子宫内膜中的角蛋白、波形蛋白、血管生长因子、子宫内膜容受性相关因子水平,说明麦粒灸可以增加子宫内膜厚度,改善子宫内膜容受性。

按语

针灸治疗月经不调疗效显著,对月经的先期、后期、先后不定期、过多、过少都有相应的治疗方

法。其中针刺人工周期疗法符合"天人相应"观念，疗效持久且不易复发。推拿一般用以辅助治疗。由于月经周期机制复杂，当前研究主要集中在针灸推拿对HPOA轴及激素水平调控作用的影响上。

参 考 文 献

[1] 张晓宇. 针灸辨证论治治疗月经不调的疗效评价 [J]. 实用妇科内分泌电子杂志，2023，10（9）：36-38.

[2] 张罗琴，李金香，潘诗敏，张曦，李莹，胡莎，陈魏. 针刺人工周期法治疗排卵障碍型异常子宫出血（脾虚证）临床观察 [J]. 中国针灸，2019，39（5）：489-494.

[3] 张博. 耳穴贴压法治疗肾虚型月经过少的临床观察 [D]. 哈尔滨：黑龙江中医药大学，2016.

[4] 刘媛媛，邹婷. 穴位注射治疗月经后期临床观察 [J]. 新中医，2012，44（5）：84-85.

[5] 姚芸. 穴位埋线调周法治疗排卵障碍性异常子宫出血（血瘀证）的疗效观察 [D]. 长沙：湖南中医药大学，2021.

[6] 邢娟. 对比针灸合并温经汤加减与激素周期疗法治疗月经不调的临床研究 [J]. 实用妇科内分泌电子杂志，2020，7（9）：37，40.

[7] 钟昊，张正. 针灸八髎穴联合达英-35治疗多囊卵巢综合征所致月经不调的临床疗效观察 [J]. 天津中医药大学学报，2019，38（6）：562-566.

[8] 肖艳平，张娟. 热敏灸疗法治疗月经不调的临床疗效观察 [J]. 中医临床研究，2018，10（4）：31-32.

[9] 郑彦平. 艾灸联合一贯煎加减治疗月经过少 [J]. 中医学报，2019，34（11）：2459-2462.

[10] 刘元华，廖品东，张戈，姜丽芳. 黄氏按摩治疗月经不调临床疗效分析 [J]. 山东中医药大学学报，2010，34（2）：129-130.

[11] 王海龙，宋莹，王友仁. 王友仁运用"调经点"治疗月经不调选穴思路 [J]. 中国中医药信息杂志，2021，28（4）：121-124.

[12] ZHU H，NAN S，SUO C，et al. Electro-acupuncture affects the activity of the hypothalamic-pituitary-ovary axis in female rats [J]. Front Physiol，2019，10：466.

[13] 王凤阳. 基于"下丘脑-垂体-卵巢"轴探讨培元通经推拿治疗卵巢储备功能低下的效应机制 [D]. 长春：长春中医药大学，2022.

[14] 赵圣佳，钱婧，张争艳，孙丹丹，曾贵刚，张申，李峻，李文，孙宁霞，彭海东. 电针对卵巢功能减退患者性激素水平及卵巢储备功能的影响 [J]. 上海针灸杂志，2021，40（6）：721-726.

[15] 蒋希荣，任路，李春日. 电针对围绝经期抑郁症大鼠下丘脑-垂体-卵巢轴的影响 [J]. 针刺研究，2017，42（1）：45-49.

[16] 孟庆宇，席瑾，夏良君，杨滨，程洁，夏有兵，万茜. 电针联合骨髓间充质干细胞注射对大鼠薄型子宫内膜雌、孕激素受体的影响 [J]. 针刺研究，2021，46（5）：385-390.

[17] 胡玉姣，夏良君，姚兵，陈莉，程洁，夏有兵. 麦粒灸对大鼠薄型子宫内膜的修复作用 [J]. 中国针灸，2019，39（9）：963-969.

（张小卿）

第二节 痛 经

痛经（dysmenorrhea）是指妇女在经期或经期前后发生周期性小腹疼痛或痛引腰骶，甚至剧痛难忍，或伴有恶心呕吐的病证。常由于女性自主神经及内分泌功能紊乱，导致子宫平滑肌的兴奋性过高，或子宫血液流变学的改变，引起下腹部痉挛性疼痛。

现代医学将痛经分为原发性痛经和继发性痛经。前者主要指生殖器官无器质性病变的痛经，由子宫发育不良、子宫口狭窄、子宫位置不正、内分泌失调所致；后者指盆腔器质性疾病，如子宫内膜异位症、子宫腺肌病、盆腔炎或宫颈狭窄等引起的痛经。

本病属中医学"经行腹痛"范畴，其发生常与受寒饮冷、情志不调、起居不慎、先天禀赋不足、久病体虚等因素有关。病位在胞宫，与冲、任二脉及肝、肾关系密切。基本病机系冲任失调，不通而痛。

一、针灸推拿治疗痛经的临床应用

（一）针灸治疗

1. 传统针刺疗法

刘瑞萍等[1]将气血虚弱型原发性痛经患者随机分为西药组和针刺组，前者予口服布洛芬缓释胶囊治疗，后者根据"补脾胃、调任脉"法，选取中脘、关元、归来、足三里、地机、三阴交、太冲、内关、神门，结果针刺组疗效（94.7%）显著高于西药组（79.5%），且针刺组的近期与远期疗效均优于西药组。

Shetty等[2]针刺太溪、地机、足三里、天枢、归来、气冲、申脉、神门、合谷、内关、关元、气海治疗原发性痛经，明显减轻疼痛、痉挛和全身不适症状。

2. 靳三针

徐小青等[3]将寒凝血瘀型原发性痛经患者随机分为观察组和对照组，对照组口服布洛芬缓释胶囊，观察组给予靳三针（阴三针：关元、归来、三阴交；阳三针：气海、关元、肾俞）针刺治疗，腰腹部穴位向下斜刺，缓慢捻转进针，飞法行针，三阴交、肾俞得气后行提插捻转补法。于经前7天起治疗，1次/天，疗程为7天，每隔15min行针1次，留针30min，月经来潮即停。结果显示观察组总有效率为90.00%，明显高于对照组的63.33%，且远期疗效持久稳定。

3. 腹针疗法

梁瑞丽等[4]对原发性痛经患者按"薄氏腹针法"选穴原则，取"引气归元"的中脘、下脘、气海、双侧滑肉门、外陵、下风湿点，管针进针到指定深度时，不行捻转提插手法，使患者无明显针感，在月经来潮前7天开始治疗，1次/天，20min/次，1个疗程7天，共治疗3个月经周期。结果表明该法能改善患者疼痛及伴随症状，远期疗效持久稳定，提高患者生活质量。

4. 腕踝针法

王佳瑞等[5]对寒湿凝滞型原发性痛经患者在经期疼痛时采用腕踝针干预，选择双侧下1、下2、下3，留针24h，每个月经周期针刺1次，发现1个月经周期的累计痊愈率为14%，2个月经周期累计痊愈率为40%，3个月经周期累计痊愈率为66%，即时和远期均有显著疗效。

5. 耳针疗法

钟燕等[6]将原发性痛经患者随机分成对照组与治疗组，对照组针刺三阴交，治疗组在其基础上，于经前3天针刺耳穴内分泌、内生殖器、肝、肾。寒湿凝滞型加脾、三焦；气滞血瘀型加耳中；湿热瘀阻型加耳尖、肾上腺；肝肾亏损型加皮质下；气血虚弱型加脾、胃；痛甚加神门、交感；腰骶酸痛加腰骶椎。每次选取3~4穴，留针20min，两耳交替，至月经第3天停止，两组患者均持续治疗3个月经周期。治疗组VAS评分显著降低，SF-36评分显著升高，表明耳针结合针刺三阴交对原发性痛经有较好的疗效。

6. 针药结合法

卢洁等[7]将寒凝血瘀型原发性痛经患者随机分为对照组和观察组，对照组口服少腹逐瘀汤，观察组加用浮针，位置：双侧腹直肌上、平脐处（约为天枢）；双侧髂前上棘沿连线分别向内平移约2cm处（约为带脉）；双侧大腿内侧，胫骨内侧髁上4~6cm处（约为阴包）。结果表明观察组总有效率高于对照组，浮针联合少腹逐瘀汤可改善围经期腹痛等不适症状，提高生活质量。

7. 灸法

杨明晓等[8]证实温和灸关元、神阙、三阴交能明显改善患者经期疼痛强度及相关症状，且优于口服布洛芬缓释胶囊。

马淑敏等[9]将原发性痛经寒凝血瘀型患者随机分为眼针组（双侧肾区、双侧下焦区）、雷火灸组（神阙至曲骨区间）和眼针联合雷火灸组。结果表明眼针联合雷火灸在降低中医证候积分、VAS评分，提高总有效率方面均优于单纯眼针和单纯雷火灸干预。

8. 穴位埋线法

马艳华等[10]将寒凝血瘀型原发性痛经患者随机分为对照组——常规西药及艾灸治疗，和治疗组——在其基础上予穴位埋线。主穴取肾俞、中极、关元、三阴交、足三里、次髎和子宫，配穴取归来。结果表明穴位埋线结合艾灸能更好改善患者子宫动脉血流动力学，并减轻疼痛。

此外还有足针、头针、鼻针等治疗方法，对于痛经均有明显疗效。

（二）推拿治疗

赵培等[11]对痛经患者采用推拿手法治疗，先从上到下推运腹部，重点揉按肚脐下冲任脉循行路线，以腹部温热为宜；再沿下肢脾经、胃经、肝经的循行路线揉按；揉按腰骶部八髎，至腰骶部有温热感。在此基础上加用点穴治疗，辨证选穴。研究结果显示推拿治疗能明显减轻痛经患者的疼痛感、有效缓解抑郁焦虑情绪。

范肃等[12]证实对原发性痛经患者的腹部肌筋膜疼痛触发点施行按压法、颤揉法、按振法、按动法的一点四法的推拿手法，可消除或灭活肌筋膜疼痛触发点，达到止痛效果。

二、针灸治疗痛经的机制研究

（一）调节内分泌功能

1. 前列腺素（PG）

痛经的发病机制主要与月经时血液和子宫内膜前列腺素 $F_{2\alpha}$（$PGF_{2\alpha}$）升高、前列腺素 E_2（PGE_2）含量降低有关。

李娟等[13]证实电针三阴交、关元通过抑制 ERK/COX-2 信号通路相关蛋白表达调节 PG 水平，使子宫组织 $PGF_{2\alpha}$ 含量显著减少，PGE_2 含量显著增加，从而缓解原发性痛经（PDM）大鼠疼痛症状，改善子宫病理损伤。

杨雯雯等[14]证实近部埋线关元、次髎，远部埋线三阴交、地机，均可提高 PDM 大鼠子宫 PGE_2 含量、血清炎性因子 IL-2 含量及脾脏 NK 细胞活性，降低子宫 $PGF_{2\alpha}$ 含量，从而达到镇痛效果。且近部取穴治疗一定程度上要优于远部取穴。

2. 精氨酸加压素（AVP）

子宫中 AVP 高表达有较强的缩宫作用，使子宫肌层活动增强、小血管收缩，引起子宫局部缺血和疼痛。

宋越等[15]证实直刺、沿皮刺三阴交，子宫 AVP 含量显著降低，下丘脑 AVP 含量升高，子宫中 AVP 受体 AVPR1A 蛋白及其 mRNA 表达下调，表明针刺具有较好的即刻镇痛效应，其机制可能与针刺调节子宫、下丘脑 AVP 及其受体有关。

3. 催产素（OT）

催产素不仅直接作用于子宫肌细胞，还可与其受体（OTR）结合，引起宫缩和痛经。

宋越等[16]研究发现，直刺、沿皮刺三阴交均显著降低寒凝证类痛经大鼠扭体评分、子宫收缩波个数及活动度；均显著降低子宫组织 OT 含量、OTR mRNA 表达，同时升高脊髓 OT 含量，且组间各指标无显著差异。认为不同刺法均可缓解子宫平滑肌的异常收缩状态，显示出即刻镇痛效应，但对子宫和脊髓 OT 显示出不同调节效应。

（二）调节 Ca^{2+} 浓度

谢海梅等[17]观察了针刺痛经大鼠三阴交对血清 Ca^{2+} 含量的影响。结果证实针刺可降低血清 Ca^{2+} 含量，从而改善痛经大鼠的平滑肌异常收缩并缓解疼痛，且强刺激优于弱刺激。

（三）抑制炎性反应

薛晓等[18]研究发现电针关元、三阴交可降低子宫组织中 Toll 样受体 4（TLR4）表达，抑制 NF-κB 活化，下调 IL-1β、IL-18 水平，从而改善 PDM 大鼠子宫组织炎性状态并缓解疼痛。

（四）改善子宫血液流变学

陈盼碧等[19]研究表明，较针刺治疗，艾灸关元、三阴交能更好改善原发性痛经大鼠全血比黏度（低切、中切、高切）、血浆黏度、红细胞电泳时间等血液流变学指标。且艾灸能更显著下调子宫 $PGF_{2\alpha}$ 含量，解除子宫痉挛性收缩，改善缺血、缺氧状态。

（五）促释放镇痛介质

β-内啡肽（β-EP）、脑啡肽（ENK）等阿片类镇痛介质广泛分布于中枢神经和外周神经，同时具备内源性镇痛及外周调节作用。

任晓暄等[20]对比电针三阴交、悬钟和非经非穴间，实验性类痛经大鼠相应节段脊髓背角浅层 κ-受体的表达和中脑导水管周围灰质内 ENK、β-EP 的含量，发现电针可增加中枢痛觉调制系统内的阿片肽类物质而达到镇痛作用，且经穴效应具有相对特异性。

赵正芳等[21]研究显示，电针痛经大鼠关元、三阴交可减少大鼠扭体反应次数，降低大鼠血清 IL-2、5-HT、P 物质水平，改善免疫功能状态，减轻外周炎症反应，从而有效镇痛。

（六）改善子宫收缩及微循环

田园等[22]研究表明，直刺、平刺、艾灸干预三阴交，均可显著激活穴区 TRPV1、提高热休克蛋白 70（HSP70）表达，提高子宫 μ 阿片受体 mRNA 表达、同时下调 ET-1 mRNA 表达量，扩张子宫外膜毛细血管管径，从而改善痛经大鼠的宫缩与微循环以缓解痛经，且平刺和艾灸优于直刺。

（七）改善脑功能

张青[23]研究发现针刺双侧三阴交后，原发性痛经患者双侧海马与中央回区、右侧角回的功能连接度升高，与左侧眶额回的功能连接度降低，右侧海马与左侧内侧前额叶皮质、左侧杏仁核的功能连接度降低，患者的 VAS 评分明显下降，表明针刺三阴交可改变海马与躯体运动感觉中枢、边缘系统的功能连接，从而缓解痛经。

按语

针灸治疗痛经在临床上应用广泛，不仅改善患者疼痛的症状，在缓解患者因疼痛引起的焦虑等不良情绪等方面也有明显疗效。大量研究表明，针刺、艾灸疗法治疗痛经的即时效应及远期疗效均显著。推拿目前在治疗痛经方面多结合针灸疗法协同增效。

实验研究证实针灸可通过多层次、多环节、多靶点协同作用缓解痛经，作用机制相关研究成果集中在调节激素水平、机体免疫功能、子宫内微环境等方面。但目前的研究尚缺乏对局部、中枢与靶器官整体环路联系的综合研究，对针刺干预方式，如不同毫针刺法、手针与电针、针刺干预时机的研究也有待继续深入。

参 考 文 献

[1] 刘瑞萍，程兴敏，王艳君. 以"补脾胃、调任脉"为法治疗气血虚弱型原发性痛经疗效观察 [J]. 现代中西医结合杂志，2021，30（29）：3218-3221，3256.

[2] SHETTY G B，SHETTY B，MOOVENTHAN A. Efficacy of acupuncture in the management of primary dysmenorrhea: a randomized controlled trial [J]. Journal of Acupuncture and Meridian Studies，2018，11（4）：153-158.

[3] 徐小青，袁青. 靳三针治疗寒凝血瘀型原发性痛经的临床研究 [J]. 广州中医药大学学报，2022，39（8）：1836-1840.

[4] 梁瑞丽，王丽娜，王丽平，叶金力，孙三峰. 腹针疗法治疗原发性痛经临床观察 [J]. 针灸临床杂志，2018，34（2）：16-19.

[5] 王佳瑞，李彦丽. 腕踝针干预寒湿凝滞型原发性痛经患者的效果观察 [J]. 护理学报，2021，28（1）：1-3.

[6] 钟燕，牛淑芳，温泽发，陈天壮. 耳针配合针刺三阴交治疗原发性痛经的疗效及对生活质量的影响 [J]. 针灸临床杂志，2019，35（8）：40-43.

[7] 卢洁，林萍，张荣，高以娟. 浮针联合少腹逐瘀汤对寒凝血瘀型原发性痛经患者的临床疗效 [J]. 中成药，2022，44（2）：679-683.

[8] YANG M X，CHEN X Z，BO L N，et al. Moxibustion for pain relief in patients with primary dysmenorrhea: a randomized controlled trial [J]. Plos One，2017，12（2）：e0170952.

[9] 马淑敏，孙晶. 眼针联合雷火灸治疗寒凝血瘀型原发性痛经90例临床疗效观察[J]. 时珍国医国药，2022，33（3）：650-652.

[10] 马艳华，顾晓丁. 穴位埋线结合艾灸治疗原发性痛经患者对子宫动脉血流动力学和 VAS 评分的影响[J]. 针灸临床杂志，2022，38（3）：21-25.

[11] 赵培，崔学记，王文丽. 推拿点穴治疗痛经疗效观察及对患者负面情绪的影响 [J]. 新中医，2022，54（6）：181-184.

[12] 范肃，张振宇，冉明山，胡芊，万友红，苏红，张西，李美姣. 张振宇基于肌筋膜疼痛理论运用推拿手法治疗原发性痛经经验 [J]. 中国中医基础医学杂志，2022，28（8）：1351-1354.

[13] 李娟，刘余，薛晓，袁菡钰，汪少华，潘思安，岳增辉. 基于 ERK/COX-2 信号通路研究电针干预原发性痛经机制 [J]. 中国中医药信息杂志，2023，30（6）：112-116.

[14] 杨雯雯，陈盼碧，金灵敏，唐徐韵，秦中银，周杨嘉琪，陈艺. 近部与远部穴位埋线对原发性痛经大鼠子宫前列腺素、血清 IL-2 及脾脏 NK 细胞的影响 [J]. 针刺研究，2021，46（3）：221-225.

[15] 宋越，马良宵，甘莹莹，王俊翔，母杰丹，郭孟玮，任晓暄，于文颜，田园，钱旭，孙天祎. 直刺与沿皮刺"三阴交"对寒凝证类痛经大鼠精氨酸加压素及其受体的影响 [J]. 针刺研究，2020，45（11）：895-901.

[16] 宋越，马良宵，甘莹莹，王俊翔，母杰丹，郭孟玮，任晓暄. 直刺与沿皮刺三阴交穴对寒凝证类痛经大鼠缩宫素及其受体的影响 [J]. 中华中医药杂志，2020，35（4）：2046-2049.

[17] 谢海梅，柳依江，王培，苑鸿雯，宋越，柳杨，黎金凤，李敏. 针刺强度对类痛经模型大鼠镇痛效应、前列腺素及缩宫素含量的影响 [J]. 中医杂志，2022，63（5）：475-480.

[18] 薛晓，刘余，汪少华，袁菡钰，李娟，潘思安，岳增辉. 电针对原发性痛经大鼠 Toll 样受体 4/核转录因子κB 信号通路的影响 [J]. 针刺研究，2023，48（1）：63-70.

[19] 陈盼碧，杨孝芳，王兴桂，杨志虹，冯麟，宣锦. 艾灸对原发性痛经大鼠血液流变学及子宫组织 $PGF_{2\alpha}$ 含量的影响 [J]. 中国疼痛医学杂志，2015，21（11）：826-829.

[20] 任晓暄，郭孟玮，赵雅芳，丁喜艳，李春华，嵇波，朱江，张露芬. 电针对大鼠类痛经痛反应、脊髓κ-

受体表达及中脑导水管周围灰质脑啡肽和β-内啡肽含量的影响 [J]. 针刺研究，2012，37（1）：1-7.

[21] 赵正芳，唐纯志. 电针关元、三阴交对痛经模型大鼠血清 IL-2、5-HT 及 P 物质的影响 [J]. 环球中医药，2017，10（5）：541-543.

[22] 田园，马良宵，于文颜，母杰丹，张洲，孙天祎，钱旭，张一丹. 不同刺灸法对痛经大鼠子宫收缩程度与微循环的影响及其机制探讨 [J]. 针刺研究，2022，47（3）：196-202.

[23] 张青. 针刺三阴交对原发性痛经患者静息态海马功能连接度的影响 [D]. 成都：成都中医药大学，2017.

（张小卿）

第三节　围绝经期综合征

围绝经期综合征（perimenopausal syndrome）指妇女绝经前后出现性激素波动或减少所致的一系列以自主神经系统功能紊乱为主，伴有神经心理症状的症候群。常见月经紊乱、潮热盗汗、情绪急躁、眩晕耳鸣、失眠健忘、浮肿便溏、皮肤感觉异常等。

本病属于中医学"年老经断复来"、"崩漏"、"绝经前后诸症"、"郁证"、"脏躁"、"百合病"等范畴。

一、针灸推拿治疗围绝经期综合征的临床应用

（一）针灸治疗

1. 毫针针刺疗法

主穴常为风府、百会、气海、肾俞，随症配以脾俞、肝俞、太溪、三阴交、足三里、内关、太冲、四神聪等，全方调元神、益肾精、交通脑肾为主，兼顾他脏，补泻共进，阴阳并调。临床研究表明此针法对围绝经期综合征有良好的治疗作用[1]。

2. 耳穴贴压

《灵枢·口问》中记载："耳者，宗脉之所聚也。"杨雅琴等[2]采用王不留行籽耳穴贴压治疗围绝经期综合征，选择内生殖器、肝、神门、内分泌、皮质下、肾、卵巢为主，有效改善患者的激素水平，缓解围绝经期的症状。

3. 补肾益髓埋线法

汤传梅等[3]采用"补肾益髓埋线法"，以肾俞、关元、三阴交穴为主穴，辨证配穴以进行穴位埋线，主要用于肝肾亏虚、气血不足、阴阳失调引起的男科、妇科疾病等，具有平衡阴阳、补益肝肾、延缓衰老的作用。

4. 三联针法

三联针法即电针、火针、水针的联合运用。先辨证取穴施以提插补法，如肝肾阴虚型选取肾俞、心俞、太溪、劳宫穴等，脾肾阳虚型选取脾俞、肾俞、足三里、关元、气海穴等；随后施以低频、连续波电针刺激，强度以患者耐受为度；完毕后配合水针及火针。彭易雨等[4]研究显示三联针法可有效调节自主神经及肾上腺皮质功能，促进性腺分泌，缓解更年期症状，改善患者生活质量。

5. 温针灸法

李宛择、徐颖梅等[5,6]研究显示温针灸三阴交、关元、子宫、肝俞、肾俞、脾俞、足三里等穴，可发挥补肾健脾、滋阴调经之功，改善患者 kuppermann 评分和性激素水平。

6.针药结合法

魏若菡等[7]采用针灸联合半量激素治疗围绝经期综合征患者，4周为1个疗程，共3个疗程，观察治疗前后汉密尔顿抑郁量表（HAMD）评分、改良 Kupperman 评分、黄体生成素（LH）、卵泡刺激素（FSH）、雌二醇（E_2）水平变化。结果显示，针灸联合半量激素替代治疗较全量激素替代治疗，既可减少药物之用量，又可发挥减毒增效之功，明显改善围绝经期综合征患者的临床症状。

（二）推拿治疗

严春燕[8]采用口服药物联合推拿手法治疗更年期综合征伴抑郁症患者，主要选取合谷、太冲、神门、内关、三阴交、肝俞、肾俞、关元、照海等穴，予以点穴法持续治疗6个月后，发现按摩手法可明显缓解更年期综合征患者临床症状、睡眠障碍，并有效减轻抑郁情绪。

于明超等[9]采用运腹通经推拿法，具体操作包括：摩全腹法、一指禅推法、运腹法、点穴法等治疗绝经综合征肾虚肝郁证患者，经1个疗程治疗后，结果显示该法有效改善和减轻肾虚肝郁型绝经综合征的抑郁症状。

二、针灸治疗围绝经期综合征的机制研究

1.改善内分泌

金颖等[10]观察肾俞、脾俞、肝俞穴位埋线对围绝经期大鼠脂质代谢的变化。结果显示，经治疗后大鼠体质量、腹腔脂肪质量和 Lee's 指数均降低，E_2 水平升高，LH、GnRH、FSH 水平降低，提示穴位埋线可以使肥胖指数明显下降，性激素代谢紊乱得以纠正，脂类代谢达到平衡。

Ma 等[11]发现电针关元、中极、三阴交、子宫穴，能增加经前期综合征（OAX）模型大鼠子宫雌激素受体 ERα、ERβ 蛋白表达，升高血清 E_2 水平，从而调节垂体功能，重建雌激素的部分负反馈，并降低子宫萎缩程度。

2.调节神经递质

周胜红等[12]研究发现，针刺百会、三阴交、肾俞穴可在一定程度上调节围绝经期抑郁症模型大鼠下丘脑内低下的 NE、5-HT 和 DA 含量。

曹华等[13]研究发现，电针三阴交穴可明显延长骨质疏松（OVX）模型大鼠 REMS、SWS1 期的睡眠时间，表明电针三阴交穴能够改善大鼠围绝经期失眠，其作用机制可能与增加海马区 5-HT、5-HIAA 和 5-HT$_{1A}$ 受体含量、降低 5-HIAA/5-HT 比值有关。

3.调节细胞免疫功能

围绝经期妇女免疫功能下降是由于 ER 减少，免疫活性细胞不能有效产生足够的免疫递质所致。随着免疫功能的下降，围绝经期女性体内 CD8$^+$亚群增加，CD3$^+$及 CD4$^+$亚群减少，免疫细胞的构成比呈现不平衡状态，总 T 淋巴细胞下降。

林如意等[14]研究发现，针刺上调机体 IL-2 水平可能是提高细胞免疫功能的一个重要机制。

4.抑制过氧化及清除自由基

张慧等[15]研究发现，逆针关元穴能通过调节血清 SOD 和 NOS 的水平，提高自然绝经综合征大鼠抗氧化能力，减缓其衰老过程。

5.抑制细胞凋亡

邓雪等[16]研究表明，电针百会、三阴交和肾俞穴可明显增加围绝经期抑郁模型大鼠前额叶皮质、海马齿状回区和 CA3 区的神经元数量、胞质内尼氏小体总面积、积分光密度和平均黑度，提高海马区 Bcl-2/Bax 比率以及糖皮质激素受体（GR）、盐皮质激素受体（MR）、DA 和 5-HT 水平，提升血清 IL-1β 和 IL-6 含量，减少血清 IL-10 水平，下调其海马 Caspase-3 蛋白表达，从而抑制神

经元凋亡。

按语

针灸推拿治疗围绝经期综合征运用广泛、效果显著，在改善围绝经期患者潮热盗汗、失眠、焦虑抑郁情绪、肥胖等方面作用突出，且安全性更高。

目前针灸推拿治疗本病的机制研究，多与调控 HPOA 轴或 HPA 轴的平衡失调及内分泌紊乱有关，亦涉及免疫系统、自由基代谢、细胞凋亡等。但研究深度和广度还不够，且缺乏系统性研究，尚需进一步挖掘。

参 考 文 献

[1] 沈晓明，杜元灏. 从中医脑的学说谈更年期综合征病机及针刺立法处方[J]. 中医杂志，2002（9）：668-670.

[2] 杨雅琴，王璐，向曦，葛曼，金志春. 自拟滋肾调肝汤配合耳穴贴压治疗围绝经期综合征的临床效果[J]. 中国医药导报，2018，15（36）：125-128.

[3] 汤传梅，王旭，李红辉. 补肾化瘀汤结合穴位埋线治疗围绝经期综合征（肾虚血瘀型）的临床疗效及安全性观察[J]. 中医药信息，2021，38（8）：56-59.

[4] 彭易雨，景绘涛，栾兰，涂赢赢. 三联针法治疗围绝经期综合征的临床观察[J]. 针刺研究，2018，43（4）：260-262，268.

[5] 李宛择，戎宽，王维子，缪旭东，匡建军. 温针灸治疗围绝经期综合征 35 例临床观察[J]. 湖南中医杂志，2020，36（11）：92-93，113.

[6] 徐颖梅，罗开涛. 温针灸治疗围绝经期综合征 30 例临床观察[J]. 江苏中医药，2017，49（11）：66-67.

[7] 魏若菡，阮婴丹，张晨虹，杨心宇. 针灸联合激素替代疗法治疗围绝经期综合征临床研究[J]. 新中医，2021，53（6）：97-100.

[8] 严春燕. 按摩手法对更年期综合征伴抑郁症患者心理应激、睡眠障碍及生活质量的影响[J]. 中国健康心理学杂志，2018，26（10）：1516-1520.

[9] 于明超，王环，杨寄渝，刘明军. 运腹通经推拿法治疗绝经综合征肾虚肝郁证[J]. 长春中医药大学学报，2015，31（6）：1235-1236.

[10] 金颖，张世超，海英. 背俞穴埋线法改善围绝经期大鼠脂质代谢异常机制研究[J]. 辽宁中医药大学学报，2019，21（3）：102-105.

[11] MA S, LI D, FENG Y, et al. Effects of electroacupuncture on uterine morphology and expression of oestrogen receptors in ovariectomised rats [J]. Acupuncture in Medicine Journal of the British Medical Acupuncture Society，2016：acupmed-2016-011093.

[12] 周胜红，孙付军，陈忠，孔楠楠. 补肾针刺法对围绝经期抑郁模型大鼠单胺类神经递质含量的调节[J]. 时珍国医国药，2015，26（9）：2299-2301.

[13] 曹华，冯美果，侯帅，滕金艳. 电针三阴交对围绝经期失眠大鼠睡眠时相的影响及作用机制研究[J]. 针灸临床杂志，2019，35（8）：80-83.

[14] 林如意，吴林，赵瑾. 引气归元针法联合涌泉穴艾灸治疗围绝经期失眠症疗效及对患者血清白细胞介素-1β、5-HT、FSH 的影响[J]. 陕西中医，2020，41（6）：811-814.

[15] 张慧，张露芬，李晓泓，解秸萍，翟景慧，周登方，詹睿. 逆针关元穴对自然更年期大鼠超氧化物歧化酶和一氧化氮合酶活性的调节[J]. 中国临床康复，2005（31）：147-149.

[16] 邓雪，任路，王旭. 补肾健脑电针疗法对围绝经期抑郁症大鼠前额叶皮质神经细胞内尼氏小体及核仁影响的定量分析[J]. 辽宁中医杂志，2018，45（9）：1797-1801，2013.

（黄思琴）

第四节 多囊卵巢综合征

多囊卵巢综合征（polycystic ovary syndrome，PCOS）是育龄期女性最常见的妇科内分泌紊乱疾病，我国育龄人群多囊卵巢综合征患病率为 5.61%。多囊卵巢综合征常见临床表现包括月经不规律、高雄激素相关表现、排卵障碍性不孕等，可同时伴有肥胖、胰岛素抵抗、高胰岛素血症、糖脂代谢紊乱等代谢异常。

现代医学认为多囊卵巢综合征的病因和发病机制可能是多因素的，涉及遗传、神经内分泌和代谢因素，部分研究认为多囊卵巢综合征可能不是卵巢疾病而是代谢紊乱病。迄今为止，说法一致的是多囊卵巢综合征患者卵巢分泌过多的雄激素，但多囊卵巢综合征的病理生理学还没有任何统一的理论，机制需要进一步探究。

中医学并没有专门关于多囊卵巢综合征的记载，但是根据其临床症状表现，可归属于"不孕"、"月经过少"、"月经后期"、"闭经"等范畴。本病病位在胞宫，首责于冲任失调。

一、针灸推拿治疗多囊卵巢综合征的临床应用

（一）针灸治疗

1. 毫针针刺

多囊卵巢综合征以补肾、健脾、疏肝、化痰逐瘀为治则，取穴以任脉、足太阴脾经为主，主穴选取气海、关元、三阴交、丰隆穴、子宫穴等，对症随证取穴。

陶淑贞等[1]采取针刺治疗多囊卵巢综合征导致的月经不调（穴取膈俞、肝俞、肾俞、次髎、足三里、三阴交、太冲、关元），与常规药物相对照。治疗 18 周后，观察组有效率为 100%，表明针刺可有效改善多囊卵巢综合征导致的月经异常等症状。

李童等[2]采用调理脾胃针法（取穴：中脘、足三里、丰隆、合谷、太冲、曲池、阴陵泉、血海、三阴交、地机、归来、关元）治疗脾虚痰湿型多囊卵巢综合征排卵障碍，治疗 3 个疗程后，有效率为 70%，闭经情况、中医证候积分、睾酮水平等指标均有所改善，且可改善胰岛素抵抗水平及血脂水平。

2. 温针灸法

李静等[3]将多囊卵巢综合征患者随机分为治疗组和对照组，对照组给予苍附导痰汤加减，治疗组在对照组基础上加用温针灸（取关元、三阴交、子宫及丰隆穴）。观察治疗前后的中医证候：月经稀发，量少或多，色淡红，或淋漓不尽，或月经停闭，带下量多，婚久不孕；肥胖，多毛，头晕胸闷，喉间多痰，四肢倦怠，疲乏无力等症状。结果显示治疗组中医证候积分明显高于对照组，说明结合温针灸能提高单纯苍附导痰汤治疗痰湿型多囊卵巢综合征的疗效。

3. 火针疗法

肖洋等[4]选取 124 例多囊卵巢综合征不孕症患者，随机分为常规组和治疗组，每组 62 例。常规组予以克罗米芬药物治疗，治疗组在常规组基础上采用火针治疗。治疗后，两组血清 FSH、E_2、P 水平均高于治疗前，且治疗组均高于常规组。表明火针治疗多囊卵巢综合征不孕症不仅可减轻症状、调节性激素水平，还可改善子宫内膜容受性。

4. 穴位埋线法

吴佳[5]对多囊卵巢综合征患者观察组予以穴位埋线干预，月经干净后开始进行，主穴为关元、三阴交、天枢、丰隆、气海、中脘、子宫、梁门等，血瘀加肾俞、复溜、曲骨、次髎，肝郁气滞加

太冲，阴虚内热加太溪，脾虚湿盛加阴陵泉，肾阳虚加复溜。对照组采取达英-35联合二甲双胍口服药物治疗。结果显示，观察组睾酮（T）、LH及体重指数等改善情况均优于口服药物治疗的对照组。

5. 耳针疗法

谢一涵等[6]选取多囊卵巢综合征患者60例，随机分为观察组和对照组各30例。对照组仅以苍附导痰汤为主方，对症加减药物治疗，观察组在中药治疗的基础上给予针灸及耳穴治疗，针刺选穴：腹部取天枢、关元、归来、子宫穴等，胸背腰骶部取脾俞、肝俞、肾俞等背俞穴，另取次髎、十七椎等近部选穴，四肢部取地机、阴陵泉、足三里、血海、三阴交、丰隆、行间、交信、复溜、太溪等。耳穴取内分泌、皮质下、内生殖器、子宫、卵巢、肾等。治疗后，两组患者的睾酮激素水平均较治疗前降低，且观察组治疗后的睾酮激素水平低于对照组。

（二）推拿治疗

林文伟[7]选取多囊卵巢综合征导致的不孕患者60例，随机分为观察组与对照组。对照组予以枸橼酸氯米芬胶囊促排卵治疗，观察组采用"补、通"手法为主的妇科推拿进行治疗，"通法"操作主要采用两手掌交替顺时针环形摩动全腹、两手掌交替横推腹部、推盲肠部、疏通结肠；用右手示、中、环指勾揉剑突下至脐上部位，重点勾揉胃脘区，指揉二经，用拇指揉脾、胃二经及穴位，如府舍、大横、腹哀、梁门、天枢、水道、归来、气冲等穴。"补法"操作主要采用双手示、中、环指重叠在患者脐周进行旋转按揉；两手拇指从剑突下沿着冲任脉交替向下推至耻骨联合上方；按揉髂窝，示、中、环指揉拨两侧髂窝的卵巢体表投影位置，用一指禅推法推胸部任脉及其两侧平行2cm的线，从胸骨柄开始直至鸠尾穴止，双手从腋下拿揉双侧胸大肌，接着以双手掌着力于胸骨正中，从上而下推摩至季肋下，最后用单手掌快速运颤全腹，作为最后结束手法。从而达到疏肝理气，调和冲任，补益肺气之功效。治疗后观察组的LH、FSH、E$_2$、睾酮水平低于对照组；观察组排卵时子宫内膜厚度、排卵率和妊娠率均高于对照组；观察组总有效率（93.4%）高于对照组（83.3%）。

二、针灸治疗多囊卵巢综合征的机制研究

1. 调节内分泌功能

多囊卵巢综合征多是由于下丘脑GnRH分泌不协调引起垂体LH分泌相对亢进，而FSH分泌相对下降，导致卵巢来源的高雄激素症和优势卵泡选择受阻而最终出现排卵障碍。

Jie等[8]发现电针中极和关元穴可有效降低多囊卵巢综合征大鼠外周血雄激素水平，升高其雌激素水平，上调卵巢颗粒细胞芳香化酶P450arom mRNA表达，并下调卵泡膜细胞P450 C17αmRNA表达，从而促进卵巢内雄激素向雌激素正常转化，改善卵巢局部高雄激素环境来纠正多囊卵巢综合征大鼠生殖、内分泌和代谢紊乱。

2. 改善胰岛素抵抗状态

研究表明，MAPK/ERK信号转导通路功能异常与多囊卵巢综合征发生发展密切相关，该通路可通过丝氨酸磷酸化胰岛素受体底物-1（IRS-1）产生胰岛素抵抗。

许金榜等[9]使用针药人工周期疗法治疗多囊卵巢综合征，具体方法为：卵泡期（月经周期5～11天）以补肾养血、健脾化痰为治则，取关元、气海、子宫、卵巢、归来、大赫、三阴交穴；排卵期（月经周期12～16天）以温阳活血，化痰通络为治则，取关元、气海、子宫、卵巢、中极、五枢、血海、阴陵泉、三阴交穴；黄体期（月经周期17～21天）以补益肝肾、健脾化痰为治则，不予针刺。本法治疗后P-ERK1、ERK1磷酸化比例显著下降，表明针药人工周期疗法比单纯二甲双胍治疗更能有效调控胰岛素信号通路相关蛋白表达及磷酸化水平，显著抑制MAPK/ERK信号通路的促有丝分裂活性。

3. 调控卵巢组织自噬水平

近期研究中发现多囊卵巢综合征与自噬被异常激活密切相关。过度自噬导致细胞程序性死亡，缺失关键的促生存因子（如 E_2），介导卵泡闭锁的发生，引起卵泡池被过早消耗，导致排卵停止。

黄金等[10]研究发现，电针三阴交、太冲穴可能通过上调多囊卵巢综合征大鼠 PI3K 和 Akt 的蛋白表达，使自噬标志物 LC3-Ⅱ/LC3-Ⅰ 比值下降，降低卵巢组织自噬水平，从而改善性激素水平及卵泡的生长发育状况，为临床电针治疗多囊卵巢综合征无排卵性不孕提供了新的理论依据。

4. 抗氧化应激

氧化应激（oxidative stress，OS）也参与了多囊卵巢综合征的发病过程。郑艳华等[11]研究发现在不改变饮食习惯的条件下，电针中脘、关元、三阴交可以提高性激素结合球蛋白（SHBG）水平，降低睾酮浓度，令多囊卵巢综合征大鼠动情周期恢复，生成黄体。OS 介导了胰岛素抵抗和胰岛β细胞损伤。电针治疗可能更倾向于提高抗氧化物 SOD 的活性来平衡 OS 状态，改善胰岛β细胞功能，减少空腹胰岛素的产生，提高胰岛素敏感性。

按语

近年来，关于针灸推拿治疗多囊卵巢综合征的研究报道表明其疗效确切且具有优势，对比单纯西医治疗可能会出现的卵巢过度刺激综合征、多胎妊娠等副作用，针灸推拿治疗可减少不良反应出现。

目前针灸治疗多囊卵巢综合征的机制研究应在经穴特异性效应方面加强，有助于为临床提供坚实可靠的实验依据。

参 考 文 献

[1] 陶淑贞，薛莲. 针刺对多囊卵巢患者月经不调的影响 [J]. 世界最新医学信息文摘，2018，18（91）：163.

[2] 李童，薛莉. 调理脾胃针法治疗多囊卵巢综合征的疗效观察 [J]. 内蒙古中医药，2020，39（2）：125-126.

[3] 李静，张烨. 苍附导痰汤加减结合温针灸治疗多囊卵巢综合征痰湿型临床观察 [J]. 实用中医药杂志，2019，35（10）：1189-1190.

[4] 肖洋，王茵萍. 火针对多囊卵巢综合征不孕症患者性激素、排卵及子宫内膜容受性的影响 [J]. 上海针灸杂志，2021，40（9）：1106-1111.

[5] 吴佳. 肥胖型多囊卵巢综合征穴位埋线干预的疗效及内分泌影响 [J]. 中医临床研究，2020，12（5）：60-61.

[6] 谢一涵，周鸿飞. 前后配穴法结合耳穴疗法治疗痰湿阻滞型多囊卵巢综合征的临床效果观察 [J]. 按摩与康复医学，2020，11（12）：3-6.

[7] 林文伟. 以"补、通"手法为主治疗多囊卵巢综合征导致的不孕 [J]. 中外医学研究，2021，19（20）：33-35.

[8] JIE S, JIN C, WU H, et al. Effects of electro-acupuncture on ovarian P450arom, P450c17α and mRNA expression induced by letrozole in PCOS rats [J]. Plos One, 2013, 8（11）：e79382.

[9] 许金榜，杨娟，游秀密，张俊新，林秋平，顿晶晶，林莺. 针药人工周期疗法对痰湿型多囊卵巢综合征患者 MAPK/ERK 途径的影响 [J]. 中国中西医结合杂志，2018，38（4）：415-420.

[10] 黄金，唐成林，廖冬梅. 电针对多囊卵巢综合征大鼠自噬相关因子的影响 [J]. 针刺研究，2020，45（8）：640-644，651.

[11] 郑艳华，丁涛，叶丹凤，刘华，赖毛华，马红霞. 低频电针对多囊卵巢综合征大鼠糖代谢及氧化应激的影响 [J]. 针刺研究，2015，40（2）：125-130.

（黄思琴）

第五节　卵巢早衰

　　卵巢早衰（premature ovarian failure，POF）是指女性 40 岁以前出现闭经、FSH＞40mIU/L 和雌激素水平降低，并伴有不同程度的围绝经期症状，是早发性卵巢功能不全的终末阶段[1]。临床主要表现为闭经并伴有潮热盗汗、面部潮红、外阴阴道萎缩、情绪障碍等一系列不同程度雌激素缺乏症状[2]。

　　在卵巢早衰患者中，自身免疫系统疾病、缺血性心脏病、骨质疏松症、帕金森病等疾病风险均增加[3]。近年来随着社会压力的增大，卵巢早衰发病趋向低龄化，在 20、30、40 岁女性中的发病率分别是 1/10 000、1/1000、1/100[4]，已对女性生活质量及身体健康产生严重影响。卵巢早衰病因复杂，大多数患者病因不明，可能与遗传因素、医源性损伤、免疫因素、感染因素、代谢因素、环境因素、生活方式及心理因素有关。

　　中医古籍中并无"卵巢早衰"病名，据其临床表现及发病特点归属于"闭经"、"经水早断"、"血枯"、"不孕"等范畴。本病病因可责之肾、肝、脾三脏，最终导致肾-天癸-冲任-胞宫轴功能失调。

一、针灸推拿治疗卵巢早衰的临床应用

（一）针灸治疗

1. 传统针刺疗法

　　王莹[5]将卵巢早衰患者随机分为试验组和对照组。对照组给予克罗米芬药物治疗，试验组给予针灸治疗，以子宫、中极、肾俞及胸 5～腰 4 夹脊穴等为主穴，肝肾阴虚患者加三阴交、阴郄、肝俞等，脾肾阳虚者加次髎、脾俞、命门、地机等。出针后，在背俞及夹脊穴等部位拔火罐。结果显示采用雌激素类药物进行治疗，虽然有一定疗效，但短期作用明显，远期疗效欠佳。试验组患者全部治愈，随着时间的推移，与对照组的疗效不断拉大。针灸治疗是一种利用人体潜能又无副作用的治疗，具有较好的疗效。

2. 调经促孕针法

　　调经促孕针法是由是房繁恭临床用于卵巢早衰治疗比较成熟和规范的治疗方法，穴取百会、神庭、本神、关元、子宫、足三里、三阴交、太溪、太冲、肾俞、次髎。有关临床结果显示，经过调经促孕针法治疗后，卵巢早衰患者 FSH 水平显著降低，血清雌二醇（E_2）激素水平上升，妊娠成功率达 31.8%[6]。

3. 调任通督针法

　　卵巢早衰与任督二脉息息相关，调任通督针法即选取任脉的关元、气海、中极、曲骨，督脉的神庭、百会、命门，辅以太溪、三阴交、太冲、子宫穴。郭勇军[7]研究发现，本针法能明显改善卵巢早衰患者围绝经期症状，有效改善 FSH、LH、E_2 的水平，提高月经复潮率。

4. 电针疗法

　　吴佳霓等[8]运用电针治疗卵巢早衰患者，取穴分两组，穴方 1 为双侧中髎穴；穴方 2 为双侧天枢、归来穴。两组穴方隔日交替针刺，连续治疗 2～6 个月后，结果表明电针可提高卵巢早衰患者血清 E_2 水平，降低 FSH、LH 水平，帮助患者恢复规律月经周期，改善临床症状。

5. 灸法

　　吴松等[9]运用温针灸足三里、关元穴配合隔姜灸八髎穴治疗卵巢早衰，每天 1 次，每周 5

次，1 个月为 1 个疗程，共治疗 3 个疗程，结果显示足三里、关元温针灸联合八髎穴隔姜灸对卵巢早衰有较好的治疗效果，尤其在改善患者 FSH/LH、卵巢血流收缩期峰值流速以及卵泡数量方面效果显著。

6. 埋线疗法

陈敏等[10]在肝俞、脾俞、肾俞、关元、中极、子宫穴对卵巢早衰患者进行埋线，发现该法在改善患者临床症状和血清激素方面都明显优于西药组（戊酸雌二醇）。

边心会等[11]选取关元、中极、归来、三阴交等穴位进行穴位埋线治疗卵巢早衰，发现该法可使月经周期恢复，改善 Kupperman 量表评分，且 3 个月后 Kupperman 量表评分无明显变化，疗效稳定。

此外，还有腹针疗法、脐针疗法、穴位注射法和经皮穴位电刺激等方法，都在卵巢早衰的临床应用中取得了较好的疗效。

（二）推拿治疗

目前，推拿治疗卵巢早衰的临床研究较少，且均与艾灸、中药联合使用。

于佳琪[12]运用补肾培元推拿法配合艾灸治疗卵巢早衰对比西药，先拿揉腹部以放松肌肉，掌推法从中推至下腹以引气归元，然后点按法作用于中脘、中极、子宫、气海、关元、天枢以得气为度，顺摩腹部，点按，弹拨法作用于三阴交、血海、足三里、太溪、太冲以得气为度。补肾：患者取俯卧位，滚腰背部，按揉背俞穴以得气为度，双手搓热，置于背俞穴，上下搓热，以皮肤发红发热为度，搓腰温肾，横擦八髎。最后以拍法击打腰背及下肢结束操作。继而温和灸作用于神阙、关元、子宫穴。结果发现补肾培元推拿法配合艾灸其缓解中医症状总积分和总有效率明显高于戊酸雌二醇片。

二、针灸推拿治疗卵巢早衰的机制研究

（一）调节 HPOA 轴

女性生殖内分泌系统的激素水平变化受 HPOA 轴的调节影响，同时又对 HPOA 轴起着反馈作用，两者相互作用，共同维持着女性正常的生理功能。卵巢早衰患者与同龄健康女性相比，血中雌、孕激素含量下降，LH、FSH 含量升高，体内性激素与 HPOA 轴之间的作用失调。

岳阿兰[13]观察"阴三针"（关元、三阴交、归来）对卵巢早衰小鼠模型的卵巢功能及 HPOA 轴的调控作用，发现与模型组相比，针刺组血清 E_2 水平明显升高，FSH、LH 有不同程度下降，表明"阴三针"对卵巢早衰小鼠 HPOA 轴功能和内分泌水平具有良性调节作用。

程凯等[14]通过观察逆针关元、三阴交穴对去卵巢大鼠 HPOA 轴的调节作用，发现针刺有效改善低雌激素水平，降低高促性腺激素水平，调整 HPOA 轴的功能，从而使生殖内分泌系统恢复正常生理的动态平衡。

王凤阳[15]采用培元通经推拿治疗干预卵巢储备功能低下大鼠模型，通过 RNA 测序和生物信息学分析发现，培元通经推拿法可以通过多靶点、多途径发挥对卵巢储备功能不足（DOR）的改善作用，其中花生四烯酸代谢途径具有较高的相关性和基因富集数量，培元通经推拿法治疗可以显著提高 COX-2 和 ALOX15 的表达，激活花生四烯酸代谢通路，改善 DOR 大鼠卵巢储备功能。

（二）改善卵巢和子宫的组织学形态

卵巢早衰患者经阴道彩色多普勒超声显示子宫较正常女性明显增大、内膜变薄、卵巢明显缩小、卵泡数量减少。

杨欣等[16]运用热敏灸联合人工周期治疗脾肾阳虚型卵巢早衰的患者，在对照组人工周期疗法的治疗基础上，予热敏灸治疗。取关元、子宫（双）、脾俞（双）和肾俞（双）。结果显示，治疗后子宫内膜厚度、窦卵泡数量、卵巢平均体积均优于治疗前，且明显优于单一人工周期治疗。

（三）抑制凋亡及调控相关信号通路

1. 调节 PI3K/Akt/mTOR 信号通路

卵巢早衰与 PI3K/Akt/mTOR 信号通路密切相关，颗粒细胞分泌的表皮生长因子能够刺激 Akt，激活 PI3K/Akt/mTOR 信号通路，抑制细胞凋亡。

张毅敏等[17]发现卵巢早衰发生后，E_2 水平的下降促使 PI3K/Akt/mTOR 信号通路下调，从而导致卵巢变小，子宫萎缩。取关元、气海、归来、合谷、太冲、三阴交、公孙穴针刺治疗后，E_2 明显升高，PI3K、Akt 和 mTOR mRNA 表达量呈升高趋势，研究结果表明针灸对卵巢早衰的作用机制可能与上调 PI3K/Akt/mTOR 信号通路相关基因和蛋白表达水平有关。

2. 调节 Bcl-2/Caspase-3

Bcl-2/Caspase-3 是卵巢颗粒细胞凋亡的重要因子，与卵巢早衰的发生发展密切相关。

张花等[18]观察针药结合对 DOR 大鼠卵巢细胞凋亡因子和生殖激素的影响，分为对照组、中药组、针刺组、模型组、西药组和针药组。除对照组采用等量生理盐水灌胃外，其余五组均采用雷公藤多苷药液灌胃，建立符合实验要求的 DOR 大鼠模型。针药组、中药组予护卵汤灌胃，针刺组和模型组采用等量生理盐水灌胃，西药组采用克龄蒙（戊酸雌二醇/雌二醇环丙孕酮片复合包装）药液灌胃，同时对针药组、针刺组进行针刺，取穴足三里（双侧）、肝俞（双侧）、三阴交（双侧）、肾俞（双侧）、气海。结果发现针刺可通过调节 Bcl-2/Caspase-3 信号通路关键分子的表达来抑制卵巢颗粒细胞凋亡，从而减缓卵泡闭锁，改善卵巢储备功能。

（四）调控铁死亡

耿子翔等[19]发现卵巢早衰小鼠卵巢内氧化应激水平和 Fe^{2+} 浓度升高，电针后 SOD 升高，MDA 和 Fe^{2+} 明显降低，铁蛋白和 GPX4 mRNA 的蛋白表达显著升高，表明针刺可能通过提高 Xc-系统的 GPX4 表达降低卵巢早衰小鼠的脂质过氧化水平，避免 Fe^{2+} 的蓄积，从而减少铁死亡对卵巢早衰小鼠卵巢组织的损伤。

（五）影响神经-内分泌-免疫调控系统

β-EP 作为一种内源性的阿片肽，是神经-内分泌-免疫系统的共同信使，沟通了三大系统间的相互关系，在女性的性腺轴的调节中起着重要的神经调节作用。

王浩[20]通过实验观察证实，针刺关元、三阴交、百会等穴可有效提高卵巢早衰模型大鼠的外周血及下丘脑的 β-EP 水平。

按语

针灸在调节激素水平、减轻卵巢早衰患者临床症状和减少卵巢早衰并发症发生等方面有显著作用。但目前针灸治疗卵巢早衰样本偏小，缺乏多中心、大样本的临床研究，辨证论治及相关治疗时间、治疗方法、操作手段及治疗周期有待提高，同时存在实验研究与临床实践脱节，如实验选穴多限于腹部、选穴数量偏少等问题，故仍需进一步开展临床和实验研究，丰富针灸治疗卵巢早衰的科学内涵。

参 考 文 献

[1] 谢幸，孔北华，段涛. 妇产科学 [M]. 9 版. 北京：人民卫生出版社，2022：357-360.

[2] SZELIGA A，CALIK-KSEPKA A，MACIEJEWSKA-JESKE M，et al. Autoimmune diseases in patients with premature ovarian insufficiency-our current state of knowledge [J]. Int J Mol Sci，2021，22（5）：2594.

［3］ZHAO H，SHAN Y，MA Z，et al. A network pharmacolog approach to explore active compounds and pharmacological mechanisms of epimedium for treatment of premature ovarian insufficiency［J］. Drug Des Dev Ther，2019，13：2997-3007.

［4］GHAHREMANI-NASAB M，GHANBARI E，JAHANBANI Y，et al. Premature ovarian failure and tissue engineering［J］. Cell Physiol，2020，235（5）：4217-4226.

［5］王莹. 针灸治疗卵巢早衰的疗效观察［J］. 临床医药文献电子杂志，2016，3（3）：469，471.

［6］房繁恭，陈滢如，王飞，杨莉. 预针刺干预卵巢早衰24例［J］. 中国针灸，2017，37（3）：256-258.

［7］郭勇军. 调任通督针法治疗卵巢早衰的临床研究［D］. 广州：广州中医药大学，2017.

［8］吴佳霓，刘志顺，陈瑞雪. 电针治疗卵巢早衰的病例序列研究［J］. 上海针灸杂志，2012，31（6）：383-384.

［9］吴松，严江天. 足三里、关元温针灸联合八髎穴隔姜灸治疗卵巢早衰的临床观察［J］. 中国针灸，2018，38（12）：1267-1271.

［10］陈敏，陈利华，田小平，陈兴良. 穴位埋线治疗卵巢功能早衰临床观察［J］. 上海针灸杂志，2017，36（6）：697-701.

［11］边心会，安云，陈佳杰. 穴位埋线治疗卵巢早衰的临床观察［J］. 广西中医药大学学报，2016，19（4）：19-21.

［12］于佳琪. 补肾培元推拿法配合艾灸治疗卵巢早衰的临床研究［D］. 长春：长春中医药大学，2022.

［13］岳阿兰. 从调控HPO轴探讨"阴三针"治疗卵巢早衰小鼠的作用机制［D］. 广州：广州中医药大学，2020.

［14］程凯，田素领. 逆针"关元""三阴交"对去卵巢大鼠下丘脑-垂体-卵巢轴的影响［J］. 针刺研究，2012，37（1）：15-19.

［15］王凤阳. 基于"下丘脑-垂体-卵巢"轴探讨培元通经推拿治疗卵巢储备功能低下的效应机制［D］. 长春：长春中医药大学，2022.

［16］杨欣，康建设，杨素玲，王瑞玲. 热敏灸联合人工周期治疗脾肾阳虚型卵巢早衰的临床观察［J］. 上海针灸杂志，2021，40（6）：715-720.

［17］张毅敏，于斌，陈佳，赵志生，王嘉丽，黄法森，林月娥，王梦薇，张玉佩，魏波. 针刺治疗对卵巢早衰大鼠PI3K/Akt/mTOR信号通路的影响［J］. 中国针灸，2015，35（1）：53-58.

［18］张花，陈明，张迎春，金三珊，黄碧琴，薛婷婷. 针药联合对卵巢储备功能不足大鼠卵巢细胞凋亡因子和生殖激素的影响［J］. 河南中医，2019，39（8）：1193-1196.

［19］耿子翔，聂小丽，刘鹏，袁龙，李冰融，张开勇，阎旻宇，凌乐乐，刘特，张必萌. 电针对卵巢早衰小鼠铁死亡的影响［J］. 上海针灸杂志，2023，42（2）：175-181.

［20］王浩. 益肾调周法对卵巢早衰模型大鼠β-内啡肽的影响［J］. 针灸临床杂志，2012，28（6）：59-63.

（刘　余）

第十一章 儿科疾病

小儿脑瘫

小儿脑瘫（cerebral palsy，CP）是一组因发育中胎儿或婴幼儿脑部的非进行性损伤，导致患儿持续存在中枢性运动、姿势发育障碍及活动受限的综合征。脑性瘫痪运动障碍可伴感觉、认知、沟通、行为等异常，以及癫痫发作和继发性骨骼肌肉系统异常。脑瘫分为痉挛型四肢瘫、痉挛型双瘫、痉挛型偏瘫、不随意运动型、共济失调型、混合型6种。

现代医学认为：小儿脑瘫与胎儿期或新生儿期的感染、脑血管病变、脑发育不良、自身免疫病、代谢障碍和凝血功能异常等有关。

小儿脑瘫属于祖国医学"五迟"、"五软"、"胎弱"、"胎怯"的范畴，其发生多因先天禀赋不足、分娩时难产或产伤、脐带绕颈、后天失养等。其病位在脑，与五脏密切相关，病机为脑髓失充，五脏不足。

一、针灸推拿治疗小儿脑瘫的临床应用

（一）针灸治疗

1. 传统针刺疗法

阙秀琴等[1]将60例脑瘫患儿随机分为对照组和观察组两组，对照组予以运动康复训练，观察组在对照组基础上加用针刺，沿督脉循行方向快速浅刺长强至风府段。治疗后，观察组患儿发育商（DQ）评分，粗大运动功能评估量表（GMFM-88）卧位与翻身（A区）及坐位（B区）评分、总分均高于对照组。并且观察组的治疗在改善患儿粗大运动能力及提高生长发育水平作用方面优于单纯运动训练。

2. 通督醒神针刺疗法

李诺等[2]研究表明，通督醒神针法有促进脑瘫患儿脑神经修复和脑功能重组的作用，显著提高患儿的粗大运动、精细动作和社会适应评分。该法分为：①通督补肾组穴：督脉十三针配伍肾俞、太溪、阳陵泉、足三里、三阴交，采用平补平泻手法，小于3岁的患儿及体弱儿不留针，3岁以上患儿留针30min。②醒神头针疗法：取穴神庭透前顶，前顶透百会，百会透脑户，本神及四神聪，辅以运动区、足运感区、平衡区，伴语言障碍者取语言1区、2区、3区。

3. 头针疗法

李高恩[3]研究发现头针疗法对小儿脑瘫运动功能障碍的改善具有一定疗效，常选用百会、运动区、平衡区、四神聪以及足运感区。

余珊[4]运用焦氏头针配合辨证取穴治疗小儿脑瘫。泻法治疗以痉挛为主脑瘫，补法治疗不随意运动、共济失调型脑瘫。治疗后，患儿肌张力较前有所下降，对外界反应灵敏度较前增高，呼之

反应较前敏捷，精神状态较前明显好转。

4. 耳针疗法

耳针通过对耳部穴位的按压刺激，加强神经、血管、脏器之间的联系，促进脑神经发挥作用。一般取枕、皮质下、心、肾、肝、脾、交感、神门。每次选2～4穴，毫针刺法或压丸法。

黄彩虹[5]在护理基础上用耳穴压豆联合针刺干预脑瘫患儿。取穴：神门、交感神经、内分泌、皮质下、心为主穴。心脾两虚者可加脾；肝郁气滞者可加肝、胆；心肾不交者可加肾，总有效率达92.0%。

5. 电针疗法

钟新[6]在综合康复治疗技术的基础上联合电针，观察电针组与基础治疗组脑瘫患者的有效率，电针组取穴包括足三里、环跳、髋关、阴陵泉、阳陵泉、太冲等肢体穴位和颞三针、智三针、百会、四神针等头部穴位。与治疗前比较，两组患儿小儿脑瘫大运动功能评定量表总分、内收角、腘窝角均提高，Ashworth肌张力、足背屈角评分均明显下降，且观察组改善幅度大于对照组；观察组总有效率高于对照组。

6. 舌针疗法

继管正斋先生首次发表"舌刺针法"后，盛伟等[7]亦先后提出不同的舌穴分布，有采用自拟穴者，也有采用传统金津、玉液等穴者，但国内有关舌针论文及报道以采用管氏舌穴者为多。

李群等[8]发现单用舌针治疗小儿脑瘫102例，取管氏舌穴心穴、脾穴、肾穴，总有效率为90.20%，治疗组2岁以下者总体疗效要优于2岁以上者。研究表明舌针治疗小儿脑瘫的疗效优于传统针刺治疗，而早期诊治对该病治疗成功有积极意义。

7. 穴位注射法

刘肖妮等[9]在中西医结合康复训练基础上，联合复方麝香注射液穴位注射双侧风池、阳陵泉穴治疗脑性瘫痪伴认知障碍患儿。其中，观察组粗大运动功能评估量表评分和大脑前动脉（ACA）、大脑中动脉（MCA）、大脑后动脉（PCA）血流速度（VP）均有明显改善，且优于对照组，疗效优良。

（二）推拿治疗

推拿治疗小儿脑瘫是医者按照瘫痪部位及类型，以推、按、揉、压、扳和摇等手法为主进行刺激，从而发挥重要作用的一种治疗方式。在临床治疗中常多种手法联合应用。

1. 穴位点按

穴位点按是许多医者采用的方法。洪文扬等[10]对症选穴：俯卧位取穴顶颞后斜线大肠俞、上段、四神聪、委中、承山、环跳、昆仑、肩髃、肾俞；仰卧位取穴顶前斜线足三里、上段、解溪、水沟、太溪、额中线、太冲、曲池、合谷，对容易畸形病变部位进行重点推拿。下肢运动障碍加身柱、中封、腰阳关、绝骨、阳陵泉、肾俞；上肢运动障碍加后溪、内关、手三里；斜视加光明；流涎加承浆；语言不清加哑门。点穴推拿组总有效率为82.86%，点穴推拿联合运动组总有效率为94.28%。

2. 循经推按

李司南等[11]采用循经针灸推拿法治疗，循督脉、膀胱经取天柱穴，循督脉、胆经取正营穴，循督脉、手足三阳经取百会穴。推拿以下6个部位：颈后枕骨下部沿着斜方肌外缘向肩胛部，颈椎棘向胸椎处，腰椎向腰骶椎棘突线，桡骨外后侧向腕部，胫腓线，阳陵泉穴至解溪穴。观察组总有效率为97.5%。

3. 捏脊

宋洋洋等[12]联合应用捏脊和神经生理（Bobath）康复训练治疗小儿脑瘫，对照组采用常规康复治疗,观察组在对照组基础上加捏脊治疗,治疗后,观察组总有效率为96.80%,对照组为82.50%,表明捏脊疗法对脑瘫患儿肌力、肌张力及发育具有一定的改善作用,且联合治疗疗效更显著。

二、针灸推拿治疗小儿脑瘫的机制研究

1. 抑制神经细胞凋亡

脑瘫后脑组织缺血、缺氧时除缺血区神经元的坏死外还存在某些易损区内神经元选择性细胞凋亡。大量研究发现针刺、推拿可有效调控细胞程序性死亡,减轻脑损伤。

刘振寰等[13]研究发现针刺可抑制脑性瘫痪幼鼠脑内神经细胞的凋亡,增强其脑组织的神经生长因子的表达,改善肢体功能,对脑组织损伤大鼠具有一定的保护作用,且越早干预效果越好。

2. 增强神经生长因子表达

神经生长因子(NGF)能促进中枢神经和外周神经元的生长、发育、分化、成熟,维持神经系统的正常功能,加快神经系统损伤的修复。

王琴等[14]通过观察针刺在不同时期介入对缺血缺氧性脑瘫幼鼠的治疗作用,发现针刺提高缺血缺氧后海马神经元密度,增加NGF的阳性表达的时长,这可能是其治疗缺血缺氧性脑瘫的重要机制之一。

3. 重组神经细胞功能网络

脑瘫患儿因病因和损害程度的不同会使大脑产生不同的病理改变。但脑的可塑性为脑损伤后的恢复提供了基本保证。

李静等[15]用磁共振弥散张量纤维束成像(DTT)对脑白质神经纤维束走行的细微结构进行观察,发现电针脑瘫大鼠运动区后,大鼠脑白质神经纤维束会随着治疗时间延长发生增殖和再生,达到重建神经环路以治疗脑瘫的目的。

4. 改善脑血流动力学

脑组织缺血缺氧是许多脑瘫患儿发病的重要病理环节,改善脑血流动力学是保护脑组织以防疾病恶化及提高患儿生活质量的重要方法。

王民集等[16]将170例脑瘫患儿随机分为五神针组和传统针刺组,传统针刺组给予传统针刺,取穴神庭、本神、血海、肾俞、承山、三阴交、足三里、昆仑、曲池、合谷、太溪,五神针组在传统针刺治疗基础上针刺百会和四神聪,观察治疗前后盖泽尔儿童发育商评估量表(DQ),脑动脉收缩期峰流速度(v_s)、平均血流速度(v_m)、血管搏动指数(PI)及血管阻力指数(RI)等脑血流动力学指标,比较不同年龄段患儿的临床疗效。发现五神针组DQ值、v_s、v_m、PI及RI指标的改善均优于传统针刺组,患儿脑血流动力学有明显改善。

5. 调节神经递质表达

史华等[17]研究火针对脑性瘫痪幼鼠脑组织中氨基酸和神经递质表达的影响。使用火针处理内关、涌泉、曲池、百会穴,发现火针可以调节谷氨酸、5-羟色胺、去甲肾上腺素、γ-氨基丁酸的改变和脑瘫引起的神经递质紊乱,从而改善脑瘫症状。

6. 调节肌肉状态

脑瘫会造成患儿平衡功能障碍,而由于肌肉收缩的延迟或拮抗肌肉的同时收缩,脑瘫患者平衡和协调能力降低。

张淑欣等[18]研究发现小儿推拿可以增强脑瘫患儿骨骼肌蛋白的合成速度,改善局部血液流通,降低肌肉纤维结缔组织增生,有利于肌肉形态的恢复,还可以促使肌肉保持放松状态,增加血液流量,使肌肉组织氧供应增加。

按语

针灸推拿治疗小儿脑瘫及其并发症有一定的疗效，年龄小、病程短者效果较好，故应早诊断，早治疗，早干预，避免不可逆的损伤。脑瘫康复所需时间长，为加强疗效，可与现代康复技术及多种中西医结合手段综合治疗。

参 考 文 献

[1] 阙秀琴，李先兰，吴茶凤，赖梅凤，张小红. 毛刺督脉法治疗小儿脑性瘫痪头项软 30 例 [J]. 中国针灸，2022，42（6）：639 -640.

[2] 李诺，刘振寰，钱旭光，符文杰，张勇，罗冠君，招文健. 通督醒神法配合康复训练治疗脑性瘫痪 300 例 [J]. 中华针灸电子杂志，2014，3（3）：1-4.

[3] 李高恩. 头针治疗小儿脑瘫的系统评价及头针联合揿针治疗小儿脑瘫运动功能障碍的临床疗效研究 [D]. 成都：成都中医药大学，2021.

[4] 余珊，章薇. 章薇运用焦氏头针治疗小儿脑瘫经验 [J]. 河南中医，2020，40（4）：544-547.

[5] 黄彩虹. 耳穴压豆结合针刺治疗小儿脑瘫睡眠障碍的临床疗效观察 [J]. 世界睡眠医学杂志，2022，9（1）：90-91，96.

[6] 钟新. 电针结合综合康复技术治疗小儿脑瘫的临床疗效评价 [J]. 中国医学创新，2017，14（17）：42-45.

[7] 盛伟，石玉环. 舌针调理脏腑治疗中风后遗症探析 [J]. 实用中医内科杂志，2003（1）：62-63.

[8] 李群，易荣，管遵惠. 舌针疗法的临床应用及研究概况 [J]. 医学综述，2013，19（15）：2804-2807.

[9] 刘肖妮，金炳旭. 穴位注射对脑性瘫痪伴认知障碍患者运动和认知功能的影响 [J]. 上海针灸杂志，2020，39（8）：1004-1007.

[10] 洪文扬，贾杰，何煜才，杨彬彬. 点穴推拿结合运动疗法对痉挛型脑瘫患者肌张力和运动功能的影响 [J]. 时珍国医国药，2018，29（8）：1903-1906.

[11] 李司南，童光磊，易昕. 循经针灸推拿法对小儿痉挛型脑瘫的治疗效果及其对运动发育、肌肉痉挛的影响研究 [J]. 中华中医药学刊，2022，40（2）：101-104.

[12] 宋洋洋，闫素洁，周时伟. Bobath 康复疗法联合捏脊疗法治疗脑瘫对运动功能康复的影响 [J]. 实用中医药杂志，2019，35（7）：878-879.

[13] 刘振寰，潘佩光，祁岩超，赵勇，柴铁劬，唐纯志，王琴玉，杨君军，林锦泉. 通督醒神针刺法对脑性瘫痪幼鼠脑组织神经细胞凋亡及神经生长因子蛋白表达的影响 [J]. 中医药临床杂志，2010，22（1）：36-40，95.

[14] 王琴，玉孙砚，辉许能，贵靳瑞. 不同时窗针刺对脑瘫幼鼠海马 CA1 区神经元及脑组织神经生长因子表达的影响 [J]. 针刺研究，2004（3）：174-178.

[15] 李静，樊祥伟，高晶，于雪峰. 电针刺激头部运动区对脑瘫鼠大脑磁共振弥散张量纤维束成像的影响 [J]. 中医药信息，2015，32（6）：63-65.

[16] 王民集，王飞，叶剑锋，周斌，范雅丽，杨东梅，吉云鹏. 五神针治疗小儿脑瘫的疗效及对脑血流动力学的影响 [J]. 南京中医药大学学报，2018，34（2）：132-135.

[17] 史华，张璞，郭鑫，介小素. 针灸对脑性瘫痪模型幼鼠脑组织中氨基酸和神经递质的影响 [J]. 中国组织工程研究，2016，20（40）：5959-5965.

[18] 张淑欣，孙宜文，孙宇，吴宇婷. 现代儿童康复疗法与小儿推拿在脑瘫患儿中的研究现状 [J]. 中国社区医师，2020，36（20）：5-6.

（刘　余）

第十二章　五官科疾病

第一节　过敏性鼻炎

过敏性鼻炎（allergic rhinitis，AR）又名"变态反应性鼻炎"，是由多种特异性致敏原引起的发生在鼻黏膜的变态反应性疾病，以突然鼻痒、喷嚏、流清涕、鼻塞为主症。15～40 岁者多发，有常年性和季节性之分，前者症如"感冒"，一次未愈下次又发作，经年迁延不愈；后者多与特定的季节和特有的抗原如花粉等有关。流行病学调查显示，其患病率与流行趋势呈世界性的增加，影响到世界 22%以上的人群。现代医学认为，过敏性鼻炎属于机体接触过敏原后与 IgE 抗体结合，产生免疫复合物作用于靶细胞膜产生的一系列免疫反应。

现代医学治疗该病的药物主要有糖皮质激素类、抗组胺类、肥大细胞膜稳定剂、白三烯抗体拮抗剂、抗胆碱类、减充血剂等，虽然可缓解临床症状，但存在一定的不良反应，并且远期疗效差。

中医认为本病属"鼻鼽"范畴，多由脏腑虚损，卫表不固，风寒乘袭，使肺失通调，水湿停聚鼻窍，邪正相搏于鼻所致。发作期多属虚实夹杂，缓解期以脏腑亏虚为主，肺、脾、肾三脏虚损是本病之根本。

一、针灸推拿治疗过敏性鼻炎的临床应用

（一）针灸治疗

1. 传统针刺疗法

苏雅轩等[1]取鼻根、上星、迎香、合谷、四白、足三里，毫针刺，每周 3 次，连续 4 周。治疗中重度持续性变应性鼻炎 17 例，发现可显著缓解患者鼻塞、鼻痒、流鼻涕、打喷嚏等主要症状，总有效率为 88.24%。

2. 蝶腭神经节针刺疗法

"蝶腭神经节针刺术"（"新吾穴"）是李新吾在总结个人多年医学实践，结合中西医理论，经过长期临床验证的基础上发明的治疗鼻病的特色方法，对鼻病治疗有显著疗效。具体针法：从颧弓下缘与下颌骨冠状突的间隙进针（0.30mm×60mm 一次性无菌针灸针），直刺约 55mm，穿过咀嚼肌肌群，并从上颌骨后缘与蝶骨外翼板围成的翼上颌裂进入蝶腭神经节所在位置，针刺到既定深度后立即出针。刺中该神经节后鼻子会有喷雾感，喉咙和口腔内、眼部可产生酸、胀、热的感觉。

赵进[2]通过针刺过敏性鼻炎患者的蝶腭神经节对 186 例患者进行治疗，进针后留针 15min，每周 1 次，连续治疗 8 周，结果：186 例患者中痊愈人数达 102 人，总有效率为 88.2%。

3. 鼻三针疗法

采用靳瑞所创的鼻三针疗法。鼻三针处于鼻部附近，包括印堂、鼻通、迎香穴。刘瑞清[3]将64 例变应性鼻炎患者随机分为观察组和对照组各 32 例，观察组采用针刺鼻三针治疗，对照组采用

口服氯雷他定片治疗，结果显示针刺鼻三针疗效更佳。

4. 电针疗法

崔林华等[4]将 510 例变应性鼻炎患者随机分为电针平刺迎香穴组、多穴普通针刺组（选取双侧迎香、风池、合谷及印堂穴）、口服扑尔敏组各 170 例，结果显示：电针平刺迎香穴组总有效率达 93.3%，优于多穴普通针刺组的 85.5%及口服扑尔敏组的 72.5%。

5. 穴位埋线疗法

蔡建彬等[5]选取 80 例过敏性鼻炎患者随机分为穴位埋线治疗组以及口服西药对照组，穴位埋线治疗组选取迎香、印堂、大椎、鼻通、肾俞、肺俞、足三里、曲池等穴位，西药对照组口服盐酸左西替利嗪片。结果治疗组的总有效率高达 95.00%，而对照组的有效率为 77.50%，证实穴位埋线可以有效改善过敏性鼻炎的过敏症状。

6. 热敏灸

林煜芬等[6]运用循证医学研究方法设计，将 70 例过敏性鼻炎患者随机分为对照组和治疗组各 35 例，治疗组采用热敏灸进行治疗，选取手足阳明经、足太阳膀胱经、督脉以及足厥阴肝经这 5 条经脉的相关经穴以及其他常用腧穴共 57 个，如印堂、上印堂、迎香（双侧）、鼻通（双侧）、上星、通天（双侧）、肺俞（双侧）、合谷（双侧）、大椎等高发的热敏化腧穴；对照组采用针刺治疗，选取迎香（双侧）、鼻通、印堂、合谷（双侧），治疗后发现热敏灸治疗过敏性鼻炎的临床疗效显著且优于对照组，改善了患者的喷嚏、流涕、鼻塞、鼻痒的症状及体征。

7. 其他疗法

（1）针刺联合艾灸　罗伟君等[7]将 130 例气虚型过敏性鼻炎患者随机分为对照组和针灸治疗组，对照组口服氯雷他定片治疗，针灸治疗组予鼻三针（迎香、上迎香、印堂）联合大椎穴雀啄灸治疗。结果针灸治疗组（92.3%）总有效率显著高于对照组（66.2%）。

（2）针刺联合穴位贴敷　杨晶[8]将 156 例过敏性鼻炎患者分为试验组 78 例和对照组 78 例。试验组采用蝶腭神经节针刺配合穴位贴敷（以麻黄、白芥子、细辛、肉桂等粉末混合调配，取大椎、肺俞、风门、肾俞、天突、膻中等 9 个穴位），对照组给予氯雷他定胶囊。结果两组 VAS 评分均显著降低，试验组疗效优于对照组。

（二）推拿治疗

小儿过敏性鼻炎推拿以开天门，推坎宫，运太阳，揉迎香穴，掐耳后高骨，补肺、脾、肾经等手法为主，成人则采用以按、揉、摩、拨等手法治疗为主。孙琪等[9]应用鼻部九法推拿治疗儿童变应性鼻炎，观察组总有效率为 90%，症状改善明显。章文宇等[10]采用整骨合一指禅穴位推拿治疗过敏性鼻炎，总有效率为 91.67%。刘彦岭[11]从"七情-五神-元神"轴出发，临床以心肺同调、疏通使道为基本治则，应用脏腑经络推拿调神法治疗过敏性鼻炎达到使道通畅，神守归一的作用，此方法能明显缓解或消除患者症状，改善患者体质，为临床治疗过敏性鼻炎拓宽了思路。

二、针灸治疗过敏性鼻炎的机制研究

（一）降低 IgE 水平

在过敏性鼻炎的发病机制中，IgE 是介导炎症细胞脱颗粒引起鼻部症状的重要抗体，降低 IgE 水平是治疗本病的有效机制之一。巩政等[12-16]研究表明，针灸能够通过调节神经免疫系统有效抑制血清 IgE 水平的升高，调节鼻黏膜神经源性炎性反应，减轻鼻黏膜水肿程度，从而改善过敏性鼻炎的症状。

（二）调节细胞免疫

人体中辅助性 T 淋巴细胞（Th 细胞）按照功能以及所分泌的细胞因子种类不同，可分为 4 个亚型：Th1、Th2、Th17、Treg 细胞。

1. 调节 Th1/Th2 细胞免疫

过敏性鼻炎的发病机制可能与 Th1/Th2 失衡密切相关，Th1、Th2 细胞通过分泌细胞因子，相互调节，相互抑制，使 Th1/Th2 处于平衡状态[17]。张倩等[18-20]研究表明，针灸在一定程度上能够提高 IFN-γ 的表达水平，增加血清 IFN-γ 的含量，同时能够增强 Th1 细胞亚群的功能，恢复 Th1/Th2 的相对平衡状态，促进鼻黏膜炎性损伤修复。

2. 调节 Th17/Treg 细胞免疫

过敏性鼻炎的发生发展与 Th17/Treg 失衡关系密切，Th17 细胞分泌的 IL-17 等细胞因子在多种免疫炎性疾病中起关键的促炎作用，Treg 具有免疫负调节作用，能够抑制 Th17 的炎性效应[21]。王钮等[22]研究显示，针刺能抑制变应性鼻炎大鼠 Th17 细胞分化并促进 Treg 细胞生成，以调节 Th17/Treg 平衡，减轻炎性反应，缓解过敏性鼻炎的相关症状。

（三）调控细胞凋亡

嗜酸性粒细胞（EOS）与变态反应性疾病关系密切，是变应性炎性反应中的重要效应细胞。EOS 在体内的变化与机体的过敏反应呈正相关，过敏性鼻炎发生时患者鼻腔 EOS 持续大量聚集，导致 EOS 的活性延长、凋亡率降低，气道变应性程度也随之增强，继而出现鼻塞、鼻涕增多等症状[23]。丁然然、张元等[24,25]研究表明，针灸能够下调变应性鼻炎大鼠中 EOS 趋化因子（Eotaxin）的表达，抑制 EOS 的激活或促进 EOS 的凋亡，从而有效减少 EOS 的数量，减轻 Eotaxin 诱导的炎性反应，改善鼻部症状。

（四）抑制炎性介质表达

当受到外界抗原刺激后，肥大细胞（MC）会释放出组胺（HA）和白三烯（LT）等炎性因子，梁飞红、孙远征等[26,27]研究表明，针灸能够有效抑制变应性鼻炎大鼠炎性介质 HA 的释放以及 LT 的表达，减弱或阻断炎性反应，起到治疗过敏性鼻炎的作用。

（五）调节鼻神经肽

鼻黏膜上皮、血管及腺体等组织周围含有丰富的神经肽纤维，这些神经肽包括 P 物质（SP）、血管活性肠肽（VIP）、神经肽 Y（NPY）等。过敏性鼻炎发生时，SP、VIP 处于高表达，而 NPY 表达减少。杨莎莎、黄飞等[28,29]研究表明，针灸能抑制 SP、VIP 的高表达水平，提高 NPY 表达水平，从而达到治疗过敏性鼻炎的目的。

按语

针灸治疗过敏性鼻炎在临床已广泛应用，对于缓解鼻塞、流涕、喷嚏等症状效果良好，无明显副作用。推拿主要用于小儿过敏性鼻炎的治疗，效果肯定，患儿易于接受。另外，穴位贴敷、灸法等除治疗作用外，还可起预防作用。针灸治疗本病机制的研究成果丰硕，主要在调节细胞免疫、细胞凋亡、炎性反应、神经肽物质等方面发挥治疗作用。

参 考 文 献

[1] 苏雅轩，张春雨，赵敏. 单纯针刺治疗过敏性鼻炎的临床疗效观察 [J]. 中医临床研究，2017，9（11）：7-10.

［2］赵进.针刺蝶腭神经节治疗过敏性鼻炎186例［J］.浙江中医杂志，2013，18（11）：838.

［3］刘瑞清.鼻三针治疗过敏性鼻炎的临床研究［D］.广州：广州中医药大学，2016.

［4］崔林华，邢潇.电针平刺迎香穴对变应性鼻炎治疗的研究［J］.河北中医药学报，2014，29（2）：36-37.

［5］蔡建彬，康梦如.穴位埋线治疗过敏性鼻炎的临床疗效观察［J］.现代医学与健康研究，2018，2（4）：155.

［6］林煜芬.热敏灸治疗变应性鼻炎的临床疗效及其腧穴热敏化规律研究［J］.针刺研究，2017，42（6）：527-532.

［7］罗伟君，陈楚丽，罗璧玉，杨翠霞，张芳，蔡兰辉.鼻三针联合大椎穴雀啄灸治疗气虚型变应性鼻炎的疗效观察［J］.环球中医药，2021，14（7）：1340-1343.

［8］杨晶.蝶腭神经节针刺结合穴位敷贴治疗变应性鼻炎临床观察［J］.光明中医，2021，36（17）：2954-2956.

［9］孙琪，李朝霞，荆丽娟，邵瑛.鼻部九法推拿治疗儿童变应性鼻炎的效果［J］.广东医学，2018，39（11）：1741-1744.

［10］章文宇，方雪婷.脊柱整骨合一指禅穴位推拿治疗小儿过敏性鼻炎120例［J］.浙江中医杂志，2013，48（5）：318.

［11］李双彤，杨金昭.刘彦岭脏腑经络推拿调神法治疗过敏性鼻炎的经验研究［J］.河北中医药学报，2020，35（6）：46-49.

［12］巩政，闫占峰，刘巧平，刘莉莉，刘思溟，矫璐璐，边芳子，张琳婧，张琳琳.鼻内针刺对变应性鼻炎兔神经源性炎性反应的影响［J］.针刺研究，2021，46（2）：111-116.

［13］宋卫军，冯霞，赖瑞美，颜文杰，黄嘉韵，韦明壮，李湘，曹焕光.针刺新吾穴治疗常年性过敏性鼻炎的疗效观察［J］.中国医药科学，2020，10（5）：36-39.

［14］MCDONALD J L，SMITH P K，SMITH C A，et al. Effect of acupuncture on house dust mite specific IgE，substance P，and symptoms in persistent allergic rhinitis［J］. Ann Allergy Asthma Immunol，2016，116（6）：497-505.

［15］朱秀平，陈宝维，钟慈琼，袁宁生，黄钡明，梁盛.温针灸颈夹脊穴联合穴位敷贴治疗过敏性鼻炎临床研究［J］.陕西中医，2017，38（1）：107-108.

［16］杨继国，张凤霞.敷灸对过敏性鼻炎患者血清IgE影响的临床研究［J］.山东中医杂志，2011，30（9）：637-638.

［17］DAOUD A，XIE Z Z，MA Y H，et al. Changes of T-helper type 1/2 cell balance by anticholinergic treatment in allergic mice［J］. Ann Allergy Asthma Immunol，2014，112（3）：249-255.

［18］张倩，王钮，周芋伶，侯蒟瑞，王钰嘉，李丽红.穴位注射结合不同刺灸方法对变应性鼻炎大鼠鼻黏膜辅助性T淋巴细胞相关细胞因子表达的影响［J］.针刺研究，2022，47（5）：409-414.

［19］陈晴，刘洋，张勤修，李昕蓉.穴位埋线调节变应性鼻炎模型大鼠血清Th细胞因子平衡状态的实验研究［J］.中国中西医结合耳鼻咽喉科杂志，2016，24（1）：1-4.

［20］兰建华，罗雪梅，曾友根，朱欠元.针刺穴位治疗变应性鼻炎对患者血清IL-2及IFN-γ的影响［J］.中国医学创新，2016，13（20）：97-99.

［21］SAKAGUCHI S，YAMAGUCHI T，NOMURA T，et al. Regulatory T cells and immune tolerance［J］. Cell，2008，133（5）：775-787.

［22］王钮，侯蒟瑞，李丽红，张元，杨红，梁欣，卢雨微.穴位注射对变应性鼻炎大鼠Th17/Treg相关转录因子及细胞因子表达的影响［J］.针刺研究，2019，44（4）：276-281.

［23］刘永平，陈蕴光，郑俊斌.变应性鼻炎鼻激发后鼻腔分泌物嗜酸性粒细胞增加与血清特异性IgE水平正相关［J］.细胞与分子免疫学杂志，2017，33（1）：85-88.

［24］丁然然，杨帆，刘洋，李宁，刘思娣.针刺列缺穴对过敏性鼻炎模型大鼠鼻黏膜病理学的影响［J］.中国中医急症，2015，24（10）：1743-1745.

［25］张元，侯蒟瑞，李丽红，杨濛，梁飞红.穴位注射对变应性鼻炎大鼠鼻黏膜中嗜酸性粒细胞计数、嗜酸性粒细胞趋化因子蛋白和mRNA表达的影响［J］.针刺研究，2017，42（2）：141-144.

[26] 梁飞红，侯殉瑞，李丽红，梁欣，卢雨微，杨红，张元. "迎香" "印堂"穴位注射对变应性鼻炎大鼠鼻黏膜组胺受体 H1，H4 表达的影响 [J]. 针刺研究，2018，43（4）：231-235.

[27] 孙远征，赵广然，刘彦麟，于天洋. 针刺通过影响 TLR4-NF-κB 信号通路在治疗慢性神经退行性疾病中的作用 [J]. 针灸临床杂志，2021，37（4）：102-107.

[28] 杨莎莎，曾斌，刘代恩，李昕蓉，刘洋，向南，袁淑贤，张勤修. 埋线治疗变应性鼻炎的神经免疫联动机制研究 [J]. 中华中医药学刊，2017，35（10）：2480-2484.

[29] 黄飞，吕晓琳，焦雪峰，蒋焕莹，孟祥悦，饶显俊，周明园，宁可星，孙忠人，尹洪娜. 针刺治疗过敏性鼻炎作用机制的研究进展 [J]. 针刺研究，2023，48（2）：153-157.

（孙彦辉）

第二节　慢　性　咽　炎

慢性咽炎（chronic pharyngitis）为咽部黏膜、黏膜下及淋巴组织的慢性炎症，以咽喉干燥，痒痛不适，咽部异物感或干咳少痰为症候特征，是临床上的常见和多发疾病。在成年人群中具有相当高的发病率。

现代医学对慢性咽炎的研究较少，发病机制尚不十分明确，亦缺乏有效的治疗手段。内治主要用抗生素，但存在滥用情况，外治主要采用含服、含漱、雾化、低温等离子消融或激光烧灼咽后壁肥大的淋巴滤泡等方法，属于治标，部分有效，但症状复发快。

中医认为慢性咽炎属"慢喉痹"范畴。认为因过劳伤气，导致肺怯津亏，咽喉失于滋养，或肾虚火旺，致使津液难以上承濡润咽喉的肺肾阴虚型慢性咽炎最为常见。

一、针灸推拿治疗慢性咽炎的临床应用

（一）针灸治疗

1. 毫针刺法

张荣媛等[1]采用针刺疗法对慢性咽炎患者进行治疗，主穴为"咽三穴"（廉泉、利咽穴1、利咽穴2）、颈 2～4 夹脊、天突、列缺；痰热蕴结型加丰隆、内庭。阴虚肺燥型加太溪、照海；肺脾气虚型加足三里、肺俞、脾俞；治疗后总有效率达 94.1%，提示该法对治疗慢性咽炎具有显著疗效。

柳华等[2]选取大椎泻法配合天突补法治疗慢性咽炎，阴虚肺燥型加尺泽、列缺；脾虚痰扰型加丰隆、足三里；肾阴亏耗型加肾俞、太溪，治疗后患者咽部不适症状明显缓解或消失，有效率达 95.2%。

2. 电针疗法

刘琳等[3]取主穴天突、风池，配穴列缺、尺泽、太溪、照海，每日将天突穴与左右风池穴交替连接电针治疗，治疗慢性咽炎 82 例，结果痊愈 38 例，显效 31 例，有效 9 例，总有效率 95.1%。

3. 刺络疗法

李聚生[4]用三棱针点刺然谷穴放血治疗慢性咽炎 63 例，结果治愈 30 例，好转 28 例，无效 5 例，总有效率 92.06%。

蔡斐[5]将 60 例慢性咽炎患者分成两组，治疗组选取上下耳背近耳轮处明显的血管各 1 根，予以耳背部刺络放血治疗，放血量为 0.5～1ml，隔 1 周再用同样的方法选择对侧耳背放血，对照组予以中成药慢严舒柠治疗，两组均治疗 4 周，结果显示：耳背放血组总有效率为 90.0%，慢严舒柠组的总有效率为 66.7%，耳背放血组有效率明显高于慢严舒柠组。

4. 耳穴贴压疗法

杨立等[6]用王不留行籽按压耳穴（咽喉、肺、气管、皮质下、神门、内分泌）治疗慢性咽炎98 例，结果治愈 19 例，显效 61 例，有效 18 例，总有效率 100%。

陆亮亮等[7]用压丸按压耳穴：咽喉、肺、胃、肾、胆、小肠、大肠、三焦，治疗慢性咽炎 32例，结果治愈 5 例，显效 18 例，有效 6 例，无效 3 例，总有效率 90.63%。

5. 浮针疗法

于波[8]用浮针沿胸骨切迹的上缘，以 15°～25°刺向喉结方向治疗慢性咽炎 45 例，结果痊愈30 例，显效 11 例，好转 3 例，无效 1 例，总有效率 97.78%。

张宏如等[9]用浮针以 15°～25°刺入尺泽、天突、扶突治疗慢性咽炎 31 例，结果痊愈 25 例，好转 6 例，总有效率 100%。

6. 穴位埋线疗法

张海杰等[10]用中医埋线法将羊肠线埋入廉泉与天突穴，治疗慢性咽炎共 60 例，患者症状改善明显，总有效率高达 95%。

郭丹等[11]用穴位埋线法与服用咽炎片医治慢性咽炎进行对比，依据"经脉所过，主治所及"的特点，选取主穴风门、列缺、大突、廉泉、大椎、合谷，配以膻中、太溪、关元、足三里、照海、丰隆、肺俞进行埋线治疗，对照组服用咽炎片，结果显示采用埋线法治疗的总有效率为 90.32%，明显高于服用咽炎片的对照组。

武应巨[12]取关元、足三里进行穴位埋线治疗慢性咽炎 100 例，结果痊愈 75 例，显效 18 例，好转 5 例，无效 2 例，总有效率 98.0%。

7. 穴位贴敷疗法

刘宏玲等[13]用炒白芥子、甘遂、姜汁制成的药饼贴于天突、中脘、肺俞、胃俞、大椎穴治疗慢性咽炎 51 例，第一年治疗后治愈 2 例，好转 27 例，未愈 22 例，总有效率 56.9%；第二年治疗后治愈 4 例，好转 37 例，未愈 10 例，总有效率 80.4%。

8. 穴位注射疗法

申艳红等[14]将选取的 134 例慢性咽炎患者随机均分为两组，治疗组选取天突穴、大椎穴、三阴交，注射柴胡注射液，对照组给予山香圆片和草珊瑚含服。70 天后比较两组疗效，结果显示治疗组有效率明显高于对照组。

9. 皮内针疗法

王罡等[15]采用 0.22mm×5mm 圆钉型皮内针针刺慢性咽炎患者的单侧列缺、照海，3 天更换 1次，14 天为 1 个疗程，1 个疗程后总有效率达 93.3%。

10. 艾灸疗法

陈二海[16]分别运用温灸、针刺治疗慢性咽炎，温灸组取咽四穴、照海、列缺后，再温灸半小时，而针刺组留针并予远红外照射，结果显示温灸组总有效率较针刺组高 18.7%，且症状改善时间也相对较短。

陈日华等[17]对 236 例患者采取隔蒜灸的方法，选取合谷穴，将穴位点揉至酸胀感，再将置于蒜片上的圆锥状艾炷点燃施灸，每 1 次艾灸 5～7 壮，直到局部潮红、稍有烫痕或自然起疱为止，4次为 1 个疗程，每周治疗 2 次，共治疗 2 个疗程。结果：总有效率高达 97%。

11. 综合疗法

（1）针刺艾灸联合电针　周兴玮等[18]将慢性肥厚性咽炎患者 180 例按随机对照临床试验方法双盲随机 1:1 分为两组各 90 例。治疗组：取廉泉、气海、足三里、丰隆、太冲、合谷、人迎、阿是穴（咽后壁淋巴滤泡及双侧咽侧索）。其中足三里、气海、合谷针后加灸，每次灸15min。太冲、丰隆、廉泉、人迎得气后接电针仪，断续波，治疗30min，阿是穴点刺，疾入疾出，微出血为度。每2日1次。对照组：给予慢严舒柠清喉利咽颗粒口服，连续2周为1个疗程。结果治疗组和对照组有效率分别为95.6%、67.8%，治疗组显著优于对照组。

（2）针药结合　赵冰清[19]探究针刺结合黄氏响声丸对慢性肥厚性咽炎的治疗效果，发现针刺风池、尺泽、合谷和照海并配合口服黄氏响声丸比单纯针刺或单纯中药处理疗效更具优势。

王云松[20]将对照组予以中药治疗（白芍、生地、玄参、麦冬、川贝母、金银花、桔梗等），观察组在中药基础上加电针孔最、人迎、合谷、太冲、足三里、丰隆等穴位处理，说明针药联合治疗该病效果更佳，临床满意度较高。

（二）推拿治疗

慢性咽炎的推拿治疗多采用推、按、揉、拿、压、摩、擦等手法进行治疗。金民选[21]用推拿法治疗慢性咽炎42例，每日推拿1次，以7次为1个疗程，每两个疗程间隔1天，结果总有效率95%。花骏等[22]用一指禅推揉天突、百会、云门、迎香、肺俞、人迎、廉泉，拿风池、肩井、合谷，摩擦肾俞、涌泉治疗慢性咽炎30例，其中显效18例，有效10例，无效2例，总有效率93.3%。朱其广等[23]用推拿颈前五线配合点穴法治疗慢性咽炎86例，其中痊愈35例，显效23例，好转19例，无效9例，总有效率89.53%。

二、针灸治疗慢性咽炎的机制研究

目前，对针刺治疗慢性咽炎的机制研究较少，仅有少量报道，主要体现在针刺降低慢性咽炎患者的炎症反应上。

朱崇安等[24]随机将120例慢性咽炎患者随机分成两组，治疗组给予针灸联合热敏灸治疗，主穴为风池、人迎、列缺、扶突、廉泉、照海等，对照组给予1%碘甘油制剂，涂抹于咽喉部位，并联合西地碘口含片口服。两组均治疗30天。结果显示：治疗后针灸组较西药组的临床症状和体征有较大的改善；两组TNF-α在治疗后均有明显下降，针灸组TNF-α下降较西药组更明显。

按语

针灸治疗慢性咽炎在临床已广泛应用，对于缓解咽喉干燥、痒痛不适、咽部异物感等症状效果良好，无副作用。推拿治疗慢性咽炎主要采用推、按、揉、拿、压、摩、擦等手法进行治疗，效果肯定。虽然针灸推拿治疗慢性咽炎的临床研究取得了很大进展，但其机制研究有待加强。

参考文献

[1] 张荣媛，何天有，秦晓光，严兴科，杜小正."靶向针刺"治疗慢性咽炎34例[J].中国针灸，2012，32（10）：895-896.

[2] 柳华，杨梅，胡建政，代二庆，杨幼新.大椎穴泻法配合天突穴补法治疗慢性咽炎42例[J].中国针灸，2015（s1）：44-46.

[3] 刘琳，迟俊.电针治疗慢性咽炎82例[J].中国针灸，2006，26（1）：10.

[4] 李聚生.然谷穴点刺放血治疗慢性咽炎[J].中国针灸，2006，26（9）：613.

[5] 蔡斐.耳背刺络放血治疗慢性咽炎30例[J].陕西中医，2012，33（5）：597-598.

[6] 杨立，吴芸，明国林.耳穴贴压法治疗慢性咽98例[J].陕西中医，2005，26（4）：351.

[7] 陆亮亮，李春华，谢苏娟，江学勤.耳穴贴压治疗慢性咽炎的临床疗效观察[J].四川中医，2008，26（2）：118-119.

[8] 于波.浮针治疗慢性咽炎45例[J].中医外治杂志，2007，16（5）：53.

[9] 张宏如，符仲华，顾一煌.浮针治疗慢性咽炎31例[J].中国针灸，2013，33（3）：227-228.

[10] 张海杰, 李柄楠. 廉泉穴配天突穴埋线治疗慢性咽炎的疗效观察 [J]. 中国民间疗法, 2016, 24（2）: 28-29.

[11] 郭丹, 张敬尊, 孙麦青. 穴位埋线治疗慢性咽炎 31 例临床观察 [J]. 中国民族民间医药, 2016, 25（7）: 56-58.

[12] 武应巨. 穴位埋线治疗慢性咽炎 100 例 [J]. 中国针灸, 2002, 22（4）: 239.

[13] 刘宏玲, 涂林芬, 何或砚, 张科. 三伏灸治疗慢性咽炎疗效观察 [J]. 实用中医药杂志, 2014, 30（4）: 331.

[14] 申艳红, 王力闯. 柴胡注射液穴位注射治疗慢性咽炎 67 例疗效观察 [J]. 医学理论与实践, 2012, 25（15）: 1877-1878.

[15] 王罡, 蔡玮. 皮内针治疗慢性咽炎疗效观察 [J]. 上海针灸杂志, 2015, 34（11）: 1080-1081.

[16] 陈二海. 温灸结合咽四针治疗慢性咽炎 35 例 [J]. 针灸临床杂志, 2016, 32（2）: 43-44.

[17] 陈日华, 林浩, 金日英, 柳依延. 隔蒜灸治疗慢性咽炎 [J]. 中国针灸, 2012, 32（1）: 58.

[18] 周兴玮, 王剑, 童心科, 吕彩凤, 刘静, 孙永东. 温阳通络针灸疗法治疗慢性肥厚性咽炎疗效观察 [J]. 山西中医, 2021, 37（5）: 34-36.

[19] 赵冰清. 针刺联合黄氏响声丸治疗慢性肥厚性咽炎的临床研究 [J]. 中医临床研究, 2016, 8（33）: 85-86.

[20] 王云松. 针刺治疗慢性咽炎 34 例疗效评价 [J]. 山东中医杂志, 2012（5）: 341-342.

[21] 金民选. 推拿治疗慢性咽炎 42 例 [J]. 按摩与导引, 2009, 25（2）: 17-18.

[22] 花骏, 严利平. 推拿治疗慢性咽炎 30 例 [J]. 河北中医, 2002, 24（4）: 299.

[23] 朱其广, 叶兵, 王俭, 李浩, 刘元献, 曹志. 推拿按揉配合点穴治疗慢性咽炎的疗效观察 [J]. 中国民间疗法, 2008（3）: 23-24.

[24] 朱崇安, 罗云波. 针灸治疗慢性咽炎的临床研究 [J]. 针灸临床杂志, 2014, 30（8）: 24-27.

（孙彦辉）

第三节　突发性耳聋（耳鸣）

突发性耳聋（sudden deafness）简称突聋，其听力障碍多为感音神经性聋、功能性聋或传导性聋。本病以突然发生的非波动性听力损失，可伴耳鸣、眩晕、恶心、呕吐为主要临床表现。单耳发病居多，双耳发病一般一侧为重，该病的发生率为（5～20）/10 万人，好发于 50 岁左右，亦有年轻化趋势。耳聋多由耳鸣进一步发展而来，故本节将突发性耳聋以及耳鸣合并讨论。

突发性耳聋的病因及发病机制尚不明确，主要与病毒感染、内耳循环障碍、自身免疫功能异常、迷路窗膜破裂、应激等因素相关，从而引起听神经节、螺旋器、耳蜗神经元和毛细胞损伤，导致神经细胞萎缩、变性甚至凋亡。

本病属中医学"耳聋"、"耳鸣"范畴，二者临床表现虽然不同，但其病因、病机、病位、治疗相似，故中医临床常将耳鸣耳聋并称。本病病因复杂，外感六淫、内伤情志、饮食劳倦皆可致病。可分为内因和外因，内因多为精、气、血不足，不能上濡于耳，耳窍失养而致病；外因为气、火、痰上扰，蒙蔽清窍，加之风邪侵袭阻遏清窍而致病。临床上耳鸣、耳聋既可以单独出现，亦可以先后发生或同时并见。

一、针灸推拿治疗突发性耳聋（耳鸣）的临床应用

（一）针灸治疗

1. 传统针刺疗法

《针灸甲乙经·卷十二》云："耳聋填填如无闻，恍恍嘈嘈若蝉鸣，鸩鸪鸣，听宫主之。下颊

取之，譬如破声，刺此。"传统经典针灸疗法取穴以耳门、听宫、听会为主，针刺可疏通耳窍，配合手少阳之翳风穴（手足少阳之会）以达"清上"之目的。

陈静[1]取患侧听会、耳门、听宫、翳风、三阴交、合谷（双侧）、血海、太溪、足三里以及百会，发病早期采用泻法，发病后期采用平补平泻手法，结果显示针灸可显著改善气滞血瘀型突发性耳聋患者的听力，有效率达95.45%。

2. 发蒙针法

发蒙针法记载于《灵枢·刺节真邪》，其言："夫发蒙者，耳无所闻，目无所见……刺此者，必于日中，刺其听宫，中其眸子，声闻于耳，此其输也。……刺邪以手坚按其两鼻窍，而疾偃其声，必应于针也。"

李虹竹[2]观察发蒙针法治疗突发性耳聋的临床疗效，操作方法：毫针针刺听宫穴，得气后嘱患者深吸一口气屏住呼吸且捏住鼻窍，同时鼓腮使气鼓向双耳，医者中指按压对耳屏使耳孔闭塞，用拇指和示指在针柄处行飞法，待患者诉耳有强而沉重的酸胀感时，中指、拇指、示指突然松开，嘱患者吐气呼吸，如此反复操作2～3次，再将针退出2～3mm，留针30min。其余配穴翳风、中渚、外关等常规针刺。发现发蒙针法可疏通耳周瘀血经络，加快耳部气血运行，促进耳神经的修复。

3. 矩阵针灸疗法

矩阵针灸是把穴位布置成三维空间的框架模式，包围受损部位，进行合理针灸调治的一种方式。杨迎春[3]给予突发性耳聋患者矩阵针灸治疗，主穴：四中穴（四神聪穴各旁开两寸），头颞穴（太阳穴后1寸与耳尖平行处）和风池穴共8穴，组成矩阵穴方。配穴：翳风（双侧），外关。结果发现，矩阵针灸治疗突发性耳聋临床疗效显著，有效率达97.78%。

4. 灵龟八法

巴艳东等[4]选取足临泣、外关、听会、翳风、中渚、侠溪，根据灵龟八法开穴规律算出一个甲子"足临泣、外关"的开穴时间，治疗时要在此时间基础上推后约1小时，并按照主客顺序针刺。结果显示灵龟八法针刺在提高患者听力、改善耳鸣症状和治疗耳聋的起效时间上优于常规针刺。

5. 缪刺法

付小燕等[5]采用缪刺法联合清肝通窍汤治疗突发性耳聋，采用缪刺法，取商阳、关冲（双耳聋患者左右交替选用，单聋患者取健侧穴），点刺放血，能够明显减轻突发性耳聋患者临床症状，提高听力水平，调节血浆内皮素、血清一氧化氮水平，改善内耳微循环。

6. 电针疗法

王东岩等[6]选用断续波、疏密波、连续波三种波形的电针治疗60例突发性耳聋患者，结果显示疏密波组、断续波组、连续波组纯音听阈测试总有效率分别为90%、70%、60%，由此可知三者均有效改善耳聋症状，而疏密波疗效最优。

姜岳波等[7]将70例单侧突聋伴耳鸣患者分为药物组和针药组，药物组35例，针药组30例，，脱落5例。两组均予以注射用甲泼尼龙琥珀酸钠等药物治疗，针药组在此基础上取患侧听宫、听会、翳风、安眠、完骨、风池、中渚进行电针治疗。结果发现电针结合西药较单纯使用西药对突发性耳聋患者的听力恢复及耳鸣症状改善效果更为明显，且针药组对患者的焦虑状态及睡眠障碍具有积极作用。

7. 针药结合法

段慧君[8]选取72例突发性耳聋患者，随机分为对照组35例和观察组37例。对照组给予银杏叶提取物注射液静脉滴注及激素治疗，观察组在对照组治疗基础上联合复聪汤及针刺中渚，发现常规治疗基础上配合复聪汤联合针刺中渚治疗突发性耳聋，可进一步改善患者听力，提高临床疗效，优于常规西药治疗。其可能是通过提高内耳的血流量，改善内耳微循环，保证内耳营养物质供给，起到修复内耳损伤的作用。

8.针刺结合灸法

段圣德等[9]受到"肾与三焦相通"理论的启发,将董氏奇穴与温针灸相配合治疗耳鸣,取患侧耳门穴、双侧中白穴行温针灸,结果发现董氏奇穴与温针灸能有效改善患者耳鸣症状及生活质量,治疗4周后,总有效率为92.3%,疗效优于单纯药物治疗。

周冰雪等[10]采用蜂针与温针灸相配合的方法治疗神经性耳鸣,取翳风穴进行蜂针治疗,取双侧太溪、足三里,百会及患侧完骨进行温针灸治疗,结果发现蜂针与温针灸相配合不仅有助于减少患者耳鸣的症状,改善听力,而且可以明显地改善患者的不良情绪。

（二）推拿治疗

推拿常结合针灸治疗突发性耳聋。

张效栋等[11]采用针灸配合推拿治疗耳鸣耳聋患者,揉按翳风、听宫、患侧耳门、听会等,结果显示针灸联合推拿较单纯西药治疗有效率更高（96.67%）,耳鸣消失时间和听力改善时间更早。

卢泽强等[12]对各型耳鸣耳聋患者采用温针配合推拿治疗,取针后依次取双侧晕听区及患侧耳门、听宫、听会、翳风,施用揉法、拿法,然后用掌心对准耳孔（患侧）施用轻度震法3～6数。结果发现,温针配合推拿法治疗耳鸣耳聋后耳鸣消失或听力恢复情况与常规药物治疗相比疗效更为显著,对各型患者均有作用,有效率为87.5%,且对病程较短（≤5年）或实证患者的疗效较好。

二、针灸治疗突发性耳聋（耳鸣）的机制研究

1.改善椎动脉血液流变学

突发性耳聋可能是由内耳微循环供血不足,局部组织出现缺血、缺氧、水肿以及酸碱代谢紊乱,引起内耳神经末梢感受器受损导致[13]。朴成国[14]研究显示:针刺突发性耳聋模型小鼠颈部"夹脊"穴可通过改善椎动脉的血液流量及降低血液黏稠度来增进内耳微循环,改善内耳血液供应的通畅性,使内耳血液供应充足。

2.促进耳蜗毛细胞修复再生

突发性耳聋的病理与毛细胞和螺旋神经节的损伤或变性密切相关,因此,对耳蜗毛细胞再生的研究对突发性耳聋的治疗具有重要意义。李种泰等[15]研究发现:针刺感音神经性耳聋豚鼠颈段"夹脊"穴可直接刺激椎动脉和交感神经,释放交感神经上各种因素的刺激,调节椎动脉血流速度,调节椎动脉交感神经丛,从而改善脑干网状结构形成和前庭核区和内耳缺血情况,促进耳蜗毛细胞修复和再生。

按语

针灸治疗突发性耳聋（耳鸣）在临床已形成多种成熟的方法,推拿目前多与针灸结合治疗。针灸治疗本病机制的研究,主要体现在调节突发性耳聋（耳鸣）后椎动脉血液流变学、局部血液循环、耳蜗毛细胞修复再生等方面。

参 考 文 献

[1] 陈静.针灸治疗气滞血瘀型突发性耳聋的临床疗效观察［J］.内蒙古中医药,2019,38（5）:95-96.

[2] 李虹竹.发蒙针法治疗突发性耳聋的临床研究［D］.广州:广州中医药大学,2018.

[3] 杨迎春.矩阵针灸治疗突发性耳聋45例［J］.西部中医药,2016,29（6）:110-111.

[4] 巴艳东,徐永和,魏瑞仙.灵龟八法开穴针刺治疗突发性耳聋的短期疗效观察［J］.上海针灸杂志,2019,38（10）:1144-1149.

[5] 付小燕,徐长青.针灸缪刺法联合清肝通窍汤治疗突发性耳聋临床研究［J］.中国中医药信息杂志,2017,

24（5）：31-34.

［6］王东岩，杨慧楠. 不同波形电针治疗突发性耳聋的疗效观察［J］. 针灸临床杂志，2017，33（1）：24-27.

［7］姜岳波，王莉莉，李英. 电针治疗突发性耳聋伴耳鸣、焦虑及睡眠障碍临床研究［J］. 针灸临床杂志，2019，35（9）：38-40.

［8］段慧君. 复聪汤联合针刺中渚治疗突发性耳聋的临床观察［J］. 中国民间疗法，2020，28（2）：44-45.

［9］段圣德，周焕娇，吴松. 肾与三焦相通理论指导针灸治疗耳鸣临床观察［J］. 上海针灸杂志，2016，35（4）：440-442.

［10］周冰雪，老锦雄. 蜂针联合温针灸治疗神经性耳鸣的临床观察［J］. 广州中医药大学学报，2019，36（11）：1749-1752.

［11］张效栋，张浩楠，李天聪. 针灸配合推拿治疗耳鸣耳聋的效果评价［J］. 中国医学文摘（耳鼻咽喉科学），2020，35（6）：537-538，545.

［12］卢泽强，卢佳铭. 针灸配合推拿治疗耳鸣耳聋疗效观察［J］. 上海针灸杂志，2017，36（1）：71-73.

［13］唐德萍，唐德斌，朱秋梅，李吕力，何宁. 突发性耳聋的脑血流动力学研究［J］. 广西医学，2012，34（8）：987-988，991.

［14］朴成国. 针刺颈段夹脊穴治疗突发性耳聋作用机理的研究［D］. 延吉：延边大学，2020.

［15］LI Z T，CUI L N. The effect of acupuncture at jingjiaji（颈夹脊） on the repair and regeneration of cochlear hair cells of rats with sensorineural deafness［J］. World Journal of Acupuncture-Moxibustion，2018，28（1）：55-58，80.

（王　强）

第十三章 皮肤科疾病

第一节 痤 疮

痤疮（acne）俗称青春痘，又称粉刺、酒刺或暗疮等，是一种常见的累及毛囊皮脂腺的慢性炎症性皮肤病。本病好发于面颊、额部，其皮损有多种表现，包括粉刺、丘疹、脓包、结节、囊肿等。

现代医学认为，痤疮的发病原因比较复杂，其发病机制目前尚未完全清楚。所涉及的一些关键机制包括：皮脂腺相关的皮脂活动紊乱（即皮脂产生增加）和皮脂脂肪酸组成的改变，激素微环境的失调，神经肽 P 物质的分泌代谢异常，滤泡角化过度、诱导炎症、先天性和适应性免疫功能障碍等。

中医称本病为"肺风粉刺"，病位在颜面、颈、胸背等处，与肺、胃、内分泌有直接关系。其发病与饮食不节、外邪侵袭等因素有关，素体血热偏盛是发病的根本。病机总因肺经风热，或湿热蕴结，或痰湿凝结，阻于额面、胸背肌肤所致。

一、针灸推拿治疗痤疮的临床应用

（一）针灸治疗

1. 毫针针刺

王秀刚[1]取曲池、合谷、气海、血海、天枢、太冲，配以肺俞、尺泽、膈俞、内庭、胃俞、肾俞等穴对痤疮患者进行毫针刺泻法治疗，总有效率达 94.17%，疗效显著，适于临床应用。

2. 毫火针法

邱显雯等[2]采用毫火针治疗痤疮，取凸起的丘疹、硬结为施针点，将针体下部置于外焰燃烧，直至针体下 1/3 烧至通红或发白，垂直快速刺入皮损基底部；再俯卧位，选取大椎、肺俞，毫火针每穴点刺 3 次后加拔火罐，留罐 8min。5 天后，皮损部位丘疹消退，面部和前额皮损处皮肤较前变软、光滑。1 个月后随访，丘疹消退，没有新发痤疮。

3. 朱琏针法

庞瑞康等[3]采用朱琏针法的操作规范施术治疗，选穴合谷、内庭、曲池、阳白、四白、气海、血海、阴陵泉及皮损局部，发现治疗后痤疮综合分级系统（GAGS）皮损评分降低、痤疮特定生活质量问卷（Qol-Acne）评分增加，同时降低痤疮皮损复发率。

4. 腹针疗法

方瑾等[4]采用薄氏腹针治疗，主穴：引气归元（中脘、下脘、气海、关元）；辅穴：腹四关（外陵、滑肉门）、上风湿点（双）、气穴（双）。能有效治疗痰瘀互结型痤疮，局部活血化瘀，促进皮损快速消退，标本兼治，远期疗效佳，病症不易复发，且通过改善皮损状态，对患者焦虑、抑郁状态也有改善作用。

5. 刺络放血疗法

明红钰[5]将60例寻常痤疮患者，随机分为治疗组和对照组各30例。对照组采用中药汤剂（枇杷叶、桑白皮、白花蛇舌草、野菊花、丹皮、赤芍、黄芩、黄连、荷叶、甘草）内服治疗；治疗组在中药汤剂疗法的基础上加用耳尖放血疗法治疗。治疗组有效率显著高于对照组，同时缩短疗程，减少药物副作用。

吴桂玲[6]在针刺的基础上采用背部刺络拔罐放血，于大椎、肺俞（双侧）、膈俞（双侧），每次选取2~3个穴位，点刺后拔罐放血，较单纯针刺起效快，大便秘结、脘腹胀满、口中异味、面部油腻等症状得到了明显改善甚至消失。

6. 耳针结合刺络拔罐疗法

李国强等[7]采用耳穴贴压结合刺络拔罐治疗痤疮38例，主穴取面颊、神门、内分泌、皮质下、肾上腺，配穴：肺经风热配肺、大肠、风溪；脾胃湿热配脾、胃、大肠、小肠；肝胆火旺配肝、胆、心、耳尖；冲任失调配肝、肾、内生殖器。疗效显著，总有效率为97.37%，经济便捷，且无任何副反应。

7. 温针灸联合放血疗法

吕昭琼[8]采用温针灸联合放血疗法治疗痤疮。温针灸大椎、合谷、曲池、内庭、足三里、阴陵泉，以局部酸胀为度。结果显示温针灸联合放血疗法治疗湿热型痤疮疗效佳，不良反应率低，复发率低，疗效稳定。

8. 针药结合法

黎沛环[9]采用祛痤饮（双花、连翘、蒲公英、地丁、赤芍等）口服配合局部围刺治疗，同时配合针刺印堂、四白、太阳、地仓、颊车、曲池、合谷、风池、足三里、三阴交，三棱针点刺放血大椎、肺俞，可使皮损大部分消退，有效率高，不良反应小。

此外，还有滚针疗法、刃针疗法、电针疗法、药灸疗法、锋勾针联合火针、新九针综合疗法、扬刺法、脚踝针、热敏灸配合中药疗法、针刺配合神阙穴隔盐灸疗法、体针-毛刺法、针灸配合中药外敷疗法等，在对痤疮的临床应用中均取得了较好的疗效。

（二）推拿治疗

杨晓敏等[10]基于经筋理论采用推拿治疗冲任不调型痤疮，推拿手法包括理筋通络、正骨理脊、调神治意三种，取得良好疗效。正骨理脊可松解局部软组织的紧张或痉挛，消除病灶反应点，维持人体内外平衡；调整与畅通人体经络系统，恢复人体气血功能；调整和改善脊柱相对应脏腑阴阳的相对平衡状态，调理冲任，调和气血，促进痤疮自愈。同时可放松精神，缓解压力，加快痤疮的治愈。

二、针灸推拿治疗痤疮的机制研究

1. 抑制炎症反应

痤疮的产生与免疫炎症有关，各种免疫细胞通过释放促炎细胞因子而加剧痤疮。庞瑞康等[3]的研究显示，针刺可降低脾胃湿热型痤疮患者血清炎性因子 TNF-α、IL-6 水平，发挥针刺抗炎作用，进而抑制病理变化的加剧。

2. 调整激素紊乱

卢文等[11]发现针刺可升高女性青春期后痤疮患者的 E_2 水平，降低 T/E_2，通过对异常的性激素水平的调整，抑制过多的雄激素，从而使皮脂分泌降低、排出减少。

3. 调节宿主免疫反应

龚顺波等[12]发现散刺结合耳穴贴压可降低寻常性痤疮患者的 IgG 水平，激发机体免疫功能，调节体内性激素水平，降低机体的敏感性，发挥抑制皮脂腺分泌并起到消炎、消肿、散结的作用。

4. 激活骨骼肌细胞信号通路

杨晓敏等[10]认为推拿通过 Ca^{2+} 介导的舒筋机械信号转导机制，改变肌细胞的兴奋-收缩偶联，从而调节肌肉张力，并对骨骼肌细胞的形态和功能产生影响，从而实现推拿的舒筋作用，促进痤疮自愈。

按语

针灸治疗痤疮的方法丰富，可选用单一疗法，也可多种方法联合运用。综合疗法疗效较单纯针灸疗法效果更优。虽然针灸治疗痤疮临床疗效显著，但多数临床研究样本量普遍较少，科研设计严谨性有待提高。

参 考 文 献

[1] 王秀刚. 针灸治疗痤疮疗效观察 [J]. 亚太传统医药，2011，7（5）：41-42.

[2] 邱显雯，黄石玺. 毫火针治疗热证的临床应用举隅 [J]. 中国针灸，2019，39（3）：329-330.

[3] 庞瑞康，范郁山，贺彩，赵晓君，黄丽琳，苗芙蕊. 朱琏抑制 I 型针法治疗脾胃湿热型痤疮的疗效及作用机制研究 [J]. 中国针灸，2021，41（11）：1236-1240.

[4] 方瑾. 薄氏腹针结合面部针刺疗法治疗痰瘀互结型痤疮的临床研究 [D]. 北京：北京中医药大学，2019.

[5] 明红钰. 中药内服联合耳尖放血疗法治疗寻常痤疮 30 例 [J]. 现代中医药，2018，38（3）：51-52.

[6] 吴桂玲. 针刺结合刺络放血治疗湿热型痤疮的临床研究 [D]. 武汉：湖北中医药大学，2018.

[7] 李国强，张为风，杨佃会. 耳穴贴压配合肺俞大椎刺络拔罐治疗寻常型痤疮 38 例 [J]. 四川中医，2014，32（10）：152-153.

[8] 吕昭琼. 温针灸联合放血疗法对痤疮患者皮损程度、DLQI 评分及复发率的影响[J]. 上海针灸杂志，2020，39（1）：65-69.

[9] 黎沛环. 祛痤饮配合针灸治疗痤疮疗效观察 [J]. 内蒙古中医药，2012，31（2）：38-39.

[10] 杨晓敏，董宝强. 基于经筋理论探讨推拿治疗冲任不调型痤疮 [J]. 江西中医药，2017，48（1）：9-12.

[11] 卢文，朱礼刚，田阡陌，白昕予，匡薇薇，房忠女，任虹，陈仁琼，解春桃. 穴位埋线、火针、耳针综合治疗女性青春期后痤疮及对血清性激素水平的影响 [J]. 中国针灸，2018，38（8）：833-838.

[12] 龚顺波，黄碧玉，游吓香，袁卫玲. 散刺结合耳穴贴压对寻常性痤疮患者免疫球蛋白的影响 [J]. 中医杂志，2008（5）：434-436.

（王　强）

第二节　湿　疹

湿疹（eczema）是以皮肤表皮和真皮浅层的丘疹、疱疹、渗出、肥厚等多形性损害，并反复发作为临床表现的疾病，其瘙痒呈阵发性，遇热或入睡时瘙痒加剧。病程较长，可迁延数月或数年。

现代医学认为，本病是一种变态反应性慢性皮肤病，可能与体质、感染、精神因素、消化系统功能障碍、内分泌与代谢紊乱等有关。临床分为急性、亚急性、慢性。

湿疹属于中医学"湿疮"范畴，本病病位在皮肤。其发生多与感受风湿热邪，饮食、体质、情志因素及脏腑功能失调有关。基本病机是湿热相搏，化燥生风。

一、针灸推拿治疗湿疹的临床应用

（一）针灸治疗

1. 毫针针刺

罗亚男等[1]采用普通毫针针刺疗法（取穴：腰阳关、肾俞、曲池、外劳宫、液门、合谷、天枢、中脘、太溪）结合彭氏后背截根法治疗慢性湿疹，疗效显著。龚见智[2]选取曲池、合谷、血海、膈俞、天枢为主穴，采用疾刺法治疗小儿湿疹，疾刺法能有效治疗小儿湿疹，总有效率为75.0%，且患儿痛苦小，无不良反应。

2. 靳三针调神针法

施篇等[3]采用靳三针调神针法，取四神针、定神针、定风针（曲池、血海、膈俞）、足三针（三阴交、足三里、太冲）、阴陵泉、四关穴治疗脾虚湿蕴型亚急性湿疹有效率高、复发率低。

3. 贺氏三通法

蓝海冰等[4]应用贺氏三通法治疗慢性湿疹，取皮损局部进行火针治疗，取肺俞、膈俞、委中刺络放血拔罐，取风池、风市、曲池、血海、足三里、三阴交毫针针刺，治疗4周，结果发现贺氏针灸三通法在改善表皮剥蚀、苔藓样变及缓解瘙痒方面优于外用糠酸莫米松软膏，有效率85%，且复发率低，具有较好的临床疗效及安全性。

4. 耳针疗法

张立志等[5]利用"诸痛痒疮，皆属于心"的理论治疗风热外侵型急性湿疹，以耳贴贴压左耳神门、心、肺、交感、风溪，具有较好的临床疗效，同时有较高的安全性。

5. 刺络拔罐疗法

王晓绚[6]应用针刺结合四花穴刺血拔罐治疗血虚风燥型慢性湿疹，提示四花穴具有调节气血、化瘀清热的治疗作用，该组合疗法可有效改善患者皮损情况、瘙痒症状，有效率为90.00%，提高了患者的生活质量。

6. 穴位注射配合火针疗法

贾永男等[7]采用自血穴位注射曲池、血海穴，配合皮损局部火针疗法治疗慢性湿疹，有效率为94.2%，疗效确切。

7. 针药结合疗法

范文天等[8]内服经验方脾虚湿蕴湿疹方配合毫针针刺（脾俞、曲池、合谷、中脘、下脘、气海、关元、足三里、三阴交、阴陵泉、丰隆、血海），可明显改善患者的瘙痒程度，显著降低湿疹面积及严重指数（EASI）评分。

殷贞燕等[9]使用针灸配合六味地黄汤治疗慢性湿疹患者，取阳陵泉、双侧足三里、曲池、血海进行针刺，临床效果显著，有效率96.08%，可有效控制患者病情，纠正其血清学指标，并有根治性优势。

此外，电针疗法、揿针疗法、梅花针等治疗方式，在湿疹的临床应用中均取得了显著疗效。

（二）推拿治疗

推拿治疗湿疹的主要手法有清补脾土、揉外劳宫、揉小天心、清天河水、分阴阳等。

何玉华等[10,11]采用拇中指十穴手法推拿治疗婴幼儿湿疹，近期疗效满意，未见不良反应。

刘彦岭[12]基于调神理论运用推拿治疗小儿湿疹，操作部位以腹部为主，四肢经络为辅，临床疗效显著。

邹文君等[13]主要运用一和三清小儿推拿手法，以指为点，以腹为线，以掌为面，在小儿体表一定部位或穴位施行首分阴阳，和脾、清肺、清大肠、清小肠为重点的"一和三清"补泻手法，辅以推三关、退六腑、摩腹、捏脊等手法，治疗婴幼儿湿疹也取得了不错的疗效。

张春波[14]在常规中药口服和外洗治疗的基础上加入推拿治疗，推拿手法运用基本的推法、揉法、运法、捏脊法，穴位包括清胃、补脾、运内八卦、上推三关、揉中脘、摩腹、揉足三里、揉肺俞、捏脊，取得了良好的远期疗效。

王金贵[15]运用推拿结合消风散加减口服治疗脾虚型婴幼儿湿疹，谨守脾虚病机，内外兼治，以内治用药之理，指导外治施术之法，临床疗效显著。

二、针灸治疗湿疹的机制研究

1. 调控外周血中 Th1/Th2 平衡

湿疹的发病机制与 Th2 免疫应答失衡有关。上皮细胞因子如胸腺基质淋巴细胞生成素（TSLP）、IL-33 能够激活免疫细胞，引发 Th2 型促炎因子的分泌，被称为"2 型免疫应答关键引发剂"，而 Th2 型细胞因子中 IL-4、IL-5、IL-13、IL-25 以及 IL-31 能够诱导嗜酸性粒细胞增多和 IgE 生成，参与湿疹炎症反应，介导湿疹产生瘙痒[16]。

陈宏等[17]发现 IL-17、IL-23 作为 Th17 型细胞因子在湿疹发病中也具有一定意义，而 IgE 在湿疹的发病机制中又扮演了十分重要的角色，湿疹患者的血清中大多可以检测出数种自身抗原及其自身 IgE 抗体，与病程进展、严重程度及转归密切相关[18]。

谢玉华等[19]研究发现，壮医脐环穴针刺法可促进慢性湿疹患者 Th1 型细胞因子 γ-干扰素、IL-2 的分泌，抑制 Th2 型细胞因子 IL-4、IL-5 的产生，通过调节 γ-干扰素、IL-2、IL-4、IL-5 水平，恢复 Th1/Th2 平衡状态，从而达到治疗慢性湿疹的目的。

2. 抗变态反应

肥大细胞是参与变态反应的重要细胞，在慢性湿疹患者的皮损处可以检测到肥大细胞明显增加，急性湿疹患者则正常，而肥大细胞的脱颗粒和湿疹的发生有着密切的联系，肥大细胞脱颗粒增加伴随着 Th2 型细胞、B 细胞、树突状细胞、嗜酸性粒细胞的招募，肥大细胞释放的组胺与湿疹患者皮肤表面瘙痒红肿直接相关，因为组胺可以破坏二级皮肤保护层，使皮肤表面瘙痒严重，加重破损皮肤[20]。

伍娅欣[21]通过观察治疗组（电针配合艾灸）和对照组（氯雷他定）治疗慢性湿疹的疗效，发现两种治疗方法都可降低慢性湿疹患者血清 IgE 水平且疗效相当，而电针配合艾灸具有更好的远期疗效且安全性更高，治疗组有效率为 92%。

3. 改善表皮通透屏障功能

慢性湿疹属于过敏性皮肤病的一种，由于接触变应原，造成表皮屏障功能障碍，表皮反复损伤，不仅出现瘙痒反复发作，而且进而出现皮肤增厚、浸润、色素沉着和干燥等表现。

汪秀梅等[22]通过建立表皮通透屏障功能障碍模型，即血虚风燥型慢性湿疹样病变豚鼠模型，发现针刺不仅可以增加表皮含水量，降低表皮水分散失，而且同时通过调控全身血液细胞因子以修复皮疹，改善表皮通透屏障功能。

按语

针灸治疗湿疹在临床中已形成了较为成熟的各种方法，对急、慢性湿疹均有效，不仅可改善患者局部瘙痒症状及皮肤环境，在远期疗效和安全性上也令人满意。推拿治疗湿疹主要以婴幼儿为治疗对象，以补脾土、祛湿热为主，治疗方式温和，易被患者家属接受。针灸治疗本病的机制主要表现在调节人体免疫应答机制、抗变态反应和改善人体表皮屏障环境等方面。

参 考 文 献

[1] 罗亚男，赵征宇，王伟臣，陈洋，李孟婧. 慢性湿疹案 [J]. 中国针灸，2016，36（1）：74.

[2] 龚见智. 针灸疾刺法治疗小儿湿疹疗效的观察 [J]. 天津中医药大学学报，2015，34（6）：332-334.

[3] 施篇，陈婕，袁青. 靳三针调神针法治疗脾虚湿蕴型亚急性湿疹的临床观察 [J]. 广州中医药大学学报，2022，39（12）：2859-2864.

[4] 蓝海冰，徐萍萍，孙晨，徐跃容，王乐，李元文. 运用贺氏针灸三通法对慢性湿疹皮损 EASI 评分及瘙痒症状影响的临床疗效评估 [J]. 中国中西医结合皮肤性病学杂志，2017，16（1）：52-54.

[5] 张立志，许能贵. "诸痛痒疮皆属于心"在针灸临床应用举隅 [J]. 中国针灸，2016，36（8）：788-798.

[6] 王晓绚. 针刺结合四花穴刺血拔罐治疗血虚风燥型慢性湿疹临床研究 [D]. 广州：广州中医药大学，2021.

[7] 贾永男，魏清琳，范娥，汪海燕，李熙红，王慧，董莉莉，郑仕中，郑先丽. 火针配合自血疗法治疗慢性湿疹的临床观察 [C] //甘肃省针灸学会. 甘肃省针灸学会 2016 年度学术年会暨针灸推拿科研思路设计培训班郑氏针法的临床应用培训论文集. 酒泉：甘肃省针灸学会，2016.

[8] 范文天，赵娇阳. 针灸联合中药治疗脾虚湿蕴型慢性湿疹 40 例 [J]. 浙江中医杂志，2019，54（6）：445.

[9] 殷贞燕，洪文，陈惠娟，江丽莹，顾民华，姜好凤. 针灸配合六味地黄汤治疗慢性湿疹患者的临床效果分析 [J]. 中医临床研究，2018，10（34）：33-35.

[10] 何玉华，康静. 推拿治疗婴幼儿湿疹 120 例 [J]. 中国针灸，2012，32（12）：1103-1104.

[11] 何玉华，康静，刘光珍. 推拿治疗婴幼儿湿疹近远期疗效观察 [J]. 中国针灸，2009，29（8）：655-657.

[12] 杨金昭，李双彤，刘彦岭. 刘彦岭教授基于调神理论推拿治疗小儿湿疹经验研究 [J]. 河北中医药学报，2021，36（1）：50-54.

[13] 邹文君，李煜俐，解建国，王宝成. 运用一和三清小儿推拿手法治疗婴幼儿湿疹 30 例临床观察 [J]. 中国中医药现代远程教育，2022，20（1）：113-115.

[14] 张春波. 小儿推拿联合中药治疗婴儿湿疹及复发因素的生存分析 [J]. 中国中医基础医学杂志，2019，25（5）：648-651.

[15] 贺磊娟，李曼婷，陈英英，王金贵. 王金贵教授运用推拿结合中药治疗婴幼儿湿疹验案举隅 [J]. 天津中医药，2019，36（6）：540-542.

[16] 朱聪聪，潘会君，朱全刚. Th2 相关炎症因子在湿疹发病中的作用机制 [J]. 药学实践杂志，2019，37（1）：9-13.

[17] 陈宏，董红，程晓蕾. T 细胞相关细胞因子在湿疹中的致病作用机制研究 [J]. 2012.

[18] 谭汉旭，王文革. IgE 在湿疹发病中的作用机制 [J]. 中国医药导报，2020，17（20）：34-37.

[19] 谢玉华，徐晶，谭磊，赖菁菁，李婕，耿宝忠，彭锦绣. 壮医脐环穴针刺法治疗血虚风燥型慢性湿疹的疗效观察及其对 Th1/Th2 免疫平衡的影响 [J]. 广西医学，2021，43（1）：56-61.

[20] 蒙玉娇. 清热除湿汤及活性成分对特应性皮炎小鼠与肥大细胞的调控作用和机制探讨 [D]. 北京：北京中医药大学，2021.

[21] 伍娅欣. 电针结合艾灸治疗慢性湿疹的临床观察及其对血清 IgE 的影响 [D]. 成都：西南医科大学，2019.

[22] 汪秀梅，武亦阁，贺乙，范丽娜，周光. 针灸对表皮通透屏障功能障碍"血虚风燥型"慢性湿疹样皮炎豚鼠模型调控机制的研究 [J]. 四川中医，2022，40（6）：42-47.

（王　荣）

第三节　神经性皮炎

神经性皮炎（neurodermatitis）是一种常见的慢性皮肤神经障碍性疾病，以剧烈瘙痒及皮肤苔藓样变为特征，分为局限性和播散性两种。好发于颈项、肘、腘、骶尾、腕踝等部位。

现代医学认为情绪波动等精神因素是本病发生的主要诱因，此外，局部刺激如衣领过硬而引起的摩擦、昆虫叮咬、阳光照射等，亦可诱发本病。

神经性皮炎属于中医学"牛皮癣"、"顽癣"的范畴，其发生常与风热侵袭、过食辛辣、情志不遂等因素有关。本病病位在肌肤腠理络脉，与肺、肝关系密切。基本病机是风热外袭或郁火外窜，化燥生风，肌肤失养。

一、针灸治疗神经性皮炎的临床应用

1. 毫针针刺

李勇等[1]采用皮损所属经脉在肘膝关节以下至腕踝关节的区域进行排针治疗。配穴根据病证取穴，湿毒内蕴证配太冲、足临泣；血虚风燥证配血海、风池，有效率为90%，说明毫针排刺法具有活血通络，调节气血，濡养肌肤的功能。

2. 火针疗法

火针治疗神经性皮炎多取皮损局部的阿是穴，多针浅刺，以热引热、引邪外出，达到温通经络、条达气血的治疗作用。谢寒等[2]采用细火针于患者皮损处进行治疗，有效率93.3%。王敏等[3]采用火针配合皮损处围刺，并在皮损周围行毫针平刺，患者状况明显好转。

3. 刺络拔罐疗法

王笑笑等[4]采用刺络拔罐联合熏灸治疗，在患处皮肤局部使用梅花针由轻至重沿外周向中心敲击后拔罐放血，随后进行熏灸，发现治疗后临床症状、体征总积分显著降低，且远期疗效稳定，复发率低。

4. 梅花针叩刺疗法

韦文婕等[5]将60例神经性皮炎患者随机分为梅花针叩刺研究组及复方地塞米松乳膏外用对照组，采用梅花针叩刺皮损处，结果发现梅花针叩刺研究组皮损评分与对照组相比较有显著性差异，研究组综合疗效（96.67%）明显优于对照组（86.67%）。

5. 艾灸疗法

"杨氏贴棉灸"是杨介宾创立的一种疗法。用皮肤针阿是穴（皮损处）叩刺至皮损处潮红或微出血，擦去血污。以脱脂棉少许，摊开状如蝉翼的薄片覆盖于皮损部位之上，用火柴点燃，令火一闪而过，迅速燃完。杨运宽等[6]运用"杨氏贴棉灸"治疗局限性皮炎143例，痊愈100例，显效26例，总有效率97.90%。

6. 穴位埋线疗法

应用埋线疗法可加快皮损局部的新陈代谢，进而有效控制局部不良的生化刺激，促进受损皮肤恢复。甘海球等[7]取皮损局部、大椎穴进行穴位埋线，对于病发腰以上及上肢患者加取双侧曲池，对于病发腰以下或下肢患者加取双侧血海，有效率显著高于对照组；在瘙痒评分及皮损评分方面，治疗组下降更为显著。

二、针灸治疗神经性皮炎的机制研究

1. 调控免疫应答

细胞免疫功能存在异常，主要为免疫抑制性增强[8]。陆地等[9]观察火针加灸法为主治疗神经性皮炎的疗效及对外周血Th1/Th2的影响，发现治疗后由Th1分泌的细胞因子IFN-α及IL-2较治疗前明显升高，由Th2分泌的细胞因子IL-4及IL-5较治疗前明显降低，从而使Th1/Th2的平衡向

Th1 偏移，Th1 细胞因子占优势，进而抑制皮损局部的炎症反应，发挥细胞免疫的调节作用。

2. 影响机体 P 物质的表达

杨闰平等[10]观察了神经性皮炎皮损局部 P 物质的表达，认为 P 物质在介导瘙痒的神经传入环节起着十分重要的作用，可在一定程度上阐释神经性皮炎时常见的"搔抓-瘙痒-搔抓"恶性循环模式的机制。马天明等[11]研究针刺百会和风池穴对神经性皮炎模型大鼠体内 P 物质的影响，同样发现采用针刺百会和风池穴可以有效调节大鼠体内 P 物质的表达，从而起到显著的止痒之用。

按语

针灸治疗神经性皮炎的临床经验丰富，方法多样，主要包括毫针、梅花针、三棱针、穴位注射、火针、穴位埋针、贴棉灸、刺血、艾灸、针药联合等疗法，和西药治疗相比，具有远期疗效稳定、安全的优势。针灸作用机制主要体现在调控免疫应答、影响机体 P 物质表达等方面。

参 考 文 献

[1] 李勇，姜文. 循经排针刺法治疗神经性皮炎 60 例 [J]. 中国民间疗法，2003（3）：10-11.

[2] 明荷，谢寒. 细火针治疗神经性皮炎临床观察 [J]. 中国中医药现代远程教育，2021，19（1）：129-131.

[3] 王敏，杨进，李岩. 火针配合体针围刺治疗局限性神经性皮炎疗效观察 [J]. 天津中医药，2014，31（8）：475-477.

[4] 王笑笑，王磊，阮静茹，周美启，吴生兵. 刺络拔罐联合熏灸治疗血虚风燥型局限性神经性皮炎疗效观察 [J]. 安徽中医药大学学报，2022，41（2）：44-48.

[5] 韦文婕，陈红源，戢秋明. 梅花针叩刺治疗神经性皮炎的随机对照研究 [J]. 中国医疗设备，2018，33（S2）：25-26.

[6] 杨运宽，刁灿阳，王展，闫晓瑞，王燕，路永红，唐定书，黄蜀，唐甜甜. 杨氏贴棉灸治疗神经性皮炎 143 例临床观察 [J]. 中医杂志，2007（11）：1000-1001.

[7] 甘海球，唐华峰，李洪双，蒋伟伦. 穴位埋线治疗局限性神经性皮炎临床研究 [J]. 中医药临床杂志，2016，28（1）：69-71.

[8] 刘贞富，许彤华，梁智辉，王立人. 神经性皮炎患者细胞免疫功能测定 [J]. 中华皮肤科杂志，1996，29（1）：56-57.

[9] 陆地，孙玲玲. 火针加灸法为主治疗神经性皮炎的疗效及对外周血 Th1/Th2 细胞调控的影响 [J]. 上海针灸杂志，2019，38（10）：1131-1135.

[10] 杨闰平，刘元林. 神经性皮炎局部 P 物质的表达及辣椒碱软膏的疗效观察 [J]. 转化医学杂志，2012，1（3）：161-163.

[11] 马天明，李然，刘贵军. 针刺百会和风池穴对神经性皮炎模型大鼠 P 物质影响实验研究 [J]. 辽宁中医药大学学报，2019，21（8）：177-180.

（王　荣）

第十四章　肿瘤相关疾病

第一节　癌性疼痛

癌性疼痛（cancer pain）是由肿瘤本身或因肿瘤治疗引起的疼痛，约有60%~80%的中晚期肿瘤患者可发生不同程度的疼痛。晚期癌症患者疼痛发生率更高，其中很大部分患者表现为重度疼痛，故有效的止痛治疗是临床癌症诊治中的重要环节。传统的三阶梯疗法虽在临床上得到广泛应用，但不可避免地存在耐受性、成瘾性等不良反应。

本病属中医学"痛症"、"癌瘤痛"范畴，因癌毒侵扰，郁闭于内，气血经络不通或癌邪内陷，气血无以濡养机体而致疼痛。中医认为，本病多为因虚致病，因实致痛，应以温阳散寒、化瘀通络止痛为治法，并兼以行气化痰、扶正补虚。

一、针灸推拿治疗癌性疼痛的临床应用

（一）针灸治疗

1. 毫针联合药物

班妮娅·巴合提[1]临床研究发现针刺督脉穴位可以显著改善胃癌患者口头评定量表（VRS）评分、数字评定量表（NRS）等疼痛程度测量量表的评分，改善患者癌性疼痛症状。

惠建荣等[2]将40例患者分为治疗组和对照组，所有患者都按照WHO癌痛三阶梯药物进行诊治，治疗组在给药的基础上同时加以针刺（选取阿是穴、合谷、大椎、大杼、阳陵泉、太冲）治疗，结果表明针刺联合三阶梯药物止痛法有显著镇痛效果，可以有效降低三阶梯止痛药物所带来的不良反应，提高三阶梯药物的止痛效果。

2. 电针联合药物

杨之泠等[3]将60例癌性疼痛患者随机分为对照组和治疗组，每组各30例。对照组单用阿片类药物，治疗组采用阿片类药物联合电针刺激四关、孔最、内关、足三里等穴，研究结果显示，电针联合阿片类药物治疗显示出较单纯使用阿片类药物更优效的止痛作用，主要表现在降低癌痛患者NRS评分、减少爆发痛发生次数和控制止痛药物增量上，并可减少药物相关便秘发生率。

3. 药物结合穴位贴敷

吕瑞等[4]将72例癌性疼痛患者随机分为对照组（36例，"三阶梯"止痛药物治疗）和研究组（36例，"三阶梯"止痛药物治疗+止痛散穴位贴敷），其中研究组止痛散取全虫、蜈蚣、壁虎、穿山甲、水蛭、草乌、川乌等研磨成粉，于阿是穴、神阙穴进行穴位贴敷，发现穴位贴敷可减轻疼痛程度，缩短止痛起效时间，延长止痛持续时间，进而改善患者生活质量，且安全性较高。

4. 耳穴疗法

法国医学与健康疼痛研究所Alimi D等[5]则将90例癌性疼痛患者随机分为耳针组和安慰组两

组，通过皮电活动信号检测进行耳穴针刺，发现耳针治疗能减轻 36% 的癌性疼痛。

5. 穴位注射疗法

骆嘉华等[6]选择 128 例患者作为研究对象，随机分为治疗组和对照组两组，其中治疗组患者予吗啡足三里穴位注射治疗，对照组患者给予吗啡肌内注射治疗，结果发现与对照组相比，治疗组药效起效时间短，维持时间长，患者整体疼痛控制率明显高于对照组，同时治疗组患者恶心、呕吐、头晕以及便秘等不良反应的发生率明显低于对照组。

（二）推拿治疗

目前通过推拿疗法缓解癌性疼痛的研究较少，临床研究发现通过推、拿、按、揉、点等多种形式的手法将力作用于患者体表以疏通经络、推行气血、调和阴阳，可以明显改善患者癌性疼痛症状。

王建华[7]临床研究发现使用推揉滚拨理筋法揉背腰部督脉及膀胱经路线，掌指关节滚脊柱两侧，拇指拨理两侧竖脊肌可以明显缓解肝癌、肺癌、胃癌患者的疼痛症状。

二、针灸治疗癌性疼痛的机制研究

1. 干预内源性阿片肽系统

研究表明针灸不但增加了中枢和外周阿片肽的释放，还增强了其受体的活性和表达[8,9]。提高内源性β-EP 水平会导致外周自然杀伤细胞和巨噬细胞活性增加，抗炎细胞因子水平升高[10]。

电针可以上调位于免疫细胞上的阿片受体的表达或通过增加阿片肽的释放来发挥其免疫调节作用，促进 T 淋巴细胞增殖，表明电针在治疗骨癌疼痛中具有镇痛和免疫调节的双重作用，证明针灸的镇痛和免疫调节作用可能通过阿片介导的共同途径，这需要进一步研究[11]。

2. 降低炎性因子水平

在肿瘤生长过程中产生炎性因子可以导致癌性疼痛的发生，针灸推拿可以通过降低炎性因子水平起到镇痛作用。应继荣等[12]发现火针治疗联合口服曲马多治疗有效率为 92%，且能够降低中晚期肝癌患者血清炎症因子 IL-6 的水平。

3. 介导离子通道

针灸可以通过介导离子通道的表达发挥缓解癌性疼痛的作用。Xu 等[13]发现在癌症引起的骨疼痛（CIBP）动物模型，针刺可通过参与调节中脑导水管周围灰质中的 NF-κB/CXCL12 轴，逆转 NF-κB 磷酸化介导的 CXCL12 表达导致的癌性疼痛。

按语

癌性疼痛是恶性肿瘤患者的常见症状之一，严重影响了患者的生活质量。针灸推拿治疗可以缩短止痛起效时间、延长止痛时间、降低止痛药的用量，多项指南推荐针灸作为癌性疼痛的补充疗法。但针灸推拿缓解癌性疼痛的机制尚不全面和深入，未来需要进一步加强。

参 考 文 献

[1] 班妮娅·巴合提. 针刺督脉组穴治疗胃癌癌性疼痛的临床疗效研究 [D]. 乌鲁木齐：新疆医科大学，2022.

[2] 惠建荣，张楠，李嫚，庞苗苗，赵娴，裴建，傅勤慧，刘保延，王院春. 针刺联合三阶梯药物止痛法治疗癌性疼痛 40 例临床观察 [J]. 中医杂志，2019，60（2）：146-149.

[3] 杨之泠，龚亚斌. 电针联合阿片类药物治疗癌性疼痛的临床疗效观察 [J]. 中医肿瘤学杂志，2021，3（3）：30-35.

[4] 吕瑞. 止痛散穴位贴敷应用于癌性疼痛患者的临床效果 [J]. 临床医学研究与实践，2021，6（20）：127-129.

[5] ALIMI D, RUBINO C, LEANDRI E P, et al. Analgesic effects of auricular acupuncture for cancer pain [J]. Journal of Pain and Symptom Management，2000，19（2）：81-82.

［6］骆嘉华，刘振海，李增辉. 吗啡足三里穴位注射治疗重度癌痛的临床疗效研究［J］. 陕西中医，2018，39（2）：253-255.

［7］王建华. 癌症晚期的手法镇痛作用［J］. 按摩与导引，2006（10）：9-10.

［8］WANG Y，GEHRINGER R，MOUSA S A，et al. CXCL10 controls inflammatory pain via opioid peptide-containing macrophages in electroacupuncture［J］. PloS One，2014，9（4）：e94696.

［9］KELLY R B，WILLIS J. Acupuncture for Pain［J］. American Family Physician，2019，100（2）：89-96.

［10］WANG Y，HACKEL D，PENG F，et al. Long-term antinociception by electroacupuncture is mediated via peripheral opioid receptors in free-moving rats with inflammatory hyperalgesia［J］. European Journal of Pain（London，England），2013，17（10）：1447-1457.

［11］LIANG Y，DU J Y，FANG J F，et al. Alleviating mechanical allodynia and modulating cellular immunity contribute to electroacupuncture's dual effect on bone cancer pain［J］. Integrative Cancer Therapies，2018，17（2）：401-410.

［12］应继荣，李雅方，傅萍. 火针治疗中晚期肝癌疼痛的临床观察［J］. 实用中西医结合临床，2017，17（2）：115-117.

［13］XU M，FEI Y，HE Q，et al. Electroacupuncture attenuates cancer-induced bone pain via NF-κB/CXCL12 signaling in midbrain periaqueductal gray［J］. ACS Chemical Neuroscience，2021，12（18）：3323-3334.

第二节　癌因性疲乏

癌因性疲乏（cancer-related fatigue，CRF）是一种痛苦的、持续的、主观的，有关躯体、情感或认知方面的疲乏感或疲惫感，与近期的活动量不符，与癌症或癌症的治疗有关，并且妨碍日常生活。临床可出现虚弱、疲劳或运动缓慢、四肢沉重、抑郁或易怒、睡眠障碍或嗜睡、注意力缺陷等症状。现代医学研究认为，癌因性疲乏的发生与发展与下丘脑-垂体-肾上腺皮质轴功能失调与紊乱有关。

本病属中医学"虚劳"的范畴，主要是由于癌症日久，消耗人体正气，导致正气衰弱，气血亏虚，筋脉失濡，继而出现体虚劳倦，故主张以扶正祛邪、培元固本、补益气血为治疗原则。

一、针灸推拿治疗癌因性疲乏的临床应用

（一）针灸治疗

1. 毫针针刺

Smith 等[1]将 30 例乳腺癌癌因性疲乏患者随机分为针刺组（太溪、俞府、足三里、三阴交、气海、关元）、假针刺组及对照组，结果发现针刺组简易疲乏量表（BFI）评分较其余两组显著降低，表明与假电针组相比，针刺可以明显改善患者的疲乏症状。

2. 经皮穴位电刺激疗法

Hou 等[2]将 162 例肺癌化疗患者随机分成两组，治疗组在气海、膈俞及足三里穴予经皮穴位电刺激，结果显示接受经皮穴位电刺激在化疗后 4 周 Piper 疲劳量表（RPFS）评分明显低于常规护理组，表明经皮穴位电刺激可缓解肿瘤患者的化疗后癌因性疲乏，并可改善肿瘤患者化疗后的生活质量。

3. 穴位贴敷疗法

李杰[3]将 80 例癌因性疲乏病人随机分为对照组与治疗组，治疗组在常规干预的基础上每周 5 次进行脾俞、肾俞、足三里穴位贴敷。同时以 KPS、QOL、RPFS 的得分情况评估患者疲乏状态的

改善程度，发现穴位贴敷疗法能够有效降低癌因性疲乏患者的疲乏程度，且未发现明显副作用。

4. 耳穴疗法

王晓庆等[4]将70例癌因性疲乏患者随机分为观察组和对照组，对照组给予常规护理及有氧运动，观察组在此基础上，选取肝、脾、胃、神门、交感进行耳穴压豆，治疗1个月后发现观察组癌因性疲乏程度轻于对照组，生活质量评分高于对照组。

（二）推拿治疗

推拿治疗可以通过调整脏腑、补气养血、温阳补虚以改善患者的疲劳状况。李雁林等[5]通过对癌因性疲乏患者头面部和背部施以一指禅推法、滚法和捏脊法以振奋督脉与膀胱经阳气，可明显改善患者乳腺癌化疗后疲乏症状，同时可以缓解癌因性疲乏患者的骨骼肌和主观疲劳，调节精神和心理状态[6]。

二、针灸治疗癌因性疲乏的机制研究

1. 改善免疫功能

针灸推拿可以通过干预 $CD3^+$、$CD4^+$ 等免疫细胞的水平调节免疫功能。

苏雅等[7]选取关元、太溪、悬钟、气海、血海、足三里针刺治疗60例脾肾亏虚型癌因性疲乏患者。结果显示，针刺治疗后患者淋巴细胞明显增高，Piper 疲乏量表各项评分显著好转，表明针刺改善癌因性疲乏患者疲劳的同时可以增强患者免疫力。

2. 降低炎性因子水平

卿鹏等[8]将80例癌因性疲乏患者随机分为治疗组及对照组，对照组进行常规抗癌治疗，治疗组在对照组基础上进行20天的针刺干预，治疗组患者的癌症治疗功能评估疲乏量表（FACT-F）评分较对照组患者均明显降低，同时该研究显示针刺可显著降低患者血清 CRP、TNF 水平。

3. 调节肠道菌群

Yang 等[9]研究表明，化疗药物可以破坏肠道上皮组织及肠紧密连接蛋白，导致肠道菌群失调。针灸治疗可以通过调节癌因性疲乏小鼠模型在癌症化疗后的肠道微生态平衡，同时改善肠道屏障功能、抑制肠道炎症和神经炎症反应，从而缓解疲劳症状[10]。

按语

癌因性疲乏的发生率虽高，目前治疗上多以对症处理为主。针灸推拿治疗癌因性疲乏疗效确切，2021年有专家共识提出针灸治疗癌因性疲乏的必要性，针刺、推拿、耳穴疗法、穴位贴敷治疗措施成为新的研究热点，然而目前中医对于针灸推拿改善癌因性疲乏的治疗机制仍缺乏深入研究，需进一步完善和深入，并促使针灸推拿治疗癌因性疲乏的推广应用。

参 考 文 献

[1] SMITH C，CARMADY B，THORNTON C，et al. The effect of acupuncture on post-cancer fatigue and well-being for women recovering from breast cancer：a pilot randomised controlled trial [J]. Acupuncture in Medicine：Journal of the British Medical Acupuncture Society，2013，31（1）：9-15.

[2] HOU L，ZHOU C，WU Y，et al. Transcutaneous electrical acupoint stimulation （TEAS） relieved cancer-related fatigue in non-small cell lung cancer（NSCLC）patients after chemotherapy [J]. Journal of Thoracic Disease，2017，9（7）：1959-1966.

[3] 李杰. 穴位贴敷疗法治疗癌因性疲乏的临床研究 [D]. 兰州：甘肃中医药大学，2022.

[4] 王晓庆，段培蓓，梅思娟，杨丽华. 耳穴压豆联合有氧运动对胃肠道肿瘤化疗患者癌因性疲乏的影响 [J].

护理管理杂志，2016，16（8）：562-564.

［5］李雁林，朱峰，侯辉. 推拿对乳腺癌新辅助化疗患者癌因性疲乏的影响［J］. 中国现代普通外科进展，2011，14（3）：245-247.

［6］蒋文涛，吴会英，黄蜀. 癌因性疲乏的影响因素及其护理干预、中医治疗研究进展［J］. 现代医学与健康研究电子杂志，2021，5（2）：111-113.

［7］苏雅，祝永福，夏黎明. 针刺治疗脾肾亏虚型癌因性疲乏的临床研究［J］. 上海针灸杂志，2016，35（7）：830-832.

［8］卿鹏，赵建夫，赵仓焕，胡静，林炎龙，何科杰. 针刺干预癌症相关性疲劳及对患者血清 CRP、IL-6、TNF-α及 s TNF-R1 水平的影响［J］. 中国针灸，2020，40（5）：505-509.

［9］YANG S，YANG Y，CHEN C，et al. The anti-neuroinflammatory effect of Fuzi and Ganjiang extraction on LPS-induced BV2 microglia and its intervention function on depression-like behavior of cancer-related fatigue model mice［J］. Frontiers in Pharmacology，2021，12：670586.

［10］LV Z，LIU R，SU K，et al. Acupuncture ameliorates breast cancer-related fatigue by regulating the gut microbiota-gut-brain axis［J］. Frontiers in Endocrinology，2022，13：921119.

第三节 化疗引起的恶心呕吐

化疗是目前癌症最重要的治疗手段之一。如缺乏有效的防治，绝大多数使用高催吐化疗药物的患者将会发生不同程度的恶心呕吐。其中，顺铂引起恶心呕吐的发生率近100%。尽管用于防治化疗引起的恶心呕吐（chemotherapy-induced nausea and vomiting，CINV）的药物种类很多，但恶心呕吐仍然是高催吐化疗药物的主要不良反应，导致患者生活质量降低。

化疗引起的恶心呕吐属中医学"呕吐"的范畴，其主要病机为胃失和降，胃气上逆。与普通呕吐相比，化疗引起的恶心呕吐患者病久体质虚弱，癌毒又耗损正气，机体御邪能力下降，化疗药毒乘虚而入，侵犯中焦脾胃，而致恶心呕吐。

一、针灸推拿治疗化疗引起的恶心呕吐的临床应用

（一）针灸治疗

1. 传统针刺疗法

Maeng 等[1] 将 70 名肿瘤患者随机分为两组，一组予内关穴针刺治疗，另一组予昂丹司琼口服。通过对患者恶心的次数、恶心程度、生活质量进行评分，发现针灸止呕的作用较昂丹司琼更显著。

2. 电针疗法

张兴等[2] 将 72 例化疗引起的恶心呕吐患者随机分为观察组（38 例）和对照组（34 例），观察组电针刺激内关、间使联合盐酸格拉斯琼静脉滴注，对照组电针刺激假穴 1、假穴 2，其余治疗同观察组。结果显示，电针刺激内关、间使穴联合盐酸格拉斯琼静脉滴注可明显改善肿瘤化疗患者延迟期恶心症状，且疗效优于对照组。

3. 耳穴疗法

郭元凤等[3] 将 50 例恶性肿瘤患者随机分为对照组和试验组，所有患者均以含顺铂化疗方案进行化疗，对照组采用昂丹司琼+地塞米松预防呕吐，试验组应用耳穴贴压+昂丹司琼+地塞米松预防呕吐。发现试验组急性化疗引起的恶心呕吐总有效率为 91.7%，延迟性化疗引起的恶心呕吐总有效率为 84%，均高于对照组。

4. 穴位贴敷疗法

丘平等[4]纳入 100 例乳腺癌化疗后恶心呕吐患者，随机分为治疗组和对照组，两组均使用昂丹司琼注射液，治疗组加用内关、足三里、中脘穴穴位贴敷。结果发现联用穴位贴敷组总有效率达96%，对恶心呕吐的控制率高于对照组。

5. 经皮穴位电刺激疗法

任志强等[5]将择期行腹腔镜下直肠癌根治术患者 90 例随机分为 A 组、P 组、AP 组，每组 30例。A 组在麻醉诱导前 30min 给予经皮穴位电刺激（TEAS）；P 组在术毕送入麻醉复苏室时给予TEAS；AP 组在麻醉诱导前 30min 和术毕送入麻醉复苏室时分别给予 TEAS。研究发现：在麻醉诱导前 30min 和术毕送入麻醉复苏室时均给予内关和足三里穴 TEAS，可明显改善行腹腔镜下直肠癌根治术患者术后胃肠功能的恢复、恶心呕吐症状。

（二）推拿治疗

推拿治疗化疗引起的恶心呕吐的研究较少。有报道使用腹部旋转法、摩脾胃法、拇指揉压法等手法治疗 80 例化疗后胃肠道反应患者具有 60.2%的有效率[6]。

二、针灸治疗化疗引起的恶心呕吐的机制研究

1. 改善胃动力障碍

针灸可以增强迷走神经传出活动和减少饱腹感激素，增加胃蠕动，改善顺铂诱导的大鼠消化不良症状和胃动力障碍[7]。针药联合治疗能够上调血清胃动素水平，对肿瘤化疗后患者起到止呕作用[8]。

2. 调控中枢及中枢神经递质

多巴胺（DA）、5-羟色胺（5-HT）、P 物质可以分别与相应的受体结合，刺激延髓化学感受器触发区诱发呕吐反应，针灸可以通过干预这三种神经递质水平达到缓解化疗后胃肠道不良反应的作用。

杨蕴等[9]研究认为针灸能显著降低化疗患者外周血 P 物质含量，改善患者化疗后的迟发性呕吐。Cui 等[10]研究指出，电针可以通过抑制孤束核中的神经表达逆转顺铂化疗引起的恶心和呕吐反应。

按语

化疗引起的恶心呕吐的症状可以在化疗的不同阶段表现出来，根据其发生时间和治疗效果可以分为急性、延迟性、预期性、暴发性。化疗后恶心呕吐会引起代谢失衡、自理能力减退、营养不良的不良后果，西医尚无特效治疗药物。针灸推拿干预化疗引起的各种类型恶心呕吐均有疗效并且未表现出累加效应，但针灸推拿干预化疗引起的恶心呕吐的机制目前多聚焦在胃肠动力和中枢调控方面，需进一步拓展研究方向。

参 考 文 献

[1] MAENG C H，LEE S，HAN J J，et al. Effect of acupuncture on delayed emesis for the patients who received high-emetogenic chemotherapy with standard antiemetic prophylaxis（KHMC-HO-01）：an open-label，randomized study［J］. Evidence-Based Complementary and Alternative Medicine，2022，2022：9688727.

[2] 张兴，范一宏. 电针对化疗所致恶心呕吐的效应及其作用机制[J]. 中国针灸，2014，34（11）：1061-1064.

[3] 郭元凤，李运红，黄红花. 耳穴贴压配合昂丹司琼防治顺铂在联合化疗中所致呕吐的疗效观察［J］. 药品评价，2019，16（22）：46-47.

[4] 丘平，申翔. 穴位贴敷疗法治疗乳腺癌化疗后恶心呕吐 50 例疗效观察［J］. 云南中医中药杂志，2016，37（3）：92-93.

[5] 任志强，梁文波，尹宁. 经皮穴位电刺激对腹腔镜下直肠癌根治术患者术后胃肠功能的影响［J］. 江苏

医药，2021，47（10）：1017-1019，1023.

[6] 张翔，张喜平，程琪辉. 中医防治化疗引起的恶心、呕吐研究进展 [J]. 中华中医药学刊，2012，30（5）：1093-1095.

[7] LIU Y, ZHANG S, YE F, et al. Ameliorating effects and mechanisms of chronic electroacupuncture at ST36 in a rodent model of dyspepsia induced by cisplatin [J]. Neurogastroenterology and Motility: The Official Journal of the European Gastrointestinal Motility Society, 2019, 31（1）：e13474.

[8] 杨锦亮，金建宁，马艳，李建红，马玉宝. 针药联合治疗肿瘤患者化疗后消化道症状相关机制的临床研究 [J]. 时珍国医国药，2017，28（1）：141-143.

[9] 杨蕴，张士强，李芸，周张杰，钟薏. 针灸治疗化疗后迟发性呕吐及对 P 物质含量的影响 [J]. 实用中西医结合临床，2019，19（8）：50-52.

[10] CUI Y, WANG L, SHI G, et al. Electroacupuncture alleviates cisplatin-induced nausea in rats[J]. Acupuncture in Medicine: Journal of the British Medical Acupuncture Society, 2016, 34（2）：120-126.

第四节　化疗致外周神经毒性反应

化疗致外周神经毒性反应（chemotherapy-induced peripheral neuropathy，CIPN）是指某些抗肿瘤药致外周神经功能紊乱而出现的一些症状与体征，主要表现为疼痛、麻木、触觉异常、温度觉异常等症状，大约 30%～40% 接受神经毒性化疗的患者会发展成 CIPN。目前常规采用钙镁合剂、维生素 B、还原性谷胱甘肽进行治疗，但仍有许多无法控制的症状。

中医学认为化疗致外周神经毒性反应主要与机体的虚、瘀有关，与中医"痹证"、"痿证"高度相似，与气虚、血瘀、痰浊有密切关系。由于化疗药物多为毒热之品，长期服用可损伤机体阳气，加之素体阴虚，久病失治致气阴两伤，气虚推动乏力，并最终影响机体血运。

一、针灸推拿治疗化疗致外周神经毒性反应的临床研究

（一）针灸治疗

1. 普通针刺

针灸治疗在干预外周神经毒性反应方面的临床应用广泛。Schroeder 等[1] 研究发现，下肢化疗致外周神经毒性反应患者针刺后的神经传导速度明显加快症状也有显著改善。Lu[2] 的一项真实世界研究通过对 2014 名执业针灸师及其患者进行问卷调查，60% 的患者反馈针灸可以改善其外周神经毒性反应症状。

2. 电针疗法

王斌等[3] 对铂类化疗致外周神经毒性反应的患者取双侧曲池、合谷、足三里和太冲穴进行电针治疗，发现电针治疗后患者的生活质量-外周神经毒性量表评分、卡氏功能状态（KPS）评分显著改善，电针可改善化疗致外周神经毒性反应患者的生活质量、运动神经及感觉神经症状且具有较高的安全性。

3. 温针灸疗法

崔德利等[4] 根据奥沙利铂神经毒性有遇冷加重的特点，选取三阳经脉穴，上肢主要取曲池、外关、后溪、合谷、中渚等穴，下肢取阴陵泉、足三里、阳陵泉、三阴交、悬钟、照海等穴予以温针灸温经通络，联合谷胱甘肽综合治疗，总有效率 87.5%。

田艳萍等[5] 对化疗后外周神经毒性患者合谷、外关、阳陵泉、足三里施以温针灸，治疗 21 天

后与对照组［药物：神经妥乐平（牛痘疫苗接种家兔炎症皮肤提取物注射液）］相比，神经毒性分级和生活质量均显著改善，且优于对照组。

（二）推拿治疗

李玉梅等[6]选取 60 例化疗致外周神经毒性反应肺癌患者，随机分为穴位组和对照组，各 30 例。穴位组患者每日按摩外关、五虎穴；对照组则口服多维素片。4 周后穴位组患者麻木、刺痛感缓解情况优于对照组。

二、针灸治疗化疗致外周神经毒性反应的机制研究

1.改善病变神经元周边血液循环

施舍等[7]实验研究发现运用电针可以增加奥沙利铂诱导的周围神经病变大鼠外周血中 ET、VEGF 的含量，以此改善奥沙利铂诱导的周围神经病变。

2.调节炎症趋化因子的水平

CCL2 是一种单核细胞趋化因子，可以使单核细胞朝感染、缺血部分聚集，在炎性神经疼痛中高表达。

周张杰[8]研究发现，针刺可以下调大鼠奥沙利铂周围神经炎模型趋化因子 CCL2 的水平，抑制谷氨酸（Glu）的表达，改善末梢神经毒性反应。

按语

常见的铂类、紫杉烷类、长春生物碱等化疗药物都会诱导外周神经病变。针灸推拿防治化疗致外周神经毒性反应已显示出良好的疗效，并建议在早期出现神经毒性症状时进行干预，可以延缓疾病的进程。目前针灸推拿治疗化疗致外周神经毒性反应的机制研究较为缺乏，需要开展高质量的基础研究以阐明其深层次的作用机制。

参 考 文 献

[1] SCHROEDER S，MEYER-HAMME G，EPPLÉE S. Acupuncture for chemotherapy-induced peripheral neuropathy（CIPN）：a pilot study using neurography［J］. Acupuncture in Medicine：Journal of the British Medical Acupuncture Society，2012，30（1）：4-7.

[2] LU Z，MOODY J，MARX B L，et al. Treatment of chemotherapy-induced peripheral neuropathy in integrative oncology：a survey of acupuncture and oriental medicine practitioners［J］. Journal of Alternative and Complementary Medicine，2017，23（12）：964-970.

[3] 王斌，陈燕荔，潘玥，陈波，王琮，潘战宇，郭义. 电针治疗铂类化疗药物诱发周围神经病变的临床疗效初步研究［J］. 河北中医，2019，41（9）：1411-1414.

[4] 崔德利，王立新，符成花. 温针灸治疗奥沙利铂神经毒性的临床观察［J］. 甘肃中医，2011，24（2）：45-46.

[5] 田艳萍，张莹，贾英杰. 温针灸对奥沙利铂化疗后外周神经毒性的疗效观察［J］. 天津中医药，2011，28（3）：212-213.

[6] 李玉梅，张燕，张贵芬，李静，侯黎莉. 穴位按摩治疗晚期肺癌患者化疗致周围神经炎［J］. 吉林中医药，2017，37（2）：188-190.

[7] 施舍，范神栋，王凤娇，张雪慧，王珂，具紫勇. 电针和 CO_2 激光灸对奥沙利铂所致周围神经毒性大鼠的外周保护机制［J］. 上海针灸杂志，2020，39（9）：1189-1194.

[8] 周张杰. 针刺足三里穴对奥沙利铂所致周围神经毒性趋化因子调节作用研究［D］. 上海：上海中医药大学，2019.

（陈永君）

第十五章　慢性疲劳综合征

慢性疲劳综合征（chronic fatigue syndrome，CFS）是指持续半年以上持久或反复发作的以疲劳为主要特征，并可伴肌肉酸痛、咽痛、睡眠障碍、记忆力减退等躯体及神经精神症状的一组症候群，多不伴明显器质性改变。本病具有临床症状多样化、病程长、发病率高、诱因复杂的特点，多发于30～50 岁的女性。目前现代医学对本病的治疗主要为抗病毒、免疫抑制、认知治疗等，但常产生肝肾损伤、消化异常等不良反应。

慢性疲劳综合征与历代中医古籍中"懈怠"、"虚劳"、"软懒症"、"郁证"、"百合病"、"脏躁"等有相似症状描述。该病可涉及五脏，病位主要在于脾、肾、肝三脏，基本病机为肾精亏，脾气虚，肝气郁，为本虚标实之证。发病多由于先天禀赋不足，后天饮食不节，情志不遂、劳逸失度或神劳过度等导致脾肾不足、肝失疏泄，致气血运行不畅、阴阳失衡，累及各个脏腑。

一、针灸推拿治疗慢性疲劳综合征的临床应用

（一）针灸治疗

1. 毫针刺法

徐玉欣等[1]将 68 例慢性疲劳综合征患者随机分为观察组与对照组，观察组取穴百会、风池、脾俞、肾俞、三阴交、太溪，对照组予谷维素和维生素 B_1 口服。4 周治疗后，两组患者疲劳量表-14（FS-14）评分、躯体和心理健康报告（SPHERE）评分及匹兹堡睡眠质量指数（PSQI）评分较治疗前均下降，提示两组患者疲劳症状、潜在症状及睡眠质量较治疗前明显改善，且观察组的效果优于对照组。

2. 头针结合"经颅重复针刺"法

马帅等[2]运用国医大师孙申田"经颅重复针刺法"与头针相结合治疗慢性疲劳综合征，取患者百会、宁神、情感区和足运感区，动留针 30min，每周治疗 6 天，连续 4 周，结果证实该法能明显改善慢性疲劳综合征患者的疲劳、焦虑和抑郁症状，治疗组总有效率为 86.67%。

3. 艾灸疗法

刘洋等[3]观察督脉灸对阳虚体质慢性疲劳综合征患者的临床疗效，将患者随机分为治疗组和对照组各 30 例。对照组予金匮肾气丸口服，治疗组采用督脉灸疗法，两组均观察 6 周。治疗组于患者的背部脾俞穴至肾俞穴及督脉部分运用督脉灸法，结果表明治疗组在阳虚质转化分、疲劳症状量表和疲劳严重度量表评分方面均优于对照组。督脉灸对阳虚体质慢性疲劳综合征患者疗效优于口服金匮肾气丸，总有效率为 93.33%。

4. 电针疗法

李仲贤等[4]对慢性疲劳综合征患者五脏背俞穴进行电针治疗，电针组穴取肝俞、心俞、脾俞、肺俞、肾俞，电针予连续波，频率 2Hz；假电针组于非穴点（五脏背俞穴水平向外旁开 1.5～2.0cm）浅刺，连接电针但不通电。结果发现电针五脏背俞穴可提高慢性疲劳综合征患者运动皮质的兴奋性，

明显改善患者疲劳状态及提高生活质量，且优于假电针组。

5. 温针灸疗法

韩建红[5]采用温针灸五脏背俞穴治疗心脾两虚型慢性疲劳综合征，取五脏背俞穴（心、肝、肾、脾、肺），1次/日，1周连续治疗5天，共连续治疗3周。结果发现采用温针灸治疗能有效改善患者神疲懒言、体倦乏力等症状，提高预后生活质量，疗效显著，总有效率97.4%。

6. "靳三针"疗法

冯韵豪等[6]观察"靳三针"针刺治疗慢性疲劳综合征疗效及对患者疲劳改善、心理状态的影响，运用"靳三针"针刺法，选择刺神穴组与定神穴组：刺神针包括四神针、手智针（神门、劳宫、内关）、智三针（神庭、本神），定神针包括印堂、阴白两穴，另取足三里、合谷、三阴交、太冲等穴。结果显示"靳三针"针刺法可有效降低慢性疲劳综合征患者中医症候积分，改善其疲倦状态并调节情志，提高治疗有效率至87.5%。

7. 经皮穴位电刺激

李金霞等[7]对任督二脉的经穴进行经皮穴位电刺激，运用大椎与命门配对、神阙与关元配对。在穴位上放置电极片，取疏密波2Hz/100Hz，强度14±2mA，以局部肌肉震颤为度，每次30min，每天1次，每周5次，4周为1个疗程。结果证实，任督脉经穴经皮穴位电刺激能改善慢性疲劳综合征患者的疲劳症状和潜在症状。

8. 拔罐疗法

许锦珠等[8]采用中药汤剂煮过后的竹药罐拔罐法，扣拔大椎、肝俞、脾俞、命门等。留罐20min，每日1次，连续2周为1个疗程，发现该法可有效缓解疲劳，治疗慢性疲劳综合征。

（二）推拿治疗

推拿治疗慢性疲劳综合征的主要手法有点、按、揉、推、滚、擦等手法，作用位置多为腰背段督脉、膀胱经和多气多血的阳明经穴。

夏天等[9]运用滚法、弹拨法和推法沿手少阳三焦经、足少阳胆经、手少阴心经、足少阴肾经四条枢经循行路线往返操作，发现枢经推拿可以明显改善慢性疲劳综合征的疲劳症状，有效提高患者的生活质量。

二、针灸推拿治疗慢性疲劳综合征的机制研究

（一）增强免疫功能

He等[10]研究发现针刺背俞穴能够提高慢性疲劳综合征大鼠血清免疫球蛋白IgA、IgM水平，降低IFN-α水平，提高T淋巴细胞CD3$^+$和CD8$^+$的免疫应答，降低CD4$^+$免疫应答，缓解疲劳症状，产生协同效应。

孙冬玮等[11]发现针刺联合推拿背部可使慢性疲劳综合征患者血脂指标总胆固醇（TC）、甘油三酯（TG）、低密度脂蛋白胆固醇（LDL-C）水平均降低，高密度脂蛋白胆固醇（HDL-C）水平升高，进而可调节免疫功能，纠正血脂代谢异常，改善临床症状。

熊杉[12]研究表明，针刺可以明显调节慢性疲劳综合征患者细胞炎性因子IL-6、IL-2、TNF-α水平，推拿也具有同等作用[13]，均具有降低体内炎性反应，进而调整心理-神经-免疫网络系统的作用。侯晓勇等[14]研究表明，针刺可提高慢性疲劳综合征患者机体内SOD酶活性，降低MDA含量，提高机体抗氧自由基能力，减轻自由基对机体的损害，从而增强抗疲劳能力。

王向义等[15]对慢性疲劳综合征大鼠的百会、关元、足三里进行针刺干预，发现针刺能降低血浆T-bet表达水平，升高GATA-3表达水平，调节T-bet/GATA-3的平衡，改善患者的免疫功能而起

到治疗慢性疲劳综合征的作用。

（二）调整肠道微生物环境

肠道菌群是影响人体健康的重要因素之一，肠道微生物群、黏膜屏障功能和免疫系统之间能够相互作用。

谢亚娜等[16]研究表明电针足三里、合谷、太冲（频率2Hz/15Hz，强度1mA）可下调血清TNF-α、脂多糖水平，升高肠道菌群厚壁菌门和放线菌门丰度，降低变形菌门和螺旋体门丰度，抑制炎性反应，从而改善肝郁脾虚型慢性疲劳综合征模型大鼠运动能力、疲劳和焦虑样表现。

（三）调控中枢机制

1. 调控下丘脑-垂体-肾上腺轴

下丘脑-垂体-肾上腺（HPA）轴是神经内分泌系统的重要组成部分，参与控制应激的反应，并调节身体活动，对皮质醇（CRH）的合成、单胺类神经递质（如多巴胺、5-羟色胺和去甲肾上腺素）的调控都有着重要作用。

杨添淞等[17]研究表明，电针百会、情感1区、感觉区（连续波，频率50Hz）可以降低慢性疲劳综合征模型大鼠海马与下丘脑中Smad4 mRNA水平，从而抑制Smad4蛋白表达，是通过TGF-β/Smad信号通路，改善微循环，调节新陈代谢，调节HPA轴功能，改善或增强机体免疫功能。

2. 调控相关信号通路

钟晓玲等[18]观察到经皮穴位电刺激可调节ERK/CREB/BDNF信号通路，改善慢性疲劳综合征大鼠海马CA1区神经细胞形态，减少凋亡细胞数量，这可能是慢性疲劳综合征大鼠的学习记忆能力改善的内在机制。

Zhu等[19]研究发现，电针心俞穴能够抑制应激小鼠的心脏诱导型一氧化氮合酶（iNOS）表达和血清NO水平，改善慢性疲劳综合征小鼠的运动功能和心脏功能，其机制与iNOS/NO信号的下调相关。

按语

针灸治疗慢性疲劳综合征在临床已得到广泛应用并取得肯定疗效。其中对针灸及电针治疗的临床应用研究更为系统，不仅对患者的疲劳的状态和安全性作出了有效评价，而且在预后方面也取得了满意的临床疗效。

针灸治疗机制的研究主要体现在神经内分泌体液调节方面和中枢神经系统方面，部分研究也深入肠道菌群方向。

参 考 文 献

[1] 徐玉欣，罗华送，孙栋，王睿，蔡健. 基于"脑肾相济"干预治疗慢性疲劳综合征：随机对照研究 [J]. 中国针灸，2019，39（2）：123-127.

[2] 马帅，王玉琳，张思琪，屈媛媛，王庆勇，李超然，杨添淞. 头针结合"经颅重复针刺法"治疗慢性疲劳综合征临床研究 [J]. 针灸临床杂志，2022，38（1）：13-17.

[3] 刘洋，杨婷，李壮，高傲，赵妍，曹蕾. 督脉灸对阳虚体质慢性疲劳综合征的临床研究 [J]. 针灸临床杂志，2022，38（8）：34-37.

[4] 李仲贤，张瑜，阎路达，赖美琪，徐海燕，吴婷，陈锐明，石国傲，周鹏. 电针五脏背俞穴对慢性疲劳综合征疲劳状态及皮层兴奋性的影响 [J]. 中国针灸，2022，42（11）：1205-1210.

[5] 韩建红. 温针灸治疗心脾两虚型慢性疲劳综合征的疗效 [J]. 医学理论与实践，2019，32（2）：222-224.

[6] 冯韵豪，陈兴华. "靳三针"针刺治疗慢性疲劳综合征疗效及对患者疲劳改善、心理状态影响 [J]. 辽宁

中医药大学学报，2018，20（8）：166-169.

[7] 李金霞，谢晶军，潘中强. 经皮穴位电刺激治疗慢性疲劳综合征：随机对照研究［J］. 中国针灸，2017，37（12）：1276-1279，1284.

[8] 许锦珠，郑玉石. 竹罐疗法治疗慢性疲劳综合征的临床观察［J］. 中国医药指南，2022，20（32）：116-118.

[9] 夏天，卢栋明，唐宏亮，庞军，王雄将，农章嵩. 枢经推拿治疗慢性疲劳综合征临床疗效观察［J］. 辽宁中医杂志，2018，45（6）：1266-1268.

[10] HE J，YU Q，WU C，et al. Acupuncture of the Beishu acupoint participates in regulatory effects of ginsenoside Rg1 on T cell subsets of rats with chronic fatigue syndrome［J］. Annals of Palliative Medicine，2020，9（5）：3436-3446.

[11] 孙冬玮，武明霞，倪晓诚，薛利圆，张春红. 针刺五脏背俞穴联合推拿背部足太阳膀胱经治疗肝郁脾虚型慢性疲劳综合征的临床疗效及对患者 T 淋巴细胞亚群和血脂指标的影响［J］. 河北中医，2022，44（2）：275-279.

[12] 熊杉，张如祥，刘良生. 针刺配合推拿膀胱经对慢性疲劳综合征患者血清细胞因子的影响［J］. 湖北中医药大学学报，2015，17（2）：39-41.

[13] 王宇航，魏小丽，宋石龙，梅荣军，吴云川，顾一煌. 机械推拿对慢性疲劳综合征肾虚型大鼠行为学及血清 IL-1β、IL-6 的影响［J］. 时珍国医国药，2018，29（5）：1235-1237.

[14] 侯晓勇，贾广坡，田连营，高飞，刘学武. 前后配穴法对慢性疲劳综合征患者的作用机制研究［J］. 河北医药，2016，38（10）：1560-1562.

[15] 王向义，刘长征，雷波. 针刺对慢性疲劳综合征大鼠血浆 T 细胞转录因子/GATA 结合蛋白 3 表达的影响［J］. 针刺研究，2017，42（3）：246-248，262.

[16] 谢亚娜，嵇波，张琴，牟秋杰，赵国祯，刘翼天，石天宇，徐塽，韩娜娜，刘玉婷，张靖宇，葛云鹏. 电针对肝郁脾虚型慢性疲劳综合征大鼠血清炎症因子及肠道菌群的影响［J］. 中国中医药信息杂志，2021，28（11）：63–68.

[17] 杨添淞，许骏，于国强，王颖，魏庆双，尤卓，高春风，李敬斌，刘亚萍，薛剑，孙忠人. 电针对 CFS 模型大鼠海马与下丘脑中 Smad4 蛋白表达的影响［J］. 中医药学报，2016，44（2）：49-51.

[18] 钟晓玲，童伯瑛，杨一涵，曾慧玲，林驰，靖媛，何玲玲，游世晶. 经皮穴位电刺激对慢性疲劳综合征大鼠学习记忆能力的影响及其机制探讨［J］. 针刺研究，2023，48（4）：317-324.

[19] ZHU Y，WANG J，YAO L，et al. Electroacupuncture at BL15 attenuates chronic fatigue syndrome by downregulating iNOS/NO signaling in C57BL/6 Mice［J］. The Anatomical Record，2022，306（12）：3073-3084.

（朱炜楷）

第十六章　针灸推拿镇痛与针刺麻醉

第一节　三叉神经痛

三叉神经痛（trigeminal neuralgia），是难治的神经病理性疼痛。在第Ⅴ对脑神经的一个或多个分支区域反复突发短暂电击样的剧烈疼痛，持续 1s 至 2min，间歇期正常。发作时疼痛剧烈，常诱发焦虑和抑郁等负性情绪。

本病属中医学"面痛"的范畴，病因可分为内因和外因。外因为寒、风或湿等六淫外侵。本病突发突止，故多责之于风邪；内因为"虚不上至，不荣则痛"。病机为经络瘀阻，不通则痛。寒、痰、瘀等病理产物阻遏经脉，或因情志不畅、肝气郁结、郁而化火、火性炎上而上扰头面，以致疼痛。

一、针灸推拿治疗三叉神经痛的临床应用

（一）针灸治疗

1. 毫针刺法

李昌植[1]用毫针治疗 32 例原发性三叉神经痛患者，选取患侧承泣和对侧足三里两穴。先对患者对侧足三里旁的阳性反应点进针，留针 30min 后行大幅度提插法，待患者自觉酸胀为宜，再取患侧承泣穴进针，行平补平泻法，留针 20min 后行 5 次轻微捻转。经 1 个疗程后，总有效率高达 93.75%。

2. 分期电针疗法

方剑乔团队[2]主张对本病确定病位并辨证，实行分期治疗。针灸处方中，局部选穴以三叉神经病变属支为主，远道选穴应遵循循经取穴、辨证取穴和全身镇痛穴位选穴的原则。局部选穴一般取主穴（四白、下关、地仓、攒竹）加病变属支穴（瞳子髎、颧髎、颊车），远道取合谷、外关、太冲、内庭等穴，另可加寒热辨证取列缺、曲池、三阴交等穴。

该团队还善用电针和经皮电刺激疗法。疼痛持续发作期，以远道取穴为主，取双侧合谷、外关，以 100Hz 刺激强刺激 15min；后于局部穴位针刺，少刺、轻刺、浅刺，不触碰扳机点；选用经皮电刺激于面部患侧穴位皮肤，针刺瞳子髎和下关、远道穴位合谷和外关，以 2Hz/100Hz 疏密波，30～60min。疼痛发作间歇期，以局部为主，用电针疗法，选穴同前；波形可选疏波，刺激强度以适度为佳，45～60min。该疗法在临床治疗三叉神经痛中取得了显著疗效。

3. 热敏灸

付勇等[3]选取下关、四白、夹承浆、风池、鱼腰穴处进行热敏灸治疗三叉神经痛患者，有效率达 78.13%，并发现热敏腧穴悬灸对三叉神经痛的治疗具有相对特异性，热敏腧穴的准确定位是提高临床疗效的重要因素。

4. 针刺结合放血疗法

杨庆锽等[4]观察针刺配合放血疗法治疗原发性三叉神经痛的临床疗效,针刺取下关、颧髎、太阳、阳白、颊车、四白、攒竹、合谷、风池、太冲等穴,针刺治疗结束后,在阳白、太阳、颊车进行三棱针放血,总有效率90.32%。

5. 针刺结合穴位注射疗法

霍生杰等[5]采用下关穴深刺结合对下关、足三里等腧穴进行穴位注射维生素B_{12},对治疗三叉神经痛即时止痛效果明显。

（二）推拿治疗

曲崇正等[6]运用传统推拿手法治疗三叉神经痛:使用一指禅、拿法、揉法等手法放松颈肩部软组织,并通过按压、弹拨等手法对三叉神经痛患者风池穴进行治疗,总有效率为86.7%。

二、针灸治疗三叉神经痛的机制研究

1. 调控大脑中枢机制

三叉神经痛作为一种疼痛程度剧烈的头面部疼痛,极易引发患者焦虑、抑郁等负性情绪。患者多个脑区功能发生改变。而电针大脑中枢干预机制与多个脑区密切相关。Shao等[7]研究显示,电针可激活前扣带回皮质中小清蛋白（PV）神经元发挥镇痛及抗焦虑作用。同时发现,电针的镇痛作用和抗痛情绪作用可能通过不同的中枢机制实现:电针通过 ACC-vlPAG 神经环路缓解神经病理痛,但并不通过该环路缓解负性情绪[8];电针通过激活基底外侧杏仁核中的 D_1 受体,抑制 D_2 受体缓解神经病理痛诱发的小鼠焦虑样行为,但并不通过该机制提高痛阈[9]。

2. 促进阿片类物质释放

电针对外周神经病变有良好的治疗效果,其机制与调节神经节中的阿片类物质的释放有密切关系。顾莎[10]通过电针透刺法治疗原发性三叉神经痛,其机制与调节β-EP 含量有关。周杰等[11]研究表明电针治疗神经病理性疼痛与促进内啡肽释放有关[12]。

3. 抑制胶质细胞和细胞因子

2Hz 电针能显著抑制脊髓损伤模型大鼠神经胶质纤维酸性蛋白 OX-42、金属肽酶-9、金属肽酶-2、TNF-α、IL-6 和 IL-1β在脊髓上的高表达[13]。1Hz 电针降低 IL-1β、IL-6 和 TNF-α的表达[14]。Liang 等[15]研究结果表明,电针通过抑制脊髓小胶质细胞和星形胶质细胞的活化缓解脊神经结扎模型大鼠神经痛,并抑制脊髓 COX-2 的表达[16]。

4. 调节生物活性分子

电针干预显著提高背根神经节和脊髓背角生长抑素、胶质细胞源性神经营养因子（GDNF）和 GDNF 家族受体 GFRα-1 的水平。Jiang 等[17]研究结果表明,低频电针能下调脊神经结扎术（spinal nerve ligation,SNL）神经痛大鼠背根神经节的 TRPV1 磷酸化水平。也有研究表明低频电针能改善大鼠神经痛,其机制可能与其有抑制术侧脊髓背角内 P 物质表达有关[18]。此外,电针还能抑制 P2X3 以缓解神经病理痛[19]。

参 考 文 献

[1] 李昌植. 针刺治疗原发性三叉神经痛 32 例 [J]. 吉林中医药,2012,32（5）:524-525.

[2] 孙晶,方剑乔,邵晓梅,陈利芳. 方剑乔教授分期治疗三叉神经痛[J]. 中国针灸,2016,36（2）:191-193.

[3] 付勇,章海凤,熊俊,张波,李林,陈日新. 热敏灸治疗三叉神经痛不同灸位的临床疗效观察 [J]. 南京中医药大学学报,2013,29（3）:214-216.

［4］ 杨庆铠，杨晓琳. 针刺配合放血疗法治疗原发性三叉神经痛临床观察［J］. 光明中医，2021，36（22）：3851-3853.

［5］ 霍牛杰，李彩霞，董涛，王江峰. 深刺下关穴联合穴位注射治疗原发性三叉神经痛临床研究［J］. 现代中医药，2021，41（6）：83-86.

［6］ 曲崇正，薛平辉，胡剑波，赵蔚峰，谢家辉. 基于风府穴推拿治疗原发性三叉神经痛临床观察［J］. 中国中医药现代远程教育，2021，19（11）：119-121.

［7］ SHAO F，FANG J，QIU M，et al. Electroacupuncture ameliorates chronic inflammatory pain-related anxiety by activating PV interneurons in the anterior cingulate cortex［J］. Front Neurosci，2021，15：691931.

［8］ ZHU X，XU Y，SHEN Z，et al. Rostral anterior cingulate cortex-ventrolateral periaqueductal gray circuit underlies electroacupuncture to alleviate hyperalgesia but not anxiety-like behaviors in mice with spared nerve injury［J］. Front Neurosci，2022，15：757628.

［9］ WU M，CHEN Y，SHEN Z，et al. Electroacupuncture alleviates anxiety-like behaviors induced by chronic neuropathic pain via regulating different dopamine receptors of the basolateral amygdala［J］. Mol Neurobiol，2022，59（9）：5299-5311.

［10］ 顾莎. 电针透穴刺法对原发性三叉神经痛中 P 物质和 β-内啡肽水平影响的临床研究［D］. 哈尔滨：黑龙江省中医药科学院，2014.

［11］ 周杰，陈贞羽，龚杰，庄晟坚，邵晓梅，方剑乔. 不同参数组合电针对 SNL 大鼠镇痛效应观察及对下丘脑内啡肽的影响［J］. 中国医药导报，2017，14（23）：18-21.

［12］ GIM G T，LEE J H，PARK E，et al. Electroacupuncture attenuates mechanical and warm allodynia through suppression of spinal glial activation in a rat model of neuropathic pain［J］. Brain Res Bull，2011，86（5-6）：403-411.

［13］ CHOI D C，LEE J Y，LIM E J，et al. Inhibition of ROS-induced p38MAPK and ERK activation in microglia by acupuncture relieves neuropathic pain after spinal cord injury in rats［J］. Exp Neurol，2012，236（2）：268-282.

［14］ LAU W K，CHAN W K，ZHANG J L，et al. Electroacupuncture inhibits cyclooxygenase-2 up-regulation in rat spinal cord after spinal nerve ligation［J］. Neuroscience，2008，155（2）：463-468.

［15］ LIANG Y，QIU Y，DU J，et al. Inhibition of spinal microglia and astrocytes contributes to the antiallodynic effect of electroacupuncture in neuropathic pain induced by spinal nerve ligation［J］. Acupunct Med，2016，34（1）：40-47.

［16］ PARK J H，KIM S K，KIM H N，et al. Spinal cholinergic mechanismf the relieving effects of electroacupuncture on cold and warm allodynia in a rat model of neuropathic pain［J］. J Physiol Sci，2009，59（4）：291-298.

［17］ JIANG Y L，YIN X H，SHEN Y F，et al. Low frequency electroacupuncture alleviated spinal nerve ligation induced mechanical allodynia by inhibiting TRPV1 upregulation in ipsilateral undamaged dorsal root ganglia in rats［J］. Evid Based Complement Alternat Med，2013，2013：170910.

［18］ YU J，ZHAO C，LUO X. The effects of electroacupuncture on the extracellular signal-regulated kinase 1/2/P2X3 signal pathway in the spinal cord of rats with chronic constriction injury［J］. Anesth Analg，2013，116（1）：239-246.

［19］ HE X F，WEI J J，SHOU S Y，FANG J Q，JIANG Y L. Effects of electroacupuncture at 2 and 100 Hz on rat type 2 diabetic neuropathic pain and hyperalgesia-related protein expression in the dorsal root ganglion［J］. J Zhejiang Univ Sci B，2017，18（3）：239-248.

第二节　头　痛

头痛（headache）是最常见的临床症状之一，可分为 3 大类：原发性头痛、继发性头痛以及痛性颅神经病变和其他面痛以及其他类型头痛。其中原发性头痛包括偏头痛（migraine）、紧张性头痛（tension headache）、三叉自主神经性头痛（trigeminal autonomic headache）及其他原发性头痛。

目前头痛发病机制尚未明确，多认为其疼痛症状可能由脑膜和血管痛觉感受器的激活与中枢疼痛调节的变化共同导致。头痛及其相关的神经血管变化受三叉神经影响，其发病过程涉及三叉神经血管复合体激活导致的神经肽释放、颅内血管扩张和通透性改变以及无菌性炎症的产生等。

本病属祖国医学"头风"范畴，分外感头痛和内伤头痛。外感头痛多因外感六淫之风、寒、湿、热之邪，则阻遏清阳，气血不畅，壅滞清窍，不通则痛，发为头痛。内伤头痛与气、血、痰、瘀、虚等病理因素密切相关，多因脏腑功能失调所致。

一、针灸推拿治疗头痛的临床应用

（一）针灸疗法

1. 毫针针刺

陈易等[1]将 80 例患者随机分为试验组和对照组，各 40 例。试验组取风池、百会、太阳等主穴，配合辨证选穴进行针刺，对照组采用布洛芬、静养、心理及运动基础方案治疗。试验组总有效率 90.0%，对照组总有效率 75.0%，试验组头痛缓解程度明显优于对照组。

周传龙等[2]结合现代解剖医学针对调节自主神经进行选穴治疗无先兆性偏头痛患者，观察其临床疗效，自主神经组主穴为风池、天容、内关穴，常规治疗组主穴为悬厘、率谷、头维、合谷，其他临证加减穴位。治疗 8 周后回访时，自主神经组 McGill 量表中感觉项、VAS 项评分均显著低于常规治疗组，有效率为 85.4%。

2. 电针法

梁繁荣团队[3]于 2017 年在 *JAMA Internal Medicine* 杂志上发表"The long-term effect of acupuncture for migraine prophylaxis：a randomized clinical trial"研究论文，该研究通过为期 16 周的随机临床试验，纳入真实针刺治疗组、假针刺治疗组、等待治疗组。真实针刺治疗组每次治疗选 4 个穴位。所有偏头痛患者均选风池、率谷为主穴针刺治疗；另外 2 个穴位根据头痛区经络辨证取穴，可选外关、阳陵泉、昆仑、后溪、合谷、内庭、太冲和丘墟。针刺得气后电针治疗，刺激频率为 2Hz/100Hz。假针刺治疗组针刺处方为 4 个非穴位点，穴位数、电刺激时间和治疗时间与针灸治疗组相同，但无得气。等待治疗组不接受任何针刺治疗。经过 16 周的观察，与假针刺治疗组和等待治疗组相比，真实针灸治疗与无先兆偏头痛发作次数显著减少相关。而且试验结果还表明，针刺治疗偏头痛具有至少 24 周的持续性效应，且整个研究中未发生针刺相关的严重不良反应。

3. 刺络放血疗法

刘丽琰等[4]比较足三阳经井穴刺血法联合常规针刺与单纯常规针刺治疗偏头痛的镇痛疗效。观察组取足三阳经厉兑、至阴、足窍阴刺血，配合丝竹空、率谷等穴常规针刺治疗；对照组行常规针刺治疗。两组患者治疗后头痛综合评分均明显降低，观察组较对照组评分降低幅度更显著，有效率为 92.3%。

4. 针刺蝶腭神经节联合常规针刺

宰风雷等[5]采用针刺蝶腭神经节联合常规针刺治疗发作性丛集性头痛患者20例,从颧弓下缘与下颌骨冠状突的间隙进针55mm(0.30mm×60mm一次性无菌针灸针),从上颌骨后缘与蝶骨外翼板围成的翼上颌裂进入蝶腭神经节所在位置。常规针刺取穴:双侧头维、阳白、合谷、内庭及印堂、阿是穴。结果显示,发作性丛集性头痛患者治疗后VAS评分、头痛发作次数、头痛持续时间、偏头痛特异性生活质量问卷(MSQ)各项评分及总分均较治疗前降低,血清5-HT含量较治疗前升高,表明针刺蝶腭神经节联合常规针刺治疗发作性丛集性头痛,能明显缓解患者的头痛程度,改善其生活质量,有效率95%。

5. 耳针疗法

霍华永等[6]采用耳针沿皮透穴刺法对96例偏头痛患者进行治疗,取患侧耳穴(舌-眼-扁桃体区、肝-胆胰区、枕-颞-额区),配风池、太阳与百会,其中显效44例,有效32例,控制13例,总有效率92.7%。

(二)推拿治疗

1. 经络推拿疗法

唐宏亮等[7]研究推拿少阳经、阳明经、太阳经、非经非穴治疗偏头痛疗效的差异,在各组对应经络穴位施一指禅手法,非经非穴组取少阳经组穴位旁开1cm处。经治疗,4组经络患者临床症状积分较治疗前均有改善,且少阳经组治疗后各动脉平均血流速度较其他组低。

庞军等[8]验证枢经推拿治疗先兆性偏头痛的疗效,将患者随机分为枢经组与常规组。枢经组在阳白至风池段施扫散法,按揉部分胆经穴等;常规组选用《推拿学》教材中的治疗方法,包括一指禅推、偏峰推法,拿风池颈项等。治疗后,枢经组患者的头痛程度、发作次数、伴随症状、临床症状总积分等均优于常规组。

2. 针灸推拿结合疗法

Nie等[9]探讨针推结合治疗偏头痛的有效性,将患者随机分为针推治疗组、针灸组和对照组。针推治疗组刺印堂、头维等,并配合印堂至风府、攒竹至天柱、鱼腰至风池及丝竹空至完骨的推、揉、按法或捏法,针灸组取相同穴位施以针刺治疗,对照组患者服用盐酸氟桂利嗪。治疗后,三组总有效率分别为95.6%、88.9%和75.6%,且针推治疗组患者报告结果评分与镇痛剂使用频率的改善优于针灸组和对照组。

二、针灸推拿治疗头痛的机制研究

(一)调节神经递质/神经调质

1. 降钙素基因相关肽

张亚兰等[10]观察针刺对偏头痛模型大鼠三叉神经脊束核CGRP水平的影响。针刺组选穴为双侧风池、外关、阳陵泉,西药组灌胃盐酸氟桂利嗪溶液。治疗后,与空白组相比,模型组大鼠三叉神经脊束核CGRP mRNA表达明显升高;与模型组相比,针刺组、西药组大鼠三叉神经脊束核CGRP mRNA表达明显降低,针刺组与西药组差异无统计学意义,提示针刺风池、外关、阳陵泉可降低偏头痛大鼠脑干IL-6、TNF-α及三叉神经脊束核CGRP表达,起到治疗偏头痛的作用。

2. 调控5-HT

王萌萌等[11]发现偏头痛模型大鼠三叉神经脊束核与中脑中5-HT$_{1D}$受体mRNA及蛋白表达显著降低,经针刺治疗后,5-HT$_{1D}$受体mRNA及蛋白表达均明显升高。Liu等[12]发现,在偏头痛模型大鼠中电针可通过 5-HT$_7$ 受体调节三叉神经节与三叉神经核中的蛋白激酶 A 或细胞外信号调节激酶 1/2 起到抗痛觉过敏作用。

3. 降低一氧化氮表达

赵志恩等[13]观察偏头痛模型大鼠脑组织内 NO 含量，针刺大鼠双侧率谷（透角孙）、颔厌、三阳络、阳辅、太冲。针刺治疗结束后，用一次性消毒针管抽取 1ml 丹参注射液，注射三阳络（双侧）、阳辅穴（双侧）。与对照组相比，模型组大鼠脑组织 NO 含量显著升高；与模型组相比，针刺组与针刺+穴位注射组大鼠脑组织 NO 含量显著降低，且针刺+穴注注射组明显低于针刺组。

（二）抑制炎性反应

刘杰等[14]对偏头痛大鼠的常规针刺组取百会、风池，疏肝调神组取百会、风池、内关、太冲，采用 ELISA 法检测血清炎性因子 IL-1β、IL-6、TNF-α 含量，结果显示模型组大鼠血清 IL-1β、IL-6、TNF-α 含量高于对照组，常规针刺组、疏肝调神组均低于模型组，疏肝调神组低于常规针刺组（模型组为颈后皮下注射硝酸甘油偏头痛模型，对照组为注射等量 PBS 溶液）。

（三）改善脑血流动力学

林海波等[15]观察针刺治疗偏头痛患者的脑血流速度的变化情况，发现少阳经穴治疗组总有效率明显高于非经非穴组，治疗组主要脑动脉（如大脑中动脉、大脑前动脉、大脑后动脉等）收缩期最大血流速度峰值在治疗后均有改善。

邓凯烽等[16]结合脑血流动力学探究针刺结合盐酸氟桂利嗪对于偏头痛患者疼痛的疗效，结果示针药组 VAS 评分、各项血流速度均较药物组低。

（四）活化神经元代谢

梁瑞华等[17]探求针刺少阳经穴对慢性偏头痛患者脑神经元代谢的影响。治疗后，治疗组较对照组头痛程度减轻，且中脑导水管灰质区 *N*-乙酰天门冬氨酸升高，提示慢性偏头痛患者经针刺少阳经特定穴后该脑区存在神经元代谢活化，这一过程可能逆转其异常减弱的疼痛抑制功能。

参 考 文 献

[1] 陈易，孟建霞，岳艳芳，雷艳，焦恩虎，王霞，王耀华. 针刺治疗紧张性头痛临床观察 [J]. 光明中医，2022，37（9）：1616-1618.

[2] 周传龙，包洁，邵晓梅，梁宜，方剑乔，王超，陈利芳，陈勤，彭国平. 基于自主神经功能的不同选穴原则对无先兆性偏头痛患者针刺干预的随机对照研究 [J]. 中华中医药杂志，2021，36（1）：553-557.

[3] ZHAO L, CHEN J, LI Y, et al. The long-term effect of acupuncture for migraine prophylaxis: a randomized clinical trial [J]. JAMA Intern Med, 2017, 177（4）：508-515.

[4] 刘丽琰，郭辉，任蒙强，申林，陈亮，马文珠. 足三阳经循经井穴刺血联合针刺治疗偏头痛：随机对照试验 [J]. 中国针灸，2020，40（1）：32-36.

[5] 宰风雷，陈娅茹，王志福，冀来喜，宋珊，程江慧，连紫宇，张丽英. 针刺蝶腭神经节联合常规针刺治疗发作性丛集性头痛 20 例 [J]. 中国针灸，2023，43（6）：659-660.

[6] 霍华永，霍华莹，李茂林. 耳穴沿皮透穴刺法治疗偏头痛 [J]. 中医临床研究，2011，3（4）：51.

[7] 唐宏亮，林静，金瑞勤，庞军，莫巧明，甘炜，王开龙，林华胜. 基于推拿治疗偏头痛随机对照试验的枢经特异性研究 [J]. 辽宁中医杂志，2016，43（5）：1059-1061.

[8] 庞军，胡云丹，唐宏亮，莫巧明. 枢经推拿治疗偏头痛的随机对照研究 [J]. 时珍国医国药，2015，26（11）：2700-2701.

[9] NIE L, CHENG J, WEN Y, et al. The effectiveness of acupuncture combined with tuina therapy in patients with

migraine [J]. Complementary medicine research，2019，26（3）：182-194.

[10] 张亚兰，宋伯骐，贺煜竣，杨凌毓，付磊，刘未艾. 针刺对偏头痛大鼠脑干 IL-6、TNF-α 及三叉神经脊束核 CGRP 水平的影响 [J]. 中国中医药信息杂志，2022，29（1）：59-64.

[11] 王萌萌，于晓华，耿炜，崔华峰，王长春，韩晶，杨佃会. 疏肝调神针法对偏头痛大鼠受体活性修饰蛋白 1、5-羟色胺 1D 受体表达的影响 [J]. 针刺研究，2018，43（7）：440-444.

[12] LIU L，XU X B，QU Z Y，et al. Determining 5HT₇R's involvement in modifying the antihyperalgesic effects of electroacupuncture on rats with recurrent migraine [J]. Frontiers in neuroscience，2021，15：668616.

[13] 赵志恩，徐瑶，胡科，李丽红. 针刺、穴注对偏头痛大鼠血浆 ET、6-K-PGF1α、TXB₂ 和脑组织 NO 含量的影响 [J]. 中国老年学杂志，2013，33（18）：4487-4489.

[14] 刘杰，王萌萌，杨佃会，崔鑫鑫. 疏肝调神针法对偏头痛大鼠脑组织阿片类受体表达及血清炎性因子水平的影响 [J]. 针刺研究，2022，47（6）：510-516.

[15] 林海波，郁保生，常小荣，刘密，刘未艾. 针刺少阳经特定穴治疗偏头痛患者近期疗效及脑血流速度的临床观察 [J]. 中华中医药杂志，2013，28（3）：846-848.

[16] 邓凯烽，李雪，陆惠玲，宁恒，尤晓华，朱英，陈日兰，廖子龙. 针刺对偏头痛患者疼痛及脑血流动力学的影响：随机对照研究 [J]. 中国针灸，2021，41（2）：115-120.

[17] 梁瑞华，张素平，谢永红. 针刺少阳经特定穴对慢性偏头痛患者脑神经元代谢影响的研究 [J]. 中华中医药学刊，2016，34（4）：918-920.

第三节　带状疱疹后遗神经痛

带状疱疹（herpes zoster，HZ）是指皮肤出现密集、成簇、大小不等，呈带状分布，累累如串珠，并以出现剧烈疼痛为主要特征的一种急性疱疹性皮肤病。西医相关研究证实带状疱疹是由水痘-带状疱疹病毒（VZV）感染所致，而带状疱疹病毒可能会对神经节造成侵犯，约 10%的患者会出现后遗神经痛（postherpetic neuralgia，PHN）[1]，超过 30%的后遗神经痛患者疼痛持续超过 1 年[2]。后遗神经痛可能引起焦虑、抑郁、睡眠障碍等并发症，严重影响患者的生存质量和身心健康，并加剧个人和社会层面的医疗负担。

现代医学认为水痘-带状疱疹病毒主要通过呼吸道黏膜进入人体并通过血液传播，其亲神经性可使病毒进入感觉神经末梢后潜入脊髓的后根神经节内，当宿主的免疫功能低下时，病毒会被激活并引起疱疹。后遗神经痛是治疗的难点，治疗方案多以抗惊厥药、抗抑郁药等药物为主[3]。

带状疱疹在中医学中称为"蛇丹"、"蜘蛛疮"、"缠腰火丹"等。而后遗神经痛在古籍中并无特定名称，属于"痹病"范畴。

一、针灸推拿治疗带状疱疹后遗神经痛的临床应用

（一）针灸治疗

1. 毫针针刺

杨夏莹[4]观察巨刺法治疗带状疱疹后遗神经痛的临床疗效，选用病变皮损部位及疼痛区域相对应的神经节段及其上下各一神经节段的对侧夹脊穴（健侧），胸胁部加健侧期门、大包，腰腹部加健侧章门、带脉等穴。巨刺法治疗带状疱疹后遗神经痛能明显改善患者的神经痛，有效率 93.3%。

2. 火针疗法

许纪超等[5]将 60 例急性期带状疱疹患者按随机数表法分为治疗组和对照组，每组 30 例。治疗组采用火针针刺疱疹区及夹脊穴配合拔罐治疗，对照组采用口服盐酸伐昔洛韦片、维生素 B₁ 片

治疗，结果治疗组可及时缓解疼痛且后遗神经痛发生率显著降低，后遗神经痛发生率为 23.3%，显著低于对照组。

3. 刺络放血疗法

黄子鹏等[6]将 108 例带状疱疹患者随机分为研究组和对照组，研究组予以维生素 B_{12} 口服，配合局部针刺放血处理；对照组予以伐昔洛韦、维生素 B_{12} 口服，研究组后遗神经痛的发生率（3.78%）显著低于对照组（24.53%）。

4. 电针疗法

徐芸等[7]将 60 例带状疱疹后遗神经痛患者按照随机数字表法分为低频组和高频组。2 组均给予西医（卡马西平片）常规治疗，低频组 30 例予低频（2Hz）电针治疗，高频组 30 例予高频（100Hz）电针治疗，取穴：阿是穴、病变皮损处、夹脊穴。结果显示，电针低频（2Hz）和高频（100Hz）对后遗神经痛治疗具有良好的辅助效果，且低频电针较高频电针临床疗效更优，有效率 96.67%。

5. 综合疗法

吴鸥等[8]将带状疱疹后遗神经痛患者 80 例随机分为对照组和观察组。对照组给予西医常规对症（予甲钴胺 0.5mg/次，3 次/日，维生素 $B_1$20mg/次，3 次/日）治疗，观察组加用温针灸联合龙胆泻肝汤治疗（选取足三里和阿是穴），结果总有效率为 92.50%，优于对照组，同时可减轻患者疼痛，调节 IL-10、β-EP、COX-2 的表达水平，改善睡眠。

（二）推拿治疗

郭利等[9]以疼痛部位的相应夹脊为中心，向上、下选取邻近 3～5 个夹脊穴为治疗范围，采用点、按、揉、弹拨、擦法等推拿手法治疗后遗神经痛患者，配合口服中药，总有效率为 88.2%。

二、针灸治疗带状疱疹后遗神经痛的机制研究

1. 调节神经体液功能，提高机体痛阈

（1）调节神经元特异性烯醇化酶水平　带状疱疹急性期是神经源性炎性反应阶段，神经元特异性烯醇化酶（NSE）可作为评价神经细胞损伤严重程度的敏感指标，对早期了解神经损伤程度有重要的临床价值。许纲等[10]研究表明，针灸可使患者局部疱液中 NSE 含量较治疗前均明显下降。

（2）减少 P 物质释放　P 物质（SP）属于感觉神经元及神经纤维中广泛存在一种速激肽，是带状疱疹后遗神经痛的一个重要病理基础。叶国平等[11]研究发现针灸治疗后带状疱疹患者外周血 SP 含量与治疗前比较有不同程度下降。

2. 调节机体免疫功能

刘畅、王丽等[12,13]研究表明，针刺可升高水痘-带状疱疹病毒建立的后遗神经痛模型大鼠的机械痛觉阈值，调控 $CD4^+T$ 细胞比例及血清 Th1/Th2 免疫平衡，可有效促进 Th1/Th2 平衡恢复并降低血清 SP 含量。

参 考 文 献

[1] ESPOSITO S，PRINCIPI N. Herpes zoster prevention：a difficult problem to solve [J]．Vaccine，2018，36（36）：5442-5448.

[2] KAWAI K，GEBREMESKEL B G，ACOSTA C J. Systematic review of incidence and complications of herpes zoster：towards a global perspective [J]．BMJ Open，2014，4（6）：e4833.

[3] 于生元，万有，万琪，马柯，王家双，卢振和，刘延青，刘小立，刘慧，刘若卓，邓列华，焰生，陈向军，陈军，张达颖，郑宝森，赵华，常建民. 带状疱疹后神经痛诊疗中国专家共识[J]．中国疼痛医学

杂志，2016，22（3）：161-167.

[4] 杨夏莹. 巨刺法治疗带状疱疹后遗神经痛的临床研究 [D]. 广州：广州中医药大学，2018.

[5] 许纪超，曾婧纯，李铨汀，刘子君，王鑫栋，林诗雨，刘琨，林国华. 火针赞刺法治疗急性期带状疱疹疗效观察及对血清 Th17、Treg 细胞水平的影响 [J]. 中华中医药杂志，2022，37（12）：7508-7511.

[6] 黄子鹏，张文博，邓梓丹，毛雷，陈青松. 中医针刺放血疗法预防性治疗带状疱疹后遗神经痛的机制及临床意义 [J]. 辽宁中医杂志，2022，49（12）：161-165.

[7] 徐芸，骆小娟，居诗如，潘益益，姚瑶. 不同频率电针治疗带状疱疹后遗神经痛的临床疗效及对血清白细胞介素 10、CXC 趋化因子配体 10 的影响 [J]. 河北中医，2021，43（9）：1533-1536.

[8] 吴鸥，刘益明，田艳会，夏青，李修洋. 温针灸联合龙胆泻肝汤治疗带状疱疹后遗神经痛的效果 [J]. 中华中医药学刊，2020，38（11）：101-104.

[9] 郭利，韩彩云. 推拿结合中药治疗带状疱疹后遗神经痛 68 例临床观察[J]. 中国冶金工业医学杂志，2021，38（1）：8.

[10] 许纲，周朝生，唐维桢，许洁，徐刚，李秀丽，蔚青，程超，李文，蔡海东，王立东. 围刺联合穴位注射对带状疱疹急性期疼痛的神经保护作用 [J]. 中国针灸，2019，39（4）：371-376.

[11] 叶国平，苏美玲，朱定钰，张霖云，林旺，黄丽，吴明霞. 线香灸配合刺络拔罐治疗带状疱疹急性期的疗效评价及其镇痛机制探讨 [J]. 中国针灸，2017，37（12）：1289-1293.

[12] 刘畅，张海龙，殷国巍. 针灸治疗带状疱疹后遗神经痛的免疫机制研究 [J]. 针灸临床杂志，2017，33（8）：49-52.

[13] 王丽，方玉甫，徐俊涛. 基于 Th1 / Th2 失衡和血清 P 物质探讨刺络拔罐联合中药湿敷治疗带状疱疹的作用机制 [J]. 针刺研究，2022，47（9）：814-820.

第四节　胃　绞　痛

胃绞痛（gastric colic）是由胃部肌肉持续强烈收缩引起的腹部疼痛。现代医学认为，胃绞痛是胃受局部炎症以及胃酸刺激、寒冷环境或进食过于寒凉引起胃迷走神经高度兴奋，胃壁平滑肌强力收缩，出现的阵发性胃部不适或疼痛，主要包括胃神经官能症和胆囊炎、胆石症、心脏疾病等其他疾病。

胃绞痛属中医学"胃痛"范畴，病位在胃，与肝、脾密切相关。其发病与外感时邪、内伤饮食、脏腑功能失调等因素有关。

一、针灸治疗胃绞痛的临床应用

（一）针灸治疗

1. 传统针灸疗法

朱静文[1]对胃镜术中胃痉挛的患者，给予针刺足三里、内关两穴，提插捻转，行中等强度刺激，或使针感向上放射，结果证实针刺能够解除胃肠痉挛，缓解胃绞痛，并且无任何副作用。

吕纹良等[2]针刺胃痉挛患者的双侧承山穴，留针 30min，每 10min 行针一次，结果发现患者疼痛消失，临床疗效确切。

2. 平衡针法

陈雪梅等[3]采用王文远所创的平衡针灸，对急性胃痛患者选取胃痛穴（位于口角下 1 寸，或下颌中点旁开 3cm 处）和腹痛穴（位于腓骨小头前下方凹陷中）进行治疗，快速针刺，获得针感后立即出针，针刺时间在 3s 以内，疗程为 1 次。同时给予生理盐水 250ml 静脉滴注，结果取得较好疗效。

3. "七伐五法"针刺疗法

赵因[4]根据贺惠吾创立的"七伐五法"，应用三脘、不容、承满、鸠尾、膻中等穴，治疗胃痉挛疼痛患者，连续 7 次治疗后，胃部疼痛消失，疗效确切。

4. 艾灸疗法

杨桑加等[5]对 50 例胃绞痛患者，进行艾灸治疗。方法为灸疗剑突穴、痞穴、火穴三部分，每部分灸 3 次，共 27 柱，治疗组有效率达到 88%，缓解肌痉挛效果明显。

5. 放血疗法

曹忠耀等[6]记录了蔡云生取至阳穴进行三棱针点刺放血疗法治疗急性胃痉挛绞痛患者，效果显著，随访未复发。

6. 联合疗法

霍锐[7]采用常规药物联合针刺的方法，在奥美拉唑 20mg 口服，铝碳酸镁 1g 口服，山莨菪碱 10mg 肌内注射常规药物治疗下，联合针刺内关、足三里和合谷穴，留针 10min，刺激 3min，临床止痛效果较单纯药物组更好。

（二）推拿治疗

张杰明[8]选取 84 例急性胃痉挛患者，随机分为观察组和对照组，对照组予以甲氧氯普胺注射液（胃复安）治疗，观察组在对照组的治疗基础上加以推拿治疗，取背部足太阳膀胱经膈俞、肝俞以及胃管下俞等处的酸痛点，进行止压，每轮约进行 1min。治疗结果显示，观察组患者治疗后的总有效率（95.24%）明显优于对照组（76.19%），缓解胃绞痛临床疗效确切。

何迪英等[9]对 62 例急性胃痉挛患者在匹维溴铵（得舒特）治疗基础上加用推拿结合温针灸进行治疗，分别在胃管下俞、肝俞、胆俞应用一指禅推法 5min，可双手同时进行；用手指指腹端点按腿部的解溪、足三里各约 5min；其次于两胁肋部自上而下用掌擦法掌擦 5min 至局部皮肤潮红；最后分别在中脘、天枢处以大鱼际揉法，顺时针、逆时针各 5min 至腹胀感减轻。结果显示，在常规口服解痉药物的基础上应用推拿结合温针灸治疗急性胃痉挛，临床治愈率和总有效率均较单纯口服解痉药物组有明显提高，而且腹胀、腹痛、反酸等临床症状缓解时间明显缩短。

二、针灸治疗胃绞痛的机制研究

1. 神经信号传导

胃肠道平滑肌对外界温度变化很敏感，对于低于体温的刺激会很快引起收缩而导致疼痛。吕纹良等[2]通过针刺胃绞痛患者的承山穴，产生的冲动效应传给高位中枢，又传导至脊髓 2～4 节，引起副交感神经兴奋，从而使胃肠道括约肌舒张，缓解胃绞痛。

2. 调节胃运动功能

任婷婷[10]研究表明：针刺足三里、中脘穴可促进胃运动恢复，提高胃黏膜损伤模型兔的血清胃泌素的含量、血浆胃动素含量，对胃肠运动功能的影响较大。

王宏艳等[11]研究也证实足三里可抑制内脏痛，对胃的弛缓与收缩有双向调节作用，可解除幽门痉挛，提高胃游离酸、总酸度、胃蛋白酶和胃脂肪活性酶浓度，加强蠕动，促进滞留物的排出；当胃镜术中出现胃痉挛，与阿托品相比，针刺足三里能更快速解除胃痉挛且无副作用，对于胃液分泌、胃蠕动具有双向调节作用。

参 考 文 献

[1] 朱静文. 针刺解除胃镜术中胃痉挛 30 例报告 [J]. 江苏中医，1995（10）：31.

[2] 吕纹良，杨继鹏，赵红. 针刺承山穴治疗胃痉挛 1 例 [J]. 光明中医，2014，29（9）：1974.

[3] 陈雪梅，王儒平. 平衡针治疗急性胃痛 100 例疗效观察 [J]. 新中医，2011，43（8）：112-113.

[4] 赵因，郭静，王少松. 贺惠吾 "七伐五法" 针刺法在治疗胃痛中的应用 [J]. 中医杂志，2016，57（4）：284-286.

[5] 杨桑加，多杰措. 藏医艾灸治疗胃绞痛的疗效观察 [J]. 中国民间疗法，2014，22（7）：63.

[6] 曹忠耀，徐菁菁，蔡云生. 浅析至阳穴刺络放血治疗急性胃痉挛的作用 [J]. 中医药临床杂志，2015，27（6）：777-778.

[7] 霍锐，杨代芳. 针刺治疗急性胃痛的应用及疗效分析 [J]. 内蒙古中医药，2019，38（5）：118-119.

[8] 张杰明. 推拿手法治疗急性胃痉挛和顽固性呃逆的疗效观察 [J]. 临床医药文献电子杂志，2018，5（6）：75，78.

[9] 何迪英，蔡华萍. 推拿结合温针灸治疗急性胃痉挛 62 例临床观察 [J]. 中国中医急症，2013，22（6）：969-970.

[10] 任婷婷. 针刺足三里、中脘穴对胃粘膜损伤家兔模型血清胃泌素和血浆胃动素含量的影响 [J]. 中医药信息，2007（1）：48-49.

[11] 王宏艳，沈婷. 针刺治疗青年女性急性胃肠痉挛 68 例疗效观察 [J]. 河北中医，2009，31（6）：893.

第五节　稳定型心绞痛

稳定型心绞痛（stable angina pectoris，SAP）是指心绞痛发作的程度、频度、性质及诱发因素在数周内无显著变化的心绞痛。本病有明确的西医诊疗方案。但临床中仍存在需长期服药、疗效不佳、不良反应多等问题。

现代医学认为本病的发生主要与血栓形成、平滑肌细胞增殖和脂质浸润等相关。在过度劳累、情绪激动时心脏负荷增大而致耗氧量增多、冠脉供血不足，造成冠脉扩张减弱、血流量减少、冠脉狭窄和（或）闭塞，以致心肌细胞内蓄积乳酸、丙酮酸等代谢产物进而刺激心脏自主神经，诱发稳定型心绞痛。

本病属中医学 "胸痹"、"厥心痛"、"真心痛"、"心痛" 等范畴。病机本虚，多以气、血、阴、阳亏虚而致心脉失养，标实则多为寒凝、气滞、血瘀、痰浊而致心脉阻滞。

一、针灸推拿治疗稳定型心绞痛的临床应用

（一）针灸疗法

1. 毫针针刺

梁繁荣团队在国际著名医学期刊 *JAMA Internal Medicine* 发表题为 "Acupuncture as adjunctive therapy for chronic stable angina：a randomized clinical trial"（针刺辅助治疗慢性稳定型心绞痛随机临床试验）的文章[1]。该团队根据美国心脏病学会（ACC）和美国心脏协会（AHA）分类诊断标准从中国 5 个不同地区临床中心的针灸科、心内科门诊和住院患者中招募慢性稳定型心绞痛病例，严格按照循证医学和临床流行病学方法，进行了为期 20 周的针刺临床随机、盲法、对照试验和随访，以探讨针刺辅助治疗慢性稳定型心绞痛的有效性、安全性，以及针刺疗效和不同取穴方法、真假针刺、安慰对照之间的关系。该研究设计选择通里、内关穴。结果表明：针灸辅助治疗轻度、中度慢性稳定型心绞痛具有安全性、有效性。与针刺他经取穴组、假针刺组和等待治疗组相比，针刺本经取穴组的针刺治疗在 16 周内显示出明显的疗效优势，提示针刺可以作为辅助治疗轻度、中度慢性稳定型心绞痛的一种有效方法。

2. 针药结合疗法

孟醒等[2]总结了肖少卿针药结合治疗冠心病心绞痛经验。肖少卿认为心绞痛发病核心病机与心、肾的阳气（衰弱）有关，初发肾气衰弱症状并不明显，往往虚实夹杂，甚至表现出"寒凝"、"痰浊"、"瘀血"阻滞的实证。根据心绞痛证候特征将其分为寒凝心脉型、痰浊闭阻型、瘀血阻络型、心脾两虚型、心肾阳虚型、阳衰气脱型，采用中药与针灸相结合治疗。中药根据辨证分别采用瓜蒌薤白汤、导痰汤、丹参饮合金铃子散、参附汤合真武汤、参附汤合失笑散以及生脉散等加减治疗；针灸主取心俞、巨阙、内关等穴进行治疗。

3. 药物结合灸法

修晟尧等[3]选取64例胸痹心肾阳虚型患者，对照组予附子理中汤口服，治疗组在对照组基础上艾灸内关、膻中、阴都等穴，治疗2个疗程共14天后发现治疗组的临床疗效优于对照组，且灸药联合可有效减少硝酸甘油摄入量，也可缩短心绞痛的持续时间。

刘中勇等[4]对96名患者随机分组，对照组采用常规西药治疗（阿司匹林肠溶片、单硝酸异山梨酯缓释片、美托洛尔片等），观察组在对照组常规西药基础上加用热敏灸疗法（选穴为心俞、厥阴俞、膻中、内关、三阴交），最终发现观察组相较于对照组心绞痛症状减轻更为明显，硝酸甘油用量减少,血浆黏度及血脂均得到更大改善,热敏灸疗法对于稳定型心绞痛患者有较好的临床疗效。

4. 药物结合穴位埋线

苏仁强等[5]纳入22例患者并随机分组，对照组口服硝酸异山梨酯片治疗（3次/日，连服6周），治疗组在对照组基础上予内关穴位埋线治疗（每周1次，3周为1个疗程，共治疗2个疗程），结果治疗组临床症状、心电图疗效、中医证候改善及即时心室控制率均优于对照组。

（二）推拿疗法

朱艺成等[6]探究了辨证施膳配合穴位按摩对冠心病心绞痛的护理效果。随机选取90例冠心病心绞痛患者作为观察对象，按照护理模式不同分为观察组和对照组，对照组予以常规护理，观察组在对照组基础上予以辨证施膳配合穴位按摩。结果显示：观察组护理总有效率明显高于对照组，观察组护理满意度明显高于对照组。表明辨证施膳配合穴位按摩对冠心病心绞痛患者护理效果较好，明显改善患者生活质量。

二、针灸治疗稳定型心绞痛的机制研究

1. 调节氨基酸和能量代谢

Zhang等[7]研究显示：将SD大鼠采用冠状动脉左前降支结扎法制备大鼠急性心肌梗死（AMI）模型，电针预处理内关穴，频率2Hz/100Hz，强度2mA，每次20min，每天1次，连续3天。结果显示：电针预处理是通过调节氨基酸和能量代谢从而改善心肌损伤。

2. 抗氧化应激

邵明璐等[8]研究显示：将Wistar大鼠随机分成对照组、模型组、夹脊组、内关组、曲池组，每组10只。采用结扎左冠状动脉前降支（LAD）制备大鼠心肌缺血再灌注损伤模型。造模前针刺胸4～5夹脊、内关、曲池穴预处理，疏密波，频率2Hz/100Hz，强度1mA，每次30min，每天1次，连续7天。结果显示：电针通过上调Nrf2-ARE通路，增强抗氧化剂基因的表达，减少氧化应激导致的心肌损伤。

3. 抑制炎性因子

吴松等[9]探讨了电针内关穴对心肌肥厚模型大鼠TNF-α和IL-1β的影响。将SD大鼠随机分为正常组、模型组、电针组，采用皮下注射盐酸异丙肾上腺素建立心肌肥厚大鼠模型。电针内关穴,连续波，频率 2Hz，强度 1mA，每次 20min，每天 1 次，连续 14 天。结果显示：电针可通过抑制 TNF-α、IL-1β等炎性因子的表达，有效防治心肌肥厚。

4. 调节单胺类神经递质

汪克明等[10]探讨针刺不同经穴对心肌缺血模型大鼠下丘脑室旁核区单胺类递质含量变化的影响。将 SD 大鼠建立 AMI 模型，造模成功后随机分成模型组、神门组、内关组、太渊组，每组 10 只。按分组分别进行电针神门、内关、太渊穴，每次 10min，连续 3 天。结果显示：下丘脑室旁核区的单胺类神经递质 NE、DA、5-HT 是电针抗心肌缺血损伤的中枢调控物质。

5. 激活细胞自噬

王堃等[11]将 Wistar 大鼠随机分为假手术组、模型组、针刺组，每组 10 只。建立 AMI 模型，造模前连续电针刺激内关穴 14 天，大鼠尾巴接正极，内关接负极，频率 2Hz/15Hz，强度 1mA，每次 30min，每天 1 次。结果显示：电针预处理可加强 LKB1/AMPK/PEK2 信号通路激活自噬，改善 AMI 大鼠的心肌细胞凋亡、坏死，促进受损心肌细胞生存。

6. 促进血管新生

朱冰梅团队[12]建立大鼠急性心肌梗死模型，运用电针内关穴进行干预，频率 2Hz/15Hz，强度 1mA，每次 20min，每天 1 次，连续 7 天。结果显示：电针可直接在 VEGF 启动子上通过 H3K9 乙酰化修饰有效上调 VEGF 表达，从而促进急性心肌梗死大鼠的血管新生。

参 考 文 献

[1] ZHAO L，LI D，ZHENG H，et al. Acupuncture as adjunctive therapy for chronic stable angina：a randomized clinical trial [J]. JAMA Internal Medicine，2019，179：1388-1397.

[2] 孟醒，齐淑兰. 肖少卿针药结合治疗冠心病心绞痛经验 [J]. 中医杂志，2015，56：1910-1911，1922.

[3] 修晟尧，李玉峰，董宝强，马铁明，富昱，杨智捷. 艾灸和附子理中汤治疗心肾阳虚胸痹临床观察 [J]. 世界中西医结合杂志，2019，14（5）：688-691.

[4] 刘中勇，陈洪涛，伍建光，唐娜娜，骆始华，林辉辉. 热敏灸治疗冠心病稳定性心绞痛的疗效分析 [J]. 中国中医药现代远程教育，2015，13（17）：13-15.

[5] 苏仁强，李伟华，焦杨. 内关穴位埋线治疗稳定型心绞痛临床观察 [J]. 上海针灸杂志，2014，33（1）：31-33.

[6] 朱艺成，李薏霞，张惠珍. 辨证施膳配合穴位按摩对冠心病心绞痛的护理效果 [J]. 广州医科大学学报，2018，46：119-121.

[7] ZHANG H R，TAO J L，BAI H，et al. Changes in the serum metabolome of acute myocardial ischemia rat pretreatment with electroacupuncture [J]. The American Journal of Chinese Medicine，2019，47：1025-1041.

[8] 邵明璐，李洋，崔华峰，姜曼，谭奇纹. 针刺预处理对大鼠心肌缺血再灌注氧化应激损伤的保护作用 [J]. 中国针灸，2017，37（3）：285-290.

[9] 吴松，李佳，洪亚群，黄伟，唐宏图，刘建民，陈泽斌，尤行宏，吴桂洲，王华. 电针内关穴对心肌肥厚模型大鼠 TNF-α和 IL-1β 的影响 [J]. 中华中医药杂志，2012，27（9）：2287-2289.

[10] 汪克明，刘婧，吴子建，王月兰，陈业农，何璐，蔡荣林. 针刺不同经穴干预心肌缺血模型大鼠下丘脑内单胺类递质的相对特异性 [J]. 针刺研究，2011，36（3）：205-208.

[11] 王堃，黄日龙，吴生兵，蔡荣林，邹国蓉，周美启. 电针"内关"预处理通过 LKB1/AMPK/PFK2 对心肌缺血大鼠细胞自噬的影响 [J]. 针刺研究，2020，45（2）：99-104.

[12] FU S P，HE S Y，XU B，et al. Acupuncture promotes angiogenesis after myocardial ischemia through H3K9 acetylation regulation at VEGF gene [J]. PloS one，2014，9：e94604.

第六节　肾　绞　痛

肾绞痛（renal colic）是泌尿系结石发病最常见的症状，是泌尿外科常见急腹症之一。我国泌尿系结石患病率为 6.4%，肾绞痛作为泌尿系结石的典型症状，约占急诊急性腹痛病例的 31.18%，肾绞痛是男性急诊入院的最常见原因。

肾绞痛在中医学属"腰痛"、"转筋"、"石淋"等范畴，病位在肾与膀胱，且与肺、肝、脾以及三焦有关。其发病与肾气不足、下焦湿热或气滞血瘀等因素相关。主要病机为本虚标实，肾虚、湿热为本，气滞血瘀为标。

一、针灸推拿治疗肾绞痛的临床应用

（一）针灸治疗

1. 毫针刺法

琚保军等[1]将 240 例急性肾绞痛患者随机分为针刺组、东莨菪碱组、度冷丁（哌替啶）组，各 80 例。针刺组选取内关与足三里针刺；东莨菪碱组采取东莨菪碱肌内注射，并配合东莨菪碱静脉滴注；度冷丁组采取度冷丁肌内注射。治疗 30min 后，针刺组总有效率为 95.0%，东莨菪碱组为 76.3%，度冷丁组为 92.5%，经统计学分析，针刺组与度冷丁组疗效相当，两者均优于东莨菪碱组。表明在急性肾绞痛治疗中应用针刺内关与足三里镇痛效果良好，不良反应发生较少，优于度冷丁和东莨菪碱治疗。

2. 电针疗法

龚砚超[2]将 160 例肾绞痛患者随机分为治疗组和观察组各 80 例，治疗组给予针刺，于急性肾绞痛发作时针刺内关、肾俞、阿是穴，行直刺法，进针得气后停针，接电针，选连续波，电流强度以患者耐受为度；观察组给予度冷丁联合 654-2 肌内注射。结果发现电针比西药起效快、持续时间长，并对复发病例可重复应用。

3. 浮针疗法

梁绮婷等[3]将 90 例结石性肾绞痛患者随机分为浮针组、山莨菪碱组和度冷丁组，每组各 30 例，浮针组选取患者最明显的腰痛压痛点进行浮针治疗，研究显示：浮针组与度冷丁组疗效相当，但两者均优于东莨菪碱组。且浮针组起效时间明显优于其他两组；不良反应发生较其他两组明显减少。

4. 腕踝针疗法

李思逸等[4]选取 120 例肾绞痛患者，随机分为腕踝针组和对照组各 60 例。腕踝针组运用腕踝针治疗（取疼痛肾区同侧踝部的下 5 区），对照组肌内注射酮咯酸氨丁三醇治疗。研究显示：腕踝针和酮咯酸氨丁三醇治疗总有效率没有差异，但与使用药物组相比，腕踝针组操作更便捷、缓解肾绞痛更快速且安全性高。

5. 针刺结合药物

刘存志团队[5]将 80 例泌尿系统结石引起的肾绞痛患者随机分为针刺组和假针组，每组各 40 例。针刺组患者接受痛点针刺+双氯芬酸钠镇痛治疗，假针组患者接受非穴浅刺+双氯芬酸钠镇痛治疗，结果显示，针刺组有效率达 77.5%，假针组有效率 10%，表明联用针刺后比单独使用止痛药对肾绞痛患者疗效更佳。

（二）推拿治疗

吴玉云[6]在给予硫酸阿托品注射和盐酸曲马多肌内注射的基础上给予肾俞、京门、膀胱俞等穴位点按并联合热敏灸治疗急性肾绞痛，结果显示：肾绞痛明显缓解，且穴位点按为主治疗可有效减轻患者的疼痛，缩短疼痛持续时间，降低复发率。

二、针灸治疗肾绞痛的机制研究

1. 促进平滑肌蠕动

张小华等[7]研究表明，针刺三阴交可促进尿路平滑肌蠕动与结石排出，其机制可能与针刺引起 $S_2 \sim S_4$ 区的非选择性作用以及对儿茶酚胺的调节作用有关。程莉莉等[8]发现：电针委中、三阴交及阴陵泉能显著升高急性尿潴留家兔膀胱内压力和膀胱组织 ATP 含量来促进膀胱排空。

2. 下调炎性递质及神经递质

王峻等[9]研究发现，电针可以发挥类似非甾体抗炎药（NSAID）的作用，抑制肾绞痛模型大鼠脊髓中 COX2 的表达、减少 PGE_2 的合成和血清 CRP 来发挥镇痛作用。

肖扬等[10]发现电针肾绞痛大鼠肾俞、三焦俞、三阴交和水泉穴 3 天，可降低肾组织中 TXA_2、PGI_2 和 5-HT 表达水平，减轻肾小管扩张及炎症细胞浸润，从而减轻 5-HT 致痛作用。

参 考 文 献

[1] 琚保军，牛琳琳. 针刺内关与足三里治疗急性肾绞痛疗效分析 [J]. 中国针灸，2012，32（11）：975-978.

[2] 龚砚超. 针刺治疗泌尿系结石肾绞痛疗效观察 [J]. 实用中医药杂志，2019，35（5）：606-607.

[3] 梁绮婷，赵冬，蔡泽锋. 浮针治疗急性结石性肾绞痛疗效分析 [J]. 针灸临床杂志，2019，35（1）：37-40.

[4] 李思逸，林美珍，古炽明，陈志强. 腕踝针治疗肾绞痛的临床有效性及安全性研究 [J]. 中国中西医结合外科杂志，2023，29（1）：80-83.

[5] TU J F, CAO Y, WANG L Q, et al. Effect of adjunctive acupuncture on pain relief among emergency department patients with acute renal colic due to urolithiasis: a randomized clinical trial [J]. JAMA Netw Open，2022，5（8）：e2225735.

[6] 吴玉云. 穴位点按联合热敏灸治疗肾结石急性肾绞痛的临床观察 [J]. 中国中医药科技，2022，29（2）：256-257.

[7] 张小华，肖要，王志平. 针刺三阴交治疗急性肾绞痛效果的机制研究概述 [J]. 中医杂志，2022，63（2）：184-189.

[8] 程莉莉，吴聪英，睢明河. 电针不同穴位对急性尿潴留后家兔膀胱内压和膀胱组织三磷酸腺苷含量的影响 [J]. 针刺研究，2012，37（4）：291-295.

[9] 王峻，肖扬，梁小兴，刘鸿，王志刚，孟磊，姚睿智，陈铭，邱云桥. 邱氏穴对肾绞痛大鼠模型肾组织 PGI_2、TXA_2 和 5-HT 表达的影响 [J]. 中国现代医学杂志，2017，27（10）：35-39.

[10] 肖扬，王锋锋，熊杰，孟磊，姚睿智，王峻，庄礼兴，陈铭. 电针腧穴对肾绞痛大鼠镇痛作用及其机制研究 [J]. 中国全科医学，2016，19（18）：2206-2210.

第七节 胆 石 症

胆石症（cholelithiasis）又称胆结石，是指胆道系统包括胆囊和胆管内发生结石，导致胆道系统炎症、感染、胆管狭窄和扩张等常见的一类胆道系统疾病，属于外科常见病、多发病。在我国成年人中，胆石症的流行率为 4.73%[1]，且随着年龄的增长而增加，女性高于男性。

胆石症属中医学"胁痛"、"黄疸"、"胆胀"等范畴。病位在肝胆，涉及脾脏，病理因素与痰、湿、瘀、热密切相关，病因主要为情志失调、饮食不节或虫积等。

一、针灸治疗胆石症的临床应用

1. 传统针刺法

罗斌[2]针刺阳陵泉观察其缓解胆绞痛的即效性，结果显示总有效率为96%，平均显效和有效时间分别为6.16min和7.92min，说明针刺阳陵泉穴能够迅速有效地缓解胆绞痛。

2. 特殊针刺法

胥骅凌[3]将胆绞痛患者随机分为试验组（阿是穴四花刺法）和对照组（肌内注射盐酸消旋山莨菪碱注射液），结果两组治疗胆绞痛均有疗效，但阿是穴四花刺法起效更快，作用持续时间更久。

3. 耳针结合药物疗法

赵鑫[4]针刺干预急性胆囊炎、胆结石所致胆绞痛患者，在西医常规治疗（予以解痉止痛、抗炎、补液等）基础上加入揿针疗法（选双侧耳穴肝、胆、神门、皮质下），结果表明耳穴揿针可降低患者疼痛评分，缓解患者疼痛感。

许会平[5]发现疏肝利胆方联合耳穴压丸（选取耳穴：胰胆、皮质下、脾、交感、耳背肝区、十二指肠、耳迷根、内分泌、神门等）可改善胆结石患者的中医临床症状积分、胆结石的数目和大小，尤其是在改善上腹部饱胀、大便情况及结石大小方面效果显著。

4. 穴位埋线结合药物疗法

段君毅等[6]将70例胆囊结石缓解期合并胆囊收缩功能不全患者随机分为治疗组、对照组，每组35例。对照组予牛磺熊去氧胆酸治疗，治疗组在此基础上联合穴位埋线疗法（主穴：右侧日月、胆俞、阳陵泉），研究发现联合穴位埋线组效果明显优于单纯口服牛磺熊去氧胆酸治疗，同时缩短疗程。

5. 针药结合

林磊等[7]将80例急性胆囊炎患者随机分为对照组与观察组各40例，对照组予以西医常规（消炎利胆片）并针刺（针刺选取胆俞、阳陵泉、丘墟、太冲、胆囊穴）治疗，观察组在对照组基础上予以清肝利胆汤口服。研究发现清肝利胆汤联合针刺疗法能明显降低急性胆囊炎患者的炎症反应，减轻临床症状，促进预后。

二、针灸治疗胆石症的机制研究

1. 改善胆囊收缩功能

Choi等[8]研究表明，胆囊平滑肌细胞膜上的CCK-AR mRNA表达异常是诱发胆固醇结石导致胆囊收缩功能减退的最重要因素。段君毅[9]研究发现，穴位埋线能提高小鼠胆囊平滑肌CCK-AR含量，提高胆囊张力，改善胆囊收缩功能，改善胆汁淤积，预防结石生成，并促进结石排出。

2. 调节脂质代谢

平兰芝等[10]研究证实，穴位埋线能够促进胆固醇胆石症大鼠血清脂类代谢，降低血清胆固醇、甘油三酯含量，从而减少胆石症大鼠发病率。Choi等[8]进一步表明，埋线治疗可能抑制胆固醇胆石症大鼠LXRα激活，通过ATP结合盒转运蛋白A1促进磷脂向胆囊转运，使胆固醇向胆汁酸转化，降低胆汁中胆固醇含量及胆固醇饱和度，从而改善胆固醇胆石症。

参 考 文 献

[1] SONG Y，MA Y，XIE F C，et al. Age，gender，geographic and clinical differences for gallstones in China：a nationwide study [J]. Ann Transl Med，2022，10（13）：735.

[2] 罗斌. 针刺阳陵泉穴缓解胆绞痛的即效性观察 [J]. 现代医学与健康研究电子杂志，2018，2（14）：152.

[3] 胥骅凌. 阿是穴四花刺法治疗胆绞痛的即时镇痛效应研究 [D]. 成都：成都中医药大学，2021.

[4] 赵鑫. 耳穴揿针治疗急性胆囊炎、胆结石所致胆绞痛疗效观察 [D]. 南京：南京中医药大学，2019.

[5] 许会平. 疏肝利胆方联合耳穴压丸治疗肝胆湿热气滞型胆结石的临床观察 [D]. 郑州：河南中医药大学，2018.

[6] 段君毅，王毅兴，高一，陈跃来. 穴位埋线对胆囊结石缓解期合并胆囊收缩功能不全患者胆囊收缩功能的影响 [J]. 上海中医药大学学报，2020，34（4）：33-37.

[7] 林磊，张蕴佳，黄凌鹰，庄俊嵘. 清肝利胆汤加减联合针刺治疗急性胆囊炎疗效观察 [J]. 中国中医急症，2021，30（11）：2014，2015-2017.

[8] CHOI H J，JACENE H，KIM C K. No delayed imaging or CCK administration is needed in most cases when bowel excretion does not occur but gallbladder fills promptly [J]. Ann Nucl Med，2019，33（10）：740-745.

[9] 段君毅. 穴位埋线法对胆囊结石伴胆囊收缩功能不全的改善效应及作用机理研究 [D]. 上海：上海中医药大学，2019.

[10] 平兰芝，唐徐韵，廖莹莹，何艳芹，张海涛，潘莉. 穴位埋线法对胆固醇胆石症大鼠血清总胆固醇及甘油三酯含量的影响 [J]. 医学信息，2021，34（17）：95-97.

第八节 牙 痛

牙痛（toothache）是指以牙齿疼痛为主要症状的一种疾病，常常遇冷、热、酸、甜等刺激时牙痛加剧，为口腔疾患中常见的症状之一，可见于西医学的龋齿、牙髓炎等。

牙痛属祖国医学"骨槽风"、"牙咬痛"、"牙宣"、"齿龋"、"牙痛"、"齿痛"和"齿龋痛"等范畴，多由胃肠实热，循经上扰或风邪外袭、内郁阳明、胃火上炎而致，也可因肾阴亏损，虚火上炎所致。

一、针灸推拿治疗牙痛的临床应用

（一）针灸治疗

1. 传统针灸疗法

陈麟等[1]采用单纯针刺治疗牙痛，取双侧合谷、内庭穴，结果显示有效率达89.06%。

侯若楠等[2]采用接气通经法针刺四关穴（合谷、太冲）治疗牙痛，配合关闭法及提插捻转法，更促使针感直至病所，结果获得针刺镇痛的疗效。

2. 特殊穴疗法

陈蓉等[3]总结殷克敬治疗牙痛的临床研究中，采用针刺牙痛点穴（手背部，第2、3掌骨结合处下1寸处），加以辨证配穴，结果发现疗效显著，有效率达94.12%。

3. 艾灸疗法

时建华等[4]在治疗牙痛的临床对照研究中，灸手阳明大肠经、足阳明胃经、阳跷脉之会穴肩髃穴，发现止痛的效果明显优于单纯用西药人工牛黄甲硝唑胶囊。

4. 刺络放血疗法

黄毅等[5]予以耳尖穴和牙穴刺络放血疗法治疗牙痛患者，结果证实刺络放血疗法能够明显缓解牙痛，抑制炎症反应。

5. 皮内针疗法

朱志敏[6]对牙痛患者进行腕踝针埋针法治疗（取下巨虚、上巨虚、足三里等穴位），与采用常规针刺穴位法（取风池、太阳、合谷、下关、内庭等穴毫针针刺）相比，采用腕踝针埋针法治疗牙痛的临床疗效更显著，治愈时间更短。

6. 子午流注针法

零月丽等[7]用子午流注纳法择时及选穴：上牙痛者，于气血流注胃经最盛的辰时（即上午 7：00～9：00）取胃经子穴历兑刺血；下牙痛者，于卯时（即上午 5：00～7：00），气血流注大肠经最盛时，取大肠经子穴二间刺血，结果证实疗效确切，且无副作用。

7. 经皮穴位神经电刺激疗法

贾莹等[8]采用经皮穴位神经电刺激（TEAS）治疗正畸牙齿疼痛，取穴巨髎、夹承浆和耳穴"牙"，每日治疗 2 次，早晚各 1 次，治疗 7 天。结果显示 TEAS 能有效防治正畸牙齿疼痛和口腔功能障碍，且能避免药物治疗的不良反应。

（二）推拿治疗

孙云贵[9]对肝胃邪火偏盛的牙痛患者给予推拿治疗，医者用拇指、示指、中指点揉患侧颊车、下关、角孙 5min。多指揉患部 5min，若痛不止，拿合谷、曲池、手三里数遍。用扫散法在患者头两侧颞部操作 5min。以上手法治疗后牙痛减轻，一次可痊愈。

（三）针药联合推拿

蔡东萍[10]采用中西医结合的方法，在西药基础（布洛芬、甲硝唑等）上，增加中药内服（细辛、牡丹皮、升麻、生地黄、生石膏、黄连等），针刺合谷、下关、颊车等穴，局部推拿手法对患者的牙痛症状进行治疗，既能及时、有效地减轻患者的临床症状，又能有效地减少患者的治疗次数。

二、针灸治疗牙痛的机制研究

1. 抑制炎症反应

黄毅等[5]研究显示：耳尖和牙穴处的刺络放血疗法能够下调胃火牙痛患者的 IL-8 水平，升高 $CD4^+$ 水平，抑制炎症反应，增强机体免疫力。

2. 激活内源性痛觉调制系统

贾莹等[11]研究表明：经皮穴位神经电刺激合谷、阿是穴，可通过降低外周血清致痛物质 PGE_2 含量、提高中枢脑脊液镇痛物质β-EP 含量、保持抗阿片肽痛觉维持物质 CCK-8 含量稳定，对正畸家兔牙痛起到防治作用。

参 考 文 献

[1] 陈麟，徐维，孙昱. 针刺治疗牙痛 64 例临床观察 [J]. 中国中医急症，2007（1）：46，51.

[2] 侯若楠，李澎. 接气通经法治疗牙痛验案 [J]. 光明中医，2015，30（11）：2411-2412.

[3] 陈蓉，吴国强，王瑞辉. 殷克敬教授运用针刺治疗牙痛 68 例 [J]. 现代中医药，2015，35（4）：4-5.

[4] 时建华，李雪青. 灸肩髃穴法治疗牙痛临床观察 [J]. 中国中医急症，2016，25（1）：155-156.

[5] 黄毅，刘婧，刘晓涛，刘睿. 耳穴联合刺络放血疗法对胃火牙痛患者炎性因子水平的影响 [J]. 光明中

医，2022，37（18）：3369-3372.

［6］朱志敏. 用腕踝针埋针法治疗牙痛的临床效果观察［J］. 当代医药论丛，2014，12（10）：247.

［7］零月丽，谢雍宁. 择时穴位刺血治疗胃（肠）火牙痛的疗效观察［J］. 中国当代医药，2012，19（9）：106，108.

［8］贾莹，陈波，蔡绍祥，胡铁汉. 经皮穴位电刺激防治正畸牙痛与口腔功能障碍临床研究［J］. 中国针灸，2016，36（5）：485-490.

［9］孙云贵. 推拿治疗牙痛［J］. 按摩与导引，2000（6）：65.

［10］蔡东萍. 中西医结合治疗牙痛临床效果观察［J］. 中国实用医药，2013，8（22）：196-197.

［11］贾莹，陈波，蔡绍祥，李萍，杨庆，吴小凤. 经皮穴位电刺激对家兔正畸牙痛的防治作用［J］. 中国针灸，2016，36（11）：5.

第九节　针刺麻醉

针刺麻醉（acupuncture anesthesia，AA）是指用针刺的止痛效应来预防手术中的疼痛以及减轻生理功能紊乱的一种方法，使手术在不使用麻醉药的情况下进行。针刺辅助麻醉（acupuncture-assisted anesthesia，AAA）是以针刺麻醉为主，同时配合药物麻醉方法，也称针药复合麻醉（combined acupuncture-medicine anesthesia，CAMA）。针刺麻醉最早的相关记载见于《黄帝内经》，被世界卫生组织认可为中国原创性医学科学研究五项重大成果之一[1]。

一、针刺麻醉的临床应用

（一）针刺麻醉在手术中的应用

针刺麻醉最早应用于扁桃体摘除术，随着研究与发展，针药复合麻醉技术已逐步扩大运用到头颈部、腹部和盆腔、肛肠等各型手术，并进行了大量的临床实践与研究。

1. 甲状腺手术

甲状腺手术常采用颈丛神经麻醉，容易发生并发症，增加术中风险。针药复合麻醉能够增强镇痛效果，稳定脉压和心率，明显减少术中麻醉及镇静用量，减少应激反应及术后不良反应[2]。

2. 肺部手术

肺部手术具有其独特性，传统开胸手术创伤大，时间长，术后易感染。疏树华等[3]研究表明，针药复合麻醉（针刺选双侧合谷、内关穴，配合行气管内全身麻醉）能有效抑制全麻时的心血管反应，减少药物用量，使循环更加稳定，术后不良反应少、苏醒快。

3. 心脏手术

周嘉等[4]将既往在"清醒状态下"的针刺麻醉心脏手术改良为"浅睡眠、自主呼吸状态下"的针刺麻醉心脏手术，并提出了《无气管插管针刺复合药物麻醉下心脏瓣膜手术的临床应用规范》，这是现代针刺麻醉的第一个临床规范，推动了针刺麻醉的规范使用和临床应用。

4. 清宫术

清宫术是临床最常见的人工流产方式之一，虽手术时间短，但常伴有剧烈疼痛，且易兴奋迷走神经造成人工流产综合征。倪光夏团队[5]采用术前电针八髎穴用于清宫术镇痛，有效地抑制疼痛、减少麻醉药物用量、提高术后生活质量，扩大了针刺麻醉的临床应用范围。

5. 其他手术

现代针刺麻醉已被应用于多种手术之中，包括心脏方面的二尖瓣交界分离术、瓣膜置换术；各类切除术如阑尾切除术、胆囊切除术等；以及肾移植手术和各种小型手术等，随着针刺麻醉的进一步研究与发展，未来将会安全地应用于更多手术之中。

（二）针刺麻醉在围手术期的应用

大量临床应用发现，术前进行穴位刺激，可以有效帮助患者镇痛镇静；术中可以降低麻醉药物用量，发挥脏器保护作用，减少并发症发生；促进术后康复的同时也降低了医疗费用。

对于针刺的器官保护作用，方剑乔等[6]开展了经皮穴位电刺激的机制研究，这种新的治疗方式与电针疗效相似，对全身多个器官进行保护，拓展了针刺麻醉的新领域，研究表明，现代针刺麻醉要解决的主要问题应从单纯的镇痛转向兼顾器官保护的问题上，部分解决了全身麻醉控压中出现的问题；拓展了针刺麻醉的新领域；创立了针药复合麻醉的新疗法；进一步阐明了针药复合麻醉的新机制。另外，还积极推广 TEAS 复合药物全身麻醉行控制性降压技术的临床应用。

（三）针刺麻醉在辅助临床检测中的应用

已有部分医院将针刺麻醉应用在临床检测中。研究表明，电针可显著缓解患者在接受检查时的焦虑与不适感，减少相关镇静和镇痛药物的用量。如针刺麻醉下的支气管插管检查，患者可以在不使用药物的情况下，无明显不适地完成全部检查。

针刺麻醉的临床检查应用，一方面减轻患者的生理、心理和经济负担；另一方面提高了检查和诊断的准确性。这种全新的应用方式为针刺麻醉的临床使用开辟了新道路。

二、针刺麻醉的原理及作用机制

针刺麻醉是通过针刺不同的穴位激活大脑内相关功能区域的某些核团，从而刺激相关的神经递质或活性肽的释放，降低患者的疼痛敏感性，并使患者保持清醒状态，以达到麻醉效果。针刺麻醉的机制主要分为中医和现代医学机制两部分，核心均为针刺镇痛[7]。

（一）针刺麻醉的中医机制

中医学认为"不通则痛"、"不荣则痛"。针刺之所以能够止痛，达到麻醉目的，主要是因为它的"调气"作用。针刺一方面能够调理脏腑气机，疏通经络，使气血运行通畅，脏腑经络得以濡养，解决"不通则痛"、"不荣则痛"的问题；另一方面，针刺可以治神，使患者在疼痛发生时安定心神，从而缓解疼痛。

（二）针刺麻醉的现代医学机制

1. 针刺麻醉的神经机制

针刺穴位产生神经冲动和痛源部位的疼痛信号一并传入脊髓，通过脊髓的负反馈调节机制，使神经冲动与疼痛信号在脊髓水平相互作用、相互整合，减少或抑制冲动继续传入中枢神经系统，使痛觉阈值发生改变，从而达到麻醉的目的[8]。

2. 针刺麻醉的神经化学机制

针刺信号可引起神经系统产生一些化学递质类物质（主要为神经肽），这类物质通过穴位深部的感受器以及神经末梢等传至中枢，疼痛和针刺信号传入脊髓并在脊髓的核团内相互整合，且通过脊髓背角边缘层神经元的直接投射以激活高位神经系统，产生镇痛效果[9]。

3. 针刺麻醉的分子机制

针刺镇痛可能与即刻早期基因 *c-Fos* 和 *c-Jun* 被激活有关，*c-Fos* 和 *c-Jun* 基因复合体作为核内的第三信使，可促进内源性镇痛物质的生成和释放[10]。此外，针刺还可以通过减少伤害性刺激时脊髓内 Fos 蛋白的表达发挥镇痛作用[11]。

三、针刺麻醉方式和穴位选择

（一）针刺麻醉方式

临床上针刺麻醉主要包括单纯针刺麻醉和针药复合麻醉两种方式。目前临床上多采用针药复合麻醉，该方式既发挥了针刺麻醉的优越性，获得良好的镇痛效果，又显著减少麻醉药物用量，降低药物的不良反应，减少术后并发症，具有广阔的发展前景。

（二）穴位选择

针刺麻醉主要按照循经选穴、局部选穴和辨证选穴这三种原则，根据不同的病种、手术要求、手术部位而采用不同的选穴方法。

1. 循经选穴

马昕婷等[12]研究针刺麻醉甲状腺手术中的取穴规律发现，循经选穴可有效降低术中的应激反应和不良反应，加快术后恢复。王冬冬等[13]发现，电针［操作方法：双侧合谷、内关穴位放置电极，接 HANS-100A 韩氏经皮穴位刺激仪，予疏密波（2Hz/100Hz）进行交替刺激］可明显兴奋迷走神经，从而激活胆碱能抗炎通路，改善术后炎症。

2. 局部选穴

刘莉莉等[14]分析颅脑手术中针刺麻醉的选穴规律，总结出风池、鱼腰、攒竹等是首选穴位。童秋瑜等[15]在鼻腔镜术中选取迎香、印堂等鼻周的穴位，有效减少患者手术中局部麻醉药物的用量。

3. 辨证选穴

雷剑[16]采用针刺辨证取穴对痔疮术进行麻醉，选取承山、长强、次髎等，减少了麻醉药物用量，减轻了术后疼痛，且发现选用 15Hz 的连续波进行电针刺激效果最佳。

按语

针灸疗法对临床各种痛症应用十分广泛，不仅对急性疼痛起效迅速，而且对慢性疼痛疗效确切，这也是针灸在临床最具特色和优势的体现，在国内外产生广泛和积极的影响。推拿往往结合针灸或其他手段治疗各种痛症，也获得了良好疗效。国内和国际上对针刺研究投入的加大，促进了针刺镇痛研究在全球的开展，21 世纪以来针刺有关文献呈持续增长态势，我国学者也在国际著名期刊发表针刺治疗偏头痛、稳定型心绞痛等高质量研究论文。

针刺麻醉目前在临床也得到有效应用，成果显著，但仍然存在人群差异、镇痛不全、穴位差异、针药最佳复合方案未确立等亟待解决的问题。

研究者们在针刺镇痛和针刺麻醉的机制研究方面也进行了深入探讨，目前可概括为：①中枢神经调控：针刺能调节由疼痛引起的颅内各脑叶神经元电活动、灰质环路以及皮质功能区相互作用的联系；调节内源性阿片肽系统等。②周围神经调控：针刺能促进周围神经组织中多种神经递质、镇痛物质、抗炎因子、神经生长因子等的释放，调节血管调节因子，调控细胞凋亡、自噬等分子通路的蛋白表达，从而减轻周围神经的一系列病理损伤如脱髓鞘、神经元变性、轴索变性等导致的神经疼痛。

针刺镇痛过程中尚有较多问题值得进一步探索，如不同类型的疼痛模型、不同的针刺方法、不同穴位、不同针刺刺激量或不同的电针参数造成的镇痛效应差异。因此，规范化、大样本、高质量的针刺镇痛疗效还需进一步验证，最佳的治疗方案需要进一步探究和确立。针刺时人体内各种组织、细胞、分子等物质之间的相互作用规律及镇痛机制有待更全面深入研究。

参 考 文 献

[1] 周嘉. 针刺麻醉临床实践 60 年历程回顾 [J]. 针刺研究，2018，43（10）：607-610.

[2] 谢梦琳，雒成林，冯鹏. 针刺麻醉在甲状腺手术中的应用研究进展 [J]. 针刺研究，2021，46（2）：168-171.

[3] 疏树华，殷惠新，陈昆洲. 针刺麻醉复合气管内全身麻醉用于开胸手术的临床研究. 安徽中医临床杂志，2000，12（5）：374-375.

[4] 周嘉，陈彤宇，袁岚，沈卫东，池浩，宋建钢，吴瑶瑶，周文雄，陈文婷，王兰，唐炜，钱中佳，葛文，徐建俊，郭丰，王永强，王珂，马文，傅国强. 无气管插管针刺复合药物麻醉下心脏瓣膜手术的临床应用规范 [J]. 世界中医药，2017，12（10）：2292-2296.

[5] 何絮然，倪光夏，毛洁. 针刺八髎穴超前镇痛用于清宫术的思路与实践 [J]. 中国中医基础医学杂志，2018，24（6）：810-812.

[6] 梁宜. 方氏特色电针疗法 [M]. 北京：科学出版社，2022：97-100.

[7] 贾擎，时金华，高寅秋. 近 10 年针刺麻醉甲状腺手术的研究进展 [J]. 针灸临床杂志，2011，27（3）：59-61.

[8] 王贵波，国程，丁明星，郑继方，罗超应. 针刺麻醉机制研究 [J]. 畜牧与兽医，2011，43（10）：90-93.

[9] 赵宇，郑继根，陆明东，杨海，薛强. 电针超前镇痛对脊髓背角神经元及星形胶质细胞活化的影响 [J]. 现代中西医结合杂志，2020，29（18）：1957-1962，1967.

[10] 孟丹，张永臣，贾红玲. 近 20 年夹脊穴针刺镇痛机制探讨 [J]. 针灸临床杂志，2019，35（7）：93-96.

[11] 江永伟，张晗，徐斌，吕志刚. 针刺及针药复合镇痛的研究进展 [J]. 世界中医药，2020，15（21）：3184-3187.

[12] 马昕婷，翟伟，刘延祥，任秋兰，谭亚芹，黄娟，郝华，奥晓静，柳青，郭义. 针刺麻醉在甲状腺手术中的取穴规律文献研究 [J]. 辽宁中医杂志，2015，42（12）：2401-2403.

[13] 王冬冬，马婷婷，范珊珊，范珊珊. 穴位电刺激对全身麻醉气管插管术后咽喉痛的防治作用 [J]. 中国针灸，2017，37（7）：701-704.

[14] 刘莉莉，赵百孝. 针刺辅助麻醉用于颅脑外科手术选穴分析. 中医杂志，2012，53（19）：1681-1683.

[15] 童秋瑜，马文，沈卫东，张治军，赵创. 针刺复合麻醉在功能性鼻内窥镜术中的镇痛作用 [J]. 中国针灸，2012，32（9）：815-818.

[16] 雷剑. 辨证取穴结合不同频率电针在痔疮手术麻醉中的镇痛作用研究. 中医药信息，2015，32（3）：101-103.

（邵晓梅　沈　醉　朱炜楷）